歯科技工学用語集

日本歯科技工学会 編

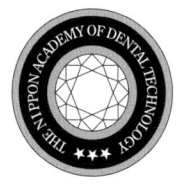

医歯薬出版株式会社

This book was originally published in Japanese under the title of:

SHIKAGIKOGAKU YOGOSYU

(The Glossary of Dental Technology Terms)

Editor:
The Nippon Academy of Dental Technology

© 2011 1st ed.

ISHIYAKU PUBLISHERS, INC.
 7-10, Honkomagome 1 chome, Bunkyo-ku,
 Tokyo 113-8612, Japan

「歯科技工学用語集」の発刊に寄せて

　近年，歯科技工分野では，CAD/CAM，インプラントや新規素材に伴う技術発展がめざましく，また，そのフィールドは口腔内にとどまらず関連分野や隣接器官にも及んでいます．

　このような背景を踏まえ，日本歯科技工学会では，今日の歯科技工技術に即し，将来的にも通用する歯科技工学専門の用語集の必要性を感じておりました．

　そこで，2009年7月に末瀬一彦副会長を長として「歯科技工学用語集編集委員会」を組織し，「作業部会委員」「執筆協力者」と医歯薬出版株式会社のご協力の下，用語の整理と定義・解説の編纂を進めてまいりました．

　一般社会生活でのコミュニケーションはもとより，論文執筆・発表活動や教育分野等での用語(言語)の統一は共通認識をもつうえで不可欠であり，とりわけ学術分野での用語の整合性は必須で，それが整備・達成されてこそ専門性も確立されると考えます．その意味でも，本用語集で3,073語にも及ぶ歯科技工関連用語をまとめ，定義・解説を付けて広く社会に公表できることは望外の喜びといたすところです．リーダーシップを発揮され見事にまとめられた末瀬一彦委員長をはじめ，多大な英知とエネルギーを注いで本用語集の編纂に携わっていただいた委員の先生方とご執筆いただいた方々に敬意を表するとともに心より感謝申し上げます．

　本用語集が時代の変化，技術の向上や新規技術の導入によりさらにバージョンアップされていくことを願うとともに，末永く本学会員や皆様方の座右に置かれ，日々の学究や臨床の場でご活用いただいて，広く社会の公益たる1冊となることを熱望する次第です．

2011年9月

日本歯科技工学会
会長　齊木好太郎

序　文

　歯科技工の目的は，顎顔面口腔の機能的・形態的回復を行うことにあり，さらに自然感のある審美性が伴われなければなりません．歯科技工学は従来，装置を製作する技術論から論じられ，いわゆる「匠の技」の要素が大きなウェートを占めてきました．しかし，本来は単なる製作方法や手技を解説するだけではなく，歯科医学あるいは工業界に関連する知識と技術をもとに，臨床応用を考究する学問として体系づけられる必要があります．近年，教育制度が充実し，教科内容も「○○技工学」という科目名に体系づけられてきたことにより，歯の解剖学，歯科理工学（材料学），顎口腔機能学などの専門基礎分野から歯冠修復技工学，有床義歯技工学，矯正歯科技工学，小児歯科技工学などの専門分野に至る一連の学問体系が構築され，これに伴って専門用語が重要視されるようになってきました．しかし，これまでの技能偏重から，仲間内あるいは業界内だけで通用する用語がいまなお活用されていることも事実です．歯科医学がグローバルな分野を包括し，他領域との関係が重要視され，科学的根拠に基づく治療が求められる昨今において，国際的にも共通の用語が当然必要であり，コンセンサスが得られなければなりません．

　歯科技工分野においては，故・奥野善彦先生らを中心として執筆責任者，項目執筆者合わせて 350 名を超す先人たちの努力の結集である『歯科技工辞典』が 1991 年に医歯薬出版より発刊されました．収載された 7,000 語余りの用語はいずれも精選されたものばかりで，これまで歯科技工士教育の礎ともなってきました．しかし，近年，急速な時代の流れとともに，歯科技工分野においても大きな変革の時代が訪れています．教育や臨床技工の現場においては常に新しい知識と技術が必要であり，比較的短かいサイクルでの改訂作業が求められますが，その意味では『歯科技工辞典』は小回りが利きにくいものです．医歯薬出版でも改訂作業を進めていたようですが，そのような折，日本歯科技工学会でも用語集編纂の話がもち上がり，医歯薬出版の協力のもと作成にとりかかることとなりました。したがって，本用語集ではできるだけ時代の変遷に追随する新しい内容・用語を収載しましたが，その基盤にあるのは，かつてから重宝されてきた『歯科技工辞典』にあります．『歯科技工辞典』の編纂に携ってこられた多くの方々にこの場を借りて謝意を表します．

　さて，本用語集においては，トレンディな用語として「審美修復」「インプラント技工」，「CAD/CAM システム技工学」などに関わる項目も追記しました．「歯科技工学用語集編集委員会」のメンバーには，歯科技工学に携わる専任教員だけでな

く，歯科技工学に最も近接する「歯科補綴学」および「歯科理工学」のオーソリティーにも加わっていただき，高所からご助言をいただきました．『歯科技工辞典』に収載されている用語については，すでに陳旧化したものや学問的に不適切な用語は除外し，最近の歯科技工学に必要と思われる新規用語をできるだけ採用しました．用語の選定作業には多大な労力を要し，選別作業を慎重に行い，最終的に3,073 語に絞り込みました．また用語の解説はできるだけ的を絞って簡潔にまとめることとし，歯科技工学と密接に関わる歯科補綴学ならびに歯科理工学の用語集との整合性をはかりました．

　こうしてできあがった本用語集は，現在の「歯科技工学」を遂行するにおいて大きく貢献できるものと確信します．教育現場におけるバイブルとして，臨床技工現場での知識の糧に，さらには学会発表などにおける用語の使い方に利用していただければ幸甚です．しかし，技術革新によって用語は次々と生まれ，時代の変遷とともに変化していくものですので，学会内において定期的に見直しや改訂作業が行われていくことを望みます．

　本用語集の発刊にあたっては，編集委員およびそれを支えていただいた作業部会委員の先生方の絶大なるご協力を賜りました．ここに感謝申し上げるとともに医歯薬出版の関係者に深甚なる謝意を申し上げます．

2011 年 9 月

日本歯科技工学会
用語集編集委員会
委員長　末瀬　一彦
　委員　大池　洋治
　　　　尾﨑　順男
　　　　小田　豊
　　　　桑田　正博
　　　　二川　浩樹
　　　　早川　浩生
　　　　松村　英雄
　　　　（五十音順）

用語集作業部会委員

會田有希子
安藤　進夫
上田　康夫
木下　浩志
小峰　太
里田　隆博
里見　孝
茂原　宏美
鈴木　寛
陶山日出美
玉置　幸道
中西　正泰
福井　壽男
藤田　暁
古地　美佳
牧平　清超
松原　正治
水谷　和裕
森川　良一
山口　能正
(五十音順)

執筆協力者（編集委員，作業部会委員除く）

明石　賢司
阿部　八郎
安藤　申直
池田　浩之
池野　広和
石井　久敬
石田　雅士
石綿　勝
一棟　徳和
伊藤　恵夫
糸田　晴煕
井樋　安雄
江馬　正和
江橋　努
大久保雅夫
大澤　孝
大塚　純正
大羽　信吾
大畑　昇
大森　三生
大山　喬史
岡崎　和良
奥野　功三
葛西　肇
加藤　博重
可児　光弘
鎌田　勇志
菅野　耕毅
岸本　秋朗
木村　重信
小坂　高志
小濱　順一

小浜　征利
近藤　泰規
今野　浩次
境谷　榮
里　崇継
佐藤　健吉
佐藤　元信
品川　良夫
篠崎　卓嗣
篠田　晃
末永　和弘
杉田　順弘
鈴木　勝己
妹尾　輝明
造田　正俊
髙橋　和人
高橋　研
田島　宏修
田中　敬廣
田中　嗣規
谷内　秀寿
谷川　恵美子
鍋島　龍夫
仁科　匡生
西村　徹
西村　豊美
初道　俊博
羽持　健
林　克哉
平野　進
藤井　隆夫
藤口　武

船曳　四郎
細井　紀雄
松下　正勝
水野　行博
三輪　文昭
守田　博行
森戸　光彦
矢野　哲也
山鹿　洋一
山本　和博
湯田　雅士
横井　欣弘
渡辺　嘉一
渡邉　清志
渡辺　昌滋
(五十音順)

凡　例

1. 本用語集では，歯科技工学関連の分野（歯冠修復，有床義歯，審美修復，インプラント，CAD/CAM，矯正，小児，歯周，顎顔面補綴，老年歯科，障害者歯科，スポーツ歯科，歯科理工・材料，解剖，咬合，関係法規）について，その教育・臨床・論文執筆・学会発表等で必要と思われる基本的な用語を収載した．用語の選定にあたっては，他学会編纂の用語集，特に歯科技工と最も関連の深い歯科補綴学分野，歯科理工学分野の用語集を参考にしながら，極力，整合性をとるよう留意した．なお，商品名は原則，割愛した．
2. 収載用語には用語番号として五十音順に通し番号を付与し，実用性を高めた．
3. 一語についての記載内容は，①選定用語，②英語表記（一部，ドイツ語含む），③同義語（略語は含まず），④用語の定義・解説とした．定義・解説中に存在する他の選定用語については，太字とすることで視認性を高めた．
4. 英語表記（一部，ドイツ語含む）については，現在最も一般的と思われるものを厳選し，グローバルな視点からの表記をこころがけた．適当な表記がないと思われるものについては省略した．
5. 同義語は，同じ意味をもち表現の異なる語を，できるだけ厳選して記載した（略語は除く）．同義語のうち，必要と判断した用語については，別に見出し項目（見よ項目）として取り上げ，「→」で定義・解説付の選定用語を参照させるようにした．
6. 定義・解説と関連する法律の条文については（　）内にその法律の名称を記載したが，歯科技工士に関する法律については，以下のように省略した．

　　　歯科技工士法→法，歯科技工士法施行令→令，歯科技工士法施行規則→

規則
7．使用漢字については，近年の漢字政策，新しいJIS漢字等に鑑みて，いわゆる正字体を採用することとした．
　　例）蝕→蝕，填→塡，弯→彎
8．選定用語中の括弧の用い方は次の通りとした．
　　①選定用語のあとの［　］は，説明または注記を示す．
　　　例）削合［人工歯の］
　　②（　）内は，省略してもよい語を示す．
　　　例）鋳造（用）リング
　　③〈　〉内は，その前の語または文字と適宜置き換えてよいものを示す．
　　　例）自在ろう〈鑞〉付け
9．付録として同義語一覧と略語一覧をつけた．略語一覧はアルファベット順に掲載し，本用語集に記載のない語についても歯科技工学の教育・研究を進めるうえで必要と思われるものは一部含めた．
10．索引はページに代えて用語番号で作成した．また，人名索引を作成した．

【あ】

1 アーク放電 —ほうでん
arc discharge
特定の気体を密閉した容器中での放電．一般には，両極間に弧状の電光を発しながら放電し，強い光と高熱を発する．この熱を利用した金属の融解法をアーク融解といい，**コバルトクロム合金**や**チタン**など**融点の高い合金**を**アノード**としてアーク放電を起こし融解させる．

2 アーライン
ah line
〔同義語〕口蓋振動線
患者に「アー」と発音させたときに，**軟口蓋**と**硬口蓋**の境界にできる振動線をいう．上顎の**全部床義歯**の床後縁を決定する重要な要素で，後縁封鎖（**口蓋後縁封鎖**）のためのポストダム設定の基準にもなる．

3 RDT あーるでぃーてぃー
Registered Dental Technologist
歯科技工士国家試験を通過して厚生労働大臣免許を取得し，歯科技工士法に則って歯科技工士名簿に登録（Registration）されている歯科技工士の略号．

4 RPI（バー）クラスプ あーるぴーあい—
RPI (bar) clasp, mesial rest/proximal guide plate/I (bar) clasp
近心レスト，**隣接面板**，I バーで構成された**支台装置**．それぞれの構成部が拮抗的に作用するので，支台歯，歯肉に余分な負担をかけることなく，優れた維持力を発揮する．特に，**遊離端義歯**に応用すると有効である．

5 ISO 規格 あいえすおーきかく
ISO standard
〔同義語〕国際標準規格，国際規格
工業製品の標準化を行う国際機関である国際標準化機構（ISO）が制定した，工業製品の国際規格．現在，ISO の加盟国は約 90 カ国で，わが国は 1979 年以来永久理事国となっている．歯科器材専門委員会（ISO/TC 106）が歯科器材の国際規格の立案，審議を行っている．

6 I バークラスプ あい—
I bar clasp
鉤腕が支台歯の歯肉側からアンダーカットに到達する歯肉型クラスプの一種であり，バーの部分が I 字型であることから I バークラスプとよばれる．

7 アイヒナーの分類 —ぶんるい
Eichner's classification
Eichner K が 1955 年に発表した欠損歯列の分類．病理解剖学的な状態を基礎として行った各診査から，上下顎の対合関係を考慮して，欠損歯列やその対合する有歯列の歯の分布により分類したもので，ほかの分類よりもいっそう広範な区分けとなっている．

8 アウトソーシング
outsourcing
外注，外部委託のことで，**歯科技工**では一般的に，**CAD/CAM** により**チタン**や**ジルコニア**などで**カスタムアバットメント**や**コーピング**を製作する際に，製作を CAD/CAM 専門業者またはシステム契約業者に委託することをさす．

9 亜鉛華ユージノール印象材 あえんか—いんしょうざい
zinc oxide eugenol impression material
→酸化亜鉛ユージノール印象材

10 アキシスオルビタールプレーン
axis orbital plane

眼窩下点と蝶番（軸）点を含む平面で，生体の基準点としてきわめて安定しているため，**フェイスボウトランスファー**を行う際の**水平面**に利用されている．

11 アクセスホール
screw access hole

インプラントに**インプラント上部構造**を装着するためにスクリューで固定する方法があるが，**インプラント上部構造**の上面から**アバットメント**までスクリューを挿入するための穴をいう．また，**インプラントの埋入手術時にインプラント**を適切な位置に埋入できるように，**サージカルガイドプレート**に付与したホールをさすこともある．

12 アクチバトール
activator

〔同義語〕FKO

可撤式の**機能的矯正装置**で，床部と**誘導線**からなる．構成咬合位で製作され，装着すると，構成咬合位から**咬頭嵌合位**へ下顎が戻ろうとするときの筋の機能が歯を移動させるための**矯正力**として働く．装着は原則的に夜間である．

13 アクリルレジン
acrylic resin

〔同義語〕アクリル樹脂，アクリルポリマー

アクリル酸，メタクリル酸およびこれらのエステル類の重合体の総称．歯科用としてはメタクリル酸エステル類およびその重合体を主成分とする**レジン**が広範囲に使用されている．メタクリレートモノマーを，加熱，常温での酸化還元反応，光照射などによって**ラジカル重合**させ，硬化させる．

14 アシンメトリー
asymmetry

非対称性，あるいは不釣り合い．

15 アズキャスト
as cast

〔同義語〕鋳放し

鋳造して**埋没材**から取り出したままで，なんらの熱処理や加工を加えていない状態のことをいう．

16 アスベスト
asbestos

〔同義語〕石綿

鉱物の蛇紋石，角閃石などが繊維状になったもの．**耐熱性**，耐火性に富むため，**鋳造（用）リング**の内張り材や耐火ブロックとして使用されてきたが，近年は発癌性があるとして使用禁止となった．代替材料としてセラミックファイバーが使用され，**アスベスト**より緩衝作用が大きく，**吸水性**が少ないなどの利点がある．

17 アセスメント
assessment

物事・性質・能力などの良し悪しなどを調べて価値を定めることで，「評価・査定」の意味で用いられる．

18 アタッチメント
attachment

可撤性義歯に使用される**支台装置**の一種．**メール**と**フィメール**から構成され，一方が**支台装置**に，もう一方は義歯内に装着される．**メール**と**フィメール**が適合することで義歯に維持力を与え，また支持力・**把持力**も得られる．

19 アタッチメントスクリュー
attachment screw

補助アタッチメントの一種で，種々のサイズのねじが利用でき，**アバットメント**と**インプラント上部構造**を補助維持固定

20 アタッチメントロス
attachment loss

歯周炎や外傷などにより**歯周組織**が破壊され，アタッチメントレベルが根尖側方向に移動すること．

21 アダムスのクラスプ
Adams clasp

Schwarz AM らのアローヘッドクラスプをヒントに Adams CP によってつくられた**クラスプ**で，歯の**アンダーカット**を最大限に利用して**維持**を得ようとするものである．適用は左右対称で**矯正用線**の太さは 0.7mm が多い．萌出途上の歯に用いることが可能であり，また**クラスプ**の先端が丸いことから為害性も少ない．

22 アダムスのスプリング
Adams spring

Adams CP により開発された，**スペースリゲーナー**などに用いられるコイル状の**弾線**．**誘導線**，コイル，弾線の3つの部分からなる．小児が着脱することが多いので，先端部はスプリングが所定の位置に安定するようにガイドの働きをもたせる形態になっている．

23 圧印床義歯　あついんしょうぎし
wrought metal denture

義歯床を圧印金属で製作した義歯．鋳造床に比べると操作がやや複雑になるが，軽くて薄いものができる．滑沢な床面ができるなどの利点もあり，**接着性レジン**の開発とともに見直されている面もある．

24 圧延　あつえん
rolling

金属やプラスチックを圧延して板材に調製すること．2本の平行なロールの間に材料を挟み込み，ロールを回転させながら材料を送り出す．金属材料では，**再結晶温度**以下で行う冷間圧延と**再結晶温度**以上で行う熱間圧延がある．

25 圧縮応力　あっしゅくおうりょく
compressive stress

物体にかけられた圧縮力に抵抗して物体内に生じる**応力**．常に，圧縮ひずみ（垂直ひずみ）を生じる．物体が耐えることのできる最大圧縮応力を**圧縮強さ**という．

26 圧縮試験　あっしゅくしけん
compression test

円柱状の試験片に徐々に圧縮力をかけながら**応力-ひずみ曲線**を記録し，**圧縮強さ**を測定する試験．延性材料は**応力**の方向が単軸方向でなく試験片が樽状に変形するためあまり行わず，**セラミックス，石膏，埋没材**など比較的脆い材料の試験に利用される．

27 圧縮強さ　あっしゅくつよー
compressive strength

物体が**圧縮応力**を受けた場合の最大応力のことで，上下平行な円柱状試料に**荷重**を加えて圧縮破断させ，この破断時の最大荷重を試験片の断面積で除した値で表す．

28 圧迫蓋　あっぱくがい
hand casting presser

水蒸気圧圧迫鋳造に用いる器具で，木製の柄と**アスベスト**を入れる金属蓋からなる．蓋の内側に敷いた**アスベスト**を適度の水で湿らせて平らにし，**合金**を融解した**鋳造（用）リング**の上から圧迫すると，**アスベスト**内の水は瞬時に気化し，この水蒸気圧によって溶湯は**鋳型**に鋳込まれる．**鋳造圧**は 0.2 気圧程度で，圧力の持続時間は短い．

3

29 圧迫鋳造　あっぱくちゅうぞう
gas pressure casting

水蒸気圧，空気圧やガス圧を利用して融解合金を鋳込む方法．圧迫蓋鋳造は水蒸気を利用した簡便な圧迫鋳造である．減圧して**合金**を融解し，その後，ガス圧で**鋳造**する真空圧迫鋳造機など，さまざまな融解法と組み合わされているものが多い．

30 アップライト（部）—（ぶ）
upright

クラスプの構造における部位名の1つ．**鉤体**から**鉤脚**にかけて，ほぼ垂直に移行している部分をいう．

31 アドオンポーセレン
add-on porcelain

〔同義語〕修正用陶材，リペアポーセレン

形態修正後，あるいは口腔内試適時において認められる形態の不足部分を補うための**陶材**で，**焼成温度**は事前に**焼成**している**歯冠色陶材**よりも低く設定されているので形態的な影響を与えず，部分的な追加焼成が行える．

32 後戻り　あともど—
relapse

矯正治療後にそれぞれの歯および歯列の状態が移動後の位置に安定せず，治療前にあった位置の方向に移動し，咬合異常が再発することをいう．一般的に，回転を起こしていた歯の**保定**は最も困難といわれている．

33 後ろう〈鑞〉付け　あと—づ—
soldering after baking porcelain, post-soldering

〔同義語〕後ろう〈鑞〉着

陶材焼付金属冠やブリッジなどの連結を行うためのろう〈鑞〉付け法で，陶材焼付終了後にメタルフレームをろう〈鑞〉付けすること．

34 アナトミカルコーピング
anatomical coping

各歯の解剖学的形態が付与された**コーピング**．

35 アナトミカルシェーディングテクニック
anatomical shading technique

桑田正博が提唱した**陶材の築盛・焼成**の方法．解剖学的調色法であり，**陶材焼付金属冠**，オールセラミッククラウンなどを製作するうえで，天然歯の解剖学的歯質構造をもとにして**歯冠色陶材**を天然歯と同様な構造に**築盛・焼成**し，内部から三次元的な**色調**と光の反射拡散を得る技法．

36 アナライジングロッド
analyzing rod

〔同義語〕測定杆

円柱状のゲージであり，**サベイヤー**のスピンドルに取り付けて，残存歯の**最大豊隆部**，**アンダーカット**の分布と量を予測し，義歯の**着脱方向**の決定の指針とする．

37 アノード
anode

電解の場合に，電極から溶液に向かって正電荷が流れるほうをアノード，溶液から電極に向かって正電荷が流れ込むほうを**カソード**とよぶ．腐食反応においては金属が溶解するほう，すなわち酸化反応を生じるほうをアノードとよぶ．

38 アパタイト
apatite

自然界に十数種類存在するリン酸カルシウム化合物を総称する鉱物名．歯や骨の無機成分であるヒドロキシアパタイト

するために使用される．

20 アタッチメントロス
attachment loss
歯周炎や外傷などにより**歯周組織**が破壊され，アタッチメントレベルが根尖側方向に移動すること．

21 アダムスのクラスプ
Adams clasp
Schwarz AM らのアローヘッドクラスプをヒントに Adams CP によってつくられた**クラスプ**で，歯の**アンダーカット**を最大限に利用して**維持**を得ようとするものである．適用は左右対称で**矯正用線**の太さは 0.7mm が多い．萌出途上の歯に用いることが可能であり，また**クラスプ**の先端が丸いことから為害性も少ない．

22 アダムスのスプリング
Adams spring
Adams CP により開発された，**スペースリゲーナー**などに用いられるコイル状の弾線．**誘導線**，コイル，弾線の 3 つの部分からなる．小児が着脱することが多いので，先端部はスプリングが所定の位置に安定するようにガイドの働きをもたせる形態になっている．

23 圧印床義歯　あついんしょうぎし
wrought metal denture
義歯床を圧印金属で製作した義歯．**鋳造床**に比べると操作がやや複雑になるが，軽くて薄いものができる．滑沢な床面ができるなどの利点もあり，**接着性レジン**の開発とともに見直されている面もある．

24 圧延　あつえん
rolling
金属やプラスチックを圧延して板材に調製すること．2 本の平行なロールの間に材料を挟み込み，ロールを回転させながら材料を送り出す．金属材料では，**再結晶温度**以下で行う冷間圧延と**再結晶温度**以上で行う熱間圧延がある．

25 圧縮応力　あっしゅくおうりょく
compressive stress
物体にかけられた圧縮力に抵抗して物体内に生じる**応力**．常に，圧縮ひずみ（垂直ひずみ）を生じる．物体が耐えることのできる最大圧縮応力を**圧縮強さ**という．

26 圧縮試験　あっしゅくしけん
compression test
円柱状の試験片に徐々に圧縮力をかけながら**応力 – ひずみ曲線**を記録し，**圧縮強さ**を測定する試験．延性材料は応力の方向が単軸方向でなく試験片が樽状に変形するためあまり行わず，**セラミックス**，**石膏**，**埋没材**など比較的脆い材料の試験に利用される．

27 圧縮強さ　あっしゅくつよー
compressive strength
物体が**圧縮応力**を受けた場合の最大応力のことで，上下平行な円柱状試料に**荷重**を加えて圧縮破断させ，この破断時の最大荷重を試験片の断面積で除した値で表す．

28 圧迫蓋　あっぱくがい
hand casting presser
水蒸気圧圧迫鋳造に用いる器具で，木製の柄と**アスベスト**を入れる金属蓋からなる．蓋の内側に敷いた**アスベスト**を適度の水で湿らせて平らにし，**合金**を融解した**鋳造（用）リング**の上から圧迫すると，アスベスト内の水は瞬時に気化し，この水蒸気圧によって溶湯は**鋳型**に鋳込まれる．**鋳造圧**は 0.2 気圧程度で，圧力の持続時間は短い．

29 圧迫鋳造　あっぱくちゅうぞう
gas pressure casting

水蒸気圧，空気圧やガス圧を利用して融解合金を鋳込む方法．圧迫蓋鋳造は水蒸気を利用した簡便な圧迫鋳造である．減圧して**合金**を融解し，その後，ガス圧で**鋳造**する真空圧迫鋳造機など，さまざまな融解法と組み合わされているものが多い．

30 アップライト（部）―（ぶ）
upright

クラスプの構造における部位名の1つ．**鉤体**から**鉤脚**にかけて，ほぼ垂直に移行している部分をいう．

31 アドオンポーセレン
add-on porcelain

〔同義語〕修正用陶材，リペアポーセレン

形態修正後，あるいは口腔内試適時において認められる形態の不足部分を補うための**陶材**で，**焼成温度**は事前に**焼成**している**歯冠色陶材**よりも低く設定されているので形態的な影響を与えず，部分的な追加焼成が行える．

32 後戻り　あともど―
relapse

矯正治療後にそれぞれの歯および歯列の状態が移動後の位置に安定せず，治療前にあった位置の方向に移動し，咬合異常が再発することをいう．一般的に，回転を起こしていた歯の**保定**は最も困難といわれている．

33 後ろう〈鑞〉付け　あと―づ―
soldering after baking porcelain, post-soldering

〔同義語〕後ろう〈鑞〉着

陶材焼付金属冠やブリッジなどの連結を行うためのろう〈鑞〉付け法で，陶材焼付終了後にメタルフレームをろう〈鑞〉付けすること．

34 アナトミカルコーピング
anatomical coping

各歯の解剖学的形態が付与された**コーピング**．

35 アナトミカルシェーディングテクニック
anatomical shading technique

桑田正博が提唱した陶材の築盛・焼成の方法．解剖学的調色法であり，**陶材焼付金属冠**，オールセラミッククラウンなどを製作するうえで，天然歯の解剖学的歯質構造をもとにして**歯冠色陶材**を天然歯と同様な構造に**築盛・焼成**し，内部から三次元的な**色調**と光の反射拡散を得る技法．

36 アナライジングロッド
analyzing rod

〔同義語〕測定杆

円柱状のゲージであり，**サベイヤー**のスピンドルに取り付けて，残存歯の**最大豊隆部**，アンダーカットの分布と量を予測し，義歯の**着脱方向**の決定の指針とする．

37 アノード
anode

電解の場合に，電極から溶液に向かって正電荷が流れるほうをアノード，溶液から電極に向かって正電荷が流れ込むほうを**カソード**とよぶ．腐食反応においては金属が溶解するほう，すなわち酸化反応を生じるほうをアノードとよぶ．

38 アパタイト
apatite

自然界に十数種類存在するリン酸カルシウム化合物を総称する鉱物名．歯や骨の無機成分であるヒドロキシアパタイト

($Ca_{10}(PO_4)_6(OH)_2$) はアパタイトの代表例である．水酸基がフッ化物イオン（F^-）で置換されたものがフルオロアパタイト，炭酸イオン（CO_3^{2-}）で置換されたものが炭酸アパタイトである．

39 アバットメント ［インプラントの］
フィクスチャーの頭部に連結され，軟組織を貫通するシリンダー状のコンポーネントで，歯冠支台部に相当する．

40 アバットメントアナログ
abutment analog

アバットメントが装着された状態を**作業用模型**に再現するための複製（ダミー）．

41 アバットメント印象 —いんしょう
abutment impression

フィクスチャーに既製のアバットメントを装着した後に，アバットメントレベルにおける**コーピング**を用いて印象採得を行うこと．**アバットメント**の位置的関係が**作業用模型**に再現される．

42 アバットメントスクリュー
abutment screw

〔同義語〕内部スクリュー

フィクスチャーにアバットメントを連結するためのスクリューで，高径の異なる**アバットメント**に対応したサイズがある．

43 アペックス
apex

〔同義語〕アローポイント，エイペックス

ゴシックアーチの頂点のこと．無歯顎あるいは**咬頭嵌合位**を失った少数歯残存症例の咬合採得時，定められた**咬合高径**における下顎の水平的な運動経路を描記したときに，左右の側方限界運動の軌跡が**下顎後退位**で交わる点．

44 アマルガム充填 —じゅうてん
amalgam filling

アマルガムを練和し，アマルガム輸送器を用いて**窩洞**のすみずみにアマルガム泥をいきわたらせ，アマルガム充填器で填塞圧をかけて内部を密にする填塞操作をいう．また，アマルガムを用いた**修復**をさす場合もある．

45 アマルガム用合金 —ようごうきん
amalgam alloy

銀およびスズを主成分とし，銅や亜鉛を含む**合金**．**水銀**と練和して歯科用アマルガムとして**窩洞**に**充填**したり，印象内に**充填**して強度の高い**作業用模型**を製作するのに使われる．**合金**の粉末の形状の違いにより球状アマルガム用合金と削片アマルガム用合金に分けられる．

46 アルゴンアーク鋳造機 —ちゅうぞうき
argon arc casting machine

アルゴンガス雰囲気中で**合金**をアーク融解し，**鋳造**する装置．

47 アルコン型咬合器 —がたこうごうき
arcon type articulator

生体の顎関節に類似した構造をもち，**下顎窩**に相当する顆路指導部が咬合器上弓に，**下顎頭**に相当する顆頭球が咬合器下弓にある**解剖学的咬合器**である．顆路指導部の構造によってスロット型とボックス型とがある．

48 アルジネート印象材 —いんしょうざい
alginate impression material

〔同義語〕アルギン酸塩印象材

可溶性アルギン酸塩と硫酸カルシウムを硬化反応成分とする**不可逆性のハイドロコロイド印象材**．**弾性印象材**に分類され

る. **硬化時間**を調節するためのリン酸塩, 印象に強さを与え粘着性を減少させるための大量の**ケイソウ土**を含む. 粉末型とペースト型があり, 一般の**概形印象**や寒天との連合印象に用いられる.

49 α半水石膏　あるふぁはんすいせっこう

α calcium sulfate hemihydrate

硫酸カルシウムの半水塩（$CaSO_4 \cdot 1/2H_2O$）の一種で, いわゆる**硬質石膏**, **超硬質石膏**にあたる. 原料の二水石膏を有機酸水溶液または塩化カルシウム水溶液中で加熱して製造される. β半水石膏に比較して緻密な柱状または板状の**結晶**で, それゆえ**混水比**は小さい.

50 アルミキャップ

aluminum cap

アルミニウム製のテンポラリークラウンのこと. **支台歯**およびその歯髄の保護と**咬合**の変化を防止するため, **仮着材**で装着する.

51 アルミナ

alumina

〔同義語〕酸化アルミニウム

酸化アルミニウムの慣用名（Al_2O_3）. 天然には**コランダム**として存在する. ルビー, サファイヤはその仲間である. 無色もしくは白色で, **酸**や**アルカリ**にほとんど溶けない. **陶材**, 歯科用セメント, **コンポジットレジン**の成分として用いられているほか, **研磨材**としても用いられる. 融点は2,054 ℃, **ビッカース硬さ**は1,900〜2,100.

52 アルミナスコア

aluminous core

アルミナ素材で製作された**コーピング**. 従来は, 白金箔マトリックス上にコア用アルミナ陶材を築盛・焼成して製作したり, 超微粒子アルミナを専用液で混和しスリップ状とし, 専用耐火材製の複歯型上に**築盛・焼成**して製作していたが, 現在では**CAD/CAM**で製作する方法が主流となっている.

53 アルミナスポーセレンジャケットクラウン

aluminous porcelain jacket crown

アルミナ陶材を築盛し, 陶材焼成炉にて真空または大気中で**焼成**する全部被覆冠. **コア陶材**, デンティン色陶材, エナメル色陶材からなる.

54 アルミナ陶材　―とうざい

aluminous porcelain

〔同義語〕アルミナスポーセレン, アルミナス陶材

ポーセレンジャケットクラウンのコア材料として用いられる高強度陶材. ガラス質の**陶材**の粉末中に結晶アルミナ粉末を混合したもので, その焼成体は, **アルミナがフィラー**となり**クラック**の伝播を阻止するため, 強度が強くなる.

55 アングルの不正咬合の分類　―ふせいこうごう―ぶんるい

Angle classification of malocclusion

Angle EH が1899年に発表したもの. 上顎歯列弓がほとんどの場合において近遠心的に正しい位置をもつと考え, 上顎第一大臼歯を「咬合の鍵」として, この歯の不動説を唱えた. さらに, **咬合の異常**を上下顎歯列弓の近遠心的な相互関係だけにしぼって分類したことにより, わずか3種類（Ⅰ, Ⅱ, Ⅲ級）と簡便な分類法になっている.

56 アングルのプライヤー

Angle pliers

〔同義語〕アングルの鉗子, バードビークプライヤー

マルチブラケット法に用いる矯正用線の屈曲や各種ループ形成をするのに用いられる鉗子．先は円錐形と四角錐形からなっている．

57 鞍状型ポンティック　あんじょうがた—
saddle type pontic

基底面が歯槽部を鞍状に覆うポンティック．審美性，装着感に優れるが，自浄性が不良のため，**可撤性ブリッジ**に用いられる．

58 鞍状歯列弓　あんじょうしれつきゅう
saddle shaped dental arch

歯列弓形態の異常の1つ．第一大臼歯の近心転位などにより，萌出余地の不足のため**小臼歯**が舌側あるいは口蓋側に**転位**し，歯列弓が鞍のような形状をするのでこのように名づけられた．特に，下顎歯列弓に多い．**V字型歯列弓**とともに，狭窄歯列弓の1つ．

59 安静空隙　あんせいくうげき
free way space

〔同義語〕フリーウェイスペース

下顎安静位における上下顎間の空隙のこと．正常者では前歯部において2〜3mmである．臨床的には，無歯顎者の**咬合高径**を決定する際の基準として利用される．

60 アンダーカット
undercut

〔同義語〕添窩（部）

歯や顎堤の**最大豊隆部**より下の部分で，陥凹している部分のこと．アンダーカットが存在すると，義歯や歯冠修復物などの補綴装置の着脱や適合に影響する．

61 アンダーカットゲージ
undercut gauge

サベイヤーのスピンドルに取り付けてアンダーカットの大きさを測定し，**鉤尖**の位置を決めるのに用いられる器具．一般に 0.25mm，0.50mm，0.75mm の3種類があり，**クラスプ**や金属の種類によって選択が行われる．

62 アンダーカントゥア
under contour

過小の**豊隆**をもつ不良歯冠外形．これにより**デンタルプラーク**が歯頸部に停滞しやすくなり，歯周疾患を起こす．

63 アンチウィルソンカーブ
anti-Wilson curve

ウィルソンの彎曲と逆に，上方に凸の下顎の側方咬合彎曲．一般的には，**生理的咬耗**により**機能咬頭**が低くなって生じるものである．義歯にこの彎曲を付与すると，**両側性平衡咬合**は得られず，義歯の安定性や機能の低下となる．

64 アンチフラックス
antiflux

ろう〈鑞〉付けの際にろう〈鑞〉の流れを制限するために金属表面に塗布する材料．流ろう〈鑞〉温度が700℃以下の場合は黒鉛やベンガラが用いられる．簡便な方法として，**ろう〈鑞〉**が流れてほしくない部分を鉛筆で塗りつぶすものがある．

65 アンチモンソンカーブ
anti-Monson curve

モンソンカーブとは逆に咬合平面が上方に凸の彎曲．**天然歯列**で**生理的咬耗**により**機能咬頭**，すなわち上顎臼歯の舌側咬頭，下顎臼歯の頰側咬頭の高さが低くなり出現する彎曲である．**全部床義歯**においてこの彎曲を与えると，**両側性平衡咬合**は得られず，義歯の安定性や機能の低下となる．

66 アンテの法則 ―ほうそく
Ante's law

1928年にAnteによって提唱された**固定性ブリッジ**の設計に関する法則．**支台歯**の負担能力は歯根表面積に比例するとの考えから，**支台歯**の歯根表面積の総和が，補綴される歯の歯根表面積に等しいかそれ以上でなければならないとする概念である．

67 アンテリアガイダンス
anterior guidance

〔同義語〕前方指導，前方誘導，インサイザルガイダンス，切歯指導，切歯誘導，前歯指導，前歯誘導

偏心運動時に，上顎前歯舌側と下顎前歯切縁とが接触することによって発生する下顎の指導作用のこと．**下顎運動**のガイドとして顆路指導部と同等の重要性をもち，臼歯部の咬合面形態や咬頭傾斜角を決定する働きをもっている．

68 アンテリアガイドテーブル
anterior guide table

→切歯指導板

69 アンレー
onlay

〔同義語〕オンレー

インレー修復物のうち，臼歯咬合面から咬頭頂を越えて**修復**する場合にアンレーとよぶ．その**保持形態**はあくまで内側性が主であるが，アンレーが大きくなると，3/4**クラウン**などとの区別が難しくなる場合がある．

【い】

70 EBM いーびーえむ
evidence based medicine

専門的知識と技術を習得した医師や歯科医師が科学的・医学的根拠に基づいて行う医療．個々の患者の疾患について関係文献などを十分に調べ，科学的な根拠に基づいた診断をし，その治療法に対する患者の価値観や期待度などを考慮したうえで専門技能を活用して行う医療．

71 イオン化傾向 ―かけいこう
ionization tendency

〔同義語〕イオン化列

金属を水素と関連させて，その活性の程度の順に並べたもの．陽イオンになろうとする性質の強い金属元素から並べた順番．K＞Ca＞Na＞Mg＞Al＞Zn＞Fe＞Ni＞Sn＞Pb＞H2＞Cu＞Hg＞Ag＞Pd＞Auの順に小さくなる．

72 イオン結合 ―けつごう
ionic bond

一次結合の1つ．陽イオン，陰イオンの両イオン間に生じる静電気的引力による結合．代表例は塩化ナトリウム（NaCl；NaとClの結合）．多くのイオン結合性物質は常温で結晶固体，水溶性であり，水溶液は電気伝導性がよい．

73 鋳型 いがた
casting mold

鋳造の際，**ワックス**で製作した原型を埋没して，融解した**合金**を流し込むための型．適切な鋳造体を得るためには，細部再現性，**鋳造収縮**に見合う膨張，鋳造時の圧力に耐えうる**機械的性質**，融解合金と反応しないこと，**合金を変質させない**こと，**通気性**，型離れがよいことなどが要求される．

74 鋳型温度 いがたおんど
mold temperature

鋳造時の**鋳型**の温度．**ワックスパターン**を焼却でき，**鋳造収縮**を補償するために

鋳型を膨張させ,かつ鋳込不足を生じないように低すぎず,また,鋳肌あれなどを生じないように高すぎない温度に設定されることが多い.

75 鋳型材　いがたざい
mold material
→埋没材

76 移行義歯　いこうぎし
transitional denture

現在使用中の**部分床義歯**に残存歯の抜歯などが理由で**人工歯**を追加補修し,**最終義歯**が完成するまで継続的に使用される義歯をいう.最終義歯装着までの間,組織の治癒や**顎口腔系**の機能,形態,審美性などを維持する目的をもつ.

77 鋳込温度　いこみおんど
casting temperature

合金を融解して鋳造する温度.一般には**合金**の**液相点**より50〜150℃程度高い温度で**鋳造**するのが妥当.鋳込温度が高すぎると,**合金**が**酸化**したりガスを吸収するので,鋳造体の**機械的性質**は劣化する.

78 鋳込時間　いこみじかん
casting time

〔同義語〕鋳込完了時間

溶湯が**鋳型**を満たす時間.この時間が溶湯の凝固完了時間より大きくなると,溶湯が**鋳型**にいきわたる前に金属は凝固を開始し,なめられ,**背圧多孔**,湯回り不良などの**鋳造欠陥**が生じる.

79 鋳込率　いこみりつ
casting rate

鋳造体の健全さを表すもの.鋳造体の体積をVc,**鋳巣**の体積をVgとすると,鋳込率Xは｛(Vc−Vg)/Vc｝×100(%)で示される.ダイキャストでは鋳型に封入された空気による**鋳巣**の発生を示すのによく使用される.

80 イコライザー
equalizer

〔同義語〕平衡点,バランサー

カスプトゥフォッサの中心咬合接触において,**クロージャーストッパー**によって生じる横方向の力を打ち消すための咬合接触点をいう.上顎は近心,下顎では遠心斜面の**隆線**につくられる.

81 維持　いじ
retention

〔同義語〕保持

補綴装置が離脱する力に対して生じる抵抗のこと.義歯においては床下組織,あるいは残存歯から離脱する力に対する抵抗,**クラウン・ブリッジ**では,**支台歯**から離脱する抵抗のことで,ほかにも**前装冠**の維持など広範囲に使用される.

82 維持装置［矯正装置の］　いじそうち
locking device

広義では**クラスプ**,帯環など装置を口腔内に保持するものをさすが,矯正では一般に半円管などの留め具のことをさす.通常,**大臼歯**にはS.T.ロックを用い,**小臼歯**には半円管を用いたものを使う.S.T.ロックは保持力は強いが**小臼歯**には幅に無理があり,半円管は**小臼歯**に使用できるが保持力が弱い.

83 維持バンド　いじ—
anchor band

〔同義語〕維持帯環

矯正装置を口腔内に維持するために維持歯に装着するバンド.歯種に応じて各種サイズの既製品があるが,板状のものから製作する場合もある.維持する矯正装置の形態に対応して必要な**維持装置**をろう〈鑞〉付けする.既製品には維持装置

付きのものもある．

84 維持腕　いじわん
retentive arm
〔同義語〕リテンションアーム
維持力を発揮する**鉤腕**．頰・舌側面の**鉤腕を鉤体から鉤尖**に向かって細くすることにより鉤先端部に弾力性を求め，この部分が**支台歯のアンダーカット**に入ることにより維持力が得られる．一方の維持腕に対し反対側の**鉤腕**を**拮抗腕**とする場合がある．

85 鋳巣　いす
casting porosity
鋳造欠陥の1つ．鋳造体内部に気孔ないし気泡が存在すること．合金融解時のガスの吸収や鋳造時の空気の巻込みなどが原因．吸収されたガスの放出による空孔を単に**ブローホール**ということもある．

86 一次結合　いちじけつごう
primary bond
物質を構成している原子または分子の結合の一種で，最も安定した強い結合．結合様式により，**共有結合，イオン結合，配位結合，金属結合**の4つに分類されている．2つの混合した結合もある．

87 一次視覚野　いちじしかくや
primary visual cortex
後頭葉の後頭極に位置し，最も単純で最も初期に活動する視覚野である．静止または運動する対象に関する情報の処理に特化し，また，パターン認識に力を発揮する．

88 一次焼成　いちじしょうせい
first bake
オペーク陶材の焼成後，デンティン色陶材，エナメル色陶材などの築盛，コンデンスを繰り返して成形し，乾燥した後徐々に昇温していき，所定の温度で行う初焼きをいう．このとき，**陶材の表面は素焼**の状態にできあがる．

89 一次石膏　いちじせっこう
primary gypsum
ろう〈蠟〉義歯を取り付けたまま**作業用模型を重合用フラスコに埋没するときに，空隙を埋めるために利用する石膏**．この操作を一次埋没という．一般には**普通石膏**が用いられる．

90 一次埋没　いちじまいぼつ
primary investing, primary flasking
ワックスパターンを埋没する際に，気泡ができるのを防ぐため，まず**埋没材**を筆で**ワックスパターンに塗布**すること．次いで**埋没材を鋳造（用）リング**内に注入する．また，有床義歯の製作で三次埋没を行う際，**フラスコ下部の模型辺縁**の高さまで埋没する操作をいう．

91 一腕鉤　いちわんこう
one-arm clasp
→単純鉤

92 一回焼成法［陶材の］　いっかいしょうせいほう
one-bake method (of porcelain)
〔同義語〕ワンベイク法
オペーク陶材の焼成後，陶材の焼成収縮量を考慮して**歯冠色陶材を大きめに築盛**して成形し，一回の**焼成（一次焼成）**で希望する最終歯冠外形を得る方法．**アドオンポーセレン**による追加焼成や仕上げ焼成はここでいう「一回」には含めない．

93 一回法インプラント埋入　いっかいほう―まいにゅう
one stage implant
〔同義語〕一回ステップ法
インプラントの埋入が1回で行われる

術式のことで，**フィクスチャーとアバットメント**が一体形状のため，外科的処置一度で粘膜を貫通するもの．埋入時から咬合負荷が避けられないことや口腔内に露出するため感染の危険性がある．

94 溢出路［レジンの］　いっしゅつろ
spillway (for resin)

〔同義語〕溢出孔［レジンの］，遁路［レジンの］

ろう〈蠟〉義歯の埋没に際し，**ろう〈蠟〉義歯**の周囲にパラフィンワックスを焼きつけてつくる，**レジン**を誘導するための路．レジン填入時に余剰な**レジン**によって**フラスコ**が浮き上がり，**咬合高径**が変化するのを防ぐ．

95 一生歯性　いっせいしせい
monophyodonty

生涯に1度だけ歯が萌出し，その後交換しないこと．生歯の回数が1度だけである．ヒトでは**大臼歯**がこれに相当する．全顎で一生歯性のものは齧歯類や歯鯨類などである．

96 1線法　いっせんほう
one piece method

鉤脚と頰・舌側腕の全体を1本の金属線で連続させて，**支台歯**に適合させながら屈曲する方法．

97 イットリア部分安定化ジルコニア　ーぶぶんあんていかー
yttria-tetragonal zirconia polycrystalline

ジルコニアは高温領域で相転移を起こすため，安定化材としてイットリア（Y_2O_3）を3〜5％程度添加して，強度の向上と室温下での立方晶または正方晶の**結晶構造**を安定化させたもの．歯科では，一般的にこのタイプが用いられている．

98 移転　いてん
transversion

個々の歯の位置異常を表す用語の1つで，歯列弓の本来の位置からはるかに離れた位置に萌出している場合をいう．

99 糸引き状　いとひーじょう
stringy stage

〔同義語〕曳糸状

粉液型のメチルメタクリレート系レジンで，**ポリマー**の粉末と**モノマー**を混合したときにみられる物理的状態の1つ．**湿砂状**と餅状の間の状態．ポリマーの表面が**モノマー**に溶解するため，混合物に曳糸性が認められるようになる．

100 鋳肌あれ　いはだー
rough surface

鋳造欠陥の1つで，鋳造体表面が粗糙になること．**埋没材**の早期加熱や急加熱による割れ，**鋳込温度**や**鋳型温度**が高すぎた場合，**ワックス**の沸騰による原型表面のあれ，異物の混入，**埋没材**と**合金**との**焼付き**などが原因と考えられる．

101 鋳放し　いばなー
as cast

→アズキャスト

102 鋳バリ　いー
casting fin

鋳造欠陥の1つ．鋳造物に余分の針状，ひだ状ないしは板状の突起がついている状態．加熱後の**鋳型**を落としたり衝撃を与えたり，**鋳型**を急加熱して亀裂を生じさせたりすることにより発生する．

103 イミディエートサイドシフト
immediate side shift

〔同義語〕アーリーサイドシフト

下顎の側方運動時において，ごく初期に**平衡側**の**下顎頭**は内側方向への運動要素が大きく占めるような運動をする場合が

ある．その際の内側方向への初期移動をいう．これは**咬頭嵌合位**付近の咬合面形態に影響を及ぼすといわれる．

104 イヤピース
ear piece

→コンダイラーロッド

105 易融合金　いゆうごうきん
fusible alloy

〔同義語〕易溶合金

スズの**融点**（232℃）より低い温度で溶ける**合金**に用いられる名称．圧印床や無縫金属冠製作時の陰型ないし陽型として使用される．圧印床にはスペンスメタル，無縫金属冠にはメロットメタルが使用されている．

106 イリュージョン
illusion

錯覚．特に，視覚的な錯覚を錯視という．形，明暗，色，運動に関して現実と異なって感知される現象．なぜこのような錯覚が起こるのか，完全には解明されていない．対比現象，同化現象，残効現象など，互いに矛盾するような現象もみられる．**幾何学的錯視**，反転錯視，対比錯視，運動錯視などがある．

107 医療機器　いりょうきき
medical device

人もしくは動物の疾病の診断・治療・予防に使用される機器，または，人もしくは動物の身体の構造・機能に影響を及ぼすことが目的とされている機器で，政令で定めるもの（薬事法2条）．

108 医療廃棄物　いりょうはいきぶつ
medical abandon

医療行為などに伴って発生する廃棄物で，特別管理廃棄物である．感染性廃棄物と非感染性廃棄物に分けられる．前者は血液や，血液が付着したものなど，後者は鋭利なもので負傷の危険性がある損傷性廃棄物および有害物質を含有する有害性廃棄物などである．処理はいずれも廃棄物処理法によって取り扱われる．

109 医療法　いりょうほう
medical service law

医療の提供体制の確保をはかり，国民の健康の保持に寄与することを目的として，病院・**診療所**・助産所の開設と管理に関し必要な事項，およびこれらの施設の整備を推進するために必要な事項を定めた法律（1948年公布）．

110 医療保険制度　いりょうほけんせいど
medical insurance system

疾病・負傷・死亡・出産などに関して保険給付を行う制度．医療保障制度の一環をなす．医療保険は，**健康保険**・船員保険・共済組合などの被用者保険（職域保険）と国民健康保険（地域保険）とからなる．保険給付は，疾病・負傷に対しては医療を給付する現物給付を行い，死亡・出産に対しては現金給付を行う制度をとっている．

111 色温度　いろおんど
color temperature

〔同義語〕色度温度

温度と色（光）との関係を一定の法則によって表現したもので，ある光に等しい色度をもつ完全放射体（黒体）の温度をその光の色温度という．色温度の単位は絶対温度（K）で表示される．

112 色空間　いろくうかん
color space

色の幾何学的表示に用いる三次元空間．マンセル色空間，NCS（Natural Color System）色空間，CIE1964（U*V*W*）均等色空間，CIE1976（L*a*b*）均等色

空間，CIE1976（L*u*v*）均等色空間などがある．

113 色見本　いろみほん
shade guide
→シェードガイド

114 陰極　いんきょく
negative electrode
〔同義語〕負極
2つの電極の間に電流が流れている場合，電位の低いほうの電極をいう．電解のときはカソードのことをいうが，電池や腐食反応ではアノードをさしている．

115 インゴット
ingot
〔同義語〕鋳塊
合金元素を配合した鋳塊のこと．板形をスラブ，棒形をビレットとよぶ．均質な合金組成の塊をつくることは容易ではないので，あらかじめ均質の合金塊をつくり，その合金塊を利用する．

116 インサイザルガイダンス
incisal guidance
→アンテリアガイダンス

117 インサイザルコア
incisal core
〔同義語〕インサイザルインデックス，インサイザルキー
機能的，審美的に形成された前歯部のワックスパターン切縁部を記録したシリコーンコアをいう．このコアは陶材やレジンの築盛のガイドとして用いられる．

118 インジェクションタイプ
injection type
ゴム質印象材および寒天印象材のうち，シリンジ先端の細孔から押し出し使用するために粘度を低くしたタイプのもの．ライトボディタイプのうち，シリンジの使用を主眼とするものをいう．

119 印象材　いんしょうざい
impression material
口腔模型を製作するために使用される材料で，歯あるいは口腔内組織の複雑な形状を正確に写しとり，また，模型材の注入時にはその鋳型の役割をつとめる材料である．石膏，モデリングコンパウンド，寒天，アルギン酸塩，合成ゴムなどいろいろな物質が利用されている．

120 印象用フラスコ　いんしょうよう—
impression flask
金属床義歯などの製作で耐火模型を製作するときに，作業用模型の複印象を採得するために用いるフラスコ．正式には複印象用フラスコという．上部トレーと下部台座からなり，下部台座に作業用模型を置き，上部トレーの穴から複印象材（寒天印象材）を注入する．

121 印象用ワックス　いんしょうよう—
impression wax
熱可塑性の非弾性印象材．天然・合成ワックスなどの混合物．無歯顎印象，印象面の修正などに用いられ，細部再現性は十分ではない．強さが弱いので印象の厚さが薄い部分は室温で変形しやすい．熱膨張係数が大きい．

122 インターナルジョイント
internal joint
プラットホーム部に形成されたアバットメント回転防止構造による分類で，回転防止構造がプラットホームからフィクスチャーの内部にあるもの．

123 インダイレクトボンディング法　—ほう
indirect bonding technique
口腔模型の歯面にブラケットを仮着し，それをコアに移し取り，口腔内の多数の歯に一度に接着する間接的接着法．操作

13

124 咽頭　いんとう
pharynx

鼻腔，口腔，喉頭の後方にあり，下方は食道に続く．口腔と食道を結ぶ消化管の一部であり，鼻腔と喉頭を結ぶ気道の一部としても機能する．咽頭鼻部，咽頭口部，咽頭喉頭部に分けられ，咽頭鼻部には咽頭扁桃がある．咽頭後壁は上・中・下の咽頭収縮筋がつくる．耳管で中耳と通じている．

125 院内感染　いんないかんせん
nosocomial infection

医療施設において，施設内の患者や医療従事者などが病原性微生物に感染すること．汚染された医療器具や汚染物の取り扱いと滅菌・消毒に十分注意する．歯科領域で最も多い感染症はウイルス性肝炎といわれている．

126 インバーテッドコーンバー
inverted cone bur

頭部の形状が倒円錐形の切削用バー．平坦な窩底の形成，窩洞における角形穿下の形成などに用いる．

127 インフォームドコンセント
informed consent

医療行為は，患者に対し必要な情報を提供して説明し，その同意を得たうえで行うべきであるという法理．その説明の範囲は，病名・病状，施そうとする治療法の有効性と危険性，代替的治療法の有効性と危険性などにわたり，説明の水準は，合理的な患者ならば必要とすると考えられる程度までと解される．

128 インプラント
implant

生体の欠損部を補塡する目的で体内に埋め込まれる器具の総称で，歯科では歯の機能を代用させる目的で顎骨に埋め込む人工的な物質をいう．現在ではチタンが多く使われている．

129 インプラントアナログ
implant analog

〔同義語〕インプラントレプリカ

フィクスチャーまたはアバットメントの頭部のステンレス製の複製（ダミー）．

130 インプラント界面　―かいめん
implant interface

インプラントの表面に接する骨または結合組織の接触面をいう．

131 インプラント-骨界面　―こつかいめん
bone interface

インプラントと骨が結合する部分．

132 インプラント材料　―ざいりょう
implant material

人工臓器に使用される材料．使用目的により金属（主としてチタン），プラスチック，セラミックスが単用もしくは共用され，複合材料やハイブリッド材料として用いられる．

133 インプラント支持　―しじ
implant support

インプラントによってインプラント上部構造に加わる荷重を支えること．

134 インプラント周囲炎　―しゅういえん
peri-implantitis

インプラントの周囲に細菌が付着してデンタルプラークが形成され，周囲粘膜に炎症が生じること．長期間付着しているとインプラントを支持する骨の吸収を伴う．

135 インプラント上部構造 —じょうぶこうぞう
implant superstructure

歯根膜をもたないフィクスチャーによって支えられる補綴装置で，固定性と可撤性の2種類がある．

136 インプラント-組織界面 —そしきかいめん
Implant tissue interface

インプラントの周囲には歯根膜がないため，接合上皮より下層の結合組織部では血管の供給が歯槽骨外側の骨膜上血管からのみと乏しく，コラーゲン線維がフィクスチャーに平行して線維芽細胞が少ない瘢痕様組織となる．

137 インプラントデンチャー
implant supported denture

広義にはインプラントを応用した義歯をいうが，狭義には特にインプラント支持による可撤性有床義歯をさす．

138 インプラントリテイニングシステム
implant retaining system

インプラント上部構造の連結方法のこと．代表的なものとしてセメント固定式，スクリュー固定式がある．

139 インプラント連結バー —れんけつ—
implant connecting bar

インプラントどうしを連結するバーで，オーバーデンチャータイプのインプラント上部構造を支持するバー．

140 インプレッションコンパウンド
impression compound

主として植物性の天然樹脂，ワックスの混合物を主成分とし，無機質のフィラーおよび可塑剤を添加した熱可塑性材料で，口腔粘膜の印象採得に用いられるモデリングコンパウンドの一種．非弾性印象材に分類され，無歯顎の印象，口腔粘膜の圧迫印象に用いられる．

141 インレー
inlay

歯冠の部分的な欠損に対し，形成された窩洞内に適合するよう製作された修復物．金属，レジン，陶材などが使用され，セメントで合着する．現在ではメタルインレーが多用されている．近心面，咬合面，遠心面にわたるものをMODインレーという．

142 インレー用合金 —ようごうきん
alloy for inlay

メタルインレーに用いる合金で，ブリッジ用合金と比べて強度は低いが，展延性に優れている．金濃度の高い金合金が望ましい．20カラット金合金，金銀パラジウム合金，14カラット金合金，低融銀合金が利用されている．

143 インレーワックス
inlay wax

歯科鋳造用原型として使用されるワックス．通常，支台や窩洞に軟化圧接後，彫刻して原型とする．軟化温度は45～55℃程度．主成分はパラフィンで，ほかにカルナウバ，ビーズ，ダンマーなどが加えられている．成分の配合比によって軟質のものと硬質のものがある．

【う】

144 ウィリアムスの三基本形 —さんきほんけい
classification of Williams

前歯部人工歯の形態を選び出す基準として，Williams Lは顔の輪郭と歯との関係について，正面から見た顔の外形を大別して方形，卵円形，尖形に分類し，上

顎中切歯の外形は顔形を逆にした形態と相似であると唱えた．この考え方は人工歯形態に対する基本として現在も広く用いられている．

145 ウイルス性肝炎　―せいかんえん
　　viral hepatitis

ウイルスによる肝臓の**炎症**で，A・B・C・D・E型などがある．A型肝炎は経口感染，B型・C型肝炎は血液や**唾液**を介した非経口感染である．D型肝炎はB型肝炎ウイルスの重複感染により生じる．E型肝炎も経口感染であるがわが国ではほとんどみられない．**炎症**が起きると，発熱したり，全身がだるくなったり，食欲がなくなったりする．

146 ウィルソンの彎曲　―わんきょく
　　Wilson curve

〔同義語〕側方咬合彎曲，側方歯列彎曲，側方歯牙彎曲

天然歯列の左右側臼歯の頰・舌側咬頭を結んでできる側方歯牙彎曲をいう．一般的に，上顎臼歯は頰側に下顎臼歯では舌側に傾斜していることから，下方に凸の彎曲となる．**スピーの彎曲**とともに，下顎の側方運動時の適度な歯の接触を生み，機能向上に役立つ．

147 ウィング
　　wing

前装冠の支台歯形態で両隣接面の張り出した部分をいう．

148 ウォーキングブリーチ
　　walking bleach

一般の**ホワイトニング**はホワイトニング剤を歯の表面に塗布して歯を白くするため，**無髄歯**にはあまり効果がない．そこで，**無髄歯**の歯髄腔に過酸化水素と過ホウ酸ナトリウムを混合したホワイトニング剤を注入し，徐々に歯に浸透させる方法をいう．

149 ウォッシュベーク
　　wash bake

耐火模型直接焼成法でポーセレンインレーなどを製作する際，模型面からの剝離防止および**収縮**による変形を防止する目的で窩洞面や支台歯形成面に均一に薄層の**陶材**を塗布し，**焼成**すること．これを2～3回繰り返し，その後，ほかの部分の**築盛・焼成**を行う．

150 齲蝕　うしょく
　　dental caries

〔同義語〕デンタルカリエス，むし歯

口腔内細菌によって，**エナメル質，象牙質，セメント質**が無機塩の**脱灰**と有機質の溶解を伴った崩壊現象を示すことを主な変化とする疾患．歯周疾患と合わせ二大口腔疾患という．

151 齲蝕好発部位　うしょくこうはつぶい
　　predilection area of dental caries
→不潔域

152 内開き形　うちびら―がた
　　undercut form

窩洞の形態の1つ．**窩洞**の側壁が窩口から窩底に向かって広がる形態で，垂直的な離脱力に対して抵抗する**保持形態**をいう．

【え】

153 エアカッター
　　air cutter

圧縮空気で**ハンドピース**の先端につけた炭素鋼製の切削刃をピストン運動させる空気式振動切削機器．**鋳造**後の**埋没材**の除去，義歯の取り出し，咬合器装着部からの**作業用模型**の脱離などに使われる．

154 エアガン
air syringe
〔同義語〕気銃，エアシリンジ
圧縮空気を細いノズルから噴射させて，技工物についた水分の除去や乾燥を行う手動機器．作業用模型に付着した削り屑の除去，印象材についた水分の除去，作業用模型に塗布したレジン分離材の乾燥などにも用いられる．

155 エアタービン
air turbine
圧縮空気による回転力を用いた切削機器．回転数は毎分30～50万rpmで，切削時の歯髄刺激が少なく，患者の不快感や苦痛が軽減される．

156 エアベント
air vent
〔同義語〕空気抜き孔
通気性が悪くなる大型の鋳造物の鋳造に際して，鋳型内の空気を逃がす目的でつける一種の空気抜き孔．原則として合金が最後に満たされる部分の付近につける．

157 永久固定　えいきゅうこてい
permanent splint
〔同義語〕最終固定
歯周治療における最終治療として，支持組織の低下により動揺を来たした歯に対して，二次性咬合性外傷を防ぎ咬合の安定をはかるために，2歯またはそれ以上の歯を半永久的に連結固定すること．

158 永久歯　えいきゅうし
permanent tooth
一生涯機能を営む歯をいう．ヒトでは乳歯に後続の代生歯（中切歯，側切歯，犬歯，第一・第二小臼歯）とその後方に萌出する加生歯（第一・第二・第三大臼歯）をいう．

159 永久歯の萌出順序　えいきゅうし―ほうしゅつじゅんじょ
sequence of eruption of permanent teeth
日本小児歯科学会の報告（1988年）によると，日本人の永久歯の萌出順序は，上顎が6-1-2-4-3-5-7，下顎が1-6-2-3-4-5-7となることが多い．

160 永久歯列期　えいきゅうしれつき
permanent dentition
歯列は，乳歯列期から混合歯列期を経て永久歯列期となる．ヘルマンの歯齢でいうとステージⅣ以降をさし，第二大臼歯の萌出期であるとともに成長のスパートの時期でもある．

161 永久ひずみ　えいきゅう―
permanent strain
〔同義語〕塑性ひずみ
外力がかけられ物体に弾性限より大きい応力が生じると，外力を取り除いても原形に戻らずひずみを残す．この元に戻らないで残るひずみのこと．これにより物体は永久変形を起こす．弾性印象材では，一定の圧縮ひずみを与えたときの変形を永久ひずみという．

162 永久変形　えいきゅうへんけい
permanent deformation
永久ひずみが生じた変形．物体にその弾性限を超える応力が生じると，塑性変形を起こし，外力を除いても元に戻らず，永久変形する．

163 エイジング
aging, ageing
〔同義語〕加齢
年齢・齢を重ねていくことで，一般には「老化」の意味で使われる．人生，人の一生の後半をさし，高齢社会の進展とともに，エイジングへの関心は高まってい

164 衛生行政　えいせいぎょうせい
health administration

国や地方公共団体が**公衆衛生**を実現するために行う行政．その対象は個人の健康の保持・増進をはかる個人衛生でなく，公衆の健康の保持・増進をはかる**公衆衛生**である．担当機関により，一般衛生行政（**厚生労働省**），労働衛生行政（**厚生労働省**），学校保健行政（文部科学省），環境保全行政（環境省）などに分類される．

165 HIV　えいちあいぶい
human immunodeficiency virus

人の免疫細胞に感染し，免疫細胞を破壊して，最終的には後天性免疫不全症候群（エイズ；AIDS）を発症させるウイルス．

166 HS分類　えいちえすぶんるい
HS classification of maxillary defects

上顎欠損の分類法．硬口蓋および歯槽部の欠損（$H_0 \sim H_7$），軟口蓋の欠損（$S_0 \sim S_4$），開口域・量（$D_0 \sim D_4$, D_x），残存する維持歯数（$T_0 \sim T_4$）で分類する．1979年，松浦正朗らによって提唱された．

167 エーカースクラスプ
Akers clasp

1925年にAkers PEによって考案された**環状鉤**の1つ．頬側腕，舌側腕，咬合面レスト，**鉤体**，**アップライト（部）**，**鉤脚**よりなる．**維持**，**支持**，**把持**の3つの機能をバランスよく兼ね備え，**歯根膜負担**に適している．

168 ADA規格　えーでぃーえーきかく
American Dental Association Specification

米国歯科医師会（ADA）によって作成，制定された，歯科材料・歯科器械の規格．歯科器材に関する規格のなかでは歴史的に最も古く，**ISO規格**，**JIS**などに影響を与えた．器材の適用範囲，品質の最低基準，その試験法などが詳細に規定されている．

169 ADL　えーでぃーえる
activities of daily living

食事・更衣・移動・排泄・整容・入浴など生活を営むうえで不可欠な基本的行動について，自立・一部介助・全介助のいずれであるかを評価して障害者や**高齢者**の生活自立度を表現したもの．ADLは，能力を回復するだけでなく，装具などによっても向上させることができる．

170 ABCコンタクト　えーびーしーーー
ABC contact

前頭面からみた，咬頭嵌合位での上下顎臼歯の**外斜面**と**内斜面**，あるいは**内斜面**どうしの**接触点**を便宜的に頬側からA点，B点，C点と命名したもの．

171 エキスプローラー
explorer

〔同義語〕探針

口腔内診察，検査および歯科処置全般に使用する手用器具．先端が彎曲し，鋭く尖った針状の形態をしている．齲窩の触診，修復物の適合検査，歯石の付着状態の確認，歯冠修復物装着後の余剰セメントの除去などさまざまな用途で使用される．

172 液相線　えきそうせん
liquidus line

状態図のなかで，液相のみ存在する領域と，液相と固相が共存する領域を分けている境界線をいう．冷却では凝固の開始温度，加熱では**合金**が完全に液体になる

173 液相点　えきそうてん
liquidus point
〔同義語〕液相温度
純金属は一定の**融点**を示すが，合金化するとある温度範囲で固相と液相の共存領域を示す．このとき，液相のみ存在する領域と，固相と液相の共存する領域との境界温度をいう．液相点以上では完全に溶けた状態になる．

174 エクスターナルジョイント
external joint
フィクスチャーのプラットホーム部に形成された**アバットメント**回転防止構造による分類で，主として六角形のアバットメント回転防止構造がプラットホーム部に凸面として形成されたもの．

175 エジェクター
ejector
→フラスコエジェクター

176 S字状隆起　えすじじょうりゅうき
S-curve
〔同義語〕S隆起
上顎有床義歯の前歯部口蓋側につける隆起のことをいう．**ろう〈蠟〉義歯**の**歯肉形成**で，前歯部口蓋側形態を再現した後，歯頸部から床後縁に向かって隆起をつくる．これを矢状断でみると，ゆるやかなS字状になる．これにより舌の接触状態がよくなり，発音機能が向上する．

177 STLファイル　えすてぃーえる―
stereolithography
3D Systems社のSLA CADというソフト用のファイルフォーマットで，多くの解析ソフトがサポートし，三角形メッシュソリッド表現ファイルフォーマットとして広く使用されている．記録される3Dモデルデータは，三角形の面法線ベクトルと3つの頂点の座標値で示される．

178 S.T.ロック　えすてぃ――
ST lock
2本の管からなる維持管とこれに挿入する脚部，脱落防止用のロックからなる**維持装置**の一種で，**維持バンド**の舌側に維持管を，主線に脚部をろう〈鑞〉付けして使用する．**舌側弧線装置**などに多く用いられる．考案者の高橋新次郎の頭文字を取って名づけられた．維持管の短いタイプ（ミニS.T.ロック）もある．※商品名

179 エステティックライン
esthetic line
〔同義語〕Eライン
1954年に米国の矯正歯科医Ricketts Rが提唱したもので，人の側貌において鼻の先端と顎の先端を結んだ線のこと．口元の突出感の判断に用いられ，美しい口元の基準となる．日本人は，鼻が欧米人より低いため，上下唇がともにラインに接した位置にあるのが一般に理想的とされる．

180 SPA要素　えすぴーえーようそ
SPA factor
人工歯選択の基準となる要素．性別（sex），個性（personality），年齢（age）の3つの要素を総合的に判断して前歯部人工歯を選択する．これにより，**自然感**を十分表現できた**排列**をしようというもの．

181 エチルシリケート埋没材　―まいぼつざい
ethylsilicate investment
高温鋳造用埋没材の一種．エチルシリケートの**加水分解**によりケイ酸ゾルを調製

した後，少量のマグネシアを含んだ**シリカ**の粉末を加え，**ゲル化**させて硬化させる．鋳肌はきれいであるが，**通気性**はやや劣る．

182 エチレン酢酸ビニル共重合体 —さくさん—きょうじゅうごうたい

ethylene-vinyl acetate copolymer

エチレン（硬質ブロック）と酢酸ビニル（軟質ブロック）の**共重合体**．常温では一定弾性体であるが，温度上昇にともないエチレンが溶けて成型可能な状態に変化する．多くのマウスガード用弾性材料に含まれる主成分の1つ．

183 エックス線マイクロアナライザー —せん—

electron probe microanalyser

試料に電子線を照射し，その領域から放出される特性エックス線とその強度をエックス線分光器で検出して，その領域に含まれる元素を定性・定量する装置．顕微鏡機能も備えている．

184 エッジワイズ法 —ほう

edgewise technique

Angle EHが1928年から1929年にかけて最も新しい矯正法として発表したもので，1930年に他界したため完全なものとはならずに終わった．現在，ツィード法，ブル法，ノースウェスタン法などの治療法が存続するが，共通する点は，エッジワイズブラケットを使用することにある．これに角線を使用して歯の三次元的な移動を行い，理想的なアーチフォームに完成する．

185 エッチング

acid etching

〔同義語〕酸エッチング

酸によって物質の表面を侵食する処理で，組織観察や粗糙化による微小領域での機械的維持を目的として行う．**エナメル質**に対してはリン酸，焼成陶材に対してはフッ化水素酸，合金に対しては無機強酸などが使用される．

186 エッチング剤 —ざい

etching agent

〔同義語〕酸処理剤

(1) 金属やセラミックスの表面観察やレジンとの接着のために，その表面を軽度に腐食させる薬品．(2) コンポジットレジン修復で，歯質にレジンを接着させるため，歯質表面のスミヤー層を溶解除去する処理剤．主に30～40％正リン酸水溶液を使用．

187 ENAP えなっぷ

excisional new attachment procedure

歯槽骨整形の必要のない比較的浅い**歯周ポケット**に用いる手術法．キュレッタージと異なり，メスでポケット底に向かって内斜切開を行い，搔爬後，歯間部縫合を行う．**歯肉**の剝離を行わず，**歯槽骨**にも侵襲を加えないため，術後の**歯肉退縮**は少なく，審美性に優れる．

188 エナメルエッチング

enamel acid etching

〔同義語〕エナメル質酸処理，エナメル酸蝕

接着性レジンと歯質との機械的接着強度を増すために，**エナメル質**の表面を**エッチング**して表面積を大きくする操作をいう．主にリン酸が使用される．

189 エナメル芽細胞 —がさいぼう

ameloblast

エナメル質の形成に関与する細胞．**歯胚**の内エナメル上皮細胞から分化した細胞で，ほぼ円柱状を呈する．分化期・形成期・移行期・成熟期エナメル芽細胞を経

て，退縮エナメル芽細胞，**上皮付着**となる．

190 エナメル質 —しつ
enamel

歯冠の最表層にある**象牙質**を覆っている硬組織．人体で最も硬く，**モース硬さ**で6〜7に相当する．ほとんどヒドロキシアパタイトで，ごく少量のタンパク質（アメロゲニン，エナメリンなど）を含む．**エナメル小柱**，**小柱鞘**，**小柱間質**からなり，小柱には成長した痕跡である横紋がある．

191 エナメル質形成不全症 —しつけいせいふぜんしょう
enamel hypoplasia, amelogenesis imperfecta

遺伝的要因によって**エナメル質**の形成過程が原発性に障害される疾患をいう．組織学的所見では**エナメル小柱**の不規則，小柱構造の喪失，低石灰化，顆粒状の石灰化などが混在する．歯冠修復による歯質の保護，**歯周炎**の防止，咀嚼機能の維持・回復，審美性の改善が重要である．

192 エナメル小柱 —しょうちゅう
enamel rods

エナメル質の組織構造の1つで，**エナメル質**の大部分を占める．ほとんどヒドロキシアパタイトからなり，太さは約4μmで，横断面は鍵穴状の形である．エナメル小柱はねじれながら走向し，強度を高めていると考えられ，このねじれが光を**屈折**させ，**ハンター・シュレーゲル条**となる．

193 エナメル色陶材 —しょくとうざい
enamel color porcelain

陶材焼付金属冠，ポーセレンジャケットクラウンやラミネート（ベニア）などに用いられる歯冠用陶材で，**エナメル質**の色調を出すための透明性の高い**陶材**．ほかの**陶材**と比べて**焼成温度**が低く，透明性が高くなるように組成が調整されている．市販品では4〜8色が揃えられている．

194 エナメル色レジン —しょく—
enamel color crown resin

歯冠用硬質レジンのボディレジン（**トランスペアレント**，エナメル色，デンティン色，サービカル）の一種．ボディレジンの築盛は，4層盛りでは歯頸部1/4〜1/5はサービカル，その上層全体にデンティン色，切縁側1/2〜1/3はエナメル色を**築盛**し，その上層に**トランスペアレント**を切縁側1/5〜1/6に**築盛**し，天然歯の**色調**を再現している．

195 エナメル叢 —そう
enamel tufts

エナメル−象牙境から始まり，エナメル質内へ少し進入して短い叢状をなして終わる有機成分の多い部分．多量の**エナメルタンパク**を含んでいる．

196 エナメル-象牙境 —ぞうげきょう
dentinoenamel junction

エナメル質と**象牙質**の境界部．**エナメル質**を脱灰すると**象牙質**の表面に多数の小窩がある．この小窩に**エナメル質**の突起が嵌合し，**エナメル質**を**象牙質**に固定している．**エナメル芽細胞**と**歯乳頭**の基底膜によって形成され，幅約30μmの高石灰化帯が存在する．

197 エナメルタンパク
enamel protein

歯の**エナメル質**が有する有機質の1つ．アメロゲニン，エナメリン，アメロブラスチンなどがある．

198 エナメル突起 —とっき
enamel projection

→根間突起

199 エナメル葉　—よう
enamel lamellae

〔同義語〕エナメル質層板，葉板

エナメル-象牙境から**エナメル質**の表面にまで達する不明瞭な線条の亀裂をいう．縦軸に平行にみると板状で，特に歯頸部にみられる．これは**エナメル質**の形成時に周囲の組織が侵入してできたものと考えられる．

200 NC加工　えぬしーかこう
numerical control machining

数値制御（NC）による機械の加工方法．JISでは「数値制御工作機械において，工作物に対する工具の位置を，それに対応する数値情報で指令する制御方式」と定義されている．ドリルなどの動作の座標値をもとに工作機械内蔵のサーボモーターを動かし，工具や被加工物を動作させて加工を行う．

201 エバンス彫刻刀　—ちょうこくとう
Evans carver

石膏や**ワックス**を彫刻するときに使用する彫刻刀．刃は**炭素鋼**でできているので，決して加熱してはならない．

202 エピテーゼ
Epithese[独]，epithesis

腫瘍，**外傷**，**炎症**，先天奇形などが原因で生じた顔表面の実質欠損を非観血的に，あるいは手術との併用により人工物で補綴修復し，その形態的・審美的改善とともに，発語などの機能障害・能力障害の回復をはかる補綴装置．生体表面に装着するものを「エピテーゼ」，生体内部に装着するものを「プロテーゼ」と分ける場合もある．

203 FRPフラスコ　えふあーるぴー—
fiber reinforced plastic flask

レジンの**マイクロ波重合**に使用されるガラス繊維強化型不飽和ポリエステル製の**重合用フラスコ**．金属はマイクロ波を反射してしまうため，金属製フラスコの代わりに使用する．樹脂製ボルトとナットで型を閉鎖する．

204 FGPテクニック　えふじーぴー—
functionally generated path technique

〔同義語〕機能的運動路法

対合歯が滑走する動きを**ワックス**で記録して得られた**機能的対合模型**と解剖学的対合模型とをFGP用咬合器に装着し，患者固有の運動路に**調和**した咬合面を形成する方法をいう．適用には顎運動に異常がないことなどいくつかの制約があるが，**咬頭干渉**のない歯冠修復物をつくることができる．

205 FGPワックス　えふじーぴー—
functionally generated path technique wax

FGPテクニックで用いる**ワックス**．約40℃の温湯中で軟化させ，FGPテーブル上に盛り上げて，対合歯の機能的運動路を印記する．口腔内温度で軟化し続け，印記時は歯に抵抗を与えず，硬化後は寸法変化が少ない．

206 FC分類　えふしーぶんるい
FC classification of facial defects

顔面欠損の分類法．皮膚の欠損（F_0〜F_4），皮膚残存部の陥凹（C_0〜C_4）で分類する．1981年，松浦正朗らによって提唱された．

207 FDI歯式　えふでぃーあいししき
FDI system

2桁の数字を用いて，口腔内の歯を特定する方式．10の位の1〜4が上下顎左右側を示し，1の位が歯種を示す．たと

えば，上顎右側中切歯は「11」，同左側は「21」，下顎左側第一大臼歯は「36」，同右側は「46」のように表記する．

208 エブネル腺 —せん
Ebner's glands
〔同義語〕味腺
小唾液腺の1つで，**有郭乳頭**の底にある腺．

209 エブネル線 —せん
line of von Ebner
〔同義語〕エブネルの象牙層板
歯冠象牙質の**象牙細管**の走行に直行する4～8μm間隔の細い平行線をいう．この間隔は，**象牙質**の1日の形成量に相当し，**エナメル質**の横紋に相当する．

210 エプロン部 —ぶ
apron
ポーセレンジャケットクラウンや**カラーレス**の**陶材焼付金属冠**を製作するとき，支台歯外周に金属箔を約2mmほどオーバーさせて圧接し**マトリックス**を製作するが，このオーバー部をいう．箔の圧接や修復物の適合に重要な役割をもつ．

211 エマージェンスプロファイル
emergence profile
桑田正博とStein RSが1977年に提唱した概念で，歯と軟組織が連なる部分の歯および修復物の形をさし，歯の全周にわたって，異なった形状・角度で存在する．

212 MRI えむあーるあい
magnetic resonance imaging system
磁場と電波を用いて体内などの画像を撮影する装置．または，それを用いる検査をさす．被曝の心配がなく，また，脳の中や脊椎など，CTが苦手とする部分の断面画像を撮影することができる．

213 MAD えむえーでぃー
mandibular advancement device
〔同義語〕PMA，MAS
睡眠時無呼吸症候群のうち，閉塞型に使用される下顎前方保定型装置．下顎を前方へ保持することにより，舌根部虚脱による気道閉塞を防止する．口腔内装置による治療では下顎を前方顎位とするため，口腔筋群，顎関節に過度の負担を与える．治療においては事前に口腔筋群，顎関節などの適合診断が必要である．

214 MMA えむえむえー
methyl methacrylate
→メチルメタクリレート

215 エメリー
emery
〔同義語〕金剛砂
コランダムの**結晶**中に磁鉄鉱（Fe_3O_4）などの細かい**結晶**が分散した天然鉱物．**研削・研磨材**として使用される．

216 エラスティック
elastic
本来はゴム製品の性質を意味する語句であるが，歯科では矯正・口腔外科領域で牽引力を与えるために用いるゴムをさす．

217 エリアオブセントリック
area of centric
〔同義語〕フリーダムインセントリック，自由域
咬頭嵌合位と**下顎後退位**との間に**咬合高径**の変化がない0.5mm程度の前後的な自由域のある**咬合**を**ロングセントリックオクルージョン**といい，また**咬頭嵌合位**が一点に収束せず左右的にわずかな自由域をもつものを**ワイドセントリックオクルージョン**というが，このセントリックを中心にした自由域のことをいう．

218 Er:YAG レーザー　えるびうむやぐレーザー
Er-YAG laser
エルビウムヤグレーザー．YAG結晶を用いた**固体レーザー**のなかで最も一般的な**レーザー**．YAG結晶を赤外ランプ中におき，**レーザー**を取り出す．波長2.94μmで硬組織の蒸散に適している．注水下で使用することにより**エナメル質**，**象牙質**，さらに**歯槽骨**の蒸散も可能．微細加工に適していることから，CAD/CAMにも用いられる．

219 エレクトロサージェリー
electrosurgery
電気メスを用いた手術法をいう．組織の切開と同時に止血を行うことができるため，術野を確保しやすいという利点があるが，**歯槽骨**に近接して用いると骨壊死や治癒の遅延を引き起こすことがある．

220 エレクトロフォーミング
electroforming
→電鋳法

221 嚥下位　えんげい
swallowing position of a mandible
嚥下時の**下顎位**．正常有歯顎者は嚥下時に**中心位**あるいは**咬頭嵌合位**の付近で上下顎の歯が接触するという報告があるが，定説はない．

222 嚥下運動　えんげうんどう
swallowing movement
咀嚼された食塊が，**口腔**から**咽頭**を経て食道へ，そして消化のため胃へ送り込まれる一連の生理的運動をいい，通常，3相（口腔期，咽頭期，食道期）に分けられている．

223 嚥下障害　えんげしょうがい
deglutition, dysphagia
食塊形成後の口腔期から咽頭期を経て食道期までの過程を嚥下といい，これらの段階のどこかが障害された状態をいう．原因は中枢神経を含む神経および筋系の障害（発育障害：脳性麻痺，精神発育遅滞，中途障害：痴呆，**パーキンソン病**，筋ジストロフィー，脳卒中，脳外傷，筋萎縮性側索硬化症など）で，そのほか服用薬の影響，老化現象などが挙げられる．

224 嚥下補助装置　えんげほじょそうち
prosthetic appliance for swallowing disorder
先天的・後天的な形態や機能の異常による**嚥下障害**（口腔期，咽頭期，食道期の運動障害）に対して，リハビリテーションの目的で使用する補助装置．口蓋裂に対する**ホッツ床**，**軟口蓋挙上装置**，**スピーチエイド**などの補助装置，上顎切除などによる実質欠損に対する**顎義歯**，舌切除や高次脳疾患による舌の運動障害に対する**舌接触補助床**などがある．

225 エンコードインプレッションシステム
encode impression system
Biomet 3iが提唱するシステムで，口腔内に装着された専用の**ヒーリングアバットメント**のヘッド部を光学印象採得することで，ヘッド部に印記された形状から**アバットメント**の高さや回転防止機構の位置関係，および**エマージェンスプロファイル**やインプラントの直径などのデータを読み取ること．

226 炎症　えんしょう
inflammation
種々の刺激に対する生体の防御反応の1つで，炎症局所においては5大徴候として発赤，発熱，疼痛，腫脹，機能障害などを呈する．病理組織学的には，退行

性変化，局所循環障害，滲出，増殖などの変化を示す．

227 演色性　えんしょくせい
color rendering property

照明光によって異なる物体色の見え方を一般に演色といい，特定の物体色群（試験色）の見え方を光源または照明光の特性と考えたときにそれを演色性という．演色性は通常，規定された基準光と比較して評価される．

228 遠心頰側咬頭　えんしんきょうそくこうとう
distobuccal cusp

大臼歯歯冠の遠心・頰側にある咬頭．つまり，頰側溝の遠心，**中心溝**の頰側半部の咬頭である．頰側溝を介して**近心頰側咬頭**に隣接する．下顎大臼歯では，その遠心に**遠心咬頭**がある．

229 遠心頰側根　えんしんきょうそくこん
distobuccal root

上顎大臼歯の**歯根**は，頰側に2本，舌側に1本の計3根からなる．頰側の**歯根**は近心，遠心に分かれており，このうち遠心の**歯根**をいう．

230 遠心咬頭　えんしんこうとう
distal cusp

〔同義語〕第五咬頭
下顎大臼歯にみられ，**遠心頰側咬頭**の遠心に存在し，各咬頭のなかで最も小さく低い．退化の傾向が強く，結節化，隆起化して欠如することがある．

231 遠心根　えんしんこん
distal root

近遠心的に2本ある**歯根**のうち遠心にあるものをいう．下顎大臼歯および下顎乳臼歯にみられる．下顎第一大臼歯の遠心根は**近心根**よりも小さく，近遠心的圧平も少ない．やや遠心に傾くがほぼまっすぐである．

232 遠心舌側咬頭　えんしんぜっそくこうとう
distolingual cusp

大臼歯歯冠の遠心・舌側に存在する咬頭．つまり，舌側溝の遠心，**中心溝**の舌側半部の咬頭である．舌側溝を介して**近心舌側咬頭**に隣接する．

233 遠心鋳造機　えんしんちゅうぞうき
centrifugal casting machine

鋳造圧として遠心力を利用した**鋳造機**．初期には手動式もあったが，いまはスプリング駆動，電動式が一般的．電動式は金属の融解装置と一体になっているものが多い．遠心力は**鋳造機**のアームの長さと回転数の二乗に比例する．比重の大きい金属ほど大きな**鋳造圧**がかかる．

234 円錐歯　えんすいし
conical tooth

〔同義語〕錐状歯，栓状歯
切縁がなく，舌側面窩の存在が認められず，尖端が円錐状を示す歯．主に上顎側切歯の退化を示すもので，一種の発育不全である．**過剰歯**に多く，**歯根**は短く小さい．

235 円錐台　えんすいだい
crucible former

〔同義語〕クルーシブルフォーマー
ワックスパターンの埋没で，**スプルー**を植立するための円錐形の台．材質はゴムないし金属で，中心に穴があいており，直接または**ワックス**により**スプルー**を固定する．これにより，**鋳型**には漏斗状の鋳込み口が形成される．

236 延性　えんせい
ductility

塑性の1つで，引張力に対する塑性．物体が引張力を受けたとき，破壊するこ

となく細く伸ばされ，線状に**塑性変形**し得る性質．延性に最も富む金属は金で，銀，白金，銅の順である．

237 延長ブリッジ　えんちょう—
extension bridge

〔同義語〕延長橋義歯，延長架工義歯，遊離端ブリッジ

遊離端欠損の症例に用いられるブリッジ．ポンティックの支点が片側だけで遠心端が遊離しているため，咬合力が加わると**支台歯**に対して側方力となり，**中間欠損**の場合に比べ約4倍の回転モーメントが加わる．したがって，多数歯欠損を延長ブリッジで補綴することは禁忌である．

238 延長腕鉤　えんちょうわんこう
extended arm clasp

鉤腕の一端を延長して2歯以上に設置した**クラスプ**．その設計法の違いにより骨植の弱い**支台歯**の固定，床の短縮と異物感の減少を目的とするものがあり，いずれも屈曲法，鋳造法にて製作される．

239 エンブレジャークラスプ
embrasure clasp

2つの**レスト付き二腕鉤**を，体部で連結した形態のもの．隣接する2歯の咬合面鼓形空隙に位置を占めるため，対合歯と咬合干渉しないようにスペースをつくる必要がある．維持力を増すと同時に，歯の負担を分配したい場合に用いる．

【お】

240 オウエンの外形線　—がいけいせん
contour lines of Owen

象牙質にみられる成長線の1つ．1845年にOwen Rによって，**象牙細管**の二次彎曲が重なり合うことで出現するとい

う報告がされた．現在では，石灰化不全によってつくられる強調された成長線を一般にオウエンの外形線とよんでいる．

241 横口蓋縫合　おうこうがいほうごう
transverse palatine suture

上顎骨の口蓋突起の後縁と**口蓋骨**の水平板の前縁とで構成する．**正中口蓋縫合**と交叉する．

242 黄金比　おうごんひ
golden ratio

線分AB上に点pをおいたとき，AB：Ap = Ap：pBとなる比を黄金比といい，その比で分割されたものを黄金分割という．ほぼ1.618：1，あるいは1：0.618で，調和的で安定した美を感じさせる比といわれる．古代ギリシャにおいて発見され，近代になってフィボナッチ級数との関連性が指摘された．また，人体のプロポーションにも応用されることがある．

243 王水　おうすい
aqua regia

硝酸と塩酸の混合物で，黄金を溶かす意からこの名がある．普通に用いられる王水は，濃硝酸1溶と濃塩酸3溶の混合液である．本剤は酸化作用が強く，白金や金のような**貴金属**も溶解する．

244 横舌筋　おうぜつきん
transverse muscle of tongue

内舌筋の1つ．舌中隔から起こり，ほかの舌筋と交叉して，舌の外側縁に達する．舌の幅を狭くすると同時に前後に長くする．

245 嘔吐反射　おうとはんしゃ
vomiting reflex, gag reflex

〔同義語〕咽頭反射，絞扼反射

咽頭後壁には嘔吐反射に関する神経が分布しており，**咽頭**の感覚過敏・感覚異常

246 黄変［陶材の］　おうへん
yellowish discoloration (of porcelain)

陶材焼成時，合金中の銀の影響によって**陶材**が黄色に変色すること．対策として，カーボン使用による適度な還元雰囲気での**焼成**，黄変防止用の**軟化温度**の高い**陶材**や**陶材混和液**の使用がある．

247 応力　おうりょく
stress

物体に外力を加えると物体の内部にこの外力とつりあう抵抗力（外力と大きさが等しく，方向が反対の内力）が生じる．この内力を単位面積当たりの力で表したものをいう．単位：Pa，N/mm^2，kgf/mm^2 など．

248 応力緩和　おうりょくかんわ
stress relaxation

粘弾性物質に起こる現象の1つで，物質に一定の**ひずみ**をかけたときに時間経過に伴って**内部応力**が指数関数的に減少すること．**印象材**や**ワックス**は応力緩和を起こし，変形の原因となる．

249 応力集中　おうりょくしゅうちゅう
stress concentration

物体が外力を受けたとき，物体が不均一であったり，内外部に**クラック**があると，不均一部または**クラック**部に局部的に大きな**応力**が生じる．この現象のこと．**衝撃試験**でノッチ付試験片を使用するとノッチの先端で起こる．

250 応力・ひずみ曲線　おうりょく-きょくせん
stress-strain curve

〔同義語〕応力-ひずみ図，応力-ひずみ線図

材料試験において，物体に徐々に**荷重**をかけ，**荷重**に対する変形量を記録するとき，**荷重**を**応力**に，変形量をひずみに換算した曲線をいう．この曲線から物体の機械的諸性質である**比例限**，**弾性係数**，**耐力**，最大強さなどが決定される．

251 応力腐食　おうりょくふしょく
stress corrosion

金属材料において局部的に**応力**が加わっている部位で**腐食**が促進される現象をいう．金属は結晶性物質で，**応力**が加わった部位では**結晶格子**にひずみが生じ，正常格子との間に電池が形成され**腐食**しやすくなる．

252 オートマチックマレット
automatic mallet

〔同義語〕自動槌

ばねの弾力によって金箔や金属辺縁を槌打ち適合させる手用器具．**コーヌステレスコープクラウン**の**外冠**を**内冠**から撤去する際にも用いる．

253 オーバーカントゥア
overcontour

〔同義語〕過豊隆

過度の**豊隆**をもつ不良歯冠外形．歯頸部に**デンタルプラーク**が蓄積し，食片による**歯肉**への適度な摩擦刺激も得られないので歯周疾患を起こす．

254 オーバークロージャー
overclousure

咬合高径の減少した状態をいう．

255 オーバージェット
horizontal overlap

〔同義語〕ホリゾンタルオーバーラップ，水平被蓋

咬頭嵌合位における上顎前歯の下顎前歯に対する水平的被蓋．上顎前歯の**切縁**か

ら下顎前歯の唇側面までの水平的距離で表す．

256 オーバーデンチャー
overdenture
〔同義語〕オーバーレイデンチャー，残根上義歯

1〜数歯が残存した顎において，**歯冠部**を除き残存歯根を床でカバーする形態の義歯をいう．**歯根**を残すことにより，歯根膜感覚，顎堤形態を保存できるが，歯肉縁が非生理的環境下におかれる欠点もある．**歯根**を利用した磁石，スタッド，**バー，テレスコープクラウン**などの**アタッチメント**を併用して義歯の**維持**がはかられることもある．

257 オーバーバイト
vertical overlap
〔同義語〕バーティカルオーバーラップ，垂直被蓋

咬頭嵌合位における上顎前歯の下顎前歯に対する垂直的被蓋．上顎前歯の**切縁**と下顎前歯の**切縁**が垂直的にオーバーラップしている距離で表す．

258 オーバーハング
overhang

歯冠修復物のマージンが残存歯質と移行せず，切削歯面の過剰被覆，不適合，肉厚形成によって段状になっていること．

259 オーバーヒート
overheat, superheating
〔同義語〕過熱

適正な温度以上に加熱すること．鋳造時の**合金**のオーバーヒートはガスを吸収しやすく，合金元素の**酸化**を招くため，**ブローホール，鋳肌あれ**などの原因となり，**埋没材**のオーバーヒートは**埋没材**の分解や**合金**との**焼付き**の原因となる．

260 オーバーマージン
overmargin
〔同義語〕ロングマージン

支台歯や**窩洞**の形成限界を越えた状態の**ワックスパターン**や歯冠修復物のマージンの形をいう．

261 OPアンカーアタッチメント　おーぴーーー
OP anchor attachment
〔同義語〕O'リングアタッチメント

スタッドアタッチメントの1つ．フィメールはO'リング特殊合成ゴム製で，メールの円錐斜面アンダーカット部に嵌入して維持力を発揮する．

262 オープントレー
open tray

インプラントの印象法の1つで，印象用コーピングスクリューが**トレー**の穴から露出する．**印象材**硬化後にスクリューを外すことで印象内に**コーピング**を残置させたまま**トレー**を撤去することができる．

263 オーラルディスキネジア
oral dyskinesia
〔同義語〕口腔悪習癖

運動障害や運動異常を「ディスキネジア」といい，随意運動が困難となり**不随意運動**が優勢となる．**口腔**では無意識のうちに口，顎，舌を繰り返し運動させる．歯科治療や義歯の製作・使用が困難となる．原因として特発性（原因不明），薬剤の長期服用，神経疾患の部分症状が挙げられる．

264 オーラルリハビリテーション
oral rehabilitation
〔同義語〕咬合再構成，オクルーザルリコンストラクション，フルマウスリハビリテーション，フ

ルマウスリコンストラクション

顎口腔系の機能異常の原因として考えられる咬合異常を是正し，咀嚼系全体の機能的調和を回復することを目的として行われる咬合修復治療．治療術式には**オクルーザルスプリント**，**咬合調整**，矯正，補綴処置があり，全顎補綴による咬合再構成を最終処置として行い，**下顎運動**と**調和**した咬合関係を再現する必要がある．

265 O'リングアタッチメント　お――

O-ring attachment

→ OPアンカーアタッチメント

266 オールセラミックレストレーション

all ceramic restoration

セラミックスで製作した**クラウン**，ラミネート（ベニア），インレー，アンレーなどの，審美性と**生体親和性**に優れた歯冠修復物．製作法は焼結法，射出成形法，鋳造法，切削法（CAD/CAMシステム）がある．**接着性レジン**を用いて歯質と**セラミックス**とが強固な接着複合体となるように装着される．

267 オクルーザルスプリント

occlusal splint

〔同義語〕スプリント［咬合の］，バイトスプリント

顎機能異常や**顎関節症**などの**咬合**に関する異常症例に対して用いる，上顎歯列または下顎歯列のすべてを被覆する形式の可撤式装置．この装置を一定期間装着することにより，咀嚼筋群や顎関節の安定・安静が得られる．歯を外傷から保護する場合などにも使用される．

268 オクルーザルランプ

occlusal lump

〔同義語〕パラタルランプ

咬頭嵌合位を保持するために上顎義歯や口蓋板に付与された，咬合面の機能を担うテーブル様の構造物．外科処置などにより下顎偏位が生じた場合に適用される．

269 オクルーザルレスト

occlusal rest

支台歯の**中心溝**から舌側面溝を通るL字型をした**レスト**で，下顎第一大臼歯が萌出して，その前方の歯が欠損している場合に，義歯床の沈下や第一大臼歯の近心傾斜を防ぐ目的で使用される．**部分床義歯**の**支台装置**として用いられる咬合面レストとは区別される．

270 押し込み硬さ　お―こ―かた―

indentation hardness

硬さの一種．圧子の押し込みに対する抵抗性．ダイヤモンド，鋼球などの圧子を一定時間，一定荷重で押し込み，生じた圧痕の大きさで評価する．圧痕が大きいほど軟らかく，小さいほど硬い．硬さ値は圧痕の投影面積，表面積，あるいは深さから求められる．**ブリネル硬さ，ビッカース硬さ，ロックウェル硬さ，ヌープ硬さ**がある．

271 押し湯　お―ゆ

bottom

鋳造時に凝固収縮による鋳造欠陥（引け巣）を防ぐため，最終凝固部分に融解金属を凝固完了まで供給すること．

272 オッセオインテグレーション

osseointegration

〔同義語〕ティッシュインテグレーション，骨結合

Brånemarkによって提唱されたもので，正常な営みを続けている骨と機能中の**フィクスチャー**の表面の形態的，機能的な直接結合である．

273 オトガイ
chin

下顎体外面の正中部下端にある高まりの部分で，下唇とはオトガイ唇溝によって境される．オトガイ部に高まりがみられるのはヒトの特徴である．

274 オトガイ棘　—きょく
mental spine

〔同義語〕下顎棘

下顎体内面の正中部下端近くにある上下2対の突起をいう．癒合して1～3個になることが多い．上は**オトガイ舌筋**，下は**オトガイ舌骨筋**がつく．

275 オトガイ三角　—さんかく
mental triangle

下顎体外面の正中部にあり，**オトガイ隆起**と左右の**オトガイ結節**により構成される三角形の突出部．この突出部が**オトガイ**である．

276 オトガイ舌筋　—ぜっきん
genioglossus muscle

外舌筋の1つで，**下顎骨**の**オトガイ棘**上部から起こり，舌尖から舌根に至り，舌背近くに停止する．舌下神経の支配である．

277 オトガイ舌骨筋　—ぜっこつきん
geniohyoid muscle

口腔底を形成する筋の1つで，**オトガイ棘**より起こり，舌骨体前面に停止する．舌骨上筋群のなかで最も口腔側にあって，顎舌骨筋とオトガイ舌筋の間に介在し扁平で薄い．開口や嚥下に関与する．第一・第二頸神経（前枝）の支配である．

278 オトガイ帽装置　—ぼうそうち
chin cap appliance

→チンキャップ

279 オトガイ隆起　—りゅうき
mental protuberance

下顎体外面の正中部にある小隆起．オトガイ結節とともに**オトガイ三角**をつくり，その頂点にあたる．

280 オフセット配置　—はいち
arrangement of offset

複数の**インプラント上部構造**にかかる咬合圧をインプラントから骨へ機能的・効率的に分散するために，**インプラント**の長軸を三次元的に違う方向に配置すること．

281 オフセットローディング
offset loading

インプラント上部構造の咬合接触部においてインプラント軸心から接触点までの距離が大きくなり，それによって起こる負荷．

282 オブチュレーター
obturator

→栓塞子

283 オベイト型ポンティック　—がた—
ovate pontic

〔同義語〕卵円形ポンティック

歯槽部に陥凹部を形成し，凸面に仕上げた卵形の基底面が浅く沈み込むように設計された**ポンティック**．審美性に優れている．

284 オペーク陶材　—とうざい
opaque porcelain

陶材焼付金属冠の陶材焼付面の金属表面に塗布または**築盛**し，金属色の遮蔽と金属との結合をはかる，不透明な**陶材**．透明性をなくすためにチタニア，ジルコニアを配合し，さらに金属との強固な接合を目的に酸化スズ（SnO_2）を多く添加している．

285 オペークモディファイアー
opaque modifier

茶，だいだい，黄，青などの各色オペークのこと．適量をオペークに混合して歯頸部，**切縁**部に配色し，**色調**の下地をつくる．

286 オペークレジン
opaque resin

レジン前装冠の前装部の金属色を遮蔽する目的で薄く均一に塗布する不透明色レジン．辺縁封鎖性，接着性に優れたものがよい．

287 オルガニックオクルージョン
organic occlusion

オーラルリハビリテーションの症例で適用される補綴学的理想咬合．ナソロジーの技術により，1歯対1歯咬合，3点接触，偏心運動での**臼歯部離開咬合，中心位**と**咬頭嵌合位**の一致，および**ポイントセントリック**などすべてが付与される．

288 オルタードキャスト法 ―ほう
altered cast technique

〔同義語〕模型修正法，模型改造法，アルタードキャスト法

欠損粘膜部を加圧機能印象した新しい**作業用模型**に改造する方法．**部分床義歯**の**メタルフレーム**を製作後，**作業用模型**から欠損粘膜部を切り取り，メタルフレームの欠損部に**印象用ワックス**などを盛り，加圧機能印象された粘膜部に石膏泥を注入して，解剖学的印象と**機能印象**を組み合わせた**作業用模型**を製作する．主に下顎の**遊離端義歯**に用いる．

289 オルビタールインジケーター
orbital indicator

〔同義語〕眼窩下点指示板，レファレンスインジケーター

咬合器上弓の前方に取付けられる板状の器具をいい，これに**オルビタールポインター**の先端を合わせて基準平面を**咬合器**に移すことで，上顎歯列と**基準（平）面**までの距離が再現される．

290 オルビタールポインター
orbital pointer

〔同義語〕眼窩下点指示棒，レファレンスポインター

フェイスボウの付属品で，**フェイスボウレコード**に際して頭蓋に対する上下顎の位置を明確にするために設定される**前方基準点**を指し示すもの．**眼窩下点**や鼻翼下縁点，鼻翼上縁点などを指示する．

291 オルビタールポイント
orbital point

→眼窩下点

292 音声言語障害　おんせいげんごしょうがい
dysphonics and aphasics

音声機能と言語機能の2つの要素の障害．また，多少とも習慣性をもって話し言葉の語音が正しく発音されない状態．器質的構音障害，運動失調性（麻痺性）構音障害，聴覚障害性構音障害，機能的構音障害，言語発達遅滞障害に分類される．

【か】

293 加圧・吸引鋳造機　かあつきゅういんちゅうぞうき
pressure-vacuum casting machine

→吸引加圧鋳造機

294 加圧重合型レジン　かあつじゅうごうがた―
resin cured under a pressure

加圧下で**重合**を行う**レジン**．特殊な呼称で一般的ではない．加圧操作をことさら

強調するために，このようにいう．加熱重合，**常温重合**（化学重合，光重合）などの用語とは異なり，重合反応との関係はない．

295 加圧重合器　かあつじゅうごうき
pressure apparatus for heat-curing

主に**加熱重合レジン**の重合に使用される，耐圧容器を内蔵した加熱装置．広義には加圧釜も含む．数kg f/cm² 程度の圧力で使用されることが多く，加圧媒体には圧縮空気，圧縮窒素，水蒸気などが用いられる．

296 加圧焼成　かあつしょうせい
press firing

陶材中の気泡を小さくするため，焼成時，融解した**陶材**を加圧し，気泡を圧縮する方法．気泡の数は減少しない．また，大気中で再焼成すると，気泡が元の大きさになる欠点もあり，現在，あまり用いられない．

297 加圧鋳造　かあつちゅうぞう
pressure casting process

〔同義語〕圧力鋳造

空気圧，ガス圧や遠心力などを利用して**鋳造**する方法．工業的には融解金属を**鋳型**に流し込み**鋳造**する重力鋳造が多いが，これに対して加圧することからこういわれる．歯科鋳造は加圧鋳造である．

298 加圧鋳造機　かあつちゅうぞうき
pressure casting machine

加圧鋳造するための**鋳造機**．**遠心鋳造機**やガス圧鋳造機がこの範疇に入る．近年，**チタン**の融解鋳造用に不活性ガスを使用したガス圧鋳造機が開発されてきている．

299 加圧注入型レジン　かあつちゅうにゅうがた—
resin for injection molding technique

比較的閉塞性の高い状態に保たれた重合型に未硬化のレジンを加圧によって注入する方式を採る**レジン**．最も汎用されている分割式の重合型を開いて餅状の**レジン**を填入し，これに圧力を加える方式の**レジン**は該当しない．

300 加圧注入成形法　かあつちゅうにゅうせいけいほう
pressure injection molding method

〔同義語〕加圧填入形成法

レジン床成形法の１つで，**ろう**〈蠟〉**義歯**を石膏で専用フラスコに埋没，**流ろう**〈蠟〉後，餅状にした**常温重合レジン**を**フラスコ**の上部注入口より加圧しながら注入する．**咬合高径**は正確であるが注入路を設けるため埋没操作が煩雑である．

301 加圧埋没　かあつまいぼつ
pressure investment

埋没操作が完了した**鋳造（用）リング**を加圧下で，**埋没材**が初期硬化するまで（10〜15分間）放置する方法をいう．その効果として気泡が縮小し，鋳造体への付着が減少する．また，**埋没材**中の余剰水分を析出する．

302 加圧埋没器　かあつまいぼつき
pressure investment vessel

埋没した**鋳造（用）リング**を，加圧下（空気圧5〜7MPa）で**埋没材**が硬化するまで一定の状態に保てる器具をいう．通常，耐圧の容器に圧力計，圧力調整器，排気弁，安全装置などがついている．

303 カーバイドバー
carbide bur

→タングステンカーバイドバー

304 カービング法　—ほう
carving technique

→彫刻法

305 カーボランダム
carborundum
〔同義語〕シリコーンカーバイド，炭化ケイ素

炭化ケイ素（SiC）の粉末．コークスとケイ砂を加熱してつくられる化合物．黒色または透明の**結晶**である．著しく硬く（**ヌープ硬さ**が約3,000），**耐熱性**，化学的安定性に優れることから，**研削材**，**研磨材**，耐火物，発熱体などに使われる．

306 カーボランダムグリセリン泥 ーでい
carborundum glycerin paste

カーボランダムの粉末をグリセリンに分散させ，ペースト状にしたもの．有床義歯分野では，**人工歯**の**自動削合**に用いる．

307 カーボランダムディスク
carborundum disk

カーボランダムの**砥粒**を**熱硬化性樹脂**や**陶材**で固めて薄い円板状に成形したもの．中央の細孔にねじを通し，**マンドレル**に固定して用いる．**研削・研磨**のほかに，歯の**豊隆部**や鋳造体からの**スプルー**の切断にも用いられる．

308 カーボランダムホイール
carborundum wheel

カーボランダムの**砥粒**を長石などのビドリファイドを**結合材**として厚手の円板に焼き固めた研削工具（砥石車）で，硬質合金の**研削・研磨**に使用する．通常，マンドレルにねじで固定して用いられる．

309 カーボランダムポイント
carborundum point

カーボランダムの**砥粒**をアルミナやシリカと混合したものを歯科用バーに類似した各種形状に加圧成形後，高温で**焼結**してつくられた研削工具．窩洞形成および歯冠修復物や補綴装置の**研削・研磨**に用いられる．

310 カーボンマーカー
carbon marker
〔同義語〕炭素棒

アナライジングロッドによる義歯の**着脱方向**の決定後に，**サベイヤー**のスピンドルに取り付けて，**サベイライン**を印記するもの．**部分床義歯**の設計を行う．

311 外エナメル上皮　がいーじょうひ
outer enamel epithelium

歯胚は胎生11週頃，歯胚を構成するエナメル器の陥凹部に面する細胞と周辺部を構成する細胞とで明らかな差異が生じる．エナメル器の陥凹部を構成する細胞群を**内エナメル上皮**，外壁をつくる細胞群を外エナメル上皮という．これらはしだいに根尖方向に伸長し，根の外形を決定する**ヘルトウィッヒ上皮鞘**を形成する．

312 外縁上皮　がいえんじょうひ
external marginal epithelium
〔同義語〕歯肉口腔上皮

歯肉の**口腔前庭**，口腔底に面した部分で，角化性重層扁平上皮からなり，歯肉縁で**内縁上皮**に移行する．歯に面する**内縁上皮**に対する名称．機能的には咀嚼粘膜上皮に属し，角化層と上皮稜がよく発達している．非可動性である．

313 外冠　がいかん
outer cap

コーヌステレスコープクラウンなどの構成要素の1つで，可撤性の金属冠のこと．**支台歯**に合着する**内冠**に密着し歯の外形を再現する．内冠との緊密な適合により維持力を発揮するものが多い．

314 開環重合　かいかんじゅうごう
ring-opening polymerization

環状の分子構造をもつ**モノマー**が，その環状構造を開くことで高分子を生成する反応．開環重合を利用した歯科材料としては，エチレンイミン環の開環付加でゴム状弾性体となる**ポリエーテルゴム印象材**が挙げられる．

315 概形印象　がいけいいんしょう
preliminary impression

〔同義語〕予備印象，一次印象

研究用模型や個人トレー製作用の**口腔模型**をつくるため，既製の**トレー**と**アルジネート印象材**や**モデリングコンパウンド**により歯および欠損部顎堤の概形を印象採得すること．

316 開咬　かいこう
open bite

〔同義語〕オープンバイト

上下顎歯列弓の垂直的な咬合関係の異常の一種で，咬頭嵌合時に上下顎の数歯の間に空隙が存在する**咬合**の総称．前歯部，**側方歯群**に存在するものが多い．

317 介在結節　かいざいけっせつ
interstitial tubercle

〔同義語〕辺縁結節

上顎小臼歯および大臼歯咬合面において，横副溝と頰側副溝が**辺縁隆線**を越えて隣接面に及ぶ場合，この2つの溝によってはさまれた**辺縁隆線**が結節状を呈したものをいう．

318 外斜面　がいしゃめん
outer incline

臼歯咬頭の咬頭頂および固有咬合面を境としたときの外側の斜面のこと．頰側咬頭頰側斜面，舌側咬頭舌側斜面をさす．

319 外傷性咬合　がいしょうせいこうごう
traumatic occlusion, traumatized occlusion

歯周組織の許容範囲を越える咬合力が働き，**歯周組織**に損傷や病変を引き起こすような咬合状態をいい，それによって生じた**歯周組織**の損傷を**咬合性外傷**とよぶ．**ブラキシズム**，**早期接触**などがある．

320 外傷の分類［歯科領域の］　がいしょう—ぶんるい
classification of dental injury, classification of dental trauma

疫学，解剖，病理，療法などによって分類できる．Andreasenらの歯科外傷分類によれば，歯・歯髄外傷（亀裂，不完全歯冠破折，**歯冠破折**，歯冠–歯根破折，**歯根破折**），歯周外傷（振盪，亜脱臼，挺出性脱臼，側方性脱臼，埋入，**脱離**），顎骨外傷（**粉砕骨折**，骨折）および軟組織外傷（裂傷，挫傷，擦過傷）がある．

321 外舌筋　がいぜつきん
extrinsic lingual muscles

舌筋のうち舌外部より起こって舌に入る筋をいい，舌の位置を変える筋である．**オトガイ舌筋**，**舌骨舌筋**，茎突舌筋がある．

322 外側靱帯　がいそくじんたい
lateral ligament

顎関節を補強する靱帯で，外側にある唯一のものである．**下顎窩外側縁**と**下顎頸**を結び，二層よりなる．前方の線維は後下方に斜走し，後方の線維は上下的に走る．内側の斜めに走る扇状の線維は，**下顎頭**が関節結節より逸脱するのを防ぎ，外側の線維は過度な後退を防いでいる．

323 外側性窩洞　がいそくせいかどう
external cavity

窩洞のうち，歯質が修復物で覆われた形のもの．**ブラックの窩洞分類**のⅡ級窩洞の場合，咬合面部分は**内側性窩洞**であり，近遠心隣接面部分が外側性窩洞となる．

324 外側性修復物　がいそくせいしゅうふくぶつ
external restoration

歯を外側から包み込むように被覆する修復物．**全部被覆冠**が代表的であるが，MODインレーやBOLインレーも一部外側性，一部内側性といえる．

325 外側バー　がいそく―
external bar

上下顎の唇（頬）側の歯槽面に用いられる**バー**．特に，歯の舌側傾斜が激しく，大きな**アンダーカット**があったり，舌側歯槽面の隆起などにより**リンガルバー**が適応不可能な場合に用いられる．

326 外側翼突筋　がいそくよくとつきん
lateral pterygoid muscle

咀嚼筋の1つで，側頭下窩と**下顎頭**の間をほぼ水平に走る三角錐状の筋．この筋は2頭で起始し，上頭は**蝶形骨**の大翼下面と側頭下稜，下頭は**蝶形骨**の側頭下面と翼状突起外側板の外面より起こる．上頭は顎関節の関節円板，下頭は**下顎頭**の関節突起の**翼突筋窩**に停止する．**下顎骨**を前方に引き出す作用がある．

327 回転切削器具　かいてんせっさくきぐ
rotary cutting equipment

刃部を回転させることによって**切削・研削・研磨**を行う器具の総称．動力源として**電気エンジン**，**マイクロモーター**あるいは**エアタービン**を用い，**ハンドピース**で工具を保持して使用する．

328 回転速度　かいてんそくど
rotational speed

〔同義語〕周速度

回転する物体の円周上での速さ．単位：m/s．回転速度（V）と回転する物体の1分当たりの回転数（N）およびその物体の回転中心からの半径（r）との間の関係は，V＝2πrNで示される．回転速度は**遠心鋳造機**や切削工具では重要なパラメータである．

329 回転防止溝　かいてんぼうしこう

分割復位式模型の歯型可撤部が正確な位置に戻るように，また回転防止のために歯型の**基底面**に形成される溝．

330 ガイドグルーブ
guideing groove for cut back

前装冠の前装部外形線や**窓開け**する削除量の目安としてワックスバーで形成される溝のこと．また，ラミネート（ベニア）などの**支台歯形成**の際に同じ厚みを確保するため歯面に形成される溝のこともいう．

331 ガイドスクリュー
guide screw

オープントレー法を用いたインプラントレベルの印象時に，印象用コーピングを**フィクスチャー**あるいは**アバットメント**に連結するためのスクリュー．

332 ガイドプレーン
guide plane

〔同義語〕誘導（平）面

部分床義歯の着脱をスムーズにするために，**支台歯**となる残存歯や歯冠修復物の隣接面または舌側面の凸面部を**着脱方向**と平行に形成した軸面．義歯の**維持・安定**が向上し，**支台歯**への側方力の減少などの効果がある．

333 ガイドワイヤー
guide wire

バッカルチューブのろう〈鑞〉付けで用いる矯正用線．左右側のバッカルチューブを同一平面上に置くために，まっすぐな矯正用線を用い，適切な位置を決定してろう〈鑞〉付けをする．

334 外胚葉　がいはいよう
ectoderm

後生動物の発生途上に現れる胚葉の1つで，胚の外表面や上面にみられる．主として表皮と神経系を形成し，口腔では大部分の口腔粘膜上皮，唾液腺の一部，エナメル質などを形成する．

335 外鼻エピテーゼ　がいび—
nasal epithesis, nose epithesis
〔同義語〕義鼻

外鼻欠損に対する顔面補綴装置．

336 外部スクリュー　がいぶ—
external screw

アクセスホールが咬合面に開く欠点を避けるために，インプラント上部構造をアバットメントに仮着するとともに外側よりスクリューで固定すること．

337 外部ステインテクニック　がいぶ—
surface stain technique

歯冠修復物の表面に専用着色剤（ステイン）で着色し審美性を表現する技術．陶材や歯冠用硬質レジンを使用した前装冠やジャケットクラウンの製作時の最終仕上げ段階で歯冠表面に着色し，色調を天然歯により近づける目的で行う．

338 開閉運動　かいへいうんどう
opening and closing (mandibular) movement

下顎の基本運動の1つで，習慣性開閉運動と限界開閉運動とがある．特に，中心位では蝶番運動をする．

339 解剖学的咬合器　かいぼうがくてきこうごうき
anatomical articulator
〔同義語〕顆路型咬合器

下顎運動を再現するために，下顎頭を顆頭球に，下顎窩を顆路指導部により再現した咬合器．生体と同様に咬合器下弓に顆頭球を備えるアルコン型咬合器と，生体とは逆に咬合器上弓に顆頭球を備えるコンダイラー型咬合器に分けられる．

340 解剖学的人工歯　かいぼうがくてきじんこうし
anatomical artificial tooth

天然歯の解剖学的咬合面形態を備え，咬頭傾斜が30°，33°，または35°の人工歯をいう．この人工歯の原点ともいえるものは33°のギージーの人工歯である．人工歯にはほかに機能的人工歯，非解剖学的人工歯がある．

341 解剖歯冠　かいぼうしかん
anatomical crown

歯は歯冠と歯根に区別できるが，口腔内に露出している歯冠は，年齢や歯周組織の状態によってまちまちであり，本来の歯冠とは異なる．そこで口腔内に露出している歯冠を臨床的歯冠といい，それに対し外表がエナメル質で覆われている本来の歯冠を解剖歯冠という．

342 解剖歯根　かいぼうしこん
anatomical root

解剖歯冠に対して，解剖歯根は外表がセメント質で覆われている部分をさす．したがって，臨床的歯根が歯周組織の退縮などによって常に変動しているのと異なり，その範囲は一定している．

343 解剖的維持　かいぼうてきいじ
anatomical retention

義歯床が顎堤に沿って嵌入することによ

り生じる維持力のことをいう．したがって，義歯床によって覆われる顎堤の形態や粘膜の性質，あるいは義歯床周囲の筋によってその**維持**は大きく左右される．特に，顎堤の高さは高いほうが有利である．また，**床縁**の形態や義歯全体の大きさも**維持**に影響を与える．

344 界面活性剤　かいめんかっせいざい

surfactant

〔同義語〕表面活性剤

1つの分子が水になじむ**親水基**と油になじむ親油基の2つの性質をもつ物質の総称．一般に**親水基**と**疎水基**をもつ両極性化合物である．物質への浸透作用，乳化作用，分散作用をもち，洗剤などの主成分となる．**ワックスパターン**と**埋没材**の**ぬれ**を改善するための製品がある．

345 海綿骨　かいめんこつ

spongy bone, cancellous bone

〔同義語〕海綿質

骨の断面をみると，表面には緻密な骨(**緻密骨**)があるが，内部には細い骨の板が網目をつくっている．この内部の構造が海綿に似ていることから，こうよばれる．

346 界面破壊　かいめんはかい

interfacial failure

〔同義語〕接着破壊，界面剝離

接着した材料が破断したときに，その破断面が**接着材**と**被着体**の界面である破壊様式をいう．接着を評価する際に，単に**接着強さ**を比較しただけでは正当な評価ができない．**接着材**や**被着体**の強度が**接着強さ**よりも小さければ，**接着材**や**被着体**で壊れることもある．そこで，破断面の観察(破壊様式)が重要となる．

347 潰瘍　かいよう

ulcer

粘膜層，皮膚表層などにみられる，深部結合組織にまで及ぶ組織欠損をさす．なんらかの原因によって組織の壊死が起こり，それが剝離，融解することにより生じる．組織欠損が浅く，結合組織まで及ばないものはびらんという．

348 改良リッジラップ型ポンティック　かいりょう―がた―

modified ridge lap type pontic

リッジラップ型ポンティックよりも自浄性を重視し，舌側の形態は**自浄空隙**を広げ，歯槽部と0.5mm離した形態に改良したもの．

349 カウンターシンク

countersink

(1) **スクリューホール**の入口を円錐形に広げ，スクリューの頭部をさらにねじ込むこと．(2) **フィクスチャー**の頸部を広げた形態にし，**歯槽骨**の皮質部で受け止めるようにすること．

350 火炎ろう〈鑞〉付け法　かえん―づ―ほう

flame soldering

〔同義語〕火炎ろう〈鑞〉着法，ガスろう〈鑞〉付け法，ブロートーチろう〈鑞〉付け法

各種ガスの気体燃料に圧縮空気あるいは酸素を混合させ，ブロートーチにより燃焼させた炎の還元炎を熱源として**ろう〈鑞〉付け**する方法．局部的に加熱でき，操作方法も容易で安価にできるが，雰囲気，均一な**ろう〈鑞〉付け**が難しいなどの欠点もある．

351 カオリン

kaolinite

〔同義語〕陶土，磁土

陶材の構成成分の1つ．皿や椀などの焼き物では多く含まれるが，歯科の**築**

盛，成形はペイントが主体なので0～5％程度の含有にとどまっている．賦形性を高める役割がある．化学組成：$Al_2O_3・2SiO_2・2H_2O$．

352 過蓋咬合　かがいこうごう
deep overbite

上下顎歯列弓の垂直的な咬合関係の異常の一種で，咬頭嵌合時に**オーバーバイト**が正常より深い**咬合**の総称．**反対咬合**の場合にもあるが，**上顎前突**と合併することが多い．

353 下顎安静位　かがくあんせいい
rest position of mandible

上体を起こして安静にしている状態，すなわち顎口腔周囲において筋緊張のない状態における**下顎位**をいう．上下顎歯の間に切歯点部で2～3mmの間隙（**安静空隙**）が生じる．

354 下顎位　かがくい
mandibular position

〔同義語〕顎位

上顎に対する下顎の三次元的な位置関係をいう．下顎位には，**咬頭嵌合位，中心咬合位，中心位，下顎安静位，偏心位**，偏心咬合位などがある．

355 下顎運動　かがくうんどう
mandibular movement

顎関節，**咀嚼筋**や靱帯，咬合面および神経筋機構などの協調作用によって行われる運動．この運動は**ポッセルトの図形**でいう下顎運動と限界内運動，あるいは開閉・前後・側方の**基本運動**，それらを合成した咀嚼・嚥下などの**機能運動**に分けられる．

356 下顎遠心咬合　かがくえんしんこうごう
distocclusion

脳頭蓋に対し**上顎骨**が正常位置にあって，**下顎骨**の前後関係が後方（遠心）位をとる場合をいう．側貌は鳥貌を呈する．小下顎症．通常，前歯部では，**上顎前突**の状態を示すことが多い．

357 下顎窩　かがくか
mandibular fossa

側頭骨の鼓室部の前方で**頬骨弓**の付け根に接した小指頭大，楕円形のくぼみである．**下顎頭**と相対して顎関節をつくる．下顎窩の前縁は関節結節に移行し，内側縁は鼓室蓋をつくり**蝶形骨**の大翼外側縁と接する．後縁は鼓室鱗裂と一致している．外側縁は明瞭な縁をつくり，側頭鱗と区別される．顎関節の関節窩は，下顎窩から関節結節の下面を含む面をいう．

358 下顎角　かがくかく
mandibular angle

下顎体の下縁から**下顎枝**の後縁へと移行する**隅角部**をいう．**下顎体**の下縁の接線と**下顎枝**の後縁の接線とのなす角度は，日本人では乳歯列で約140°，成人で約120°，老人で約140°と，成長や**老化**に伴い変化する．ただし，下顎角それ自体の角度は変化せず，主に**下顎枝**の後縁の変化による．

359 下顎管　かがくかん
mandibular canal

下顎孔に続く管で下歯槽動・静脈および同名の神経が通っている．**下顎骨**中を斜め前下方に下がり，**小臼歯**の直下で大きく反転しオトガイ孔より開口するが，その屈曲部より前方に向かう小管（切歯管）が分岐する．

360 下顎近心咬合　かがくきんしんこうごう
mesiocclusion

脳頭蓋に対し**上顎骨**が正常位置にあって，**下顎骨**の前後関係が前方（近心）位

361 下顎頭　かがくけい
neck of mandible

下顎枝の関節突起上部には左右に長い下顎頭がある．それに続く前後に扁平な部分をいう．前面には**外側翼突筋**がつく同名の窩がある．前方は**下顎切痕**に移行する．

362 下顎限界運動　かがくげんかいうんどう
border movement of mandible

〔同義語〕下顎境界運動

解剖学的構造により最大限に規制された**下顎運動**の範囲．再現性が高く，上方が歯，下方が筋や顎関節の靱帯，前後・左右方向が主に顎関節によって規制されている．**下顎切歯点**の限界運動範囲と前方運動路を組み合わせたものを**ポッセルトの図形**という．

363 化学研磨　かがくけんま
chemical polishing

金属を強酸や強アルカリ溶液に浸漬して表面のごく表層を溶かし，つや出しすること．鋳造物の**酸洗**いも化学研磨とみなせる．長時間浸漬させると金属の表面の組成の違いにより溶出量が異なってくるので好ましくない．

364 下顎孔　かがくこう
mandibular foramen

下顎枝内面のほぼ中央にある長径3〜5mm程度の縦に長い楕円孔．下歯槽動・静脈および同名神経を通す**下顎管**の入口で，後上方から前下方に向かって進入する．前縁には下顎小舌があり，下縁からは前下方に顎舌骨筋神経溝が走る．

365 下顎後退位　かがくこうたいい
retruded position of mandible

下顎窩内で**下顎頭**が最後方位にある**終末蝶番運動**中の下顎の位置．また，このときの上下歯の咬合接触位置．

366 下顎骨　かがくこつ
mandible

顔面の下部を構成し，左右の顎関節により，可動性にほかの骨と接している．前2/3を占め，歯が植立して馬蹄形をなしている**下顎体**と，後1/3の垂直で板状の四辺形をしている**下顎枝**に区分される．下顎骨は胎生期に1対の骨として生じ，出生時には線維結合によって正中部が結合するが，生後約1年で骨化癒合して単一の骨となる．

367 下顎骨骨折　かがくこつこっせつ
fracture of the mandible

顔面骨骨折中で最も頻度が高く，**下顎角**部，オトガイ正中部，**下顎頸**部などに好発し，骨片の偏位，咬合異常，顔貌の変形などが生じる．原則的には，全身状態が許す限り早期に**咬合**の回復を考えた整復・固定を行う．

368 下顎三角　かがくさんかく
Bonwill triangle

〔同義語〕ボンウィル三角

下顎切歯点と左右の下顎頭頂を結んでできる三角形のことで，1辺約4inchのほぼ正三角形とされている．Bonwill WGAが1858年に提唱した．近代補綴学咬合理論の基礎をなすもので，**平均値咬合器**はこれをもとにつくられている．

369 下顎枝　かがくし
ramus of mandible

下顎骨の後上方を占める部分をいう．上縁，下縁，前縁，後縁の4縁と内面，外面の2面に分けられる．上縁は薄い

筋突起（前方）と関節突起（後方）がある．前者は**側頭筋**がつき，後者は上端に球状の**下顎頭**がつき，顎関節を構成する．両突起の間に**下顎切痕**が生じる．外面の**下顎角**付近には**咬筋粗面**があり**咬筋**が停止する．内面中央に後上方を向いて**下顎孔**がある．

370 下顎枝矢状分割術〈法〉 かがくしじょうぶんかつじゅつ〈ほう〉

sagittal splitting ramus osteotomy

〔同義語〕矢状分割下顎骨切り術，下顎矢状分割術

下顎後退症，**開咬**および**上顎前突**の矯正のため，口腔内から行う外科的手術の1つ．**下顎枝**および**下顎体**部は矢状面で分割される．

371 下顎枝垂直骨切り術 かがくしすいちょくこつき—じゅつ

intraoral vertical ramus osteotomy

口腔内から切開を加え，**下顎切痕**から下方へ，**下顎枝**を垂直に離断する骨切り術．

372 化学重合型コンポジットレジン かがくじゅうごうがた—

chemically cured composite resin

常温での酸化還元反応によるラジカル生成反応を起こす**重合開始剤**によって特徴づけられる**コンポジットレジン**．代表的な例として**過酸化ベンゾイル**と**第三級アミン**を重合開始剤として使用したものがある．

373 下顎神経 かがくしんけい

mandibular nerve

三叉神経の第三枝．知覚性と運動性の神経線維を含む．卵円孔を通過し側頭下窩に出て硬膜枝を分枝し，**下顎枝**内面を下行する．舌神経を分枝して下歯槽神経となり，**下顎管**中を前走して下顎の歯に分布する枝を分枝し，オトガイ孔から出てオトガイ神経となる．運動神経線維は**咀嚼筋**などを支配する．

374 下顎切痕 かがくせっこん

mandibular notch

下顎枝上縁中央部にみられる深い半月状のくぼみをいう．これによって，上縁は前方の**筋突起**と後方の関節突起とに分かれる．切痕を咬筋動脈，咬筋神経が通過する．

375 下顎切歯点 かがくせっしてん

incisal point of lower incisor

〔同義語〕切歯点

下顎左右側中切歯の近心切縁隅角の中点をいう．**咬合平面**の基準点として，また**下顎運動**を記録するための代表的な点である．

376 下顎前突 かがくぜんとつ

mandibular prognathism

下顎前歯が上顎前歯を被蓋する，すなわち，上下顎前歯の咬合関係が逆になっている咬合異常のことであり，**前歯の反対咬合**とよばれる．

377 下顎体 かがくたい

body of mandible

下顎骨の水平部分で，馬蹄形骨板からなり，内面，外面の2面と上縁である歯槽部，下縁の**下顎底**に区分される．歯槽部は下顎体の上方1/3で，**歯根**の形状に一致した歯槽をもつ．外面の正中を**オトガイ**といい，**オトガイ隆起**（上方，無対）と，その外側にオトガイ結節（下方，有対）がある．外面にはほかにオトガイ孔，外斜線などもあり，内面には**オトガイ棘**，**二腹筋窩**，顎舌骨筋線などがある．

378 下顎底 かがくてい

base of mandible

下顎体の下縁のことで，丸みを帯びて肥厚している．側面からみると下顎角の前でやや深くくぼむことが多く，これを下顎角前切痕という．

379 化学的結合　かがくてきけつごう
chemical bonding

物質を接着材で接合したとき，その界面が化学結合によって接着されること．

380 下顎頭　かがくとう
head of mandibule

〔同義語〕顆頭

下顎関節突起の上端にある長楕円形の部分である．側頭骨下顎窩，関節円板とともに顎関節を構成する．上面からみると楕円形をなし，成人では長軸15〜20mm，前後径8〜10mmである．左右の下顎頭の長軸の延長は145〜160°で交わり，その交点は大（後頭）孔の前縁付近である．

381 下顎法　かがくほう
lower arrangement technique

人工歯排列の一方法．下顎臼歯部を排列した後に上顎臼歯部を排列する方法で，義歯の維持・安定が特に悪い下顎義歯の人工歯の位置を，優先的に都合のよい場所に排列する．この方法を用いると，咬合平面が咬合採得時の仮想咬合平面と一致する．

382 化学療法　かがくりょうほう
chemotherapy

〔同義語〕薬物療法

医薬品を使って病気を治療すること．外科手術，放射線療法などと対比する場合に使われる．単に化学療法といった場合は，抗がん剤治療をさす場合が多い．

383 可逆性　かぎゃくせい
reversibility

適切な刺激によって，AからBへの変化も，逆にBからAへの変化も任意に起こすことができる性質．たとえば，寒天印象材のように加熱によってゲルからゾルに，冷却によってゾルからゲルに変化できる性質．

384 可逆性印象材　かぎゃくせいいんしょうざい
reversible impression material

主に温度変化で軟化と硬化が可逆的に起こる印象材．加熱により流動性を示し，冷却すると固まるが，再加熱でまた流動性を示す硬化機構をもつ．寒天印象材，モデリングコンパウンド，ワックス印象材などがある．いずれも口腔内温度付近で硬化するように組成が調整されている．

385 架橋義歯　かきょうぎし
bridge

→ブリッジ

386 加強固定　かきょうこてい
reinforced anchorage

歯の移動に際し，固定源となる歯の固定能力をより強くするため，固定歯に付加装置を装着して固定力を強化すること．顎内では舌側弧線装置，ナンスのホールディングアーチなど，顎外ではヘッドギアなどがある．

387 顎外固定　がくがいこてい
extraoral anchorage

顎や歯を移動させるため，固定源を口腔外に求めることをいう．臼歯部の遠心移動，上・下顎骨の成長発育のコントロールなど，口腔内だけでは固定源として弱かったり，または口腔内に求められない場合に行われる．

388 顎間距離　がくかん（がっかん）きょり
vertical dimension

がくかんく

上下顎に設定した2計測点間の距離．**中心咬合位**における顎間距離を特に**咬合高径**という．

389 顎間空隙　がくかん（がっかん）くうげき
intermaxillary space

出生時には下顎の発育が不十分で，上顎に対し下顎は遠心位にあるため，上下顎歯槽部は**口唇**を閉じた状態でも接触せず，一定の間隙が存在する．この空隙をいう．

390 顎間固定　がくかん（がっかん）こてい
(1) intermaxillary anchorage, (2) intermaxillary fixation

(1) **下顎遠心咬合**や**下顎近心咬合**などで，歯あるいは顎を移動させるとき，移動させる歯や顎の対顎に抵抗を求めることをいう．**矯正力**には通常，ゴムリングを用いる．(2) 口腔顎顔面外科で，骨折の整復固定術や骨切り術後などに**咬合**を保持するために上下顎間を金属製の結紮線で結ぶこと．

391 顎間ゴム　がくかん（がっかん）—
intermaxillary elastic

ゴムの弾力によって歯の近遠心移動や**挺出**をはかるため，上顎と下顎との間に適用されるゴム．症状や用途により，上顎犬歯部－下顎大臼歯部間のⅡ級ゴム，上顎大臼歯部－下顎犬歯部間のⅢ級ゴム，三角ゴム，四角ゴム，交叉ゴムなどがある．

392 顎関節症　がくかんせつしょう
arthrosis of temporomandibular joint
〔同義語〕顎関節機能障害

顎関節や**咀嚼筋**の疼痛，関節雑音，開口障害ないし**下顎運動**の異常を主要症状とする慢性疾患群の総括的診断名．症状が進行すると，耳鳴り，偏頭痛，めまいなどが発生することもある．外来性外傷，過度の開口，精神的ストレス，**不正咬合**などが原因となり，治療は原因除去のほか，筋訓練，**咬合調整**などの方法が行われる．

393 顎顔面外傷　がくがんめんがいしょう
maxillofacial injury, maxillofacial trauma

顎顔面に対する外力により発生した損傷および骨折．顎顔面領域はその位置・形状から外力に曝されやすく，機能面からも十分な防護が困難なために，外傷発生頻度が比較的高い．原因の半数以上を交通事故，転倒，転落が占め，スポーツに起因するものも10〜20％程度を占める．治療では機能面だけでなく整容面での配慮が特に重要である．

394 顎顔面補綴　がくがんめんほてつ
maxillofacial prosthetics

腫瘍，外傷，**炎症**，先天奇形などが原因で，顔面または顎骨とその周囲組織に生じた欠損部を非観血的に，あるいは手術との併用により人工物で補塡修復し，失われた機能と形態の回復をはかること．

395 顎義歯　がくぎし
dento-maxillary prosthesis, denture for defective maxilla or mandible
〔同義語〕顎補綴装置

腫瘍，外傷，**炎症**，先天奇形などによる顎骨または口腔軟組織の欠損に適用され，欠損部の補塡・閉塞をはかるとともに，**人工歯**を備え，義歯に準ずる形態・機能を有する補綴装置．欠損部に必ずしも開口部が存在しなくてもよく，また，欠損の原因には制限されない．

396 顎機能障害　がくきのうしょうがい
temporomandibular disorders

顎関節や**咀嚼筋**の疼痛，障害などの症状を**主訴**とする症候群をいう．顎機能障害は，顎口腔領域にとどまらず全身の症状や精神心理症状にまで影響を及ぼすことがある．

397 顎矯正手術　がくきょうせいしゅじゅつ
orthognathic surgery

上・下顎骨の前後的，垂直的，あるいは水平的な位置関係の不調和が著しい骨格性の**不正咬合**において，外科的矯正治療を適応することがある．このときの手順の１つで，口腔外科あるいは形成外科において行われることが多い．

398 顎欠損　がくけっそん
maxillary defect

〔同義語〕顎骨欠損

腫瘍，外傷，**炎症**，先天奇形などが原因で顎骨とその周囲組織に生じた歯の欠損．一般的な歯科疾患である**齲蝕**や歯周疾患などが原因で生じた欠損に比べ，欠損が広範囲で変形が著しいため，補綴装置の設計に種々の工夫が必要となる．

399 顎口腔系　がくこうくうけい
stomatognathic system

容貌などの顔面および口腔領域で行われるすべての機能（咀嚼・嚥下・発音・呼吸）に関係する諸組織・器官（**上顎骨**，**下顎骨**，顎関節，舌骨とそれらに付着する頭部と頸部の筋肉，**咀嚼筋**および靱帯，頰，**口唇**，歯，**歯周組織**，**口蓋**，舌の筋肉と粘膜およびこれらの組織に分布する**唾液腺**，神経，血管，リンパ管など）の総称．

400 拡散　かくさん
diffusion

（１）［光の］光が物体に投射されたとき，不規則な面に投射された光は，相対的にそれぞれの方向へ拡散するか，着色粒子層へ進入し，あらゆる方向へ拡散した状態で表面に出てくる．同一方向への反射光（鏡面反射）に対して光の拡散という．（２）［ろう〈鑞〉やイオンの］系内に濃度分布が存在すると，系内の濃度が均一になるように，高濃度部から低濃度部に物質が移動する現象．**金合金の軟化熱処理**は成分の**偏析**を少なくするため，加熱して金属原子を拡散させるものである．

401 顎舌骨筋線部　がくぜっこつきんせんぶ
mylohyoid line

顎堤の舌側で口腔底に移行する部分のうち，顎舌骨筋線の起始部が触診で判明できる範囲．顎舌骨筋線は後方部では浅い位置，前方に向かうにつれて深い位置を占める．後方部は下顎義歯の印象域に含まれる．

402 拡大装置　かくだいそうち
expansion appliance

歯列弓あるいは顎骨そのものを拡大するための装置．舌側弧線を応用したもの，床を正中部で分割し**拡大ネジ**や弾線などを埋め込んだ可撤式のもの，**維持バンド**と**拡大ネジ**を連結した固定式のものなどがある．

403 拡大ネジ　かくだい—
expansion screw

〔同義語〕エクスパンションスクリュー，拡大スクリュー

歯列弓および顎骨の拡大，あるいは１歯または数歯の歯の移動に用いられるネジ．ネジの中央部にある穴にキーを差し込み，少しずつ回転させることにより左右に広がっていく作用を**矯正力**として利用している．使用される目的や部位によ

がくたいも

404 顎態模型　がくたいもけい
gnathostatic model
上下顎の咬合状態や**歯槽骨**の位置関係を顔面頭蓋と関係づけて観察できるように製作した模型．**フランクフルト平面**や眼窩平面が再現されているので，顎や歯の位置関係の変異がわかる．矯正治療の方針を決定するために重要なものであり，また治療経過，治療結果の記録としても用いられる．

405 角度付アバットメント　かくどつき—
angulated abutment
〔同義語〕アングルドアバットメント
フィクスチャーの埋入方向により**インプラント上部構造**の長径や角度の修正が必要な場合に用いる**アバットメント**．

406 顎内固定　がくないこてい
intramaxillary anchorage
固定源と被移動歯が同一顎内にある場合をいう．固定歯に付加装置を用いる場合と用いない場合がある．マルチブラケット装置で付加装置を用いないときは，1歯以上の歯を8字結紮などの方法により**固定源**とする場合がある．

407 顎変形症　がくへんけいしょう
jow deformity
顔面を構成する上・下顎骨に変形があり，これが原因で**不正咬合**となっているものをいう．顔貌の非対称や近遠心的・上下的変形なども含まれる．日本人に最も多いのは，**下顎前突**である．

408 顎補綴　がくほてつ
maxillary prosthetics
腫瘍，外傷，奇形などが原因で，上・下顎骨，硬口蓋，軟口蓋などに生じた欠損に対し，人工物で補填修復し，顎口腔の失われた機能と形態の回復をはかることをいう．**栓塞子，義顎，スピーチエイド**などが使われる．

409 架工義歯　かこうぎし
bridge
→ブリッジ

410 加工硬化　かこうこうか
work hardening
〔同義語〕ひずみ硬化
金属を**冷間加工**すると，加工前に比較して**硬さ**や**引張強さ**などの**機械的性質**が上昇し，逆に**展延性**が低下する現象．

411 架工歯　かこうし
pontic
→ポンティック

412 加工用合金　かこうようごうきん
wrought alloy
鋳造ではなく，金属の**塑性変形**を利用して圧印，曲げなどの機械加工を行うための**合金**．たとえば，圧印床や**クラウン**製作用の板材，**クラスプ，バー，矯正用線**に用いる線材がある．

413 仮骨延長　かこつえんちょう
distraction
骨切り術により切り離された脈管の残存した骨の表面間に新たな骨と新しい周囲組織を形成し，骨を伸延し形成すること．

414 過酸化ベンゾイル　かさんか—
benzoyl peroxide
歯科用レジンの代表的なラジカル重合開始剤．熱あるいは**第三級アミン**などによって分解し，ベンゾイルオキシラジカルまたはフェニルラジカルを生成する．実用的な分解温度は 65 ～ 70 ℃以上．

415 可視光線　かしこうせん
visible ray
人間の目に色彩を感じさせる電磁波．通

常，380〜780nmの波長をもつ光線をいうが，この色感を感じる範囲は個人差がある．人工的には白熱電球，金属アーク，炭素アーク，放電管などにより供給できる．

416 可視光線重合器　かしこうせんじゅうごうき

visible light-curing unit

→光照射器

417 可視光線重合レジン　かしこうせんじゅうごう—

visible light-curing resin

可視領域の光によって**重合**する**レジン**．特に，紫外線重合レジンと区別するときに使用されることが多い．可視光に対する重合性を高めるため，増感剤として**カンファーキノン**，還元剤として**第三級アミン**が添加されている．充塡用，義歯床用，**歯冠用硬質レジン**として使用されている．

418 荷重　かじゅう

load

物体に作用する力．主に，材料の強さを測定する場合に使用される．荷重が徐々にかかるものを静荷重，動的にかかるものを動荷重という．動荷重には，繰り返し荷重，衝撃荷重がある．また，荷重のかけ方によって引張荷重，圧縮荷重，曲げ荷重などという．

419 下縦舌筋　かじゅうぜっきん

inferior longitudinal muscle of tongue

舌の下面で，**オトガイ舌筋**と**舌骨舌筋**の間を縦走する扁平柱状の**内舌筋**で，舌根から舌尖に達する．有対．**上縦舌筋**とともに舌を短縮させる．

420 荷重‐伸び曲線　かじゅうの—きょくせん

load-elongation curve

〔同義語〕荷重‐変形図

引張試験において記録される曲線で，物体にかけた**荷重**と，**荷重**による物体の変形量（**伸び**）との関係を表す．

421 過剰根　かじょうこん

supernumerary root

解剖学的形態よりも過剰に出現する**歯根**をいう．出現率の多いものは下顎犬歯（2根性），上顎小臼歯（3根性），上顎大臼歯（4根性），下顎大臼歯（3根性）である．

422 過剰歯　かじょうし

supernumerary tooth

〔同義語〕過多歯

歯は**乳歯**，**永久歯**とも歯種により定数があるが，その定数より多い歯をいう．上顎正中部に多くみられ，萌出歯と埋伏歯がある．**正中離開**または正常歯の**転位**など，歯列不正の原因になる．

423 下唇小帯　かしんしょうたい

frenulum of lower lip

下唇正中部粘膜の唇側歯肉粘膜境において，縦走する1条のヒダ．下唇を固定する働きがある．義歯製作時には**小帯**を避けるように設計する必要がある．

424 下唇線　かしんせん

lower lip line

咬合採得時，**咬合床**に記入される**標示線**の1つ．下顎前歯部人工歯の**歯冠長**の選択や人工歯排列の基準となる．

425 ガス圧鋳造　—あつちゅうぞう

gas-pressure type casting

鋳造圧に空気やアルゴンガスの圧力を利用して溶湯を鋳込む**鋳造法**．

426 加水分解　かすいぶんかい
hydrolysis

化合物と水が反応することで生じる分解反応．弱酸や弱塩基の塩類が加水分解すると，水素イオンあるいは水酸化物イオンを生じる．歯科用レジンの未重合モノマーの**メチルメタクリレート**は，エステラーゼなどによってメタクリル酸とメタノールに分解される．

427 カスタマイズドインサイザルガイドテーブル
customized incisal guide table

切歯指導板上に**常温重合レジン**を盛り，**咬合器**に装着した作業用模型を利用して患者個々の**滑走運動**を**切歯指導釘**で形成し，**アンテリアガイダンス**とするもの．特に，前歯部クラウン・ブリッジの症例で上顎前歯舌側面と下顎前歯切縁との**滑走運動**を記録保存したり，**暫間被覆冠**などで新たに設定するときに利用する．

428 カスタムアバットメント
custom abutment

既製の**アバットメント**では対応しきれない症例の場合に，患者固有の**サブジンジバルカントゥア**や**咬合高径**にあった独自の理想的な形態を，**鋳造**（鋳接法）あるいは機械加工（**CAD/CAM**）によって製作した**アバットメント**．

429 カスタムメイドマウスガード
custom made type mouth guard

競技者個々の歯列模型上で製作される**マウスガード**．競技種目や特性に応じた外形，各部の厚み，咬合関係の付与が可能であり，適合性や快適性に優れる．ワックスアップ，埋没，**流ろう**〈蠟〉，材料塡入，加熱（**重合・加硫**）などの過程を経て製作する方式と，**シート材料**を歯列模型に圧接・吸引して製作する方式がある．

430 カスティロモラレス口蓋床　―こうがいしょう
Castillo-Morales palatal plate

Down 症候群の小児は舌および**口腔周囲筋**の緊張が弱く，弛緩があり，口唇閉鎖不全や舌突出などの症状による咀嚼・嚥下・吸啜などの口腔機能障害を有する．これを改善する目的で適用されるもので，刺激体として口蓋床の唇側口腔前庭部および口蓋部に可動性もしくは非可動性のビーズ状形態，または口蓋部に吸盤様突起形態を付与し，**口腔周囲筋**を賦活させる．

431 カスプトゥフォッサ
cusp to fossa

〔同義語〕1 歯対 1 歯咬合，咬頭対窩，咬頭小窩関係

機能咬頭が対合する咬合面の小窩に嵌合する**咬合様式**をいう．咬合圧が長軸方向に伝達され，歯の安定性に有利である．**臼歯部離開咬合**との組み合わせで理想的と考えられているが，天然歯列ではまれである．

432 カスプトゥリッジ
cusp to ridge

〔同義語〕1 歯対 2 歯咬合，咬頭対辺縁隆線，咬頭鼓形空隙

機能咬頭が対合する歯の隣接面部の**辺縁隆線**にかみ込む**咬合様式**をいう．天然歯列の理想咬合とされ，多くみられる．下顎中切歯と上顎最後臼歯を除くすべての歯が 1 歯対 2 歯で嵌合するが，**機能咬頭**が対合歯列の歯間鼓形空隙にかみ込み，くさびのような働きをするため，**歯間離開**や食片圧入が起こりやすい．

433 加生歯　かせいし
supplemental tooth

乳歯のように生え替わる歯ではなく，乳歯の後方に萌出する歯（第一・第二・第三大臼歯）をいう．

434 仮性ポケット　かせい―
relative pocket
〔同義語〕歯肉ポケット
歯肉炎に伴う歯肉の腫脹によって形成された歯肉縁下ポケット．歯周炎に伴う真性（歯周）ポケットとは異なり，アタッチメントロスはない．

435 仮想咬合平面　かそうこうごうへいめん
tentative plane of occlusion
人工歯排列時の基準面の1つであり，前方から見て左右瞳孔を結んだ線と平行で，側方からは耳珠上縁と鼻翼下縁を結んだ左右の直線で決定される平面（カンペル平面）とほぼ平行となるよう形成する．

436 仮想正常咬合　かそうせいじょうこうごう
hypothetical normal occlusion
ヒトの歯が，その機能を最大に発揮し得るような理想的な咬合形式をいう．

437 カソード
cathode
電解の場合に，陽イオンが向かっていく電極，または電子を放出する電極をいう．カソードでは還元反応が起こる．電気分解の場合は陰極とよび，電池の場合は正極となる．

438 型ごと埋没法　かた―まいぼつほう
model investment method
耐火模型上で形成したワックスパターンを模型から外さずに模型とともに埋没する方法．模型ごと埋没するため，取り外しによるワックスパターンの変形は起こらない．成形した補綴装置の適合性の確認は作業用模型上で行う．

439 硬さ　かた―
hardness
〔同義語〕硬度
圧子の押し込み，引っかきに対する物質の抵抗性．押し込み硬さ，引っかき硬さ，弾性硬さがあり，各種試験法があるが，あらゆる物質を精度よく比較できるものはない．測定方法が異なったり，同一測定方法でも試験条件が異なると比較できない．硬さ値は単位をつけず，試験方法や試験条件をともに記す．

440 仮着材　かちゃくざい
temporary cementing material
最終セメント合着前，修復物を仮に合着し，機能・審美性の回復や，装着感を観察するために用いる材料．

441 顎下三角　がっかさんかく
submandibular triangle
舌骨上筋群がつくる三角の1つで，下顎骨と顎二腹筋前腹・後腹に囲まれた三角形の部分．顎舌骨筋が底面を構成する．この中には顎下腺と顎下リンパ節が存在する．

442 顎下腺　がっかせん
submandibular gland
大唾液腺の1つで，顎下三角の中に位置し，外形は扁平の卵形をしている．大部分は漿液性，小部分が粘膜性からなる混合腺である．導管のうち介在部は短いが線状部は長く，しだいに集合して1本の太い導管となって腺外に出る．これを顎下腺管といい，顎舌骨筋上を前進し，舌下部の舌下小丘に開口する．

443 顎骨再建術　がっこつさいけんじゅつ
reconstruction of jaw
腫瘍，外傷，炎症などの手術により顎骨とその周囲組織に生じた欠損部を骨ある

いは人工骨などにより**修復**し，機能と形態の回復をはかる手術．病巣除去と同時に行う場合を即時再建術（一次再建術），時期をあけて行う場合を二次再建術という．

444 顎骨切除術　がっこつせつじょじゅつ
jaw resection

腫瘍，外傷，**炎症**，先天奇形などの疾患で患部を取り除くために顎骨とその周囲組織を切除する手術．術後に**顎補綴**が必要となるため，**上顎骨**の場合は再建手術の適否，下顎の場合は連続性の確保について補綴科との**チームアプローチ**が必須である．

445 滑走運動　かっそううんどう
sliding movement

下顎運動において，**下顎頭**が関節円板とともに前方へ滑走する運動をいう．これは顎関節腔内において，上関節腔，すなわち円板と**下顎窩**との結合が比較的ゆるやかであるために起こるもので，この運動中の**下顎頭**の示す経路を**矢状顆路**とよぶ．

446 カットバック
cut back
→窓開け

447 カッパートレー
copper tray

支台歯歯頸部を周測してつくられるカッパーバンド（銅環）で，**個歯トレー**の一種．

448 カッパーバンド印象法　—いんしょうほう
copper band impression technique

支台歯の印象をより正確に採得するために，**支台歯**に**カッパートレー**をつくり，**支台歯**の印象を採り，重ねて歯列全体の印象を採得する方法のこと．

449 可撤式拡大装置　かてつしきかくだいそうち
removable expansion appliance

患者自身による着脱が可能で，器械的な力，あるいは成長発育を助長して顎または歯列弓を拡大する装置．患者の使用時間量と頻度に大きく影響を受けるので，矯正治療への意欲と理解を得るための指導が重要である．

450 可撤式矯正装置　かてつしききょうせいそうち
removable orthodontic appliance

患者自身により着脱が可能な矯正装置をいう．作用機序から，弾線などによって歯の移動をはかるものと，筋の機能力を利用して顎や歯の移動をはかるものとに大別される．大部分は床装置である．患者自身に使用を任せるため効果が確実でないが，トラブルは起きにくい．

451 可撤式舌癖除去装置　かてつしきぜつへきじょきょそうち
removable tongue habit breaker

口腔習癖のなかの舌癖を除去する装置のうち，可撤式のもの．構成はフェンス，**維持装置**，床である．

452 可撤性義歯　かてつせいぎし
removable denture

1歯欠損から1歯残存に至る多種にわたる症例を補綴する着脱可能な有床義歯のこと．口腔内に保持するための**支台装置**として，**クラスプ**や**アタッチメント**などが使用される．

453 可撤性ブリッジ　かてつせい—
removable bridge

〔同義語〕可撤性架工義歯，可撤性橋義歯

支台装置に可撤性連結装置を施し，**ブリッジ**の大部分または**ポンティック**が任意

454 可撤保隙装置　かてつほげきそうち
removable space maintainer

左右側にわたる2歯以上の多数歯の欠損，あるいは前歯部の欠損に応用される可撤式の装置で，外形は成人の義歯に似ている．**保隙**と咀嚼機能の回復をはかることができ，前歯部には，特に発音・外観の回復の目的で用いられる．小児の機能回復に有用な装置であるが，協力が得られないと機能しない欠点がある．

455 窩洞　かどう
cavity

齲蝕などにより破壊された歯の硬組織を削除修正し，修復物を**充塡**するために適した形態に形成準備された場所をいう．窩壁，窩底，窩縁，窩縁隅角などからなり，これを形成するための操作を窩洞形成という．

456 顆頭安定位　かとうあんていい
unstrained condyle position

下顎頭が**下顎窩**のなかで緊張なく安定する位置．石原寿郎，大石忠雄によって1967年に命名された．死後数時間以内の新鮮な顎関節の片側10例すべてで**下顎頭**が**下顎窩**内で緊張せずに安定する位置を発見し，それが**咬頭嵌合位**に一致することからこれを提唱した．

457 顆頭位　かとうい
condylar position

下顎窩における**下顎頭**の位置関係．咬合治療や**咬合器**での技工操作には，上下顎歯および上顎模型に対する**咬合器**の**顆頭球**の位置関係などを正確に求める必要がある．このため，顆頭位は下顎模型装着の際に基準の**下顎位**となる．

458 顆頭間距離可変（型）咬合器　かとうかんきょりかへん（がた）こうごうき
adjustable articulator with intercondylar distance

半調節性咬合器のうち，調節性の高い**咬合器**で，顆頭間距離を調節できるもの．顆頭間距離の大小は**ゴシックアーチ**の角度を変化させるので，咬合面の溝や咬頭展開角に影響するといわれる．通常，顆頭間距離は**フェイスボウ**にて測定され，**咬合器**に移される．

459 顆頭間軸　かとうかんじく
intercondylar axis

〔同義語〕顆頭蝶番軸

左右の下顎頭点を結ぶ回転蝶番軸．**咬合器**の開閉軸と一致させると生体の**開閉運動**が再現できる．簡易蝶番軸，**蝶番軸**および**全運動軸**がある．

460 顆頭球　かとうきゅう
condylar ball

生体の**下顎頭**に相当し，咬合器関節部の顆路規制機構内を回転，移動する球をいう．

461 顆頭指示棒　かとうしじぼう
condylar rod

〔同義語〕コンダイラーロッド，顆頭杆

ヒンジボウに取り付けられた**後方基準点**を指示する針．生体と**咬合器**の**顆頭間軸**をこれにより合わせ，**咬合器**へのトランスファーを行う．

462 可動性可撤性ブリッジ　かどうせいかてつせい—
removable flexible bridge

支台装置に可撤性連結装置を施し，ブリッジの大部分または**ポンティック**が任意に着脱でき，可動性を有する**ブリッジ**．

463 可動性サベイヤー　かどうせい—
mobilizable survayor
水平アームおよびスピンドルが可動性の**サベイヤー**．

464 可動性ブリッジ　かどうせい—
semi-fixed partial denture, semi-fixed bridge
→半固定性ブリッジ

465 可動性連結　かどうせいれんけつ
movable connecting point
ブリッジの**連結部**の形態の1つ．メールとフィメールが緊密に嵌入して運動性が少ないものと，嵌入部を弛緩させて運動性を有するものとがある．

466 可動性連結装置　かどうせいれんけつそうち
flexible connector appliance
支台装置とポンティックとを可動的に連結する方法の1つ．メール（キー）とフィメール（キーウェイ）によって構成され，両者は互いに嵌合して連結される．これらは緩圧作用があるため，**支台歯に与える影響**も**歯周組織**への為害性も少ない．

467 顆頭蝶番軸　かとうちょうばんじく
intercondylar axis
→顆頭間軸

468 顆頭点　かとうてん
condylar points
下顎頭の位置を表す**基準点**で，**下顎頭**の平均的な位置・形態に基づいて皮膚上に求められる平均的顆頭点，**終末蝶番軸**上に求められる**蝶番（軸）点**，あるいは**全運動軸**上に求められる**全運動軸点**などが使用される．

469 可動粘膜　かどうねんまく
unattached mucous membrane
咀嚼・発音・嚥下などの機能時に，筋肉の動きに伴って移動，変形する粘膜のこと．

470 可動ブリッジ型固定式保隙装置　かどう—がたこていしきほげきそうち
sliding bridge type space maintainer
乳前歯の**早期喪失**の場合に用いられる，発音・**審美**・成長発育を考慮した**保隙装置**．乳歯冠あるいはレジン冠を**支台歯**として用い，**ポンティック**内に，チューブに金属線を嵌入した可動部を設け，成長に合わせて装置をスライドさせることができる機構をもつ．

471 加熱加圧成形　かねつかあつせいけい
heat pressure former process
餅状になったレジンを重合用フラスコの陰型に塡入し，プレスして**重合**を行う方法．

472 加熱吸引成型器　かねつきゅういんせいけいき
heat-vacuum forming machine
加熱軟化した**シート材料**を吸引して歯列模型上で成型する技工用機器．用途は**スプリント**，**ナイトガード**，**マウスガード**の製作など．加熱圧接成型器に比べて安価であるが，良好な適合性を得るには的確な技工操作が要求される．

473 加熱重合法　かねつじゅうごうほう
heat-curing technique
加熱によって**モノマー**の**重合**を行う方法．通常，**重合開始剤**として使用される**過酸化ベンゾイル**の実用分解温度である65〜70℃以上に加熱する場合をさす．**床用レジン**では，**湿熱重合法**，**乾熱重合法**などがとられる．低温長時間重合法もあるが，一般には高重合率を達成するため最終加熱温度を100℃以上にすることが多い．

474 加熱重合レジン　かねつじゅうごう―

heat-curing resin

モノマーを**重合**させるために効果的に寄与するフリーラジカルを，**重合開始剤**の熱分解反応生成物に求める方式を採る**レジン**．歯科用レジンの最も一般的な**重合開始剤**は**過酸化ベンゾイル**である．

475 加熱炉　かねつろ

furnace

〔同義語〕ファーネス，燃焼炉

鋳造における**ワックス**の焼却，**鋳型**の加熱や金属の熱処理などに用いられる電気炉をいう．最近の製品はコンピュータを内蔵し，温度，係留時間を正確に制御できるようになり，触媒系の消臭・消煙装置を付属するものもある．

476 カバースクリュー

cover screw

二回法インプラント埋入において，**フィクスチャー**の埋入時に**インプラント**の頭部に装着する保護スクリューのこと．

477 仮封　かふう

temporary sealing

〔同義語〕テンポラリーシーリング

窩洞形成，歯髄処置，根管処置の途中過程で，**象牙質**，**歯髄**の保護のため**窩洞**を一時的に封鎖すること．

478 カプランマイヤー推定法　―すいていほう

Kaplan-Meiers estimate

生存時間解析で用いられる基本的な方法で，カプランマイヤー曲線を作成して，生存時間（基準となる時刻から死亡・治癒までの時間）を推定や比較すること．

479 加法混色　かほうこんしょく

additive mixture of color

異なった色の光を合わせると明るい色光となるように，混ぜ合わせると明るくなる混色を加法混色という．回転混色（色コマ，風車などを回すとそれぞれの平均の**明度**になる），並置混色（点描画など）を含める場合もある．

480 カラーリング

coloring

〔同義語〕ステイニング

天然歯の表面の微細な**色調**の変化や模様，色素沈着などを，**ステイン**を用いて**陶材**または**レジン**の表面などに**着色**することで，個性的な修復物が得られる．

481 カラーレス

collarless

〔同義語〕ポーセレンマージン

前装冠の唇側部に与えるメタルマージンに代えて，**ショルダー**部に**陶材**を直接適合させること．審美性に優れ**歯肉**への為害性も少ない．

482 ガラス浸透　―しんとう

glass infiltration

セラミック修復物の**寸法精度**と強さの向上を目的として，**セラミックス**を**素焼**などの低焼結段階まで**焼成**した後，焼結粒子空隙にランタンシリケートガラスなどのガラスを浸透させる方法．

483 ガラス転移点　―てんいてん

glass transition point

〔同義語〕ガラス転移温度

高分子物質，ガラスなどの無定形物質に特有な熱的特性を示す温度．低温で分子の熱運動が凍結されている硬くて変形しにくいガラス状態が，徐々に温度を高くしたとき，分子がミクロブラウン運動を始めて急に軟化し，たわみやすいゴム状に変化する温度のこと．この温度で**熱膨張係数**，屈折率などの物理的性質も急激に変化する．

484 カラット
carat

金合金の金含有率を表す単位．1/24 を 1K と表し，純金は 24K である．宝石の重量単位としては，1K は 200mg である．

485 カラットメタル
admix alloy for noble alloy

所定の**カラット**の**金合金**を製作するため，純金に加えて融解するための**合金**．銀–銅比が 65 ～ 67：35 ～ 33 程度の組成の**合金**が市販されている．この**合金**は使用が便利なように，マークが印記されたり定量の**インゴット**に切断されており，定量の純金と併せて融解すれば正確なカラット数の**合金**が得られる．

486 カラベリー結節　―けっせつ
Carabelli's tubercle

（同義語）第五咬頭

上顎大臼歯の**近心舌側咬頭**の舌側面に生じる副結節で，1842 年に Carabelli GC によってはじめて記載された．発育の程度は溝のみのもの，小結節，さらに舌側咬頭とほぼ同じ高さになるものなど，さまざまである．左右対称で，**乳臼歯**にも出現することがある．下顎にはみられない．

487 ガリオ咬合器　―こうごうき
Gariot articulator

1805 年に Gariot JB が開発した世界で最初の**蝶番咬合器**．咬合器後方の**蝶番軸**により**咬頭嵌合位**のみが再現できる．

488 カリオロジー
cariology

（同義語）齲蝕学

齲蝕を基礎的分野（疫学，病因，病態）から臨床的分野（治療，予防）にわたるまで総合的にとらえ，研究する学問分野．

489 仮義歯　かりぎし
trial denture

→暫間義歯

490 カルシア
calcia

（同義語）酸化カルシウム，生石灰

酸化カルシウム（CaO）の慣用名．融点 2,572 ℃の白色結晶で，消化性を有し，湿った状態では不安定である．しかし，耐火性に優れるためクロム系合金や**チタン合金**などの高融合金の**埋没材**として検討されている．石膏分割材としても用いられる．

491 カルナウバワックス
carnauba wax

歯科用ワックスに配合される植物性ワックスの一種．カルナウバの葉から採れる．ワックスの硬さを増大させるため，**インレーワックス**やパラフィンワックスなどに使用される．高級脂肪酸エステルを主成分とする．

492 ガルバニー電池　―でんち
galvanic cell

（同義語）異種電極電池

2 種の異なる金属を電解質溶液に浸したときに得られる電池で，電池の発見に功績のあった Galvani L の名をとっている．2 種の金属の電極電位（**イオン化傾向**）の差により起電力が生じ，電流が流れる．

493 ガルバニー電流　―でんりゅう
galvanic current

イオン化傾向の異なる金属が接触したとき，両者間の電位差により電流が流れること．口腔内で電位差の大きい異種金属が接触するとガルバニー電流が発生し疼痛が発現する場合があり，ガルバニー疼

痛という．特に，アマルガムと金合金修復物との接触は，**有髄歯**である場合，電撃的疼痛を起こすことがある．

494 カルボキシレートセメント
polycarboxylate cement
→ポリカルボキシレートセメント

495 加齢現象　かれいげんしょう
age changes
〔同義語〕老化現象
広義には，時の経過に伴う一連の生物的現象をさす．**口腔**では，形態的変化として**咬耗，歯肉退縮，歯槽骨**の吸収，顎関節の萎縮，歯髄組織の線維化，機能的変化として咀嚼・嚥下・構音・吸啜・唾液分泌などの機能低下，口腔乾燥，味覚閾の変化などが挙げられる．また不安・うつ状態など心理・精神医学的変化もみられる．

496 顆路　かろ
condylar path
下顎頭がさまざまな下顎運動時に描く経路．矢状面に投影したものを**矢状顆路**，水平面に投影したものを**側方顆路**という．**矢状顆路**はさらに前方運動時に描かれる前方矢状顆路と側方運動時に描かれる側方矢状顆路がある．

497 顆路型咬合器　かろがたこうごうき
condyle path type articulator
→解剖学的咬合器

498 顆路傾斜角　かろけいしゃかく
condylar angle
〔同義語〕顆路角，顆路傾斜度
任意の**基準（平）面**に対して**顆路**がなす傾斜角度．**矢状顆路**が**水平面**となす角度を**矢状顆路傾斜角**といい，**側方顆路**が矢状基準面となす角度を**側方顆路傾斜角**という．

499 顆路調節機構　かろちょうせつきこう
condylar path adjustment structure
咬合器の顆路調節を行う部分をいう．**顆頭球**と顆路指導部により構成され，**矢状顆路，側方顆路**を設定できる．調節性の違いにより**全調節性咬合器，半調節性咬合器，平均値咬合器**に分類される．また構造的にはアルコン型とコンダイラー型に分類される．

500 下腕　かわん
lower arm (of clasp)
エーカースクラスプにおいて，**サベイライン**より下方，すなわち**アンダーカット**部に位置する**鉤腕**をいう．役割としては，義歯の咬合面方向への変位，離脱に抵抗し，維持力を発揮する．

501 乾アスベスト法　かん―ほう
dry asbestos lining technique
アスベストライナーをそのまま**鋳造（用）リング**に内張りして使用する方法．**アスベスト**は水分を含みやすいので，埋没時に**埋没材**の水分を吸収し**混水比**が低下する．また，吸収した水分は硬化時に**吸水膨張**に消費されるため，大きな膨張量が得られる．反面，**埋没材**の水分が**アスベスト**に吸収されるので，操作性が悪くなる．

502 緩圧型アタッチメント　かんあつがた―
stress-breaking attachment
アタッチメント（**メール**と**フィメール**）の連結性状に可動性を与えたものの総称．**遊離端義歯**のように**維持**と**支持**を性状の異なる支台歯根膜と欠損部粘膜で負担する場合に，**支台装置**にその相違を対応させるという考えに基づく．

かんあつがみ

503 緩圧型支台装置　かんあつがたしだいそうち
stress-breaking retainer
〔同義語〕緩圧型維持装置
支台歯の負担を軽減するために，義歯に加わる外力を分散させると同時に一定方向に制限する構造と機能をもつ**支台装置**をいう．**支台歯**と顎堤への荷重配分を考慮し，緩圧の方向と量を決め，適正な装置が選択される．

504 緩圧効果　かんあつこうか
effect of shock absorption
義歯に加わる力が**支台装置**を介して**支台歯**への障害とならないように負担の軽減をはかり緩圧をはかること．または**全部床義歯**において粘膜調整材を裏装して，義歯床下粘膜に加わる**咀嚼力**や咬合力を緩和すること．

505 緩圧装置　かんあつそうち
stress breaker
〔同義語〕圧力平衡装置
義歯部と**支台装置**を介し**支台歯**に加わる咬合圧などの外力に対し，負担過重を避ける目的で両者の**連結部**に緩圧をもたせた装置．**緩圧型アタッチメント**，鋳造バーにスリットを入れたものなどがある．

506 簡易型咬合器　かんいがたこうごうき
arbitrary articulator
→蝶番咬合器

507 眼窩下点　がんかかてん
infraorbital point
〔同義語〕眼窩点，眼下点，オルビタールポイント，眼点
眼窩骨縁の最下点である眼窩点に相当する皮膚上の計測点をいう．前方を直視させたときの瞳孔の直下で，眼窩下縁と交わる点を触診で求める．**フェイスボウト**ランスファーの際に**前方基準点**の１つとして用いられる．

508 還元帯　かんげんたい
reducing zone
〔同義語〕還元炎
ガス炎において還元性雰囲気のある状態の部分．最も炎の温度が高い部分なので，この炎の部分を使って**合金**を融解すれば短時間で済み，**合金**の**酸化**もほとんどない．

509 感光色素　かんこうしきそ
sensitive pigment
〔同義語〕視色素
網膜にある杆体視細胞および錐体視細胞に含まれる色素．杆体の色素はロドプシン，**錐体**の色素はヨドプシン．ヨドプシンは青（青紫），緑，赤の３色光に反応する．

510 嵌合力　かんごうりょく
mechanical interlocking force
２物体が巨視的に機械的なかみ合いによって接合されるときに生じる力．たとえば，**クラウン**や**インレー**に加わる側方力に抗する力の多く，あるいは義歯の**クラスプ**や**バー**によってもたらされる維持力などが相当する．

511 鉗子　かんし
pliers
〔同義語〕プライヤー
クラスプや**バー**を加工する際，それを保持したり，曲げたりするのに用いる器具の総称．てこの原理などを応用し，比較的小さい力で**屈曲**できる．クラスプ用として，河邊式１号鉗子，ピーソープライヤー，ヤングプライヤーなど，バー用として，縦曲げ用，横曲げ用，捻転用などがある．

512 乾式重合法　かんしきじゅうごうほう
dry heat curing
→乾熱重合法

513 含歯性嚢胞　がんしせいのうほう
dentigerous cyst

歯胚の発育過程で上皮組織の中に嚢胞化が起こって発生する歯原性嚢胞の1つで，一般に嚢胞腔内に歯冠または歯を包含していることが多い．若年者に多く，境界明瞭な卵円形のエックス線透過像を示す．

514 環状鉤　かんじょうこう
circumferential clasp

〔同義語〕サーカムフェレンシャルクラスプ

支台歯の歯冠を環状に取り巻くような形態をもったクラスプの総称．利点は維持力，把持力，支持力が大きく，離脱や動揺に強く抵抗すること．代表的なものにエーカースクラスプ，リングクラスプ，バックアクションクラスプ，ハーフアンドハーフクラスプなどがある．

515 冠状縫合　かんじょうほうごう
coronal suture

前頭骨と左右の頭頂骨との間の縫合．頭蓋冠の前方部を横に冠状に走るため，こうよばれる．

516 緩徐拡大装置　かんじょかくだいそうち
slow expansion appliance

正中部で左右に分割された床に，コフィンの弾線を埋め込んだ可撤式の拡大装置．固定式の急速拡大装置に比べ拡大速度が遅いので，基底骨に変化は少なく，歯槽突起部，すなわち歯の移動が主体となる．

517 間接作業　かんせつさぎょう
indirect work

患者の口腔内で歯科医師が直接作業を行うのに対して，歯科技工において，歯科医師が行った印象をもとに作業用模型を製作し，その模型上（間接的）で作業を行うこと．

518 間接支台装置　かんせつしだいそうち
indirect retainer

〔同義語〕間接維持装置

部分床義歯において，欠損部から遠く離れた残存歯に設けられ，維持・安定を補い，義歯の回転・動揺を防止する装置．また，それ自体では維持機能を十分に満たしえない装置．位置と機能，両面からの定義がある．

519 間接修復法　かんせつしゅうふくほう
indirect restoration method

歯科医師が患者の口腔内をアマルガムやコンポジットレジンなどで直接修復するのに対して，歯科医師が行った印象をもとにつくられた作業用模型上（間接的）で，歯科技工士がインレーやクラウンなどの修復物を製作すること．

520 間接法用インレーワックス　かんせつほうよう―
inlay wax for indirect technique

作業用模型上でワックスパターンを製作するのに使用するインレーワックス．

521 完全自浄型ポンティック　かんぜんじじょうがた―
sanitary pontic

ポンティックの基底部と歯槽部を離開させ清掃性を向上させたポンティック．審美性不良のため下顎臼歯部に用いられる．

522 感染予防　かんせんよぼう
prevention of infection

病原体が体内に侵入した状態，または侵

523 カンチレバー
cantilever

連結の形式として用いられるもので、ポンティックの一側のみが**支台装置**に支えられ、他側は遊離した形態のものをいう。これを応用したものに**延長ブリッジ**などがある。

524 寒天アルジネート連合印象　かんてん―れんごういんしょう
agar-alginate combined impression

シリンジ用寒天印象材と**アルジネート印象材**を組み合わせて印象採得する方法。単独のアルジネート印象より精密な印象採得が行える。

525 寒天印象材　かんてんいんしょうざい
agar impression material

寒天を成分とする**熱可塑性**で**可逆性**のハイドロコロイド印象材。弾性印象材に分類される。注入器を用いて複雑な形態の印象採得が可能で、**寸法精度**もよく、最終印象や**アルジネート印象材**との連合印象に使用される。**単一印象**の場合には水冷式トレーを使用する。

526 寒天コンディショナー　かんてん―
agar conditioner

〔同義語〕寒天溶解器

寒天印象材を加熱してゾル化させ、印象に適した流動性に保つための装置。熱媒体として水を使用する湿式と空気を使用する乾式がある。温度設定を電子制御で段階的に変えられるものもある。

527 カントゥア
contour

→豊隆

528 カントゥアガイドライン
contour guide line

桑田正博が提唱した基準線で、唇（頬）側および舌側の中央部と**歯肉**の表面に沿って接する仮想直線をいう。このラインはノーマルカントゥアの目安となる。

529 乾熱重合法　かんねつじゅうごうほう
dry heat-curing technique

〔同義語〕乾式重合法、ヒートプレス法

加熱重合レジンの重合時の熱媒体に水を使用しない**加熱重合法**。熱源として電気ヒーターや恒温乾燥機などが用いられる。温水中と異なり、**重合用フラスコ**の粘膜方向から加熱（片面加熱）ができ、粘膜面から**重合**を開始するため適合性に優れる。

530 カンファーキノン
camphorquinone

分子式 $C_{10}H_{14}O_2$ の脂環式ジケトン。波長 470nm 付近の光を吸収する。**光重合レジン**の光増感剤として使用される。

531 カンペル平面　―へいめん
Camper's plane

〔同義語〕鼻聴道平面、鼻耳道線、鼻聴道線

左右の耳珠上縁と**鼻翼下縁**によって形成される平面である。この平面は、**咬合平面**とほぼ平行であることから、無歯顎者の咬合採得時に**咬合平面**を決定する際の基準とされる。

532 顔面印象　がんめんいんしょう
face impression

顔面部の印象採得。顔面模型にはデスマスク（死面）とライブマスク（診断用模型またはエピテーゼ作業用模型）の2種類がある。デスマスクは石膏単独印象法、ライブマスクは通常、**アルジネート**

印象材（顔表面側）と石膏（トレーの代わり）の積層印象法により行われる．ライブマスクでは，準備として鼻または口に呼吸用チューブを装着する必要がある．

533 顔面インプラント　がんめん—
　facial implant
（1）顔の表面の実質欠損や変形に対し**エピテーゼ**を装着する場合に，その維持源として顔面骨に埋入する**インプラント**．（2）形成外科・美容外科領域において眼瞼や鼻柱など顔面領域の組織内に埋入される人工補塡物（プロテーゼ）．

534 顔面規格写真　がんめんきかくしゃしん
　standarized facial photograph
一定の条件下（カメラから被写体間の距離）にて撮影した顔面写真をいう．撮影は正面（貌），側貌，斜め45°で行い，撮影された写真から顔面の対称性や形態，側貌における凸型，直線型，凹型などの分類を行い診断の資料に用いる．

535 顔面筋　がんめんきん
　facial muscles
〔同義語〕顔面表情筋，表情筋，浅頭筋
顔面皮膚の下に広がる多くの薄い小さな筋である．喜怒哀楽の表情をつくる．**口輪筋**を中心とした口の周囲にある筋，眼輪筋を中心とした眼裂を取り囲む筋，頭蓋を覆う筋（後頭前頭筋）などに区分される．すべて顔面神経に支配される．

536 顔面補綴　がんめんほてつ
　facial prosthetics
腫瘍，外傷，炎症，奇形などの原因で生じた顔面の実質欠損を人工物で補い，形態的・審美的・整容的改善，患者の心理的不安の軽減をはかる補綴修復による治療．眼球を含む眼窩部および鼻，耳部の症例が多い．

537 顔面補綴用接着剤　がんめんほてつようせっちゃくざい
　facial prosthetic adhesive
顔面補綴装置の**維持**に用いられる医療用**接着材**．補綴装置と顔面皮膚の双方に十分な接着力を有し，為害性がなく，無臭・無刺激であることが望まれる．

538 関連痛　かんれんつう
　referred pain
ある部位の痛みに対し，脳が異なる部位の痛みと勘違いすることで生じる痛み．同じ神経束を源とする場合や，隣接する神経束の信号伝達を勘違いすることで生じる．

【き】

539 キーアンドキーウェイアタッチメント
　key and keyway attachment
〔同義語〕スライドアタッチメント
メールと**フィメール**が凹凸で滑走し，嵌合して維持力を発揮する．凸部がキーになり，凹部がキーウェイにあたる**アタッチメント**の一般名．ブリッジ歯冠部分の不平行を是正するのに用い，金属製を**ろう**〈**鑞**〉付けするものとプラスチックパターンを**鋳造**するものとがある．

540 ギージー軸学説　—じくがくせつ
　Gysi's axis theory
1912年にGysi Aによって発表された**下顎運動**に関する学説をいう．下顎の開閉，前後，側方の3つの**基本運動**を，軸を中心にした回転運動として解析し，軸の位置，傾斜と歯の**排列**，咬合面形態との関係を明らかにした．この学説に基づいてツルーバイト咬合器，ツルーバイ

ト人工歯が開発された．

541 ギージー法　—ほう
Gysi method
一般的に，**歯槽頂間線**と**仮想咬合平面**とのなす角度が80°より小さい場合は交叉咬合排列を行うが，この場合に特殊な形態の**人工歯**を用いずに，通常の**解剖学的人工歯**を上下・左右入れ替えて**排列**する方法の1つ．被蓋関係を逆にすることによりほぼ適正な咬頭対窩，**裂溝**の対合関係が得られる．

542 キーゾーン法　—ほう
key zone technique
上下顎臼歯部歯槽頂線上に直立させた**パラフィンワックス**が，閉口させたときに互いに接触，交叉する範囲をキーゾーンとよび，臼歯部の**排列**をキーゾーンに求め，力学的な義歯床の安定と，上下顎顎堤での咬合圧・咀嚼圧の受圧安定をはかる方法をキーゾーン法いう．また，ろう〈蠟〉堤状のパラフィンワックスを人工歯排列のためのキーゾーンガイドとよぶ．

543 キーパー
keeper
磁石の両極を連結する保磁子のこと．**磁性アタッチメント**の構成要素の1つで，**ステンレス鋼**を主とする磁性材料によってつくられる．歯根側に設置され，義歯側に設置された磁石と**吸着**して補綴装置の維持力を得る．

544 機械的維持　きかいてきいじ
mechanical retention
化学的な接着でなく，表面の凹凸に陥入することによる**維持**．歯科における機械的維持としては**エナメル質**の**エッチング**，サンドブラスト処理，**前装冠**のリテンションビーズなどがある．

545 器械的矯正装置　きかいてききょうせいそうち
mechanical orthodontic appliance
矯正力が主に**矯正用線**やゴムなどにより生じる矯正装置．

546 機械的結合　きかいてきけつごう
mechanical bonding
接着・合着界面あるいは材料の維持が材料間の**一次結合**や二次結合（ファンデルワールス力）によらず，形態的な嵌合による結合をいう．

547 機械的研磨　きかいてきけんま
mechanical polishing
電解研磨など化学的手段による**研磨**に対し，**研削材**や研削工具を用いて機械的に削ったり，こすることにより**研磨**することをいう．**研磨材**を用いて行う**サンドブラスター**や**超音波加工機**などによる**研磨**も機械的研磨といえる．

548 機械的性質　きかいてきせいしつ
mechanical properties
〔同義語〕力学的性質
材料の物理的性質のなかで**応力**および**ひずみ**に関係した性質．すなわち，材料の静的・動的強さ，変形能，**弾性係数**，**剛性率**，硬さ，疲労，**摩耗**，クリープなどの物性をいう．

549 幾何学的錯視　きかがくてきさくし
geometrical illusion
長さ・面積・方向・角度などが，実際とは異なって感知される現象．ミューラーの錯視やツェルナーの錯視などが有名．幾何学的錯視は，バリエーションを含めると約80種類あるといわれる．

550 義顎　ぎがく
denture for defective maxilla or mandible
腫瘍の摘出手術，**骨髄炎**，口蓋裂，外傷

などの原因により，歯とともに**歯槽骨**および顎骨まで欠損した症例に対して，その一部または全部を補う目的で装着される補綴装置．狭義の意味においては，**人工歯**を備えないものとする．

551 **義眼** ぎがん
ocular prosthesis, artificial eye

眼の周囲組織が温存されている場合は，萎縮した眼球に乗せるシェル状のものと，眼球摘出後に眼窩に装着する半球状のものがある．周囲組織が欠損して**エピテーゼ**を製作する場合は，維持部を付与して組み込み可能なものに仕上げる．既製品もあるが，**アクリルレジン**に内部彩色を施しながら積層してカスタムメイドで製作する場合が多い．

552 **貴金属** ききんぞく
noble metal

金，銀，白金族金属のように大気中で熱しても変色しない（**酸化**されない）金属．

553 **貴金属合金** ききんぞくごうきん
noble metal alloy

〔同義語〕プレシャス合金

貴金属を主成分とする**合金**で，貴金属成分の含有量が高いほど**耐食性**がよい．歯科用には**金合金**および**銀合金**がある．金合金では**耐食性**の点から金および白金族元素の含有量が75％以上というものが多い．**銀合金**では金，パラジウム，白金を添加して**耐食性**を向上した貴金属添加系銀合金が多く使用されている．

554 **技工机** ぎこうづくえ
laboratory desk

歯科技工を行う際に必要な各種機器・設備が組み込まれた机．たとえば，**技工用エンジン**，**集塵装置**，ガス管，ライト，コンセントなどが付属している．ほかに技工物，技工用具などを収納する棚が付属するものもある．

555 **技工用エアタービン** ぎこうよう―
laboratory air turbine

〔同義語〕技工用タービン

歯科技工を行う際に用いられる単独型の**エアタービン**．エアタービンは羽根車（ロータ）に細いノズルから圧縮空気を吹きつけて高速回転を得る切削器具で，回転数は300,000～500,000rpmと高いが，**トルク**は小さい．先端に，歯科用バー，**ポイント**，**ディスク**などを取り付け，**研削・研磨**を行う．

556 **技工用エンジン** ぎこうよう―
laboratory engine

歯科技工用カーバイドバーなどの切削・研磨器具を接続するためのチャックを備えた**ハンドピース**と，ハンドピースを回転させるための装置から構成される技工用器具で，回転装置は電気モーターなどが用いられる．

557 **技工用双眼実体顕微鏡** ぎこうようそうがんじったいけんびきょう
binocular microscope for laboratory work

〔同義語〕技工用マイクロスコープ

拡大観察下で技工操作やその確認を行うための双眼実体顕微鏡．広い実視野と深い焦点深度をもち立体的実像を観察でき，技工操作に十分な術野を有する．

558 **技工用ハンドピース** ぎこうよう―
laboratory handpiece

→ハンドピース

559 **技工用ピンセット** ぎこうよう―
laboratory tweezers

鋳造，陶材焼成などを行う際に，補綴装置や**鋳造**（用）**リング**などを保持するのに用いられるピンセット．曲と直があ

560 義歯刻印法　ぎしこくいんほう
denture marking

〔同義語〕デンチャーマーキング

義歯に所有者の氏名，性別，住所や製作者の氏名などのデータをあらかじめ印記しておくことで，義歯紛失の防止や大規模災害，事故の際の個人識別に役立てる方法をいう．高齢化・核家族化・グローバル化社会が進行するなかでその意義は大きい．

561 義歯修理　ぎししゅうり
denture repair

義歯の修理を行うのは主に**レジン床，人工歯**および**支台装置**の破折・脱落の場合である．修理を行うにあたっては，修理する義歯と同じ材料を用い，元の強さになるように，また修理部分を目立たないようにする．再重合は変形防止のため低温で長時間かけて行う．

562 義歯床研磨面　ぎししょうけんまめん
polished surface of denture

義歯床外表面で，**床縁**および**人工歯**以外の滑沢に**研磨**された面．この面の形態は，唇・頬・舌の活動と**調和**する．

563 義歯床用合金　ぎししょうようごうきん
alloys for dentures

義歯床に利用される**合金**．タイプ４金合金（白金加金）合金，コバルトクロム合金，チタン合金のほか，金銀パラジウム合金やニッケルコバルト合金が用いられることもある．

564 義歯床用材料　ぎししょうようざいりょう
denture base material

義歯の床部分を構成する材料．材質的に大別すると金属とレジンになる．金属材料には，**白金加金，金合金，コバルトクロム合金，チタン，ステンレス鋼**などがある．金属材料はレジン系材料と組み合わせて使用される．レジン材料は主としてアクリル系で，ほかにポリエーテルスルフォン系，ポリカーボネート系がある．

565 義歯性顔貌　ぎしせいがんぼう
edentulous facies

〔同義語〕老人性顔貌，老人様顔貌

下顔面高の短縮，**口唇・頬**の内方への陥凹，**鼻唇溝**が深い，上口唇の下垂，紅唇の菲薄化，**口角**部の下降と口輪筋周囲の放射状のシワなどを特徴とする．

566 基準線　きじゅんせん
landmark for arrangement and selection artificial tooth

義歯床設計のための基準として**作業用模型**上に引く線．**歯槽頂線**は，歯槽頂の最も高いところを結ぶ直線（実際は，上下顎とも**犬歯**にあたる位置と結節中央部頂点を結ぶ線）で示される．下顎では**レトロモラーパッド**の前縁と高さの1/2に印記する．前者は人工歯選択，後者は**咬合床**の高さの基準となる．

567 基準点　きじゅんてん
reference point

頭蓋と上顎歯列の位置関係を**咬合器**に移すために設定される点．通常，後方に２つ，前方に１つ設定され，それぞれ**後方基準点，前方基準点**とよばれる．

568 基準（平）面　きじゅん（へい）めん
reference plane

運動を三次元的空間のなかで解析するために使われる標準となる面．互いに直交

する3つの軸を基準軸，互いに直交する3つの面を基準面とよぶ．ヒトの顎運動を解析する場合，**前頭面，矢状面，水平面**が用いられる．**水平面**として，**フランクフルト平面，カンペル平面**が挙げられる．

569 義歯用ブラシ　ぎしよう―
denture brush

可撤性義歯などの清掃のためにデザインされた義歯専用のブラシ．義歯床粘膜面，補綴装置の歯面に接する部分，バーおよび**クラスプ**の内面などが清掃しやすいように設計されている．

570 既製アタッチメント　きせい―
prefabricated attachment

義歯の**支台装置**として機械加工により工場生産される**アタッチメント**をいう．一般に互換性は高く，部品供給性もあり，精密度が高く，連結機構も多様である．

571 既製樹脂冠　きせいじゅしかん
prefabricated resin crown

あらかじめ大きさや形態が決められた樹脂製暫間被覆冠のこと．患者の口腔内に合わせて選択後，内部に**常温重合レジン**を満たし，**支台歯形成**された歯に圧接して完成する**直接法**と，**作業用模型**上で行う間接法とがある．

572 既製ポスト　きせい―
ready-made post

材質として**ステンレス鋼，チタン合金，チタン**などの金属，ファイバー，ジルコニアセラミックスなどがある．単体で使用するのではなく，**コンポジットレジン**などの成型材料などと併用される．

573 規則格子　きそくこうし
super lattice

固溶体金属結晶で構成原子が規則正しい配列をとり，ある周期性を有しているもの．時効硬化性の**金合金，金銀パラジウム合金**では，AuCu₃，AuCu，PdCuなどの相が熱処理により**析出**する．

574 基礎床　きそしょう
base plate

〔同義語〕ベースプレート，仮床
咬合床の基底部として粘膜面に接する1層の床部分．正しい**咬合採得**を行えるよう，口腔内温度によって軟化変形せず，咬合圧に耐えられるだけの丈夫さが必要．一般に**常温重合レジン**を用いる．

575 拮抗作用　きっこうさよう
reciprocation

〔同義語〕対向作用
義歯の着脱時に**支台歯のアンダーカット**に設定される**鉤腕（維持腕）**と，非アンダーカットに位置する**鉤腕（拮抗腕）**の間に生じる対抗する力の状態をいう．**支台歯**の移動を防止する意味から，双方の力が等しく反対方向に働くことが望ましい．

576 拮抗腕　きっこうわん
reciprocal arm

〔同義語〕レシプロカルアーム，把持腕
二腕鉤において，一方の**維持腕**に生じる**支台歯**を移動させる力を，他方向から受け止め，相殺することで，**支台歯**を移動させないようにする目的の**鉤腕**．

577 基底結節　きていけっせつ
lingual tubercle

〔同義語〕舌側面歯頸隆線，基底隆線
前歯の歯冠舌側面で，**歯頸線**上にある膨隆をいう．発育程度がまちまちで，単純な**豊隆**を示すものから，**切縁**に向かって数個の突起（棘突起）を出すもの，**辺縁隆線**と基底結節の境などに**裂溝（斜切痕）**をもつものなどがある．異常発達した角状結節を切歯結節（**切歯**），犬歯結

きていけっ

節（犬歯）という．

578 基底結節レスト　きていけっせつ—
basal ridge rest
前歯部の**基底結節**に設ける**レスト**．

579 基底面　きていめん
(1) mucosal side, (2) basal surfase (of cast)
(1) 義歯の基底の部分で，顎堤粘膜に接し，義歯の**維持**と同時に咬合圧を顎堤粘膜に伝達・分散する．義歯床粘膜面，印象面ともいう．(2) **作業用模型**の天然歯，粘膜面に対して底面をいう．前方が後方よりわずかに高くなり，平坦で左右水平になっていなければならない．

580 輝度　きど
luminance
ある方向から見た光源の見かけの大きさに関する光度の面積密度．単位はカンデラ毎平方メートル（cd/m²）．発光光源に対してだけでなく，照明されて明るくみえる二次光源にも用いられる．

581 気道確保　きどうかくほ
airway control, airway management
舌根沈下などが原因で閉塞した気道を開放すること．またはその処置．舌根沈下による場合には頭部後屈 – 下顎挙上法，下顎突出法により対処する．異物，血液，嘔吐物，（義）歯などによる気道閉塞では原因物の除去に努める．

582 機能印象　きのういんしょう
functional impression
口腔が機能を営んでいる状態を印記する印象．義歯が機能を営むとき，咬合圧下で**床縁**が封鎖されると義歯床下粘膜が支持力を現して安定するので，**全部床義歯**，粘膜負担の**部分床義歯**を製作する場合に用いられる印象法である．

583 機能印象材　きのういんしょうざい
functional impression material
義歯装着時に**口腔**が咬合機能しているときの義歯床下粘膜形態の印象を採る**印象材**．アクリル系，シリコーン系がある．

584 機能運動　きのううんどう
functional movement
下顎の習慣運動に含まれ，目的をもった運動のこと．咀嚼・嚥下・発音などの生理的な運動がこれに属し，その運動経路は多種多様であり，1つの定まった経路としてとらえることはできない．この運動と対比される語句として，**ブラキシズム**など，いわゆる非機能運動が挙げられる．

585 機能咬頭　きのうこうとう
functional cusp
〔同義語〕粉砕咬頭，支持咬頭，セントリックカスプ
咬頭嵌合位において対合歯と嵌合し，食物を砕く働きがある咬頭．上顎臼歯部舌側咬頭および下顎臼歯部頬側咬頭が相当する．

586 機能正常咬合　きのうせいじょうこうごう
functional normal occlusion
歯や歯列において解剖学的形態にわずかな異常がみられても，機能的に異常が認められない**咬合**．

587 機能的矯正装置　きのうてききょうせいそうち
functional orthodontic appliance
患者自身の**口腔周囲筋**の機能力を**矯正力**として利用する矯正装置．

588 機能的咬合印象　きのうてきこうごういんしょう
functional occlusal impression
欠損部粘膜面の支持能力を増強する機能

589 機能的咬合器　きのうてきこうごうき
functional articulator

的な印象をいう．アルジネート印象などによる解剖学的印象の**作業用模型**上で**メタルフレーム**を製作後，**メタルフレーム**の欠損部に**トレー**を製作し，欠損部のみの加圧印象を採得し，模型の改造をはかる．

589 機能的咬合器　きのうてきこうごうき
functional articulator

機能運動時における**下顎運動**を，単純な幾何学的運動によって（たとえば，球面説や円錐説のようなもの）再現する構造をもっており，生体の顎関節の解剖学的形態などはほとんど無視されている**咬合器**．

590 機能的咬合面形成法　きのうてきこうごうめんけいせいほう
functional waxing

ワックスコーンとよばれる円錐状の隆起を形成して機能時の咬頭や窩の位置を決定し，咬合接触点を点状に形成する方法．**下顎運動**の再現性の高い**咬合器**を用い，機能を重視した咬合面が形成されることから**咀嚼能率**に優れ，生理的にも異常を生じにくいとされている．**オーラルリハビリテーション**などに応用される．

591 機能的人工歯　きのうてきじんこうし
functional artificial tooth

〔同義語〕準解剖学的人工歯
解剖学的形態を極度に変化させない範囲で**下顎運動**の円滑化，義歯の安定，**咀嚼能率**の向上など機能に都合のよい形態に設計・製作された**人工歯**．**咬頭傾斜**は義歯安定の目的から20°にしてあるのが一般的．代表的なものにツーバイト20°臼歯がある．

592 機能的対合模型　きのうてきたいごうもけい
functional opposing tooth cast

FGPテクニックの根幹をなす**対合模型**．対合歯咬合面の機能的滑走運動を口腔内で直接**ワックス**に記録し，これに**石膏**を注入してつくった模型をいう．

593 基本運動　きほんうんどう
basic movement of mandibular

下顎の基本的な運動を4つに分けたものをいう．①**開閉運動：咬頭嵌合位**から**最大開口位**までの運動．②**前方運動：咬頭嵌合位**または**下顎後退位**から前方への接触滑走運動．③**側方運動**：一側の**下顎頭**が主に回転し，他側が前下内方に移動する下顎全体の運動．④**後方運動：咬頭嵌合位**から歯の接触を保ちながら下顎を後退させるわずかな運動．

594 逆屋根型　ぎゃくやねがた
inverted roof type

臼歯部における支台歯咬合面形態の一種で，屋根を逆にしたような形態をとる．ほかに縮小型，平面型などがある．

595 キャスタブルセラミックス
castable ceramics

通常の**ロストワックス法**により成形可能な**セラミックス**．遠心鋳造法や加圧鋳造法でも成形可能であるが，最近では融解した**インゴット**をプレスで圧入する方法が多用される．**鋳造**後は結晶化（**セラミング**）を行い，強度を上げる．色調合わせには**着色用陶材**が使用される．

596 キャスティングライナー
casting liner, ring liner
→リングライナー

597 キャストサポート
cast support
〔同義語〕模型支持杆

きゃたりす

フェイスボウトランスファーを行うときに，上顎模型の重量や石膏の圧によって**フェイスボウ**がたわまないように，**バイトフォーク**の下面を支える装置．咬合器下弓の**マウンティングプレート**の固定用ねじに取り付けられる．

598 キャタリストペースト
catalyst paste

ゴム質印象材やコンポジットレジンなどの練和用ペースト中に含まれる**触媒**．

599 キャップクラスプ
cap clasp

天然歯や歯冠補綴装置をそのまま**支台歯**とし，**歯冠**部をキャップ状に被覆して**支持**を最大限に求める可撤性支台装置．応用型として維持腕型，咬合面開窓型などがあり，特にすれ違い咬合や咬合を挙上した**部分床義歯**の**支台装置**として有効である．

600 CAD/CAM　きゃどかむ
computer aided design/computer aided manufacturer (or computer assisted machining)

CADは設計者が人間とコンピュータの特性を活かしながら設計を進める技術．CAMはコンピュータを利用して製造工程を合理化，自動化しようとする技術．CADで製作された設計情報とCAMの製品加工法を組み合わせて利用される．補綴装置の製作に利用されている．

601 キャビテーション効果　―こうか
cavitation effect

超音波が液体中に伝達されると小さな気泡が連続的に発生する．これをキャビテーションといい，この現象と振動による乳化，攪拌作用により洗浄する作用をいう．

602 キャラクタライズ
characterize

特徴づけ．

603 吸引加圧鋳造機　きゅういんかあつちゅうぞうき
casting machine by vacuum pressure force

〔同義語〕差圧鋳造機，加圧・吸引鋳造機，真空加圧鋳造機

加圧式と吸引式とを組み合わせた**鋳造機**で，**鋳造**（用）**リング**の底面から**鋳型**内の空気を**真空ポンプ**で吸引することで**鋳型**内を陰圧とし，アルゴンガス，空気などのガス圧で鋳込み口側から加圧して融解金属を**鋳型**内に押し込み**鋳造**する．

604 吸引攪拌機　きゅういんかくはんき
vacuum mixer

→真空練和機

605 吸引鋳造機　きゅういんちゅうぞうき
vacuum casting machine

〔同義語〕真空鋳造機

鋳型の底部から空気を減圧吸引して，大気圧との差を**鋳造圧**として利用する**鋳造機**．減圧状態で融解することで，融解合金の脱ガスと**合金の酸化**が防止される．一般に**鋳造**まですべて減圧中で行うことは難しいので，融解は減圧中だが，**鋳造**は加圧するのが普通．

606 吸引鋳造（法）　きゅういんちゅうぞう（ほう）
vacuum casting (method)

鋳型の底部から，空気を減圧吸引して**鋳造**する方法．**鋳型**が減圧され**背圧多孔**を生じない，溶湯を最後まで加熱できるので押し湯効果が期待できるなどの利点があるが，**鋳型**の温度を一定にすることが難しい．**鋳造圧**は最大でも大気圧である．

607 吸引埋没機 きゅういんまいぼつき
vaccum investor
→真空埋没機

608 QOL きゅーおーえる
quality of Life
ある人がどれだけ人間らしい生活を送り，「幸福」を見い出しているかを尺度としてとらえる概念．「幸福」とは財産や仕事だけではなく，住宅環境，身心の健康，教育，レクリエーション活動，レジャーなどさまざまな観点からはかられる．

609 球間象牙質 きゅうかんぞうげしつ
interglobular dentin
〔同義語〕球間区
象牙質の石灰化には，**歯冠部**にみられる球状石灰化と，**歯根部**にみられる板状石灰化とがある．球状石灰化は最初，象牙前質に石灰化球が形成され，融合拡大して球状に石灰化するが，その際，石灰化球が十分に融合しない石灰化の低い部分が残る．この部分の**象牙質**をいう．**象牙細管**はとぎれることなく続くことから，この部分は基質の形成不全ではない．

610 救急蘇生法 きゅうきゅうそせいほう
emergency cardiopulmonary resuscitation
〔同義語〕心肺蘇生法
呼吸停止や心停止など生死に関わる緊急事態発生時に行われる救命処置．**気道確保**，人工呼吸，心臓マッサージ，**自動体外式除細動器**による除細動，薬物投与などがある．

611 臼後三角 きゅうごさんかく
retromolar triangle
〔同義語〕後臼歯三角
下顎第三大臼歯後方には粘膜分泌腺（臼歯腺）が存在し，その部分の粘膜が隆起している．この部分は，**下顎骨**では，頂点を後方にとった三角形となっていることから，こういわれる．顎骨が吸収しても，この部分の高さが変わらないので，義歯製作時の基準点となる．

612 臼後歯 きゅうごし
distomolar
〔同義語〕第四大臼歯
第三大臼歯の後方に出現する**過剰歯**．

613 臼歯 きゅうし
molar
犬歯の後方に植立する歯をいう．食物をかみ砕き，すりつぶす作用をもつ．**乳臼歯**では上下顎左右側に2本ずつ，**永久歯**では，**小臼歯**と**大臼歯**に分けられ，**小臼歯**は上下顎左右側に2本ずつ，**大臼歯**は3本ずつある．

614 吸指癖 きゅうしへき
finger sucking habit
〔同義語〕指しゃぶり，弄指癖
人差し指や中指をしゃぶったり，拇指を口蓋粘膜部に押し当てたりすること．その結果，上顎前歯の唇側傾斜，下顎前歯の舌側傾斜，**開咬**などの異常所見を引き起こすことがある．

615 吸指癖除去装置 きゅうしへきじょきょそうち
devices for thumb sucking
〔同義語〕指しゃぶり除去装置
指しゃぶりを防止する装置．上顎第二乳白歯に装着された乳歯用冠または**維持バンド**に主線，クリブ，**スパーをろう**〈鑞〉付けした固定式のものもあるが，床装置が一般的．指がクリブに当たり吸引できなくなるが，むしろ自分の癖を意識させるのに役立つ．

616 臼歯離開咬合　きゅうしりかいこうごう
posterior disclusion
〔同義語〕ディスクルージョン
咬合様式の１つで，中心咬合位以外のあらゆる下顎位において，いっさいの臼歯部における咬合接触がない咬合．前方運動時には前歯群で，側方運動時には作業側の犬歯で下顎運動を誘導する．

617 吸水性　きゅうすいせい
water sorption
水を吸着または吸収しやすい性質．レジン材料，アルジネート印象材，寒天印象材，セメントなどはほとんどが吸水性があり，吸水により溶解，寸法変化，機械的性質の劣化などの不都合が生じるので，取り扱いに注意を要する．

618 吸水膨張　きゅうすいぼうちょう
hygroscopic setting expansion
〔同義語〕加水膨張
半固化状態の石膏に水を添加するか，水中で硬化させると，空気中で硬化させた場合よりも大きな硬化膨張が得られること．水の表面張力による結晶の成長の抑制が，吸水により解放されて結晶が成長しやすくなるためという説がある．

619 急性齲蝕　きゅうせいうしょく
acute dental caries
若年者の咬合面に発生する，進行度の早い齲蝕．穿孔性で軟化象牙質が多い．病的刺激による第二象牙質の発現は少なく，知覚過敏による歯髄炎を起こしやすい．中・高年者では歯頸部齲蝕にみられ，ブラックの窩洞分類のⅤ級窩洞となる．

620 急性炎症　きゅうせいえんしょう
acute inflammation
臨床的に経過の短い炎症をさす．一般に急激な発症をもって始まり，発赤，発熱，疼痛，腫脹，機能障害が著明に現れ，数日から半月以内に終息する．時に致死的．組織学的には，好中球の滲出，浸潤が主にみられる．

621 急速拡大装置　きゅうそくかくだいそうち
rapid expansion appliance
上顎における狭窄歯列弓の拡大に用いられる装置．通常，左右側第一小臼歯と第一大臼歯に製作された維持バンドに拡大ネジを固定する．１日に0.5mm程度の速い拡大を行い，正中口蓋縫合部を器械的に離開させ，基底骨の拡大を行う．

622 急速加熱型埋没材　きゅうそくかねつがたまいぼつざい
rapid heating investments
鋳型を急加熱すると熱膨張が不均一に生じ，熱応力で鋳型の内部に割れが生じる．この問題を解決するためにクリストバライトの一部を石英で置換することによって，耐熱衝撃性を付与し，硬化後すぐに加熱を可能とした埋没材．加熱膨張の不足は硬化膨張により補っている．

623 吸着　きゅうちゃく
adsorption
全部床義歯の維持の一種で，義歯床と顎堤粘膜との間の空気が排除されて陰圧が生じ，外気圧によって義歯床が粘膜面に向かって圧迫されている状態をさす．辺縁封鎖が確実に行われていないと，十分な吸着が得られない．

624 鳩尾形　きゅうびけい
dovetail form
鳩やツバメの尾の形状に似せた保持形態．インレーの窩洞，クラスプやバー，キーアンドキーウェイなどに用いる．

625 臼傍結節　きゅうぼうけっせつ
　　　paramolar cusp
上下顎大臼歯の頰側面の近心部に出現する過剰・異常結節の総称．**臼傍歯（過剰歯）**が**大臼歯**と癒合している場合にこうよばれる．臼傍結節と**プロトスタイリッド**とが同一のものか，あるいは異なるものなのかは説の分かれるところである．

626 臼傍歯　きゅうぼうし
　　　paramolar
大臼歯の頰側に出現する**過剰歯**で，**歯胚**の異常分裂または過剰形成によると考えられている．

627 キューラーアンカー
　　　Kurer's anchor
支台築造を主な目的として用いられる既製のねじ付き合釘．**歯**の**根管**にねじ穴を開けて用いる．チェアサイドでの操作も簡易で，ねじによる根の破折がなく，強固な維持力を発揮し，多様な症例に応用される．Peter FK により開発された．

628 橋義歯　きょうぎし
　　　bridge
→ブリッジ

629 凝固温度範囲　ぎょうこおんどはんい
　　　solidification range
純金属では**固体**と液体が共存できるのはある一定の温度だけであるが，合金化するとある温度範囲で共存する．この温度範囲のことで，この範囲が広いものは鋳造時に**偏析**が生じやすく**鋳造欠陥**を発生させやすい．

630 凝固時間　ぎょうこじかん
　　　solidification time
金属において，凝固開始から終了までの時間．凝固時間は**鋳型温度**，冷却速度，鋳造体の形態や寸法などの影響を受ける．部位によって肉厚の差が大きい鋳造体では凝固時間に差が生じやすく，**内部応力**による変形の原因となる．

631 凝固収縮　ぎょうこしゅうしゅく
　　　solidification contraction
金属が液体から**固体**へ変化するときに数％の体積減少を示すこと．**鋳造**では**引け巣**や亀裂の発生など**鋳造欠陥**の原因となる．

632 頰骨弓　きょうこつきゅう
　　　zygomatic arch
頰骨の側頭突起と**側頭骨**の頰骨突起とが合して形成する．下縁から**咬筋**が起こり，**下顎枝**外面の**咬筋粗面**に付着する．頰骨弓内面頭蓋の外側面を側頭窩，その下方を側頭下窩という．

633 凝固点　ぎょうこてん
　　　freezing point
〔同義語〕凝固温度
一定の圧力のもとで液相状態の物質が固相と平衡を保つときの温度をいう．ある物質が液相から固相へ相変態する温度でもある．

634 狭窄歯列弓　きょうさくしれつきゅう
　　　narrowed dental arch
歯列弓形態の異常の1つで，側方歯ならびに大臼歯間幅径が歯の舌側傾斜や転位により減少された歯列をいう．原因としては，異常な筋機能（舌側への圧力が大きい）や口呼吸なども関連している．関連した所見として高口蓋が挙げられる．

635 共重合体　きょうじゅうごうたい
　　　copolymer
2種類以上の単量体（モノマー）の**重合**によってできた高分子のこと．単量体の配列からランダム共重合体，交互共重合体，ブロック共重合体，グラフト共重合

636 凝集破壊　ぎょうしゅうはかい
cohesive failure
接着材で一体化された材料に外力を加えたときに，接着界面ではなく接着材自身から破壊する破壊の様式．このときの接着強さは接着材の凝集力で決まる．

637 共晶　きょうしょう
eutectic
2成分からなる合金で，液体状態から2成分の固体を一定の割合で生成させた混合物をいう．この反応を共晶反応といい，共晶反応が生じる温度を共晶温度という．銀と銅系は共晶反応を示しやすい．

638 共晶合金　きょうしょうごうきん
eutectic alloy
合金系で成分金属，ならびにほかのいかなる割合からなる合金よりも低い融点を有し，微細な共晶組織をもつもの．ろう〈鑞〉や易融合金は共晶合金である．

639 共晶組織　きょうしょうそしき
eutectic structure
共晶反応によって生じる組織．2成分金属の細かな機械的混合物となっている．顕微鏡で観察すると層状組織となっていることが多い．機械的性質はよいが，耐食性に劣る組織である．

640 矯正用口腔模型　きょうせいようこうくうもけい
orthodontic dental cast
矯正治療で診断，経過観察，装置設計などに用いる石膏模型．口腔内では細部にわたって観察することが困難なため模型に置き換えることであらゆる方向から詳細に観察ができる．顎態模型や平行模型などがある．

641 矯正用線　きょうせいようせん
orthodontic wire
〔同義語〕矯正用ワイヤー
矯正装置に用いられる専用の線材の総称．材質は18-8ステンレス鋼，コバルトクロム合金が主である．断面形状により丸線，角線に分類される．用途により太さ，機械的性質を使い分ける．

642 矯正力　きょうせいりょく
orthodontic force
矯正治療において，歯および歯槽骨を移動するのに必要な力をいう．Stoner MMによれば，矯正力が有する特性として，力の大きさ，作用期間，作用方向，作用分布が挙げられる．また，器械的矯正力（金属線，ゴム類など）と機能的矯正力（口腔周囲筋など）とに大別される．

643 頰側バー　きょうそく—
buccal bar
〔同義語〕バッカルバー
外側バーの1つ．頰側の歯槽面を走行するバーをいう．残存歯が特に強く舌側に傾斜して，リンガルバーの着脱が困難な場合や，大きなアンダーカットや著しい骨隆起により，リンガルバーの設置が困難な場合に用いる．

644 頰側面小窩　きょうそくめんしょうか
buccal pit
大臼歯頰側面には頰側の咬頭の間をぬって頰側面に降りる頰側面溝があり，その先端に生じる小窩をいう．齲蝕の好発部位である．

645 頰棚　きょうだな
buccal shelff
〔同義語〕バッカルシェルフ
下顎骨外斜線の内側で下顎大臼歯部に位置する骨の平坦部．緻密な骨組織よりなり，咬合平面にほぼ平行であるため，義

歯床の咬合圧負担に適する．

646 業務独占　ぎょうむどくせん
歯科医師または歯科技工士でなければ，業として**歯科技工**を行ってはならない（法17条）など，その有資格者以外の者が業務を行うことを禁止すること．ほかの複数の職種にも同じ業務を行うことを認めている場合はこの規定がない．

647 共有結合　きょうゆうけつごう
covalent bond

〔同義語〕電子対結合，等極結合

一次結合の1つ．電子2個からなる電子対が2個の原子に共有されることによってできる結合で，一般に原子が1個ずつ電子を出し合い共有している．単結合，二重結合，三重結合がある．多くの分子が共有結合からなる．

648 局部電池　きょくぶでんち
local element

金属の表面は吸着層や化合物層で覆われていて一様ではない．これが電解質溶液に触れると複雑な電池が形成され，電流が液中に流れ出す**アノード**として**腐食**される．このような材料表面の局部に生じる電池をいう．局部電池に流れる電流を局部電流という．

649 局部腐食　きょくぶふしょく
local corrosion

金属の腐食の進行は全面がほぼ一様に**腐食**していく**全面腐食**と局部的に**腐食**が生じる局部腐食に大別できる．局部腐食は表面が部分的に孔状あるいは溝状に**腐食**し，そのほかの部分が比較的軽微である場合をいう．**孔食**，合金成分の選択腐食，**粒界腐食**がある．

650 鋸歯状マージン　きょしじょう—
serrate margin

のこぎりの歯のようなギザギザした鋳造体の**マージン**をいう．このような歯冠修復物は**歯肉**に機械的刺激を与えたり，デンタルプラークや歯石の沈着などを引き起こし，**歯肉**に為害作用を及ぼす危険があるので，滑らかな曲線に修正する必要がある．

651 ギルモア針　—しん
Gillmore needle

針入度試験に用いられる．質量，断面積の異なる2種類があり，それぞれ0.3 N/mm^2，5N/mm^{2}の圧力をかける．各針の侵入の抵抗性から，石膏製品，**埋没材**の初期硬化，硬化終結時間が測定される．

652 筋圧形成　きんあつけいせい
muscle trimming

〔同義語〕筋形成，辺縁形成

有床義歯において機能運動時の周囲組織，すなわち頰・口唇・舌の動きに調和した床縁の形態を得るために，**モデリングコンパウンド**などを用いて印象すること．**可動粘膜**と**不動粘膜**の境界を正確に印象し，床縁の全周からの外気侵入を防ぐ．

653 筋圧中立帯　きんあつちゅうりつたい
neutral zone

〔同義語〕ニュートラルゾーン

無歯顎の口腔内において，舌が外側に押す力と口唇や頰が内側に押す力が相殺される区域をいう．天然歯が元あった位置とも関係が深い．義歯製作にあたってこの区域内に**人工歯**を排列し，義歯の**維持・安定**に利用する．

654 銀インジウム合金　ぎん—ごうきん
silver-indium alloy

JIS2種に規定する，銀の含有量が60%以上，インジウムの含有量5%以上，白金族元素10%以下の**銀合金**．インジウ

ム 20％前後，亜鉛 5～10％を含有する．**液相点**は 650～800℃，**ビッカース硬さ**は 110～150．

655 金冠バサミ　きんかん—
crown scissors

乳歯冠，帯冠状金属冠などの金属を切るのに用いる．直と曲があり，直線状に切るときには直を，曲線的に切るときには曲を用いる．

656 金銀パラジウム合金　きんぎん—ごうきん
gold-silver-palladium alloy

銀合金の1つ．銀は硫化物により容易に変色するので，**耐硫化性**の向上のためパラジウムを 20％以上，**耐食性**と**鋳造性**の向上のため金を 5～20％含み，銀 40％以上の組成である．銅が含有されており，**硬化熱処理**も可能．この**合金**は**健康保険**の指定材料で組成が決定され，現在は金 12％以上，パラジウム 20％以上と規定されている．

657 金銀パラジウムろう〈鑞〉　きんぎん—
gold-silver-palladium alloy solder

金銀パラジウム合金のろう〈鑞〉付け用のろう〈鑞〉で，**合金**に比べて鑞はその**融点**を下げるためパラジウム含有量を数％低くし，金含有量を数％高くしている．

658 金合金　きんごうきん
gold alloy

金を主体とした**合金**．歯科用金合金は金，銀，銅の3成分を基本にして，これに白金やパラジウムを加えたものである．金の含有量により 14, 16, 18 および 20 カラット金合金とよばれる．JIS では用途別にタイプ1からタイプ4に分類されている．

659 銀合金　ぎんごうきん
silver alloy

銀を主成分とした**合金**．大別して2つに分けられる．1つは**貴金属**の金やパラジウムを加えた**金銀パラジウム合金**であり，もう1つは非貴金属を添加した**銀インジウム合金**，銀スズ亜鉛合金，**アマルガム用合金**の銀スズ合金などである．

660 均質化処理　きんしつかしょり
homogenizing treatment

〔同義語〕均質化焼なまし，拡散焼なまし

合金内の元素の**偏析**や各相内の原子の濃度勾配を均一化するための熱処理．鋳造した**合金**や加工した**合金**では組織，元素濃度，格子欠陥（点欠陥，線欠陥）の偏りが生じている．このような**合金**の組織を均一化するために，高温に加熱・保持する熱処理をいう．

661 近心頬側咬頭　きんしんきょうそくこうとう
mesiobuccal cusp

大臼歯の頬側咬頭は2～3個ある．これらを区別するために，近心にある咬頭をいい，遠心にあるものは**遠心頬側咬頭**という．3個の場合はこれに**遠心咬頭**が加わる．

662 近心頬側根　きんしんきょうそくこん
mesiobuccal root

上顎大臼歯の**歯根**は3本あり，このうち頬側に2本（頬側根），舌側に1本（舌側根）ある．頬側根は2本が並行しており，近心にあるほうを近心頬側根という．近心頬側根は遠心に比べて大きい．

663 近心根　きんしんこん
mesial root

近遠心的に2根ある**歯根**のうち近心に

あるものをいう．下顎大臼歯および下顎乳臼歯にみられる．下顎第一大臼歯の近心根は**遠心根**よりも大きく，近遠心的に圧平されている．下顎第二大臼歯では2根の離開度は小さい．下顎第三大臼歯の**歯根**は小さく，離開度も小さい．

664 近心舌側咬頭　きんしんぜっそくこうとう

mesiolingual cusp

上顎大臼歯の咬合面には4咬頭，下顎大臼歯には4～5咬頭ある．舌側には2咬頭があり，このうち近心にあるものをいう．

665 近接域　きんせついき

near zone

→ニアゾーン

666 金属アレルギー　きんぞく—

metal allergy

生体内に取り込まれた金属イオン（不完全抗体‐ハプテン）が生体のタンパクと結合して，リンパT細胞が感作されて起こるⅣ型（遅延型）アレルギーの1つ．皮膚や粘膜が傷害され，接触皮膚炎や掌蹠膿胞症，扁平苔癬の発症要因となる．

667 金属間化合物　きんぞくかんかごうぶつ

intermetallic compound

成分金属どうしの電気化学的性質が著しく異なるときに化合して，簡単な整数比で表される化合物をいう．多くの場合，硬くて脆く，**融点**は高い．**アマルガム用合金**のAg₃Snや**矯正用線**のNiTiは金属間化合物である．

668 金属結合　きんぞくけつごう

metallic bond

金属元素の原子が集合して金属結晶となる場合の結合をいう．**自由電子**を媒介として，陽イオンとなった金属原子が結びつく．

669 金属歯　きんぞくし

metal teeth

〔同義語〕メタルティース

安定した咬合関係を維持するため，**鋳造法**により金属で歯冠形態を再現した**人工歯**．臼歯部において**咬合**が低い場合や欠損部の間隙が狭い場合に使用する金属歯と，**レジン歯**の咬合面を金属で置換する咬合面鋳造の金属歯がある．

670 金属床義歯　きんぞくしょうぎし

metal base denture

義歯床を金属で製作した義歯．適合がよく異物感が少ない，レジン床に比べ強靱で破折のおそれが少ない，**熱伝導**がよく装着感もよいという利点がある一方，**リベース**，修理などの操作が困難という欠点がある．上顎で重量が大きくなる症例では不適．

671 金属スプルー　きんぞく—

metal sprue

合金を**鋳型**に注入するための湯道をつけるため，**ワックスパターン**に植立する金属線．金属スプルーは**埋没材**の加熱前に抜き取られるので，まっすぐで傷のないものがよい．円形で中空のものが原型に対する影響が最も少ない．

672 金属接着性プライマー　きんぞくせっちゃくせい—

metal adhesive primer

〔同義語〕メタルプライマー

金属補綴装置とレジンとを強く接着させるため，金属面にあらかじめ塗布する**接着性モノマー**を含んだ有機溶媒．貴金属合金用と非貴金属合金用および貴金属・非貴金属両用の**接着性モノマー**の3つに分けられる．**貴金属合金**には，含イオ

ウ系官能基が有効である．**非貴金属合金**には酸性モノマーが用いられる．

673 金属箔圧接法　きんぞくはくあっせつほう
adaptation of metal foil method

金属箔を歯型に圧接し適合させる方法．手指およびバニッシャー，スウェジャーなどを用いて行う．**ポーセレンジャケットクラウン**や金属箔焼付ポーセレンクラウンなどの製作において**支台歯**への適合の良否を決める重要な操作である．

674 金属箔コーピング　きんぞくはく—
metal foil coping

目的とする歯型に金属箔を圧接し，歯型を覆う金属の薄いカバーまたはキャップ．

675 金属箔マトリックス　きんぞくはく—
metal foil matrix

ポーセレンジャケットクラウンなどをマトリックス法で製作する際に，歯型上に圧接するための箔．箔には白金，純金，純パラジウムなどがある．

676 金属箔焼付ポーセレンクラウン　きんぞくはくやきつけ—
metal foil bonded porcelain crown

金属箔マトリックスをコーピングとして**陶材**を焼き付けた**クラウン**．コーピングを鋳造しないでつくることができるため，ノンキャストセラメタルテクニックとして各種のシステムが紹介されている．

677 金属被着面処理　きんぞくひちゃくめんしょり
treatment for metal facing surface

接着性レジンと金属の接着には**被着面**の処理が必要である．処理法には，**被着面**にアルミナをブラスティングする機械的な処理と，接着をより強くする電気的酸化処理，化学的酸化処理，加熱処理がある．

678 金属疲労　きんぞくひろう
metallic fatigue

材料は最大強さ以下の小さい外力でも，反復して加えられるとついには破断する．この現象が金属で起きた場合をいう．材料の疲労強さは材料に一定の曲げやねじりなどの**応力**を加え，破断に至るまでの繰り返し回数で求められる．

679 金属フューム　きんぞく—
metal fume

微細な固体金属粒子で，凝縮昇華または化学反応によって生じる．粒度は $1\mu m$ 以下である．空気中に浮遊している各種の微粒子は物質の種類，大きさ，濃度など多様であるが，ダスト，フューム，スモーク，ミストに分類される．

680 金属ポンティック　きんぞく—
metal pontic

〔同義語〕金属架工歯，メタルポンティック

金属のみによってつくられた**ポンティック**で，臼歯部にのみ使用され，通常，基底面は自浄型が採用される．

681 金属焼付用陶材　きんぞくやきつけようとうざい
porcelain for metal-ceramics

金属の表面に**焼成**し，審美性ならびに優れた**機械的性質**を有した補綴装置を得るために用いられる**陶材**．金属の**融点**より低い温度で**焼成**でき，かつ金属とよくぬれるように工夫されていて，金属酸化物を介して金属と結合しているといわれている．

682 筋突起　きんとっき
coronoid process

下顎枝上縁の前面にある三角形の薄い板状の突起．前縁は**下顎枝**前縁に続き，後方は**下顎切痕**を経てもう1つの突起である関節突起へと続く．筋突起には**咀嚼筋**の1つである**側頭筋**がこれを包むように付着，停止している．

683 筋肉位　きんにくい
muscular position
〔同義語〕マスキュラーポジション
下顎安静位付近から反射的に閉口したときの水平的下顎位のことで，Brill Nは正常者では**咬頭嵌合位**に一致するとしている．臨床において，水平的下顎位の決定法として利用されている．**マイオセントリックポジション**を筋肉位とする説もある．

684 金箔充塡　きんぱくじゅうてん
gold foil filling
金箔を**窩洞**に積重し打ち固めて**修復**する方法で，純金箔の柔軟な密着性だけを利用する非凝着性金箔充塡と，純金箔を焼環し，凝着力を利用して完全一塊とする擬着性金箔充塡がある．主に，Ⅰ級，Ⅱ級，Ⅴ級窩洞に用いる．

685 金メッキ　きん—
gold plating
電解質溶液中の金イオンを被メッキ物の表面に**析出**させることをいう．現在では**レジン前装冠**の**メタルカラー**に金メッキを施すことはほとんどみられず，**陶材焼付金属冠**の**メタルカラー**もゴールドボンディングエージェントが使用されており，金メッキは一般的ではなくなっている．金メッキ法には電気メッキ法，浸漬メッキ法などがある．

686 金ろう〈鑞〉　きん—
gold solder
金を主成分とした金合金用の**ろう**〈**鑞**〉の総称．各金合金用に適した金ろう〈鑞〉がある．18カラット金ろう〈鑞〉は18カラット金合金用の**ろう**〈**鑞**〉のことで，金含有量を18カラット合金と同じにしてほかの組成金属量を変化させ，**融解温度の調節**と**耐食性**を維持している．

687 銀ろう〈鑞〉　ぎん—
silver solder
銀合金と同様に**貴金属**を添加した**金銀パラジウムろう**〈**鑞**〉と，非貴金属を添加した，いわゆる銀ろう〈鑞〉がある．**金銀パラジウムろう**〈**鑞**〉は金銀パラジウム合金用に使われる．銀ろう〈鑞〉はさまざまな合金用に使われるが，**耐食性**の点で歯科では実用価値が低い．

【く】

688 区域切除［下顎の］　くいきせつじょ
segmental mandibulectomy, sectional mandibulectomy
〔同義語〕下顎骨区域切除（術）
下顎骨を部分的に離断して切除すること．骨の連続性は断たれる．

689 隅角　ぐうかく
angle
面と面の接する角を線角，3つの面が合わさるところを**点角**といい，線角と点角を合わせて隅角という．各面は曲面で移行するため，幾何学的な角になることはなく，移行部としてみられる．

690 隅角徴　ぐうかくちょう
angle symbol
歯の三大徴侯の1つ．すべての歯種において，**切縁**（**咬合縁**）と近・遠心縁とのなす**隅角**は，近心のほうが遠心よりも角度が小さいことをいう．近・遠心の**隅**

角を比較することによって，個々の歯について左右の鑑別ができる．ただし，上顎第一小臼歯では，逆の場合がある．

691 空気圧鋳造　くうきあつちゅうぞう
air pressure casting
鋳造圧に圧縮空気を利用したもので，加圧鋳造の1つ．

692 空隙歯列弓　くうげきしれつきゅう
spaced dental arch
歯列弓形態の異常の1つであり，相当数の歯間に空隙のみられる歯列弓をいう．歯と顎骨の大きさの不調和，すなわち顎骨の過成長や歯の矮小によって起こる．また，舌の大きさ，位置，機能などの異常と関係している場合もある．

693 腔内照射用アプリケーター　くうないしょうしゃよう—
applicator for irradiation in the cavity
子宮腔，腟腔，口腔，食道，直腸などの体腔内の腫瘍に対して，高線量率または低線量率の密封小線源を用いて病巣に照射する際に誘導し，定位置で固定するための放射線治療補助装置．RALS（遠隔制御アフターローディングシステム）の機器に接続して使用する．

694 クオリティーオブライフ
quality of life
→ QOL

695 くさび状欠損　—じょうけっそん
wedge-shaped defect
誤った歯ブラシの使用により生じる歯の摩耗あるいは咬合力に起因する歯頸部エナメル質の欠損．唇（頬）側面の歯頸部付近や露出した歯根面に生じ，くさび状を呈する．

696 屈曲［クラスプ，バーの］　くっきょく
bending (of clasp, bar)
クラスプ用金属線や半既製のバー用金属線などをクラスプ屈曲鉗子やバー屈曲鉗子およびバー捻転鉗子などを用いて，支台歯や粘膜の形態に合うように折り曲げて，適合させる操作をいう．

697 屈曲バー　くっきょく—
bending bar
半既製のバー用金属線を，バー屈曲鉗子やバー捻転鉗子を用いて歯槽の形態に屈曲適合させ製作したもの．この方法は製作法が簡単で経費も安いことから粘膜との緊密な接触を必要としない場合に多く用いられている．

698 屈折［光の］　くっせつ
refraction
光や音波は物体に当たると反射と同時に物体内を透過する．このとき密度の違う媒質の一方から他方へ境界を越えて進む場合，その境界面で進行方向が変わる現象を屈折という．

699 屈折率［光の］　くっせつりつ
refractive index (of light)
異なる2相（媒質Ⅰ，Ⅱ）の境界面で媒質Ⅰを直進してきた光が入射角 i で媒質Ⅱに入射すると屈折角 r で屈折して媒質Ⅱを直進する．このとき i と r の間に $\sin i / \sin r = n$ が成立する．このときの n をいう．

700 グラインディング
grinding
ブラキシズムの一種で，下顎を側方や前方・後方に動かし，上下顎の歯を無意識に強くこすり合わせる運動をいう．

701 クラウン
crown
〔同義語〕冠
歯冠部を補綴する修復物の総称で，機能，形態，審美性の回復を主目的とす

る．歯冠の一部を被覆する**部分被覆冠**，全部を被覆する**全部被覆冠**，根管に**維持**を求めて歯冠全体を**修復**する**継続歯**に分類される．

702 クラウンカントゥア
crown contour

咬合面，隣接面と唇（頬）側面および舌側面で構成された歯冠形態をいうが，一般には唇（頬）側面および舌側面の**豊隆**をいう．唇（頬）側面および舌側面の**豊隆**は咀嚼時の食物の流れと深く関係する．適当な**歯冠**の**豊隆**は**歯肉**の保護，適度の刺激による**歯肉**の健康保持に役立っている．

703 クラウンキャリアー
crown career

クラウン装着用の保持器具．指による**クラウンの装着**が困難なときに使用するX型ピンセット状の器具．

704 クラウンフォーム
crown form

〔同義語〕コーナーマトリックス

前歯部歯冠の破折やIV級窩洞などにレジン修復をするとき，形態付与に用いるセルロイド系のフィルムの外殻．

705 クラウンマージン
crown margin

クラウンの最外周縁で，**支台歯**の**フィニッシュライン**と適合する部分．クラウンマージンを適切に確保することは，**クラウン**の経過にきわめて重要である．適合不良は，**二次齲蝕**，**歯周炎**，歯髄炎などを誘発する原因となる．

706 クラウンリムーバー
crown remover

〔同義語〕冠撤去鉗子

口腔内に装着されている**クラウン**を除去する際に使用する器具．**鉗子**型や，ねじの推進力を使ったスクリュー型がある．

707 クラウンループ
crown loop

→クラウンループ保隙装置

708 クラウンループ保隙装置　—ほげきそうち
crown loop space maintainer

固定性の**保隙装置**で，片側1歯の**乳臼歯**が**早期喪失**した場合に用いられる．**支台歯**の機能を障害することなく，**後継永久歯**の萌出余地を確保し，正しい位置へ誘導することを目的としている．**支台歯**に**クラウン**を用い，通常，0.9～1.0mm径の**矯正用線**を遊離端部が接触歯の最大豊隆直下に接するようループ状に**屈曲**し，**ろう〈鑞〉付け**してある．

709 グラスアイオノマーセメント
glass ionomer cement

〔同義語〕グラスポリアルケノエートセメント

アルミノケイ酸塩ガラス粉末とポリアクリル酸水溶液からなる歯科用セメント．多価アニオンになっている**ポリアクリル酸**とガラス粉末から溶出したアルミニウムなどが**イオン結合**し，アイオノマーとなって硬化するところから名づけられた．成形修復および合着，**裏層**などに使用される．

710 クラスプ
clasp

〔同義語〕鉤

部分床義歯に用いられる**支台装置**の1つ．**部分床義歯**を残存歯に連結固定して義歯を**維持・安定**させるとともに，必要に応じて**支台歯**に荷重を負担させる金属装置．**鋳造鉤**と線鉤が多く用いられている．形態による名称，**鉤腕**の数による名称などが多数ある．

711 クラスプアーム
clasp arm
→鉤腕

712 グラスファイバー
glass fiber
溶融ガラスを高速で引き伸ばし，数μm〜数十μmの太さにしたもの．代表例は，Eガラスで組成が52-56SiO_2，12-16Al_2O_3，16-25CaO，0-6MgO，5-13B_2O_3，0-0.8Na_2O+K_2Oの無アルカリのホウケイ酸ガラス．高強度，高耐水性でFRPの代表的な繊維である．

713 クラスプ義歯　―ぎし
clasp denture
部分床義歯の支台装置に**クラスプ**を用いたもので，一般に多く使用されている．そのほかには，**アタッチメント**を支台装置として用いたものなどがある．

714 クラスプ屈曲鉗子　―くっきょくかんし
clasp bending pliers
クラスプ用金属線を屈曲する際に使用する鉗子．**クラスプ**用金属線に損傷を与えず，使用しやすいことが必要である．屈曲しやすいように種々の形があり，使用部位により使い分ける．

715 クラスプパターン
clasp pattern
鉤外形線に従って既製のプラスチックパターンや**ワックス**を使用し，**クラスプ**の形態を付与したもの．支台歯に適当な**クラスプ**の維持力を求めるためには，適切な**クラスプ**の断面と長さを設定しなければならない．

716 クラスプ用金属線　―ようきんぞくせん
clasp wire
〔同義語〕クラスプ線

線鉤用の合金線で，屈曲して用いる．コバルトクロム，**白金加金**，金銀パラジウム，ニッケルクロム，18-8ステンレス鋼などがある．貴金属線は**軟化熱処理**により**屈曲**しやすく時効硬化性がある．非貴金属線はろう〈鑞〉付けなどの加熱により軟化しやすく，熱処理硬化は期待できない．

717 クラック
crack
陶材，**埋没材**，**レジン**などの表面または内部に発生するひび割れおよび亀裂．過大な外力によるもののほかに，**陶材焼付金属冠**の場合の**陶材**と**合金**との**熱膨張係数**の差によるもの，**埋没材**の急加熱や不均一な加熱膨張，**レジン**への溶媒の浸入によるものなどがある．

718 グラデーション
gradation
色を規則的，段階的に変化させて配列した配色方法．**色相**，**明度**，**彩度**のどれを変化させても，グラデーション効果は得られる．

719 グラデーションブロック
gradationblock
CAD/CAM加工用の**ポーセレンブロック**のなかで，シェードガイドに沿った単一色ブロックではなく，デンティン色とインサイザル色2層が自然移行的に色付けされたブロックをいう．

720 グラファイトるつぼ
graphite crucible
〔同義語〕黒鉛るつぼ
黒鉛でつくられた鋳造用るつぼ．還元雰囲気で利用される．**黒鉛**50％，木節粘土30〜40％で気孔率31％以下，見掛けの**比重**2.15以上，かさ比重1.60以上，線収縮（1,300℃）1％以下．**熱伝**

導，熱衝撃，強度，耐久性に優れている．

721 クランピング
clamping

強い力で長時間かみ締めてしまう行為のことで，咬合異常習癖の一種．頻度が高くなると，**外傷性咬合**として歯周組織の破壊の一因となるばかりでなく，顎関節部の負荷が増大することや，**口腔周囲筋**の緊張が持続することで**顎関節症の一因**となる

722 クリアランス
clearance

クラウンやブリッジを製作する際に，**支台歯**と対合歯間に存在する間隙を示す．補綴装置の機能形態や強度を確保するために十分な間隙が必要である．補綴装置の種類により，その間隙量は異なる．

723 クリープ
creep

〔同義語〕クリープ特性

粘弾性物質が示す現象の1つ．物質に一定の大きさの外力をかけていると，時間の経過に伴い徐々に**塑性変形し，ひずみ**が大きくなる現象．アマルガム修復物は咬合力を受けるとクリープを起こし，**塑性変形**する．

724 グリーンステージ
green stage

ジルコニアブロックの半焼結状態をさす．

725 繰り返し荷重　く―かえ―かじゅう
cyclic loading

外力，**重力**，遠心力のように物体の体積に作用する物体力および表面に垂直に作用する垂直荷重や平行あるいは接線方向に作用するせん断荷重のような表面力などの**応力**を，反復して試験片に加えること．このような荷重法による試験に**疲労試験**がある．

726 クリステンセン現象　―げんしょう
Christensen phenomenon

無歯顎の患者に**咬合床**を装着して下顎を前方あるいは側方に動かした場合，後方あるいは**平衡側**に生じる咬合堤間の離開現象（**矢状クリステンセン現象，側方クリステンセン現象**）．この離開する程度は**顆路傾斜角**が大であればあるほど大きい．この現象を利用して**矢状顆路傾斜角，側方顆路傾斜角**を決定できる．

727 クリステンセン法　―ほう
Christensen method

クリステンセン現象を応用し，前方位および側方位のチェックバイトの記録から，主として**半調節性咬合器**の顆路調節を行う方法をいう．パントグラフ法ほどの精度はないが，術式が簡便で利点が多いため高い実用性がある．

728 クリストバライト
cristobalite

シリカの同素体の1つで，**石英やトリジマイト**と多形をなす．低温型のα型と高温型のβ型があり，加熱すると220℃付近で転移し，その際に膨張する．**埋没材**の**耐火材**として用いられ，**熱膨張**に寄与する．

729 クリストバライト埋没材　―まいぼつざい
cristobalite investment

〔同義語〕クリストバライト鋳型材

クリストバライトを耐火材とし，石膏を結合材とする石膏系埋没材の1つ．**金合金**などの**融点**が1,000℃以下の**合金**の**埋没材**として用いられる．一般に，同じ石膏系の**石英埋没材**に比較して**熱膨張**が大きい．

730 グルービング
grooving
〔同義語〕溝付け
（1）歯冠修復や**咬合調整**時に，咬合面や前歯舌側面に溝を形成する作業．**クラウン**などの咬合面に溝を付与することで咬合誘導や食物の**スピルウェイ**として働き，咬合圧負担の軽減や食物の流れをよくするなどの効果がある．（2）**クラウン**の維持力を増強するために，**支台歯**の軸面に溝を形成すること．

731 グループファンクション
group function
補綴学的な**理想咬合**の1つで，1961年にSchuyler CHが提唱した．**両側性平衡咬合**から**平衡側**の歯の接触を取り除いた**咬合様式**．理論的な特徴としては，ロングセントリック理論の導入，側方滑走運動時における**作業側**の全歯による側方力の負担，側方運動時における**平衡側**の歯の接触の防止などが挙げられる．

732 グレージングパウダー
glazing powder
粗糙な**陶材**の表面を滑沢に仕上げる際に使用する材料．陶材の表面を滑沢にすることで，**デンタルプラーク**の付着防止，審美性の向上などの効果がある．

733 クレンチング
clenching
〔同義語〕くいしばり，かみしめ
精神的ストレス，感情過多，緊張状態などにより，上下顎歯が強くかみしめられることをいう．ブラキシズム時にも発現することがある．

734 クロージャーストッパー
closure stopper
〔同義語〕閉止点
カスプトゥフォッサの中心咬合接触において，上顎は遠心，下顎は近心斜面の**隆線**につくられる咬合接触点をいう．

735 クローズトレー
closed tray
インプラントの印象法の1つで，フィクスチャーに連結された印象用コーピングは**トレー**の撤去後も口腔内に残存する．その印象用コーピングを口腔内から撤去し**インプラントアナログ**（アバットメントアナログ）を連結して印象面に正確に復位させる．

736 クロスハッチング
cross hatching
ハッチングとは，絵画や製図で陰影を表現する描画法の1つで，複数の細かい平行線を書き込むことである．それぞれ異なる方向を向いて書かれたハッチングを重ねて線を交差させていく描画法を，特にクロスハッチングとよぶ．モチーフの硬さやなだらかな面性状を表現するのに適している．

737 クワドヘリックス装置　―そうち
quad-helix appliance
固定式上顎側方拡大装置の1つで，名称のとおり4カ所（クワド）にヘリックス（渦状に巻かれた状態）を有する．**大臼歯の維持バンド**にヘリックスのある0.9mm径の**矯正用線**がろう〈鑞〉付けされ構成される．

【け】

738 経過観察　けいかかんさつ
follow up
治療終了後，処置したものが実際どうなっているかを経日的・経月的・経年的に観察する．そして術前の予測と比較し，場合により修正・調整を加えて成功に導

739 蛍光色　けいこうしょく
fluorescent color

蛍の光のような青みがかった白色、または蛍光を伴った色の総称．天然歯は紫外線を受けると蛍光を発する．歯科用陶材も蛍光を発するように蛍光体が含有されている．

740 ケイ砂　ーしゃ
silica sand

石英の砂の総称．花崗岩、珪岩などが風化してできた天然ケイ砂と、珪石を人工的に粉砕、分級した人造ケイ砂がある．ガラス、**埋没材**、**研磨材**、セメント、**陶材**の原料である．

741 傾斜　けいしゃ
tipping, inclination

歯列内における個々の歯の位置異常を表す用語の1つで、歯が正常の**歯軸**より強く傾斜するか、異常な方向へ傾斜していることをいう．通常、傾斜の方向によって、唇側傾斜、舌（口蓋）側傾斜、近（遠）心傾斜などのように表現される．

742 傾斜移動　けいしゃいどう
tipping movement

歯根のある部分を中心として歯が**傾斜**する移動様式をいう．**歯根膜**の圧迫帯は移動方向の歯頸部と反対方向の**根尖**部に、また牽引帯はこの逆の部位に生じる．

743 形状記憶インプラント　けいじょうきおくー

形状記憶合金を用いた**インプラント**．埋入時に40℃の温水を注入することにより、板状から骨内で維持となるように一部変形を起こす．

744 形状記憶合金　けいじょうきおくごうきん
shape memory alloy

ある一定温度以下の温度で**荷重**を加えて変形させ、除荷してから、一定温度を超える温度にすると変形前の形状に戻る**合金**のこと．原子の配列が規則的で、体積変化が0.5%以下のマルテンサイト変態を生じる**合金**．ニッケルチタンが有名．

745 ケイソウ土　ーど
diatomaceous earth

浅海や湖沼の堆積物で、粘土、火山灰、有機物の混在したもの．濾過材、保温材、吸着材、断熱材に利用する**ハイドロコロイド印象材**などの**フィラー**や中硬度の**研磨材**として利用する．

746 継続歯　けいぞくし
post crown, dowel crown

〔同義語〕歯冠継続歯、ポストクラウン、ダウエルクラウン

歯冠部とポスト部が一体となっている**支台装置**のこと．使用する材料、方法などにより、レジン前装継続歯、陶材焼付継続歯および金属継続歯などがある．

747 形態修正　けいたいしゅうせい
recontouring

完成前に形態を修正すること．技工分野では**陶材**の**築盛**、**焼成**において、1度焼成した後に目的とする歯冠形態に修正することをいう．また、**人工歯**において、**自動削合**が終了した咬合面は、大部分の溝、窩が消失するので、**人工歯**の咬合面の裂溝に食物の**スピルウェイ**を設けるため形態を改変することをいう．

748 珪肺症　けいはいしょう
silicosis

塵肺症の1つ．結晶性二酸化ケイ素（遊離ケイ素）を含む**粉塵**を長期に吸入

することで発生する肺の線維増殖症．呼吸機能が衰え，結核に感染しやすくなる．**歯科技工**では**埋没材**の取り扱いに注意が必要である．

749 外科的療法　げかてきりょうほう
surgical treatment
創傷あるいは疾患を切除・形成・移植することにより，病態の制御および失われた機能を回復する治療法．

750 外科用ガイドプレート　げかよう—
surgical guide plate
→サージカルガイドプレート

751 欠格事由［歯科技工士の］　けっかくじゆう
免許を受けるためにあってはならない条件を表したもの（消極的要件）．法4条に規定され，該当する者には，厚生労働大臣の裁量により免許を与えないことができるとした．

752 結合エネルギー　けつごう—
bond energy
分子を各原子に解離するのに要するエネルギーを各原子間結合に割り当てた固有のエネルギー．たとえば，CHの解離エネルギー 395.0kcal/mol から C–H 結合エネルギーは 395.0/4 ＝ 98.75kcal/mol である．

753 結合材　けつごうざい
binder
一般に無機質粉末を所要の形に成形する際に，それらを固めるために添加される材料．**埋没材**の**石膏**，リン酸塩，シリカゾルや，研削工具の**砥粒**を固めるために用いられるゴム，樹脂，**セラミックス**，金属などをいう．

754 結晶　けっしょう
crystal
原子が空間的に規則正しく配列している固体をいう．7つの晶系（三斜晶，単斜晶，斜方晶，正方晶，三方晶，六方晶，立方晶）と4つの空間格子（単純格子，体心格子，面心格子，底心格子）により14種に分けられる．

755 結晶化ガラス　けっしょうか—
crystallized glass
〔同義語〕マイカ系結晶化ガラス
加熱によって部分的に**結晶**を**析出**させたガラスで，析出結晶の量と種類により熱膨張係数，強度，切削加工性などが調節可能である．**キャスタブルセラミックス**はこの結晶化ガラスである．結晶化は**セラミング**とよばれ，600～1,100℃で1～6時間かけて行われる．

756 結晶化処理　けっしょうかしょり
crystallization
→セラミング

757 結晶格子　けっしょうこうし
crystal lattice
原子の存在している中心部分を互いに線で結んでできる網目状の格子．結晶格子の最小単位を単位格子という．

758 結晶構造　けっしょうこうぞう
crystal structure
結晶における原子の配列の仕組みをいう．構造はフランスの物理学者 Bravais A によって研究され，14種あることが明らかにされている．それでこの分類をブラベー格子とよんでいる．金属の結晶構造には**面心立方格子**，**体心立方格子**と**最密六方格子**が多い．

759 結晶粒　けっしょうりゅう
crystal grain
〔同義語〕グレイン
金属組織を顕微鏡でみたときの粒状のものをいう．通常，金属は1つの**結晶格子**からなる単結晶が配向せずに集まって

いる**多結晶体**で，この多結晶体の各単結晶のことである．凝固に際し，急冷すると結晶粒は小さくなり，徐冷すると結晶粒は大きくなる．結晶粒が小さく均一なものは**機械的性質**がよい．

760 **結晶粒界**　けっしょうりゅうかい
　　grain boundary
〔同義語〕結晶境界
金属は一般に**多結晶体**からできており，それぞれの**結晶粒**の境界，すなわち**結晶粒**が接する境界部をいう．粒界は幅が数原子間隔で，隣接の結晶間では結晶方向が異なるので原子配列は乱れている．

761 **結晶粒界腐食**　けっしょうりゅうかいふしょく
　　grain boundary corrosion
→粒界腐食

762 **結晶粒成長**　けっしょうりゅうせいちょう
　　grain growth
〔同義語〕結晶成長，粒子成長，二次再結晶
再結晶あるいは**焼なまし**をした材料をより高温ないしは長時間加熱したとき，微細な再結晶粒が大きな結晶粒子に成長する現象をいう．粒子成長により**機械的性質**が劣化するので再加熱には注意する．

763 **結晶粒微細化**　けっしょうりゅうびさいか
　　grain refining
金属材料の結晶粒径を細かく制御すること．金属材料の**機械的性質**は結晶粒が微細なほど良好になる．結晶粒径は鋳造時の冷却速度が速いほど微細になり，**塑性加工**と熱処理を組み合わせる方法や相変態を利用する方法，液相からの急冷法などによっても微細になる．**金合金**の結晶粒微細化にはイリジウムの微量添加が有効である．

764 **ケネディーの分類**　―ぶんるい
　　Kennedy classification of removable partial denture
部分床義歯の分類法の1つ．1928年にKennedy Eが発表した分類法で，歯の欠損部やその数で次のように分けられる．Ⅰ級：左右側に**遊離端欠損**のあるもの．Ⅱ級：片側に**遊離端欠損**のあるもの．Ⅲ級：片側に**中間欠損**のあるもの．Ⅳ級：一個の欠損部が残存歯より近心にあるもの．さらにⅠ～Ⅲ級は付随的欠損部のサドル数で，級，類に分類する．

765 **ケネディーバー**
　　Kennedy bar
〔同義語〕ダブルリンガルバー
Kennedy Eにより提唱された**大連結子**の1つで，**鉤腕**が基底結節上を走行する**連続鉤**．

766 **ゲル**
　　gel
コロイド粒子が分散媒中で互いに結合して三次元的構造を形成し，流動性を失った半固体状態のコロイド分散系．物理的に形成されたゲルのコロイド粒子は二次結合で，化学的に形成されたゲルの場合は**一次結合**で結合している．

767 **ゲル化**　―か
　　gelation
溶媒中に分散した高分子コロイドが，液状のゾル状態から固体状態に変換すること．また，接着剤においては液状からゼリー状に凝固することをいう．

768 **ケルビン温度**　―おんど
　　Kelvin
原子の熱運動が完全に静止すると考えられる温度を絶対零度とし，水の三重点を273.16Kと定めて，目盛間隔は摂氏と

同じにとった温度目盛．摂氏（t）とケルビン温度（T）の間にはT＝t＋273.15の関係がある．

769 減圧鋳造　げんあつちゅうぞう
casting under reduced pressure
→吸引鋳造

770 牽引　けんいん
traction
顎および歯を目的の場所へ引くことをいう．顎には，**チンキャップ**，顎外固定装置，**上顎前方牽引装置**がある．歯には，**マルチブラケット装置**の主線やゴム材料により矯正力が発揮され，移動が行われる．引く方向により種々の移動が可能となる．

771 研究用模型　けんきゅうようもけい
diagnostic cast
〔同義語〕スタディモデル，スタディキャスト，考究用模型，診断用模型
検査，診断や治療計画の立案，治療方針の決定，**支台歯形成**の歯質削除量と形成方向の決定，咬合器装着による咬合関係の診断，患者への説明，術前の状態の記録などに用いられる上下顎歯列および口腔内状態を再現した模型．

772 健康増進法　けんこうぞうしんほう
Health Promotion Law
国民の健康増進の総合的な推進に関して基本的な事項を定めるとともに，国民の健康増進をはかるために措置を講じ，国民保健の向上をはかることを目的とした法律（2002年公布）．歯科が明記されている．この法律は「21世紀における国民健康づくり運動（健康日本21）」を法的に位置づけ，その推進を支援するために制定された．

773 健康保険　けんこうほけん
health insurance
日本の社会保障の公的医療保険制度．日本では「国民皆保険」とされ，健康保険に加入する被保険者が医療の必要な状態（疾病・負傷・出産）になったとき，医療費を保険者が一部負担する．地域保険（国民健康保険，国民健康保険組合）と被用者保険（全国健康保険協会管掌健康保険，組合管掌健康保険，船員保険，共済組合）がある．

774 言語障害　げんごしょうがい
language disorder
言語情報の伝達および処理過程における，言語の受容から表出に至るまでのいずれかのレベルによる障害．言語発達遅滞，脳性麻痺言語，聴覚障害，**失語症**および運動障害性構音障害，機能的構音障害，口蓋裂言語，吃音などがある．喉頭摘出，舌切除などの後遺症としての器質的な要因による**構音障害**も言語障害の範疇に含まれる．

775 言語聴覚士　げんごちょうかくし
speech-language-hearing therapist
言語聴覚士法に基づき，**スピーチセラピー**などを行ったり，摂食・嚥下の問題に対応する医療資格．医療機関・教育機関・保健福祉機関などで幅広く活動している．専門養成施設を修了し，国家試験に合格しなければならない．

776 言語聴覚療法　げんごちょうかくりょうほう
speech and language therapy
→スピーチセラピー

777 研削　けんさく
grinding
バーなどの刃物による加工を**切削**というのに対し，**砥粒**を固めて成形したポイン

ト，**ホイール**，**ディスク**などの砥石車を高速回転させながら技工物に押し当て，微細な削り屑を出しながら成形する加工法をいう．

778 研削材　けんさくざい
grinding materials

歯，歯冠修復物，補綴装置などの**研削**に用いられる無機質粉末材料の総称．**研磨材**と厳密な区別はないが，比較的硬質なダイヤモンド，炭化ケイ素（SiC），**アルミナ**，**エメリー**などが相当する．**砥粒**としてそのまま用いられたり，各種切削工具に加工されて使用される．

779 犬歯　けんし
canine

側切歯と第一小臼歯の間に位置する歯で，口を閉じたとき，**口角**に相当する．上下顎で1対ずつある．**切縁**の中央が突出している特徴をもつ．

780 犬歯窩　けんしか
canine fossa

上顎体前面で，眼窩下孔のすぐ下にある圧痕状の浅いくぼみ．第二小臼歯の根尖部付近にあたる．**口角挙筋**（犬歯筋）の起始部．

781 犬歯間固定式保定装置　けんしかんこていしきほていそうち
canine to canine fixed retainer

下顎に用いられる固定式保定装置の1つである．下顎犬歯間舌側の歯冠中央部に適合するように矯正用線を屈曲し，犬歯部で接着する．

782 犬歯誘導咬合　けんしゆうどうこうごう
cuspid protected occlusion

〔同義語〕カスピッドプロテクティッドオクルージョン

中心咬合位あるいは**咬頭嵌合位**では左右側臼歯部，**前方運動**では前歯部，**側方運動**では犬歯部のみが接触し，そのほかの部分が離開することで，臼歯群が**咬耗**したり，それにより**歯周組織**が損傷することを防止する**咬合様式**．**顎口腔系**にとって快適な機能を有するが，**犬歯**が負担過重となりやすい．

783 原生象牙質　げんせいぞうげしつ
primary dentin

〔同義語〕第一象牙質

根尖孔が完成するまでにつくられた**象牙質**で，**エナメル－象牙境**にある外表象牙質と髄周象牙質に分けられる．歯の大部分を占め，歯髄腔の外形をつくる．

784 懸濁重合　けんだくじゅうごう
suspension polymerization

〔同義語〕パール重合

主に水中に，乳化重合の場合より大きな液滴として**モノマー**を分散させて**重合**する方法．球状の粉末ポリマーを得るのに適しており，**床用レジン**の粉末をつくる際に用いられる．

785 減法混色　げんぽうこんしょく
subtractive mixture of color

異なった色の絵具を混ぜ合わせると混ぜる前よりも暗い色になるとき，このような混色を減法混色という．これは混色によって，その色のもつ波長の一部分が取り除かれることによる．カラー写真や印刷などがこの例．

786 研磨　けんま
polishing

明確な定義はないが，一般に**切削・研削**後に残っている凹凸を除いて平滑な面を得るために行う，研磨紙，ゴム砥石，バフなどによる最終加工法をいう．比較的軟質な**研磨材**をつけて行う，つや出し，琢磨も同じ意味合いである．

787 研磨機　けんまき
polishing machine

一般的には，研磨紙，バフ，ゴム砥石などを取り付けて回転させ**研削・研磨**を行う機器の総称．回転切削機器である**技工用エンジン**，**エアタービン**，**マイクロモーター**，**レーズ**，**サンドブラスター**なども含む．

788 研磨材　けんまざい
polishing materials

歯，歯冠修復物，補綴装置の**研磨**に用いられる無機質粉末材料の総称．**研削材**と明確な区別はできないが，粒度は粗くて硬度の低いライム，軟軽石，粒度が細かくて硬度の低い**酸化亜鉛**，粒度が細かくて硬度が高い**酸化鉄**，**酸化クロム**，溶融アルミナやアルミナ質粒子からできている人造コランダムの一種のアランダムがある．

789 研磨しろ　けんま—
polishing layer

補綴装置の最終的な**仕上げ研磨**（最終形態）に至るまでに削除される部分をいう．

【こ】

790 コア
core

(1) 支台築造体．形成材料により築造したもの，形成材料と**既製ポスト**によるもの，鋳造体がある．(2) ろう〈鑞〉付けのための**石膏コア**などのように歯列の位置関係を記録すること．(3) **前装冠**で，金属あるいは**セラミックス**などのフレームワーク．

791 コアシステム重合法　—じゅうごうほう
polymerization by core system

コアシステムで**レジン**を**重合**する方法．このシステムに用いる**レジン**は，混和後に素早く脱泡し，スプルー孔より流し込む．注入後に数分間放置して完全に餅状になったら，**加圧重合器**に入れ，45℃，2〜3気圧で約10分間**重合**する．

792 コアセラミックス
core ceramic

前装用陶材を**築盛**するための土台となる，**セラミックス**で製作された**コーピング**．

793 コア陶材　—とうざい
core porcelain

ポーセレンジャケットクラウンを製作する際，コア材料として用いられる高強度の**陶材**で，長石質陶材に50%程度の結晶アルミナを**フィラー**として添加したもの．

794 誤飲　ごいん
accidental ingestion

食べ物以外の物を誤って飲み込んで，胃の中に入れてしまうこと．

795 鋼　こう
steel

〔同義語〕鋼鉄，はがね，スチール
鉄と炭素の**合金**で炭素量が0.02〜2.1%（727℃）の共析組織をもつ**合金**．組織からは完全なパーライト組織（フェライトとセメンタイトの混合組織）である共析鋼，初析のフェライトとパーライト組織の亜共析鋼，初析のセメンタイトとパーライト組織よりなる過共析鋼に分類される．

796 高圧蒸気滅菌器　こうあつじょうきめっきんき
autoclave
〔同義語〕オートクレーブ
高圧下で沸点が上昇することを利用し、100℃以上の高温状態の蒸気によって細菌を死滅させる滅菌器．通常，2気圧の飽和水蒸気によって温度を121℃に上昇させ，20分間処理する．高温で促進された加水分解反応によって，微生物を構成する生体高分子の分解を促進し**滅菌**する．

797 高位　こうい
supraversion
歯が**咬合平面**を越えて**挺出**している状態．

798 後縁閉鎖［義歯床の］　こうえんへいさ
posterior palatal seal
→口蓋後縁封鎖

799 構音床　こうおんしょう
articulation-assisting plate
構音障害には器質的構音障害，運動失調性（麻痺性）構音障害，聴覚障害性構音障害，機能的構音障害がある．障害により構音に必要な**固有口腔**内の構音点の形成が困難な状態の患者に対し，構音点を再設定して，ある構音を中心とした補助を行うことを目的とした床装置のこと．

800 構音障害　こうおんしょうがい
dysarthria, alalia
〔同義語〕発語障害
運動系（おもに構音器）の形態あるいは動きの異常によって語音が正しく構音されないもの．

801 高温素焼　こうおんすやき
high temperature bake
陶材の焼成段階の名称．**中温素焼**の後の段階で，グレージングの前段階焼成．焼成物の気泡が減少し，**収縮**が終わっているが，表面はつや消しの状態にとどまっている．

802 高温鋳接法　こうおんちゅうせつほう
high temperature casting method
鋳造によって，**鋳型**内の被接合金属と鋳込まれる融解金属を溶着させる方法．**鉤腕**とレスト，**クラウン**と**アタッチメント**などに応用されるが，金属の種類や**酸化**の程度で接合できない場合もある．

803 高温鋳造用埋没材　こうおんちゅうぞうようまいぼつざい
investment for high fusing alloy
コバルトクロム合金，**チタン**などの高融点の合金を**鋳造**する場合に使用される**埋没材**で，**結合材**として**耐熱性**の高いリン酸塩やエチルシリケートを用いた**埋没材**がある．

804 口蓋　こうがい
palate
固有口腔の上壁であると同時に鼻腔底をなす．前方部（前方2/3）は内部に上顎骨口蓋突起と**口蓋骨**の水平板が存在し，硬く非可動性で**硬口蓋**という．後方部（後方1/3）は内部に骨を欠き，主に横紋筋により構成され，軟らかく可動性で**軟口蓋**という．

805 口蓋咽頭弓　こうがいいんとうきゅう
palatopharyngeal arch
口峡の外側方の境には，前後2個の可動性の弓状のヒダがみられる．そのうち後方のヒダをいう．**軟口蓋**後縁が外側に伸び，**咽頭**の外側壁に移行したもので，このヒダの中を**口蓋咽頭筋**が走る．

806 口蓋咽頭筋　こうがいいんとうきん
palatopharyngeal sphincter
咽頭筋のうちで，縦走する三つの細長い

筋肉の1つ．**口蓋咽頭弓**の中を通る．食物を嚥下するのに重要な筋である．

807 鉤外形線　こうがいけいせん
clasp outline
（同義語）クラスプライン
サベイングにより**支台歯**に描かれた**サベイライン**を基準に，**アンダーカットゲージ**で**鉤尖**の位置を設定し，それにより決定される**支台歯**に描かれた**クラスプ**の外形線．実際に製作される**クラスプ**の周囲線．

808 口蓋後縁封鎖　こうがいこうえんふうさ
posterior palatal seal
（同義語）後縁閉鎖［義歯床の］
後堤法により，口蓋後縁の**辺縁封鎖**を確実にすること．義歯床と粘膜との間の陰圧によって義歯の**維持**が得られるが，外部から空気が侵入すると**維持**が得られず離脱する．口蓋後縁はほかの**床縁**のように周辺軟組織の**閉鎖弁作用**による**辺縁封鎖**ができないので**後堤法**を行う必要がある．

809 口蓋骨　こうがいこつ
palatine bone
鼻腔の後部外側壁と骨口蓋の後部をつくる有対性の薄い骨．形は全体としてL字形をし，垂直板と水平板からなる．垂直板には蝶形骨突起，眼窩突起，錐体突起があり，隣在の骨と接している．水平板の前縁は**上顎骨**と接し，正中では反対側の水平板と接し骨口蓋を形成する．

810 口蓋垂　こうがいすい
uvula
軟口蓋後端の自由縁の正中部に垂れ下がる小突起をいう．口蓋垂の中には**口蓋垂筋**が入る．

811 口蓋垂筋　こうがいすいきん
uvular muscle
後鼻棘から起こり正中線の左右で後方へと経過し，口蓋垂の粘膜下に入り込む1対の筋．

812 口蓋皺襞　こうがいすうへき
rugae palatinae
（同義語）横口蓋ヒダ
硬口蓋の犬歯～小臼歯部の範囲にある正中部から横に伸びた数条のヒダ．舌とともに食物の咀嚼や発音に役立つといわれている．義歯床の口蓋につける場合は，前方のヒダが最も高く幅があり，次第に減じさせる．また，舌尖を刺激しないようになだらかな隆起に形成する．

813 口蓋舌弓　こうがいぜっきゅう
palatoglossal arch
口峡の外側方の境には，前後2個の可動性の弓状のヒダがみられる．そのうち前方のヒダをいう．口蓋垂の基底の前から起こり，口峡の粘膜を弓状に走り，舌の外側縁の後部に達する．ヒダの中を**口蓋舌筋**が走る．

814 口蓋舌筋　こうがいぜっきん
palatoglossal muscle
舌根の外側部，**口蓋腱膜**から起こり，**口蓋舌弓**の中を走って口蓋帆に達し，なお正中線に走り，対側のものと交錯して終わる．

815 口蓋腺　こうがいせん
palatine glands
小唾液腺の1つ．口蓋の後2/3部，軟口蓋と硬口蓋両域にわたる粘膜下に散在する腺葉群で，粘液腺である．

816 口蓋帆挙筋　こうがいはんきょきん
levator palatini muscle
口蓋帆張筋の後内側から起こり，上咽頭の外側壁の粘膜下を斜め下内方に走り口

817 口蓋帆張筋　こうがいはんちょうきん
tensor palatini muscle
頭蓋底の**翼状突起**および耳管軟骨から起こり，垂直に下がって翼状突起鉤で内側に折れ，口蓋帆の中に放散している．

818 口外描記法［ゴシックアーチ描記法の］　こうがいびょうきほう
extraoral tracing method (of Gothic arch tracing)
下顎の水平的位置関係を記録する装置が口腔外に置かれるもので，固定器により下顎の**咬合堤**に取り付けられる描記板と上顎の**咬合堤**の前端に取り付けられる描記針とからなる．

819 口蓋扁桃　こうがいへんとう
palatine tonsil
口蓋舌弓と口蓋咽頭弓の間にある扁桃窩中に存在する扁桃をいう．咽頭扁桃，耳管扁桃，舌扁桃とともにリングを形成し，これをワルダイエルの咽頭輪とよぶ．

820 口蓋補綴　こうがいほてつ
palatal prosthetics
硬口蓋および軟口蓋の欠損を人工物で補綴することで，補填・閉鎖をはかること．口蓋の欠損した患者は，咀嚼・発音・嚥下などの生理的機能障害が特徴的で，損なわれた機能と形態の回復・改善をはかる．

821 口蓋裂用スピーチエイド　こうがいれつよう—
speech aid prosthesis for cleft palate patients
鼻咽腔閉鎖不全を改善し，口蓋裂に起因する言語障害を回復するために用いられる発音補助装置．鼻咽腔を狭小化するものと鼻咽腔閉鎖機能を賦活化するものがあり，バルブ型のものがよく用いられる．

822 口角　こうかく
angle of mouth
上唇と下唇との間を口裂といい，その外側隅を口角とよぶ．その位置は歯列の**犬歯**の遠心にあたる．全部床義歯では前歯の幅径の基準点となる．

823 光学印象　こうがくいんしょう
optical digital impression
〔同義語〕デジタルインプレッション
口腔内印象採得を，**印象材**を用いることなく口腔内スキャナーにより計測する方法をいう．三次元データ化された計測データは，CADソフトによりコンピュータのモニター画面で口腔内の様子を確認できるほか，CAMによる**作業用模型**の製作や各種**コーピング**の製作などに活用できる．

824 口角下制筋　こうかくかせいきん
depressor anguli oris muscle
口裂周囲下方の**顔面筋**である．**口角**を引き下げる作用があり，左右側が働くと口が「へ」の字形になる．一部の筋束は**口角挙筋**と合している．

825 口角挙筋　こうかくきょきん
levator anguli oris muscle
〔同義語〕犬歯筋
顔面筋のうち，口裂の上方にあり，深層に位置する．**犬歯窩**より**口角**の皮膚に終わる大部分は，**口角下制筋**と結合している．**口角**を上方に上げる．

826 口角筋軸　こうかくきんじく
modiolus, oral angular eminence
〔同義語〕モダイオラス，口角モダイオラス，口角結節
口輪筋を構成する各種の筋が**口角**付近に集まった結節点．頰筋中央部の筋束浅層

は**口角部**に集まってこの部位で交叉し，頬筋の上半部からの筋束は下唇へ，下半部からの筋束は上唇の**口輪筋**に移行する．

827 **口角線** こうかくせん
　　corner line of mouth
〔同義語〕犬歯線
口唇を静かに閉じた状態において**口角**の位置を示すもので，**咬合採得**するとき，**咬合床**に**正中線**と平行に記入する線．この線は**犬歯**の**尖頭**または遠心部にあたり，**全部床義歯**の製作時に前歯部人工歯の幅を決定するうえで参考となる．

828 **硬化時間** こうかじかん
　　setting time
〔同義語〕凝結時間
成形修復材，セメント，**印象材**，**模型材**，**埋没材**などの歯科用練成材料の練和開始から硬化するまでの所要時間．硬化時間はさまざまな因子により変化するので，これらの材料を取り扱う際や保管場所には注意を要する．

829 **硬化促進剤** こうかそくしんざい
　　(1) accelerator of impression material, (2) accelerator for gypsum setting

(1) **印象材**の硬化を速くするために添加される化学薬品や物質．石膏印象材に対しては硫酸カリウム溶液など，**アルジネート印象材**に対しては硫酸カルシウム，**酸化亜鉛ユージノール印象材**に対しては硫酸亜鉛や少量のアルコールなど，**ポリサルファイドゴム印象材**に対しては1滴の水が用いられる．(2) **石膏**の硬化を速くするために添加される化学薬品や物質．塩化ナトリウム，塩化カリウム，硫酸カリウムなどの無機塩類や，水酸化カリウムなどのアルカリがある．また，二水石膏の粉末も硬化を促進する．

830 **硬化遅延剤** こうかちえんざい
　　(1) retarder of impression material,
　　(2) retarder for gypsum setting
(1) **印象材**の硬化を遅らせるために添加される化学薬品や物質．石膏印象材に対しては**ホウ砂**，アルジネート印象材に対しては第三リン酸ナトリウム，ピロリン酸カリウム，**酸化亜鉛ユージノール印象材**に対してはグリセリン，**ポリサルファイドゴム印象材**に対してはオレイン酸などの脂肪酸が用いられる．**ゴム質印象材**は触媒ペーストの減量によっても調節できる．(2) **石膏**の硬化を遅らせるために添加される化学薬品や物質．**ホウ砂**，酒石酸ナトリウムなどがある．これらは半水塩から溶出したカルシウムイオンと錯塩を形成しやすく，二水塩の結晶析出を遅延させる

831 **口渇** こうかつ
　　thirst, dipsesis
口腔乾燥などに起因する水を飲みたいという渇望感．灼熱感，**味覚**異常，摂食・嚥下困難，舌痛症，舌苔，**口腔カンジダ症**などを来たす．唾液腺疾患（唾液腺炎，唾石症，**腫瘍**など），唾液腺分泌神経障害，老人性萎縮，全身性疾患（尿崩症，**糖尿病**，慢性腎疾患など），薬物服用，**口呼吸**，自律神経失調症などに継発して起こる．

832 **硬化熱処理** こうかねつしょり
　　hardening heat treatment
〔同義語〕時効硬化処理
合金を硬くするために，**軟化熱処理（溶体化処理）**した**合金**を固溶限以下の適当な温度で加熱すると，微細な新たな相が**析出**する．それが既存の相の**結晶格子**をひずませ，転位の移動を妨げるために，

合金の強度が増し硬くなる．金合金や金銀パラジウム合金は，400℃に加熱係留後，徐冷することによって行われる．

833 硬化膨張　こうかぼうちょう
setting expansion
〔同義語〕凝結膨張
一般には，石膏が硬化するときに発現する見かけの膨張をいう．石膏泥の硬化に伴う体積変化は理論からは収縮であるが，実際には二水石膏の結晶成長の仕方が原因で膨張する．半水石膏が水和して生成した二水石膏の針状結晶が成長し，互いに押し合い交錯して硬化する過程で空隙が生じるために起こる．

834 高カラット金合金　こう—きんごうきん
high noble metal alloys
タイプ1金合金や陶材焼付用の金濃度の高い合金．前者は耐食性に優れ，融点が950℃程度の軟らかい固溶体合金，後者は白金やパラジウムが添加された融点が1,150℃前後と高い合金．

835 鉤脚　こうきゃく
clasp tang
形態的にはクラスプの一部で，クラスプと床を連結する部分をいう．床との結合を強固にするため鳩尾形などの保持形態を与える．

836 咬筋　こうきん
masseter muscle
咀嚼筋の1つで，咀嚼筋のなかで最も強力である．頰骨弓から起こり，下顎骨の咬筋粗面に停止する．筋線維の走行により浅部と深部に分けられ，浅部は前上方から斜め下方に，深部は大部分を浅部に覆われ，一部は浅部の後方に露出して，後上方からほぼ垂直・下方に走る．

837 合金　ごうきん
alloy
金属元素にほかの元素を加えたもので，金属的性質をもっているものをいう．2種類の元素のものは二元合金，3種類の元素のものは三元合金という．合金化することで純金属では得られない機械的性質が得られ，融点の改善やほかの化学的性質の向上も期待できる．歯科用としては電解腐食を生じないため固溶体合金が適当．

838 咬筋粗面　こうきんそめん
masseteric tuberosity
下顎骨の下顎角付近の外面にある粗面で，咬筋が停止する．筋力の強い男性のほうが女性よりも粗面の凹凸が強い．

839 抗菌耐性　こうきんたいせい
antimicrobial tolerance
感染症の原因となる微生物が，その治療薬の効果から逃れる方法を獲得することをいう．抗菌耐性はさまざまな感染症をコントロールする際の障害になるため，世界的な公衆衛生上の問題として認識が高まっている．

840 口腔　こうくう
oral cavity
消化器官の起始部にあって，食物摂取とその咀嚼作業を行い，食物を咽頭へ送って嚥下させる．これらの機能を営むために，歯および歯周組織，舌，さらには口腔腺（唾液腺）を備えている．また，呼吸器系の1つとして発音器の一部を司る．

841 口腔癌　こうくうがん
oral cancer
口腔領域に発生する悪性腫瘍の総称．口腔に発生する悪性腫瘍は，全悪性腫瘍のなかの1〜5%程度といわれている．そ

のうち，癌腫は90%，肉腫は10%程度である．**腫瘍の部位と病期（ステージ）**に応じて，手術，放射線療法，抗ガン剤による**化学療法**のいずれか，もしくは併用して，治療が行われる．

842 口腔カンジダ症　こうくう―しょう
oral candidiasis

口腔内の常在菌であるカンジダ（主にカンジダ・アルビカンス）の**日和見感染**による感染症．偽膜性と萎縮性のタイプからなる急性型と，萎縮性と肥厚性からなる慢性型とがある．抵抗力の弱い乳幼児や**高齢者**に多く，免疫抑制剤や抗菌薬の投薬治療を受けていたり，エイズ発症によるCD4陽性T細胞の減少といった全身的因子により発症がみられる．

843 口腔乾燥症　こうくうかんそうしょう
xerostomia

唾液分泌量の減少によって口腔内が高度に乾燥する状態をいう．主たる原因の**唾液の分泌障害**は，**唾液腺の腫瘍・炎症**などの疾患のほか，精神・心因性によって起こることもある．舌の疼痛，灼熱感，**齲蝕**の多発，義歯保持困難，会話・摂食・嚥下困難などを招く．

844 口腔周囲筋　こうくうしゅういきん
perioral muscle

口腔の周囲にある筋の総称．口腔周囲筋群の不調和を訓練により改善し，正しい機能を獲得させる方法として，口腔筋機能療法（MFT）がある．

845 口腔習癖除去装置　こうくうしゅうへきじょきょそうち
oral habit breaking appliance

（同義語）習癖除去装置

弄舌癖，異常嚥下癖，**吸指癖**，**咬唇癖**，吸唇癖などの口腔習癖を防止する装置．習癖の種類によって種々ある．

846 口腔前庭　こうくうぜんてい
oral vestibule

上下の**口唇**，頰と上下顎の歯列弓との間に挟まれた狭い空間で，全体的には馬蹄形を呈する．後端は**固有口腔**に連なる．

847 口腔前庭拡張術　こうくうぜんていかくちょうじゅつ
vestibuloplasty

（同義語）口腔前庭形成術

義歯の安定をはかるために行われる補綴前外科手術．広義では狭小な**口腔前庭**の深さを増大させる外科手術の総称であり，小帯切除術，歯肉弁根尖側移動術，歯肉弁側方移動術，口腔前庭開窓術，遊離歯肉移植術などがこれに含まれる．

848 口腔内写真　こうくうないしゃしん
intraoral photography

口腔病変や咬合状態あるいは治療経過の記録に用いられる口腔内の写真．**口腔**は狭くまた暗いため，適当な焦点距離のレンズとリングストロボが必要である．また，歯列の側面観，咬合面観などの撮影には口角鉤とともに金属製の表面鏡が用いられている．

849 口腔バイオフィルム　こうくう―
oral biofilm

口腔内微生物によって，固相面を足場に膜状に構成される**バイオフィルム**．**デンタルプラーク**が，**齲蝕**・歯周病の原因となる細菌の凝集塊という考えに基づいているのに対し，口腔バイオフィルムは，構成細菌がさまざまな情報伝達を行いながら生活するコミュニティという概念である．

850 口腔ヘルスケア　こうくう―
oral health care

口腔清掃，歯石の除去，義歯の調整・修理・手入れ，簡単な治療などにより**口腔**

の疾病予防・機能回復，健康の保持増進，さらにQOLの向上を目指すこと．

851 口腔模型　こうくうもけい
oral model, dental cast
口腔内の印象を採得した印象面に**石膏**などの**模型材**を注入して製作したもの．計測，診断，研究などの目的で用いられる**研究用模型**，技工物の製作に用いられる**作業用模型**，矯正治療で用いられる**顎態模型**，**平行模型**などがある．

852 後継永久歯　こうけいえいきゅうし
succedaneous permanent tooth
乳歯の後から生えてくる**永久歯**をいう．**加生歯**は含まれない．

853 抗原　こうげん
antigen
生体に免疫反応を引き起こす原因となる物質．異種タンパクなど非自己の物質が体内に侵入すると，血清中に抗体がつくられ生体が免疫反応を起こすが，このような生体に免疫応答を起こさせる物質をいう．

854 咬交　こうこう
dental articulation
下顎の偏心運動時に，上下顎の歯が接触滑走すること．主に**全部床義歯**で使われる．

855 咬合　こうごう
occlusion
上下顎の歯列全体の接触，接触関係および上下顎それぞれ1カ所に生じた接触，接触関係のこと．正常な咬合は咀嚼筋群の活動性を保護するが，異常な咬合は筋群の協調作用を破壊する．

856 硬口蓋　こうこうがい
hard palate
口蓋の前方2/3を占める口腔上壁の一部．基礎をなす部分は骨口蓋によって構成され，表面は非可動性の粘膜に覆われている．

857 咬合滑面板　こうごうかつめんばん
guide flange
下顎骨離断後の下顎偏位を防止する目的で，咬合時に上顎臼歯部頬側面またはガイド板に誘導され，下顎を**咬頭嵌合位**に導くように下顎臼歯部頬側に付与する偏位防止板．

858 咬合器　こうごうき
articulator
ヒトの上下顎部の機能を機械的に再現するようにつくられた器械で，上下顎模型を生体と同じ位置関係に固定し，**下顎運動**を再現させることができる．これを使用することにより，形態，**排列**，咬合状態などが合理的に調整された補綴装置を間接的に製作できる．また，口腔内の診断，治療計画立案などにも役立てることができる．

859 咬合器装着　こうごうきそうちゃく
mounting (on an articulator)
〔同義語〕マウント
作業用模型による間接的な補綴装置の製作，**咬合**の診査，治療計画の立案などのために，上下顎模型を**咬合器**に装着すること．このとき大切なことは，できるだけ生体と同じ位置関係で模型を装着することである．

860 咬合挙上装置　こうごうきょじょうそうち
mandibular orthopedic repositioning appliance, Gelb appliance
〔同義語〕リポジショニングスプリント，下顎位矯正復位装置
顎関節機能異常・不全の症状改善を目的に装着される可撤性スプリントのうち，適正な新顎位へ誘導する治療顎位で製作

されるもの．誘導板（斜面）を付与することもある．関節円板転位や下顎頭変位の症例に有用である．

861 咬合挙上板　こうごうきょじょうばん
bite raising plate

過蓋咬合の症例にしばしば用いられるもので，上顎前歯部口蓋側に厚みのある平坦な部分をもち，臼歯部の**挺出**を促進させる．ホーレータイプのものが多く使用されている．また，下顎前歯部および小臼歯部にブラケット装着が不可能な**過蓋咬合**の症例において，**マルチブラケット法**の補助として**咬合**を挙上する場合にも用いられる．

862 咬合検査　こうごうけんさ
occlusal examination

被験者の**咬頭嵌合位**や偏心咬合位における静的あるいは動的な咬合接触状態を記録し，判定する検査をいう．ワックス，**咬合紙**，シリコーン検査材，引き抜き試験用箔，感圧フィルムなどの検査材や咬合検査機器を用い，各咬合位での**早期接触**，**咬頭干渉**，**咬合接触**の不均衡の有無などを検査する．

863 咬合高径　こうごうこうけい
occlusal vertical dimension

中心咬合位にあるときの垂直的な**顎間距離**をいう．歯や顔面に設定された種々の計測点間の距離を計測し，**咬合採得**や咬合位の高さを決定する基準の1つとする．

864 咬合採得　こうごうさいとく
bite taking

上下顎間の前後・左右・上下の位置的関係を記録し，再現する操作をいう．残存歯数の多い**有歯顎**の場合，咬合位は比較的容易に決定できるが，残存歯数の少ない**有歯顎**あるいは無歯顎の場合，**有歯顎**のときの咬合位や**咬合高径**を再現するのは困難なことが多い．

865 咬合紙　こうごうし
articulating paper

上下顎歯間に介在させることでその接触部位を知り，**咬合**の診査や調整に役立てるためのカーボン紙．

866 咬合紙検査法　こうごうしけんさほう
articulating paper examination

咬合紙を口腔内あるいは**作業用模型**上の上下顎歯列間に置いて**咬合**させ，**咬頭嵌合位**や偏心咬合位における咬合接触状態を印記し，判定する方法をいう．口腔内では印記後の色の濃淡から**咬合接触**の強さを判定したり，また，色の異なる**咬合紙**を用いることで各咬合位間の咬合接触状態の差異を検査できる．

867 咬合斜面板　こうごうしゃめんばん
(1) jumping plate, (2) guidance ramp

(1)**下顎遠心咬合**またはアングルⅡ級1類の治療に用いられる装置．床，**維持装置**，接歯唇側線から構成される．上顎前歯部口蓋側に床で形成した斜面に下顎前歯部が誘導され，筋の機能力により下顎が前進する．(2)**顎顔面補綴**において，下顎骨離断後の下顎変位に対して，咬合時に下顎を**咬頭嵌合位**に誘導する目的で上顎補綴装置の口蓋側に付与する隆起．

868 咬合床　こうごうしょう
record base with occlusion rim

義歯製作時に使用するもので，直接粘膜面に接する**基礎床**と歯槽頂に沿って走る**咬合堤**からなっている仮の義歯床をいう．**中心咬合位**，**咬合平面**，**咬合高径**の決定や，唇・頬側部の**豊隆**の度合，人工歯排列時の**基準線**の記入などに用いられ

る．基礎床はシェラック板やレジンが用いられ，咬合堤は主にパラフィンワックスが用いられている．

869 咬合小面　こうごうしょうめん
occlusal facet

〔同義語〕ファセット

上下の歯の歯頭が互いに相接する小さな面．天然歯では上顎前歯舌側面，下顎前歯切縁，臼歯部咬合面にみられる．歯の接触および滑走運動によって生じる．義歯では人工歯を削合することによって小面を形成し，義歯の安定を得る．

870 咬合性外傷　こうごうせいがいしょう
occlusal trauma

咬合力によって生じる歯周組織の外傷をいう．正常な歯周組織に異常な咬合力が作用して起こる一次性咬合性外傷と，正常な咬合力であっても歯周病変により歯の支持力が低下しており，そのために起こる二次性咬合性外傷がある．

871 咬合接触　こうごうせっしょく
occlusal contact

〔同義語〕オクルーザルコンタクト

上下顎の歯の接触状態のことで，咬頭嵌合位と偏心咬合位における接触関係に分けられる．接触状態は咬合印記用材料により咬合面に印記され，咬頭嵌合位と偏心咬合位で適正な咬合接触関係が得られるように咬合調整される．

872 咬合接触診査装置　こうごうせっしょくしんさそうち

咬合接触の診査方法に用いる，咬合紙，シリコーンブラック，オクルーザルインジケーターワックス，プレスケール，光弾性材などの装置．

873 咬合調整　こうごうちょうせい
occlusal adjustment

咬合の異常な接触関係を削合，矯正，補綴的方法で修正し，顎口腔系に調和させること．外傷性咬合，ブラキシズム，早期接触，咬頭干渉，歯の位置異常などを削合修正し，咬合力を歯軸の方向に与え，また多数歯に力の分散をはかる．

874 咬合堤　こうごうてい
occlusion rim

〔同義語〕ろう〈蠟〉堤，バイトリム

基礎床の上に，歯槽頂線を中心としてパラフィンワックスを馬蹄形に軟化成形してつくるもので，咬合床の一部をなす．上下顎間関係の記録に用い，後に人工歯を排列する部分となる．

875 咬合パターン　こうごう—
occlusal contact pattern

→咬合様式

876 咬合平衡　こうごうへいこう
occlusal balance

下顎が前後運動また側方運動をするとき，左右側のすべての臼歯と前歯の一部が接触する咬合をいう．全部床義歯の理想的咬合といわれ，義歯の安定を得るために必要である．天然歯列ではみられないことが多い．

877 咬合平面　こうごうへいめん
occlusal plane

〔同義語〕オクルーザルプレーン

歯の排列状態によって決定される仮想平面で，通常，下顎切歯点と下顎左右側第二大臼歯遠心頰側咬頭頂を含む平面としている．鼻翼下縁と左右の外耳道下縁とを結ぶカンペル平面とほぼ平行になる．無歯顎者の補綴を行うときは，カンペル平面を基準として咬合平面を決定する方法がある．

878 咬合平面板　こうごうへいめんばん
occlusal plane table

咬合採得の終了後，上顎の作業用模型を

平均値咬合器に装着する際に用いる咬合器の付属品．この咬合平面板や切歯指導標などをガイドとして上顎の作業用模型の空間的位置を平均的に設定，装着する．また，テンチのコアを採得するときにも応用できる．

879 咬合面フォーマー こうごうめん—
occlusal anatomy former

大・中・小の大きさの解剖学的咬合面パターンがゴム枠などに陰型化されたもの．これにワックスを注入して，咬合面のワックスパターンを製作する．咬合面形態を比較的容易に付与することができる．

880 咬合誘導 こうごうゆうどう
guidance occlusal

発達期にある小児に，最善の咬合を完成させることを目的とした小児歯科医療．現在望ましい状態にある咬合を悪くならないよう管理していくことを受動的咬合誘導といい，望ましくない方向に進んでいる咬合を，予防矯正の立場から改善していく場合を能動的咬合誘導という．

881 咬合様式 こうごうようしき
occlusal scheme

〔同義語〕咬合パターン

側方運動時における上下顎歯の咬合接触状態を表し，犬歯誘導咬合，グループファンクション，フルバランスドオクルージョン（両側性平衡咬合）に大別される．このほかに，全部床義歯の咬合を目的にしたユニラテラリーバランスドオクルージョン（片側性平衡咬合），モノプレーンオクルージョン，リンガライズドオクルージョン（舌側化咬合）などがある．

882 咬合彎曲 こうごうわんきょく
occlusal curvature

〔同義語〕歯牙彎曲

天然歯列の咬合面にみられる彎曲．天然歯によることから人工歯排列時の調節彎曲と区別して歯牙彎曲ともいわれる．前後的咬合彎曲と側方的咬合彎曲があり，一般的には上下顎とも下方に凸の彎曲である．

883 口呼吸 こうこきゅう
mouth breathing

安静時の呼吸は正常な場合，一側の鼻孔を介して行われるが，口腔を介して行っている場合をいう．口呼吸はアデノイドや鼻閉などの鼻咽腔の慢性疾患によるものと，習癖の場合が考えられる．矯正歯科の領域では成長期の小児の口呼吸は，上顎前突，歯列狭窄，開咬の原因と考えられているが，否定的な意見もある．

884 交叉咬合 こうさこうごう
crossbite

上下顎の歯列弓が側方に交叉した状態をいう．歯列型と骨格型それぞれの異常に基づくものがあり，下顎が左右どちらかに偏位している場合，上顎臼歯部のどちらかが頰舌的に偏位している場合，顎骨自体が左右に偏位している場合がある．

885 交叉咬合排列 こうさこうごうはいれつ
crossbite arrangement

無歯顎になって顎堤の吸収が進むと，一般に上顎顎弓は下顎顎堤弓よりも縮小し，歯槽頂間線と仮想咬合平面のなす角度が80°以下になると，正常な排列では義歯の安定不良，舌の運動障害が起こる．これを防止するために上下顎の歯列を第一小臼歯部で交叉させて反対咬合に排列する方法をいう．ギージー法，ミューラー法がある．

886 硬質インレーワックス こうしつ—
hard type inlay wax
インレーワックスのうち，硬質のものをいう．**軟化温度**は約56℃．圧接法による**ワックスアップ**に際して，**クラウン**の外面などに用いられる．

887 硬質石膏 こうしつせっこう
dental stone
〔同義語〕硬石膏
α半水石膏を主成分とする石膏．JISでは**圧縮強さ**によりタイプ1（模型用）とタイプ2（歯型用）に分けている．二水石膏を120〜130℃で加圧水蒸気圧下で加熱し，製造される．**普通石膏**に比較して，**混水比**は小さく，強度も高い．

888 硬質レジン こうしつ—
dental hard resin
→歯冠用硬質レジン

889 硬質レジン歯 こうしつ—し
composite resin tooth
従来の**レジン歯**より咀嚼やブラッシングによる**耐摩耗性**を向上させた**人工歯**．エナメル部やデンティン部には**フィラー**が配合された**コンポジットレジン**を使用し，カラー部やベース部は**床用レジン**との接合のために**アクリルレジン**を用いている．一部には結合度を高めてコンポジットタイプの混入物を含有しないものもある．

890 格子定数 こうしていすう
lattice constant
〔同義語〕格子常数
結晶格子の最小単位は平行六面体の単位格子である．その六面体の格子点間距離をa, b, cとし，各稜の間の角をそれぞれα，β，γとするとき，a, b, cならびにα，β，γを格子定数という．物質の格子定数の変化を測定することによって，固溶量の評価や温度による膨張量を評価することができる．

891 口臭 こうしゅう
halitosis
口から出される悪臭のこと．主な原因物質として揮発性硫黄化合物が挙げられる．口臭症に対する国際分類として，明らかな口臭が認められる真性口臭症と認められない仮性口臭症および口臭恐怖症に分けられる．真性口臭症はさらに生理的口臭と病的口臭に分けられる．

892 公衆衛生 こうしゅうえいせい
public health
一般的見地から公衆の健康の保持・増進をはかること．各人の健康の保持・増進をはかる「個人衛生」と対比される．地域保健法2条では，地域における公衆衛生の向上増進をはかることをその基本理念として明示している．

893 高周波鋳造機 こうしゅうはちゅうぞうき
high frequency casting machine
高周波誘導加熱により**合金**を融解し，**鋳造**する装置．

894 高周波誘導加熱 こうしゅうはゆうどうかねつ
high frequency induction heating
数十〜数百KHzの高い周波数の交流電流を流すことにより発生する磁束のなかに金属などの導電体が置かれると，導電体内に高周波の循環電流（渦電流）が誘起され，この電流によって導電体が発熱する．**合金**の融解では合金中の誘導電流により加熱する方法と**るつぼ**を誘導電流により加熱し，その熱で**合金**を融解する方法がある．

895 孔食 こうしょく
pitting corrosion

〔同義語〕点食
金属表面の特定な部分にのみ腐食が進行し，孔をつくる腐食．局部腐食の一種．補綴装置の破壊原因にもなる．

896 口唇　こうしん
lip

口腔の前壁をなし口裂を上下から囲む皮膚のヒダをいう．上唇と下唇とを区別し，その外側隅を口角という．皮膚と粘膜の移行部は非角化重層扁平上皮で，固有層が透けてみえるため紅唇（赤唇）という．

897 口唇腺　こうしんせん
labial glands

小唾液腺の１つ．口裂を囲むように散在し，粘膜下組織と一部は口輪筋外表層に存在する腺葉群である．粘液腺（従来の説は混合腺）である．口腔前庭の前歯部に開口する．

898 咬唇癖　こうしんへき
lip biting habit

口唇をかむ癖．上口唇をかむと上顎前歯の舌側傾斜，下顎前歯の唇側傾斜の原因となる．下口唇をかむと上顎前歯の唇側傾斜，下顎前歯の舌側傾斜の原因となる．

899 構成咬合　こうせいこうごう
construction bite

アクチバトールなどの製作・装着時の下顎位で，筋機能を発揮させるための下顎位．通常，切縁間距離が１〜2mmで，上下顎の正中を合わせる．前後的には上顎前突の場合は下顎を前方へ，下顎前突の場合は下顎をできるだけ後方へもっていく．

900 構成咬合器　こうせいこうごうき
fixer for construction bite

アクチバトールを製作するために考案された咬合器で，構成咬合を正確に保持することができる．三角形の上下顎模型保持部と３本の支柱からなり，前方の支柱をはねあげて上顎と下顎に分割することができるものや，２本支柱，１本支柱のものなどがある．

901 合成樹脂　ごうせいじゅし
synthetic resin

化学工業的に製造される高分子のうち，樹脂状のものの総称．塩化ビニルやポリエチレンなどが典型．アクリルレジン，ポリエーテルスルホンなどが歯科材料として使用される．ゴム弾性を示すものは一般に含まれない．

902 剛性率　ごうせいりつ
modulus of rigidity

〔同義語〕せん断弾性係数，横弾性係数
弾性係数の一種で，物体の比例限以内におけるせん断応力τのせん断ひずみγに対する比（τ/γ）で表される．せん断試験，ねじり試験によって測定される．

903 厚生労働省　こうせいろうどうしょう
Ministry of Health, Labor and Welfare

社会福祉・社会保障・公衆衛生・労働条件および労働環境の整備などに関する国の行政を主管する行政機関．厚生労働大臣を長として，大臣官房，医政局，健康局，医薬食品局，労働基準局，職業安定局，職業能力開発局，雇用均等・児童家庭局，社会・援護局，老健局，保険局，年金局などがあり，医政局のなかに歯科保健課がある．

904 鉤尖　こうせん
clasp tip

クラスプの先端で，維持力を発揮する最も重要な部分．原則としてサベイライン下に適当なアンダーカットを求めて設置

する．**永久変形**を生じさせないで必要な維持力を求めるため，それぞれの**クラス**プに相応した**アンダーカット**の量を求める．

905 構造設備基準　こうぞうせつびきじゅん
structural equipment standard

良質な補綴装置を国民に安定的に供給するために，**歯科技工所**の設備基準を示したもの．2005年3月に厚生労働省医政局から「歯科技工所の構造設備基準」の通達が出された．

906 咬爪癖　こうそうへき
nail biting habit

不正咬合の原因となる口腔習癖の1つで，爪をかむ癖．該当する**前歯**の**切縁**の**咬耗**や排列の乱れなどが起こることがある．

907 高速レーズ　こうそく—
high speed lathe

電動機の回転をベルトで工具軸に伝達する方式のもので，**回転速度**が15,000～25,000rpmと速い電気レーズ．電動機の軸と工具軸の両方に直径の異なる滑車が数枚ついており，その組み合わせにより**回転速度**を調節する．

908 鉤体　こうたい
clasp body

鉤腕，**鉤脚**，**レスト**を結ぶ部分．**レスト**と協調して義歯に加わる力を**支台歯**に伝え，義歯の沈下を防止する．直接大きな力が加わり，かなりの強度を要求されるので，それに耐える構造でなければならない．

909 合着用セメント　ごうちゃくよう—
luting cement

歯科用セメントは**裏層**，**充填**，合着などさまざまな用途に用いられるが，補綴装置や矯正装置などを歯に合着する際に用いられるセメントを一般に合着用セメントとよぶ．リン酸亜鉛，ポリカルボキシレート，グラスアイオノマー，**接着性レジンセメント**などが用いられる．

910 工程管理記録　こうていかんりきろく
process control record

技工物になんらかのトラブルが生じたとき，歯科医師・患者に迅速に対応するために，製作行程・使用材料などを記録・管理すること．2005年3月に厚生労働省医政局から「歯科技工所における歯科補てつ物等の作成等及び品質管理指針」の通達が出され，**品質管理**と品質保証の体系がつくられた．

911 後堤法　こうていほう
post damming
〔同義語〕ポストダム

口蓋後縁の**アーライン**と前振動線の間に相当する上顎義歯床後縁の粘膜面に堤状の高まりを設け，これによって後縁からの空気の侵入を防いで義歯の**維持**・安定をはかる方法．また，レジン重合の**ひずみ**による浮き上がりの補正，床の変形防止，床を薄くして舌感をよくするなどの効果がある．

912 喉頭　こうとう
larynx

空気の通路でもあり，また発声装置でもある．上端は喉頭口より**咽頭**に続き，下端は気管に続く．多数の喉頭軟骨が靱帯により内部の喉頭腔を囲んでいる．この外側には喉頭筋がついている．喉頭蓋は入口にある木の葉様の弾性軟骨板で，嚥下時には反射的に入口を閉じる．内部は声帯によって極端に気道が狭められ，異物の侵入を防ぐと同時に発声器となる．

913 咬頭　こうとう
cusp

臼歯部咬合面で2個以上の突起がほぼ鉛直方向に突出しているもの．**小臼歯**では2個，**大臼歯**では3～5個が頬側および舌側に整然と並列している．これら咬頭間には小窩や**裂溝**があり，陥凹して咬合面を形成している．

914 咬頭嵌合位　こうとうかんごうい
intercuspal position

〔同義語〕セントリックオクルージョン
上下顎歯列の相対する咬頭と窩または**辺縁隆線**とが最大面積で接触し，咬頭が緊密に**咬合**して安定した状態．上下顎の歯の位置関係，咬合面形態によって決まる**下顎位**で，顎関節部の**下顎窩**と**下顎頭**の位置関係についてはなんら言及しない．**咀嚼運動**の経路，特にその終末位は一致するといわれ，補綴臨床においてきわめて重要視されている．

915 咬頭干渉　こうとうかんしょう
cuspal interference

下顎運動で側方，前方などの**偏心位**への**滑走運動**において，それを妨げる**咬頭**の接触をいう．閉口路上における一部の歯の咬頭干渉は，**早期接触**と表現されることが多い．

916 咬頭傾斜　こうとうけいしゃ
cusp angle

咬頭頂から裂溝あるいは辺縁隆線に至る斜面の傾きをいう．上下顎の咬頭傾斜面は，通常，**咬合小面**として，下顎の**前後運動**，**側方運動**および**咀嚼運動**時に接触滑走を営み，歯の最も重要な機能的要素をなしている．

917 咬頭斜面　こうとうしゃめん
inclined plane

咬頭の斜面の総称．**内斜面**，**外斜面**がある．

918 口内炎　こうないえん
stomatitis

口腔粘膜の**炎症**をいう．ただし，**口唇**や舌粘膜に限局した**炎症**は口唇炎あるは舌炎とよび，口内炎という名称は用いない．局所的ないしは全身的原因で発症し，それぞれ原発性または症候性口内炎とよぶ．ウイルス感染などのように原因が明らかなものもあるが，再発性アフタなど原因が不明なものも少なくない．

919 口内描記法　こうないびょうきほう
intraoral tracing method

下顎運動の計測法の1つで，記録する装置が口腔内に置かれるもの．**チューイン法**と**ゴシックアーチ描記法**の2つがある．

920 硬軟口蓋境界部　こうなんこうがいきょうかいぶ
borderline of hard palate and soft palate

口蓋は内部に上顎骨口蓋突起と口蓋骨水平板がある**硬口蓋**と，骨がなく主に横紋筋からなる**軟口蓋**に分けられるが，その境界部分をいう．硬く非可動性の**硬口蓋**と軟らかく可動性のある**軟口蓋**の境界部には，「アー」の発音時に振動する**アーライン**ができる．

921 後パラタルバー　こう—
posterior palatal bar

上顎口蓋の後方（左右側第一または第二大臼歯の間）を横走するバーで，左右の床および**支台装置**との連結に用いる．断面形態は中央がやや高いカマボコ型であるが，その形態と寸法は症例や使用する**合金**によって異なる．

922 降伏点　こうふくてん
yield point

〔同義語〕降伏強さ

物体が外力を受け，**弾性限**を超えるある**応力**に達すると急に変形が大きくなる．この点を降伏点という．**応力－ひずみ曲線**においてこの点が明確に現れない場合，**耐力**に代えられる．

923 高分子材料　こうぶんしざいりょう
polymeric material

ポリマーを主要な成分として使用した材料．主要な歯科材料の１つ．広義にはほとんどの有機系歯科材料がこの範疇に入る．**床用レジン**，**歯冠用硬質レジン**，充填用レジンなどレジン系材料はもとより，**ワックス**，**モデリングコンパウンド**，**シェラック板**，**弾性印象材**，ポリカルボン酸系セメントなども高分子材料に分類できる．

924 後方運動　こうほううんどう
retrusive movement

〔同義語〕後退運動

下顎は**咬頭嵌合位**より上下顎の歯列を滑走させて１mm程度後方に後退することができる．これを後方運動とよび，その最後方位を**中心位**と定義することがある．**下顎頭**は，**下顎窩**内での安定した位置から後方に移動する．

925 後方基準点　こうほうきじゅんてん
posterior reference points

〔同義語〕顆頭基準点，ポステリアレファレンスポイント

フェイスボウトランスファーの際に**前方基準点**とともに上顎歯列と頭蓋との三次元的位置関係を生体と同様に移しかえるため，また，下顎の開閉軸と**咬合器**のそれを一致させ，同一の**開閉運動**を営むようにするために使用する．後方基準点の求め方には，**平均的顆頭点**，外耳孔，蝶番（軸）点を利用する方法がある．

926 後方限界運動　こうほうげんかいうんどう
retrusive border movement

〔同義語〕後方境界運動

下顎が最後方にあるときの限界開閉運動であり，**下顎切歯点**によって**矢状面**に描かれ，２つの異なった円弧から構成されている．その円弧の１つは，**中心位**から始まり，**終末蝶番軸**を軸とした**下顎頭**の純粋な回転によって生じるもので，もう１つの円弧は，後方限界運動の後半に生じる**最大開口位**までの運動路である．

927 後方咬合位　こうほうこうごうい
retruded occlusal position

矢状面での咬合位を考えた場合に，**咬頭嵌合位**よりも後方で生じるすべての歯の接触の位置のことをいう．機能的な歯の接触位である**嚥下位**，**後方歯牙接触**などの咬合位も含まれる．

928 後方咬合小面　こうほうこうごうしょうめん
posterior occlusal facet

咬合小面の１つで，作業側側方咬合と後方咬合の際，上顎は咬頭の近心斜面，下顎では遠心斜面に現れる小面．

929 後方歯牙接触　こうほうしがせっしょく
retruded contact

後方の閉口路に沿った歯または歯列の接触．

930 高密度フィラー充填型コンポジット　こうみつど―じゅうてんがた―
highly loaded composite

無機質フィラーの含有量が高く，シリンジ内にペースト状で保存されている**歯冠用硬質レジン**．積層的に**充填**していく方式で，光重合型とデュアルキュア型（加

熱重合併用型）がある．従来型レジンに比べて硬度が高く，**色調**も優れており，**吸水性**が改善されている．

931 咬耗　こうもう
attrition

上下顎の歯が繰り返し**咬合接触**することによって，**エナメル質や象牙質が摩耗**すること．加齢による生理的なものと病的なものがある．病的なものを咬耗症ということがある．口腔習癖，片側咬合などによって，病的に強く異常咬耗として現れることもある．

932 硬毛ブラシ　こうもう—
bristle brush

放射状に植毛された円形の研磨用ブラシで，馬毛や豚毛でつくられたものをいう．これに各種の**研磨材**をつけて使用される．大型のレーズ用と小型の**ロビンソンブラシ**などがある．レーズ用は，金属床やレジン床の**研磨**に，**ロビンソンブラシ**は**クラウンやインレーの研磨**に使用する．

933 高融陶材　こうゆうとうざい
high temperatue firing porcelain,
high fusing porcelain

〔同義語〕高溶陶材，高温焼成陶材

歯科用陶材を**焼成温度**から分類し，1,280〜1,370℃の最も高い**焼成温度**をもつ**陶材**をいう．長石80〜90％，石英10〜15％，**カオリン**0〜5％の組成を有し，主に**陶歯やジャケットクラウン**の製造に用いられる．

934 口輪筋　こうりんきん
orbicularis oris muscle

顔面筋の1つで，口裂を輪状に取り巻き口唇の基盤となる．通常は口裂を閉じ，歯列に**口唇**を密着させ，**口唇**をとがらせる．口輪筋の大部分の筋束は頬筋から移行したもので，そのほか口筋がこれに加わる．**上顎骨，下顎骨**に付着する固有筋束もみられる．

935 高齢者　こうれいしゃ
elderly

WHOでは65歳以上の人のことで，65歳から74歳を前期高齢者，75歳から84歳までを後期高齢者，85歳以上を末期高齢者としている．前期高齢者と後期高齢者とでは抱える問題も状況も著しく異なっている．高齢単身世帯の増加も社会問題となっている．

936 高齢社会　こうれいしゃかい
aged society

総人口に占める65歳以上の割合（高齢化率）が14％を超えた社会．21％を超えると「超高齢社会」といわれる．**高齢者**の増加は，加齢に伴う歩行能力の衰え，歯数の減少，脳疾患や骨折など，いろいろな理由で身体機能が低下した人の増加を意味する．

937 鉤腕　こうわん
clasp arm

〔同義語〕クラスプアーム

クラスプの部位名称で，**鉤体**部から腕状に出て**支台歯**を把握し，**鉤体**とともに**クラスプ本来の機能**を発揮する．鉤腕はさらに**上腕**と**下腕**に分けてよばれることもあり，**サベイライン**を境に咬合面側を**上腕**，同じく歯根側を**下腕**という．

938 誤嚥　ごえん
aspiration

食物を咀嚼し食塊を形成した後，食塊を運ぶ神経と筋肉のメカニズムが破綻して嚥下反射が正常に機能せず，**咽頭**を通過し食道に送り込まれるべき食塊および液体が気管に迷入した状態をいう．正常であれば気管に迷入した異物は咳反射が生

939 誤嚥性肺炎　ごえんせいはいえん
aspiration pneumonia

脳血管障害やパーキンソン病など，大脳の基底核になんらかの障害所見がみられると，誤嚥反射や咳反射が阻害され，気道に異物が入るのを排除できずに誤嚥や不顕性誤嚥を起こす．これにより引き起こされる肺炎をいう．口腔清掃は誤嚥性肺炎の予防に有効である．

940 コーティング［義歯の］
coating (of denture)

レジン表面滑沢硬化処理をいう．**レジン床義歯**の表面に液状の光重合剤を塗布し，紫外線などの光線を照射することにより液を**重合**させ，薄くて滑沢，硬質な被膜をつくること．

941 コーティング材　―ざい
coating materials

素材を保護したり，機能性をもたせることを目的として，素材表面を薄い皮膜で覆うための，素材とは異なる材料．高温下の金属，**セラミックス**を保護するセラミックペイントや，**インプラント**の表面のアパタイトコーティング，あるいは**作業用模型**の表面を硬化させる溶液をいう．

942 コーヌス角　―かく
conus angle

コーヌステレスコープクラウンの**内冠**の軸面の**テーパー**を延長してできる円錐角の半分の角度．発案者である Körber KH は，コーヌス角を6°にしたときに最も適した維持力が発揮されるとしている．

943 コーヌス鉗子　―かんし
forceps for cone crown

コーヌステレスコープクラウンの**内冠**，**外冠**を着脱するときの内冠把持用鉗子．この**鉗子**を握ると先端が開き，**内冠**を内側より把持することができる．先端にはダイヤモンド粒子を付着したり，溝をつけて**内冠**とのすべりを防止している．

944 コーヌスクローネ
Conus crown

→コーヌステレスコープクラウン

945 コーヌステレスコープクラウン
cone crown telescope

〔同義語〕ケルバーコーヌス，クローネンテレスコープ，コーヌスクローネ

Körber KH により考案された円錐状の二重金冠．**内冠**とそれに適合する**外冠**から構成される．**内冠**の軸面は適切な**コーヌス角**を与えるため，コーヌスバーやコノメーターを**ミリングマシーン**に取り付けてミリングする．維持力は内外冠の接触によるくさび効果と**外冠**の弾性変形によって発揮される．主に**部分床義歯**の**支台装置**および**可撤性ブリッジ**の**支台装置**として応用される．

946 コーヌス内冠研磨機　―ないかんけんまき
conical surface polishing machine

コーヌステレスコープクラウンの**内冠**軸面を正確な**コーヌス角**に**研磨**するための機械．ハンドピースを用いたフリーハンドでの**研磨**に対して，専用の機械と研磨用具により角度規定された軸面に**研磨**することができる．ベルト式とディスク式がある．

947 コーピング
coping

(1) **陶材**や**レジン**を**前装**する**クラウン**の内部の構造体（金属あるいは**セラミックス**）．(2) **作業用模型**上の位置関係を正確に再現するために使われる金属やレ

こーぴんぐ

ジンのキャップ（トランスファーコーピング）．

948 コーピング印象　—いんしょう
coping impression

多数歯の印象時にあらかじめ**個歯トレー**にて個々の**支台歯**の印象を採っておき，歯型をつくる方法がある．この各歯型に適合した**コーピング**を金属などで製作し，これを**支台歯**に入れた状態で全顎の印象を採得することをいう．印象後，**コーピングに歯型を戻して作業用模型**とする．位置関係の正確な**作業用模型**ができる．

949 ゴールドコーピング
gold coping

インプラント単独植立・単冠用のカスタムコーピングで，**ワックスアップ**を行ってインプラント上部構造を製作し，フィクスチャーに装着する．歯肉縁下マージンなどに適している．

950 ゴールドシリンダー
gold cylinder

インプラント上部構造の**メタルフレーム**製作時に用いる，**鋳接**が可能な**金合金**のパーツ．

951 ゴールドスクリュー

スクリュー固定式のインプラント上部構造をアバットメントに装着するために用いるスクリュー．

952 黒鉛　こくえん
graphite

ダイヤモンド・墨・石炭・カーボンブラックなどと同様，炭素（C）の仲間．**結晶は炭素原子からなり，六角形環を形成**している．六角形環は均等な間隔で積層された六方晶形の**結晶構造**で，ダイヤモンドとは結晶構造が異なる．この結晶構造ゆえ潤滑性，導電性，**耐熱性**，耐酸・耐アルカリ性に優れる特性をもつ．

953 国際疾病分類　こくさいしっぺいぶんるい
international classification of diseases

WHOが1900年より開始した疾病分類．現在，日本では第10回修正分類（ICD-10, 21分類）の体系が適用されている．疾病を分類するシステムであること，疾病単位が明確であり，調査成果の相互比較が可能であること，その分類はすべての疾病を包括するとともに，それぞれの疾病は互いに排他的でなければならないことが定められている．

954 国際生活機能分類　こくさいせいかつきのうぶんるい
international classification of functioning, disability and health

2001年にWHOにおいて採択された，人間の生活機能と障害の分類法．従来用いられていた国際障害分類（ICIDH）は，障害というマイナス面に視点を据えていたが，この分類では構成要素として心身機能と身体構造，および活動と参加が提示され，それらの肯定的側面が生活機能，否定的側面が障害として説明されている．

955 鼓形空隙　こけいくうげき
embrasure

〔同義語〕エンブレジャー，歯間鼓形空隙

歯列を上方および側方からみたとき，歯と歯の間に**接触点**を境として唇（頰）側と舌側，咬合面側と歯頸側のそれぞれの方向にラッパ状に開いた空隙が存在する．この空隙が鼓形に似ていることから鼓形空隙という．

956 ゴシックアーチ
gothic arch

下顎の側方限界運動時に，**下顎切歯点**部によって**水平面**に描かれる運動路．1つの頂点を有し，左右に側方運動路をもった形をしている．口腔内で描記するものと口腔外で描記するものとがある．

957 ゴシックアーチ描記装置 —びょうきそうち
gothic arch tracer

下顎運動の描記装置の1つ．運動を記録する装置の位置により，口外法用と口内法用がある．パントグラフ描記の際にも必ず口腔内に装着される．

958 ゴシックアーチ描記法 —びょうきほう
gothic arch tracing method
〔同義語〕ゴシックアーチトレーシング

下顎の側方限界運動時に水平的に描かれる運動路を描記する方法．運動を記録する装置の位置により**口外描記法**と**口内描記法**とに分けられる．また，**前方限界運動**も同時に記録する．

959 個歯トレー こし—
individual tray for abutment impression

個々の**支台歯**の精密な印象を採るための小型トレー．**歯肉縁下**の**フィニッシュライン**を確実に再現し，さらに均一な層の**印象材**とで狂いが少ない．主に**レジン**で製作するが，カッパーバンドおよびレジンとの併用もある．

960 個人トレー こじん—
individual tray
〔同義語〕カスタムトレー

患者個々の口腔，特に歯列や顎堤に合わせて製作した印象採得用の**トレー**．通常は，**研究用模型**上で，**常温重合レジン**を用いて製作する．

961 個性正常咬合 こせいせいじょうこうごう
individual normal occlusion

Johnson AL により提唱されたもので，各個人特有の顎や歯の大きさや形態の条件下で構成される特有の**正常咬合**の意味である．矯正治療の最終目的は個性正常咬合である．

962 固相線 こそうせん
solidus line

状態図のなかで，固相のみ存在する領域と，固相と液相が共存する領域を分けている境界線をいう．冷却では凝固の終了温度，加熱では**合金**が融解を開始する温度を示す．

963 固相点 こそうてん
solidus point
〔同義語〕固相温度

純金属では一定の**融点**を示すが，合金化するとある温度範囲で固相と液相の共存領域を示す．このとき，固相のみ存在する領域と，固相と液相が共存する領域の境界温度をいう．固相点以下では完全に凝固した状態になる．

964 固体 こたい
solid

物質の三態の1つ．**分子間力**が強く働き，分子の運動エネルギーは小さく振動している程度の状態の物質．一定の形，体積をもち容易には変わらない．加熱などによりエネルギーが加えられると液体，気体に変化する．

965 固体レーザー こたい—
solid-state laser

固体を媒質とする**レーザー**．ルビー（$Cr^{3+}:Al_2O_3$），YAG（$Nd^{3+}:Y_3Al_5O_{12}$）レーザーなどがある．高出力であり，増幅器により大出力化でき，

YAGレーザーは連続発振の効率がよく優れた性能をもつ．

966 固着歯型法　こちゃくしけいほう
solid cast technique
→歯型固着式模型

967 骨移植　こついしょく
bone graft
歯槽骨の骨量不足を補うための術式．

968 骨吸収［インプラントの］　こつきゅうしゅう
bone resorption
インプラントの埋入後，**インプラント上部構造**の周囲の**炎症**や咬合力などの過重によって骨が吸収すること．

969 骨形成因子　こつけいせいいんし
bone morphogenetic proteins
骨を誘導するタンパク性因子．

970 骨結合　こつけつごう
osseointegration
→オッセオインテグレーション

971 骨再生誘導法　こつさいせいゆうどうほう
guided bone regeneration method
→ GBR法

972 骨充填材　こつじゅうてんざい
bone filler
骨量を増やす治療のときに再生の足場となる顆粒状の代用骨．

973 骨髄炎　こつずいえん
osteomyelitis
骨の中（骨髄）に細菌が侵入して化膿性炎症を起こすもので，原因菌としてはブドウ球菌，緑膿菌，表皮ブドウ球菌，変形菌，**メチシリン耐性黄色ブドウ球菌**などがある．急性と慢性がある．

974 骨穿孔　こつせんこう
drilling of bone
フィクスチャーを埋入する際に，最初に骨面を開孔すること．

975 骨造成　こつぞうせい
bone regeneration
インプラント治療で**骨量**を増大させる術式．自家骨移植，他家骨移植，上顎洞底挙上術などがある．

976 骨伝導　こつでんどう
osteo conduction
周囲の骨からの添加による骨の成長をいい，骨伝導能を有する無機物が足場を供給し，それに沿って骨の成長が促される．

977 骨ドリル　こつ—
bone drill
歯科用ハンドピースに装着する，**インプラント**の埋入時に使用するドリル．

978 骨内インプラント　こつない—
endosseous implant
インプラントのうち，**生体親和性**のよい**セラミックス**，**チタン**のピン，ブレード形状物などの**フィクスチャー**を顎骨内に埋入固定し，**インプラント上部構造**を支えるもの．

979 骨内骨膜下インプラント　こつないこつまくか—
endosteal-subperiosteal implant
骨内ブレードと**骨膜下インプラント**を合わせた形状の**インプラント**．咬合力の受け方も骨内ブレードのみの場合に比べ約1/4で済むため，対合歯に強力な天然歯がある場合や遊離端の長い症例に適する．

980 骨年齢　こつねんれい
bone age
成長発育の評価を**暦年齢**で行った場合，同年齢の個体であってもその発育段階の差が大きく，不都合な場合が多い．そこで生理的年齢が用いられ，骨年齢はその

1つである．骨の化骨の程度（骨核の出現，大きさ，形態）によって個体の成長発育の度合を評価するもので，**手根骨**や足根骨のエックス線写真を利用する．

981 骨補塡材　こつほてんざい
bone defect filling materials
〔同義語〕骨欠損補塡材
歯周炎による骨吸収で欠損した部位などを補う人工骨．ヒドロキシアパタイトやβトリカルシウムフォスフェイトなど．

982 骨膜下インプラント　こつまくか—
subperiosteal implant
インプラントのうち，バイタリウム，チタニウムなど生体材料の**フィクスチャー**を骨膜下の骨表面に広く適合させ，**インプラント上部構造**を支えるもの．

983 骨密度　こつみつど
bone mineral density
1cm³ 当たりの骨量．

984 骨量［インプラントの］　こつりょう
bone mass
インプラント治療に用いることのできる骨の量．

985 固定［矯正の］　こてい
anchorage
→固定源

986 固定液　こていえき
hardening solution
寒天印象材や**アルジネート印象材**では，**印象材**からの**離液**により，石膏模型表面の硬化遅延や粗面が生じる．これを防ぐために印象面での被膜形成や石膏の硬化促進の目的で使用される溶液．2%硫酸亜鉛溶液などが用いられる．

987 固定源　こていげん
source of anchorage
〔同義語〕固定［矯正の］，抵抗源

矯正治療において被移動歯（顎）に加わる力の反作用力を受け止める抵抗源をいう．抵抗源となる部位により，**顎内固定**，**顎間固定**，**顎外固定**に分類され，またその性質により，単純固定，相反固定，不動固定，**加強固定**，準備固定などに分類される．

988 固定式拡大装置　こていしきかくだいそうち
fixed expansion appliance
維持バンドに直接または**アタッチメント**を介して取り付けられることによって歯に固定され，顎または歯列弓を器械的に拡大する装置．強い**矯正力**による急速拡大が可能であるが，患者自身による着脱が不可能なため口腔内が不潔になりやすい．

989 固定式矯正装置　こていしききょうせいそうち
fixed orthodontic appliance
歯に直接あるいは間接的に固定され，患者自身による着脱が不可能な矯正装置．計画に沿った治療が行いやすく，三次元的な矯正が可能であるが，口腔内が不潔になりやすい．可撤式に比べ使用される率が高い．

990 固定式舌癖除去装置　こていしきぜつへきじょきょそうち
fixed tongue habit breaker
口腔習癖のなかの舌癖を除去する装置のうち固定式のもの．構成はフェンス，主線，維持バンドで，主線と維持バンドはろう〈鑞〉付けされることが多い．

991 固定性アタッチメント　こていせい—
fixed attachment
メールとフィメールの連結機構が唯一の方向のみ許容されている**アタッチメント**

の総称．多くはメールとフィメールが相互に滑走して嵌合する構造で，義歯部の咬合力を直接支台歯に負担させることができる．

992 固定性支台装置　こていせいしだいそうち
fixed retainer

ポンティックと連結固定されている支台装置が支台歯とセメント合着されたもの．クラウン，インレー，継続歯などの固定性ブリッジの支台装置となるものはすべてこの範疇に入る．

993 固定性ブリッジ　こていせい—
fixed bridge, fixed partial denture
〔同義語〕固定性架工義歯，固定性橋義歯

支台歯形成された上に被覆される支台装置と，欠損部を補うポンティックとが強固に連結され一体化したブリッジをいう．支台装置が支台歯にセメント合着され，ポンティックの咬合圧は支台歯に伝達される．

994 固定性補綴装置　こていせいほてつそうち
fixed prosthesis

天然歯，歯根，インプラントに強固に連結された補綴装置．通常，セメント合着され，患者自身が取り外すことはできない．

995 固定性連結　こていせいれんけつ
fixed connection

ブリッジは支台装置とポンティックとが連結されるが，この連結部が固定性であること．メタルブリッジではろう〈鑞〉付け法またはワンピースキャスト法により固着結合され，ポーセレンブリッジでは陶材により固定性に連結される．

996 固定法　こていほう
splinting, fixation

歯周炎や外傷によって動揺する歯を機械的に連結することによって，動揺を軽減し安定させる処置法．治療の途上で一定期間のみ行う暫間固定と，最終的治療としての永久固定に分けられる．暫間固定にはエナメルボンディングレジン固定やワイヤーレジン固定，連続レジン冠固定法などがある．

997 固定保隙装置　こていほげきそうち
fixed space maintainer

維持バンドやインレー，クラウンを支台歯にセメント固着する保隙装置の総称．舌側弧線型保隙装置，クラウンループ保隙装置，ディスタルシュー保隙装置などがある．堅固なうえ，患者自身で着脱できないので，空隙の保持を確実に行える．

998 コバルトクロム合金　—ごうきん
cobalt-chromium alloy

コバルトとクロムの割合が約7：3の合金．クロムを多量に含むので耐食性がよいが，高融合金であるので鋳造性が悪く，寸法精度の補正もむずかしい．また，硬く，耐摩耗性がよいので研磨が困難である．硬化熱処理した白金加金（タイプ4金合金）と比較すると，密度は1/2以下で，硬さは2倍以上，弾性率は約2倍である．

999 コバルトクロム鋳造床　—ちゅうぞうしょう
cobalt-chromium cast plate

鋳造法によって製作されたコバルトクロム合金の義歯床．部分床義歯および全部床義歯の床の一部として用いられる．製作法は，通常，作業用模型を複印象して耐火模型を製作し，そのうえでワックス

形成し，ワンピースで鋳造する．レジン床に比べて**機械的性質**に優れ，熱伝導性がよい．

1000 コバルトサマリウム磁石　—じしゃく
samarium cobalt magnet

希土類磁石の1つ．コバルトに希土類元素であるサマリウムを組み合わせ合金化した永久磁石である．保磁力が大きく，キュリー点が比較的高いことから，温度に対して安定で，大きな磁力を発揮する．

1001 コヒーレンス
coherence

波のもつ性質の1つで，干渉のしやすさを表す．

1002 4/5クラウン　ごぶんのよん—
four-fifth crown

〔同義語〕フォーフィフスクラウン，5分の4冠

臼歯で頬側面を除く4面を金属で覆う形態のもの．主に広い軸面と近遠心のチャネルとで保持される．

1003 ゴム質印象材　—しついんしょうざい
synthetic rubber impression material

〔同義語〕合成ゴム質印象材，ラバーベース印象材，エラストマー印象材

合成ゴムを基材とし，室温で重合硬化する**印象材**．適当な**稠度**および強さを与えるため**フィラー**を含む．**ポリサルファイドゴム印象材**，**縮合型シリコーンゴム印象材**，**付加型シリコーンゴム印象材**，**ポリエーテルゴム印象材**があり，**弾性**に富む．**ハイドロコロイド印象材**より**寸法安定性**，機械的強さに優れる．

1004 ゴム床義歯　—しょうぎし
vulcanized rubber denture

床の部分が蒸和ゴムでつくられた義歯．生ゴム，イオウ，色素を主成分とした床用ゴムを蒸和釜で加硫したもので，1855年に米国のGoodyear Cによって創作され，明治から大正年間を通じて**義歯床用材料**として盛んに用いられた．1935年頃**レジン**の出現により姿を消した．

1005 固有口腔　こゆうこうくう
oral cavity proper

口腔は上下顎の歯列弓を境として，**口腔前庭**と固有口腔とに分けられる．固有口腔は歯列と歯槽骨部により囲まれた内腔である．上壁は**口蓋**，下壁は口腔底で舌を入れている．最後臼歯部で**口腔前庭**と交通している．

1006 固有歯槽骨　こゆうしそうこつ
proper alveolar bone

歯槽窩壁をつくる線維骨と少量の層板骨．大部分は歯根膜側より**シャーピー線維**として骨基質に進入する線維骨で構成されている．この部の骨は咬合圧などの外力によって容易に吸収，添加される．

1007 固溶体　こようたい
solid solution

固体状態においても成分金属が溶け合ってその粒子組織が**純金属**と同様な状態のもの．固溶体には**侵入型固溶体**と**置換型固溶体**がある．金と銀，銀と白金は全範囲で固溶体を形成する．固溶体化すると**機械的性質**の改善，**耐食性**の向上がはかれる．

1008 雇用保険　こようほけん
employment insurance

雇用保険法に定められた雇用保険事業と求職活動の手助けを行うために政府が管

掌する保険制度．失業保険の制度に代わるものとして1974年に創設された．保険者は国で，公共職業安定所が事務を取り扱っている．原則として，すべての事業所が加入する義務があり，保険料は事業主と労働者が原則折半して負担する．

1009 コラーゲン
collagen

コラーゲン線維をつくっている物質で，グリシン，プロリン，ヒドロキシプロリンからなる硬タンパクである．にかわの原料となる．

1010 コランダム
corundum

〔同義語〕鋼玉

アルミニウムの酸化鉱物で，主成分は酸化アルミニウム(Al_2O_3)．天然物では，ダイヤモンドに次いで硬く，**研削材**として用いられる．

1011 孤立歯　こりつし
solitary tooth, isolated tooth

隣接歯を喪失して孤立した歯をさす．一般に**傾斜**，**捻転**，**転位**など位置の異常があり，**支台歯**として活用することが難しい．

1012 コル
col

〔同義語〕鞍部

臼歯部の**歯間乳頭**は，頰舌的にみると頰側・舌側の2つのピークをもち，その中間が陥凹部になっている．形態的特徴が鞍に類似していることからこの部分をコルという．コルは非角化性の上皮であり，形態的にデンタルプラークが停滞しやすいために**歯周炎**が惹起されやすい部位である．

1013 コルベン状　―じょう
clubbed

〔同義語〕棍棒状

原義はドイツ語の「棍棒状」．床縁の形態を表現する用語．**床縁は辺縁封鎖**，床自体の補強などの目的から，床の断面を棍棒状の形として**歯肉頰移行部**に一致させて**維持**をはかる．

1014 コロイダルシリカ
colloidal silica

水和によって表面にOH基を有する二酸化ケイ素のコロイド懸濁液．粒子径は$10^{-9}〜10^{-6}$m，表面は多孔性で，水中で負に帯電している．コロイダルシリカの溶液で**リン酸塩系埋没材**を練和すると，水で練和した場合に比較して**硬化膨張**や加熱膨張を大きくすることができる．

1015 コロイド
colloid

ろ紙の目を通り抜ける$10^{-5}〜10^{-7}$cm程度の大きさの粒子が均一に分散している状態のこと．懸濁液や乳濁液とは異なり，分散質は沈殿または分離することなく，また水溶液とも異なり，セロハンなどの半透膜は通過できない．

1016 混液比　こんえきひ
liquid-powder ratio

〔同義語〕L/P比

粉と液を混ぜる比率．粉液の反応は**石膏**，**埋没材**，**印象材**，**レジン**など多くの歯科材料で利用される．液が水の場合は**混水比**という．アマルガムの場合は水銀・合金比で混汞比という．

1017 根管　こんかん
root canal

歯髄腔のうち，**歯根部**に相当する部分．根部歯髄を入れている空隙で，その形態は**歯根**の外形にほぼ一致して細長く，**根尖孔**で歯根膜空隙に通じ，血管，神経の

通路となっている．

1018 根間中隔　こんかんちゅうかく
interradicular septum

〔同義語〕槽内中隔

上・下顎骨の各臼歯の歯槽の底部で，分岐した各歯根を隔てている小隆起をいう．すなわち，複根の場合は歯槽の中にさらに中隔ができることになる．

1019 根間突起　こんかんとっき
cervical enamel projection

〔同義語〕エナメル突起，歯頸部エナメル突起

大臼歯の歯頸線は頰・舌側面でV字形をなして彎曲し，その先端は近心根と遠心根の分岐点に向かう．この部分に出現するエナメル質の突起をいう．下顎頰側面で発育がよく，出現率も高い．白色人種より日本人に多く現れ，上顎より下顎に多い．上下顎とも第二大臼歯に最も多い．

1020 混合歯列期　こんごうしれつき
mixed dentition stage

歯列が乳歯と永久歯によって構成されている時期で，切歯の交換と側方歯群の交換が行われる．前者を混合歯列前期，後者を混合歯列後期とよぶ．いわゆる「ヘルマンの歯齢」では，ⅡC，ⅢA，ⅢBに相当する．この時期は永久切歯の萌出とともに歯列弓幅径や歯列弓長径に増加がみられ，側方歯群のリーウェイスペースと合わせて永久歯交換に重要な役割をはたす．

1021 混水比　こんすいひ
water-powder ratio

〔同義語〕W/P比

石膏，埋没材，アルジネート印象材など水と練和して用いられる材料の，使用時の粉末に対する水の割合．粉末の単位重量に対する水の容量（ml/g）で表示する．混水比は材料の物性に影響するので適性比で用いる．

1022 根尖　こんせん
root apex

歯の歯根の先端をいう．最端部分は円錐状にとがっており，数個の小孔がみられ，根管に連絡している（根尖孔）．

1023 根尖孔　こんせんこう
apical foramen

根管の先端を根尖といい，その部分にある小さな孔をいう．歯髄腔に出入りする血管や神経はこの孔を通る．

1024 根尖切除術　こんせんせつじょじゅつ
apicoectomy

根尖性歯周疾患においてなんらかの理由により適切な歯内治療が行えない場合に，外科的に根尖部の病変を除去するとともにその原因となった歯根の根尖部を切除し，根管を封鎖することを目的として行われる根尖外科療法の1つ．

1025 コンダイラー型咬合器　―がたこうごうき
condylar type articulator

〔同義語〕非アルコン型咬合器

生体における下顎関節部の構造とは逆に，咬合器上弓に顆頭球を有し，咬合器下弓に顆路指導部を備えている咬合器をいう．顆路指導部が下顎に備わっているため，咬合高径を変化させると，それに伴い上顎模型に対する矢状顆路傾斜角も変わる．中心関係の位置保存，咬合器上下弓の連結が確実なので，全部床義歯の臨床に広く用いられている．

1026 コンダイラーロッド
condylar rod

〔同義語〕顆頭指示棒，顆頭杆

フェイスボウやヒンジボウに取り付けら

れている，**下顎頭**を表す付属品のことをいう．**フェイスボウ**を用いて記録を行う際には**後方基準点**である**平均的顆頭点**に合わせ，ヒンジボウでは**蝶番（軸）点**に合わせて用いる．**フェイスボウ**のなかにはコンダイラーロッドを外耳孔に合わせるイヤーロッドタイプもある．

1027 コンタクトエリア
contact area
→接触点

1028 コンタクトゲージ
contact gauge

隣接歯が存在する**クラウン，インレー**などの装着時に，適正な接触関係を客観的に診査するのに用いるスチール製の薄板．**食片圧入**と関係深い．50μm，110μm，150μmの3種類がある．

1029 コンタクトスポーツ
contact sports

ルールの枠内で体力と技能を競い合う対戦型スポーツ．アメリカンフットボール，アイスホッケー，空手，ボクシング，ラグビーなど．相手の身体，用具，地面との接触機会が多く，**スポーツ外傷**のハイリスクスポーツとされる．

1030 コンタクトポイント
contact point
→接触点

1031 コンデンス
condensation

陶材の**築盛**において，**陶材**のスラリーを**築盛**した後，余剰水や気泡を除去するために振動を与える操作．コンデンスの良否は焼成時の**収縮**や**陶材**の焼付強さに影響する．オートコンデンサーの使用も有効である．

1032 コントラアングル［ハンドピースの］
contra-angle type handpiece

ハンドピースは工具を取り付けるヘッド部と把持するためのボディ部とそれらをつなぐネック部分からなる．そのネック部が背側に約20°曲がったタイプをいう．**電気エンジンやエアタービンのハンドピース**で歯科治療に用いられるものが多い．

1033 コントラスト
contrast

対照・対比・形体・色彩・明暗・大小などの諸要素について，量的・質的に互いに対立して統一されている状態．

1034 コンビネーションクラスプ
combination clasp

製作法または形態の異なる**鉤腕**を組み合わせて1つの**クラスプ**にしたもの．大別して**線鉤**と**鋳造鉤**を組み合わせたコンビネーションワイヤークラスプと，形態の異なる**鋳造鉤**の**鉤腕**を組み合わせたコンビネーションキャストクラスプがある．

1035 コンピュータ断層撮影法　―だんそうさつえいほう
computerized tomography

放射線などを利用して物体を走査しコンピュータを用いて処理することで，物体の内部画像を構成する技術，あるいはそれを行うための機器．

1036 コンプレッサー
compressor

歯科では主に圧縮空気を得るために使用する装置．歯科では特殊な場合を除き数 kg f/cm² 程度の圧力で十分である．オイルフィルターの設備や空気溜に貯る水分の定期的排出を心がけることが必要．

1037 根分岐部病変　こんぶんきぶびょうへん

furcation involvement

臼歯の歯根が分岐する部位（根分岐部）に生じる歯周病変をさす．**歯周ポケット**からの歯周病変の波及，副根管を介しての歯内病変の波及，**咬合性外傷**などが原因となる．解剖学的な特殊性により，処置が困難な場合が多い．

1038 コンポジットレジン

composite resin

〔同義語〕複合レジン

強度や**耐摩耗性**などの向上のために**シリカ**などの無機質を配合した**レジン**．配合される物質を**フィラー**といい，シラン処理が施されている．レジンの部分をマトリックスとよぶ．**フィラー**の形状から大別して繊維強化型と粒子強化型があるが，歯科用では後者が大半である．充填用レジン，前装冠用レジン，**レジン歯**などがある．

1039 コンポジットレジン充填　―じゅうてん

composite filling

コンポジットレジンを窩洞に**充填**すること．**前歯**では特に審美性と関係が深い．

1040 コンポジットレジン築造　―ちくぞう

composite core build-up

歯冠の一部分または大部分が欠損し，そのままでは歯冠修復物のための適正な支台歯形態が得られない場合に，**コンポジットレジン**によって欠損歯質を補い，支台歯形態を整えること．

1041 根面アタッチメント　こんめん―

root attachment

歯根面に取り付けられる**アタッチメント**．

1042 根面齲蝕　こんめんうしょく

root surface caries

〔同義語〕根面カリエス

根面に発生した**齲蝕**で，**歯頸線**に沿って浅く進行しやすい．**接着性レジン**で**修復**することが多い．

1043 根面板　こんめんばん

root cap

〔同義語〕根面キャップ

継続歯の支台歯根面を覆う金属板で，歯質の保護，**二次齲蝕**の防止，咬合力による根の破折や回転防止を行う．唇側部は根面形態により金属の厚みを増し，金属色が透過して審美性を損なうこともある．

【さ】

1044 サーカムフェレンシャルタイプリテーナー

circumferential type retainer

→ラップアラウンドリテーナー

1045 サージカルガイドプレート

surgical guide plate

〔同義語〕外科用ガイドプレート，サージカルステント

インプラントの埋入手術時に，あらかじめ**作業用模型**上で決めた埋入位置，埋入方向でホールを形成できるように口腔内に正確に誘導するための透明レジン製の床状装置．

1046 サージカルステント

surgical stent

→サージカルガイドプレート

1047 サービカル色陶材　―しょくとうざい

cervical color porcelain

〔同義語〕歯頸部（色）陶材

歯頸部色を再現するための**陶材**．歯冠色を再現する際にはそれぞれの部位に適した光特性を有した陶材を使用することで，より自然な**色調**をシンプルに再現できる．

1048 サービカル色レジン ―しょく―
cervical color resin

（同義語）歯頸部（色）レジン

歯頸部色を再現するための**レジン**．歯頸部の特徴を表現し，効果的に審美的な**色調**を再現できるようになる．

1049 サービカルフェンス
cervical fence

歯頸部に**レジン**を**充填**する際に，歯頸部での**レジン**のはみ出しを防ぐため，ルミストリップスを近遠心隣接面に通し，くさびで固定する装置．

1050 鰓弓　さいきゅう
branchial arch

（同義語）咽頭弓

動物の初期発生において，魚類では鰓に分化する部分に相当する領域をいう．ヒトでは通常，5対ないし6対（5番目は痕跡的）形成され，頭部および頸部の形成に貢献する．各鰓弓の芯は間葉組織で構成され，その外面は体表の**外胚葉**で，内面は内胚葉の上皮で覆われる．第一鰓弓は顎骨弓，第二鰓弓は舌骨弓ともいう．

1051 細菌叢　さいきんそう
bacterial flora

皮膚や粘膜に常在する微生物の集団．特に，口腔細菌叢はほかの常在菌叢と比較してきわめて多様な様相を呈している．

1052 再結晶　さいけっしょう
recrystallization

冷間加工した金属材料を徐々に加熱すると，ある温度以上で**硬さ**，**引張強さ**が急激に低下し，加工前の状態となる．これを再結晶とよび，その温度を**再結晶温度**という．**再結晶温度**は一定でなく，加工度が大きいほど低くなる．

1053 再結晶温度　さいけっしょうおんど
re-crystallization temperature

冷間加工により**塑性変形**した金属を加熱すると，ある温度を境にそれ以上の温度では結晶核が発生し，核を中心に原子の再配列が生じ結晶成長する．この現象を**再結晶**とよび，**再結晶**が起こる温度を再結晶温度という．

1054 最終義歯　さいしゅうぎし
final denture

（同義語）本義歯，完成義歯

抜歯後，抜歯窩が完全に治癒するまでは，顎堤の粘膜形態は大きく変化していく．この変化の後の安定した粘膜状態に合わせて製作される義歯をいう．

1055 再植［歯の］　さいしょく
replantation (of a tooth), reimplantation (of a tooth)

外傷などで歯槽から**脱臼・脱離**した歯を元の歯槽に植えなおすこと．歯根未完成有髄歯なら歯髄組織生着の可能性は高い．**予後**は患歯の口腔外での放置時間，その間の保存方法，汚染の程度，**歯周組織**の状態などに左右される．

1056 再生医療　さいせいいりょう
regenerative medicine

自己の未分化細胞の培養などによって人体の部品をつくり，病気やけがで失われた体の細胞・組織・器官の再生や機能の回復を行う医療．従来の臓器移植では避けられなかった拒絶反応の心配がない．ほとんどの細胞に分化できる可能性があることから「万能細胞」ともよばれる胚性幹細胞（ES細胞）の出現で，可能性

が高まった．

1057 最前方（咬合）位　さいぜんぽう（こうごう）い
most anterior (occlusal) position
下顎が最も前方にある咬合位で，**ポッセルトの図形**において上方限界運動と**前方限界運動**の交点に一致する．

1058 最大開口位　さいだいかいこうい
maximum opening position
最大に開口したときの**下顎位**で，**ポッセルトの図形**の最下端に位置し，開口限界運動の終末点となる．

1059 最大咬合力　さいだいこうごうりょく
maximum occlusal force
上下顎の歯をかみ合わせたときに生じる圧をいい，その人物が出し得る最も大きな力，あるいは**歯根膜**が耐えることができる最大の力である．現代の20～30歳の男性の最大咬合力は**中切歯**で10～20kg，**犬歯**で25～30kg，第一小臼歯で35～50kg，第一大臼歯で60～65kgある．女性の咬合力は男性より10～30％小さい．

1060 最大豊隆部　さいだいほうりゅうぶ
maximum bulge (contour)
歯冠や顎堤などの水平面における最も突出した部分．**サベイヤー**を用いた場合，設定する基準水平面により決定され，その設定角度を変えれば最大豊隆部の位置も変化する．

1061 在宅医療　ざいたくいりょう
domiciliary medical care
在宅，すなわち患者の住居も「医療の場」として認められること．**医療法**の改定も法的に後押しする形となっている．できるだけ自宅で長く過ごせるようにすることが目的であり，医学的管理と専門的ケアを2本立てとして，患者を中心とした家族，専門職のチームでの対応が必要となる．

1062 在宅介護　ざいたくかいご
home care
特別養護老人ホームなどの施設を利用して受ける「施設介護」に対し，食事，排泄，掃除，洗濯などの日常生活動作の援助を在宅で受けること．長年住み慣れている自宅を離れることなく介護を受けられることが利点である．利用者の生き方，家庭における立場などを十分に理解し，最適な援助を行うことが大切となる．

1063 在宅歯科訪問診療　ざいたくしかほうもんしんりょう
home-visit dental care
要介護者が在宅や施設で歯科診療を受けられること．要介護者の多くは歯科的な問題を抱えていて，口腔機能の維持・管理だけでなく，QOLの向上に寄与する．

1064 最適矯正力　さいてききょうせいりょく
optimal orthodontic force
矯正治療に際して，移動歯の**歯周組織**に歯の移動に適した変化がみられ，歯の移動速度が最大となるときの**矯正力**．

1065 彩度　さいど
chroma
色の**三属性**（**色相**，**明度**，**彩度**）の1つで，色の鮮やかさ，濃さを表す尺度．

1066 サイドシフト
side sift
〔同義語〕ベネットシフト
側方運動時に起こる下顎全体の移動の総称．**平衡側**の**下顎頭**は，側方運動時に一時正中方向にずれ，その後前下内方へ向かう．この際の正中へのずれを**イミディエートサイドシフト**，その後の前下内方

への運動をプログレッシブサイドシフトとよぶ．

1067 サイナスリフト
sinus lift

〔同義語〕サイナスエレベーション，上顎洞底挙上術

上顎臼歯部にインプラントを埋入する際，上顎洞底が低位にあり歯槽骨の厚みが薄いことがある．このときに，上顎洞底を上方に挙げ，骨や骨補塡材の移植を行い，インプラントの埋入有効範囲を広げる方法である．

1068 細胞毒性　さいぼうどくせい
cytotoxicity, cytotoxic

細胞に傷害を与え致死させる活性をいう．ジフテリア毒素のような細菌毒素やある種の薬剤の毒性作用をさす場合と，細胞性免疫系のなかで細胞障害性T細胞の産生するリンホトキシンによる作用をさす場合とがある．

1069 最密六方格子　さいみつろっぽうこうし
closed-packed hexagonal lattice

〔同義語〕稠密六方格子，最密六方構造

正六角柱の中心を通る線を6つの正三角柱に分けたとき，この正三角柱の6つの隅に1個の原子があり，かつ1つおきの正三角柱の中心に1個の原子が存在するような結晶形．マグネシウム，亜鉛，チタンなどがこの型である．

1070 作業環境　さぎょうかんきょう
work environment

労働者の健康に影響を与える職場の環境のことで，化学環境（粉塵，金属ヒューム，有害ガスなど），物理環境（照明，温熱，騒音，振動など），生物環境（細菌，ウイルス），社会環境（労働条件）などがある．

1071 作業管理　さぎょうかんり
work management

作業環境が比較的に整っていても個々の動作や作業姿勢が悪ければ健康に影響を受けることがあるので，適正な作業基準の設定を行い，作業方法と姿勢，機器の取り扱いや時間など個々の労働者に応じた指導を行うこと．

1072 作業姿勢　さぎょうしせい
work posture

椅坐位や立位での姿勢，人と機材の位置関係（机と椅子の位置関係）など．作業姿勢が不合理であったり，無駄な動作が多いと，エネルギーの消費量が増加し，作業能率や疲労に大きな影響を与える．

1073 作業側　さぎょうそく
working side

〔同義語〕動側

下顎が咀嚼時または咀嚼を想定して側方運動を行ったとき，下顎が移動する側をいう．有歯顎における反対側を非作業側，無歯顎における反対側を平衡側と使い分けることがある．

1074 作業側顆路　さぎょうそくかろ
working side condyle path

側方運動時に下顎が移動する側を作業側といい，そのときの下顎頭の運動経路をいう．模式図的には平衡側の顆路の大きな動きに対し，回転運動として表現されるが，実際にはごくわずかに側方運動を行う．これをベネット運動という．

1075 作業動作　さぎょうどうさ
work operation

技工作業は座位作業と立位作業があるが，長時間続いても疲れない動作が必要であり，椅子からの立ち上がりや背もたれなどが重要な要素となる．

1076 作業用模型　さぎょうようもけい
working cast

間接法により補綴装置，充塡物，矯正装置などを製作する場合に，実際の技工作業を行うための模型をいい，主に**石膏**で製作される．作業用模型は，上下顎模型と**咬合器**により構成されるが，歯冠修復では**歯型固着式模型，副歯型式模型，歯型可撤式模型，分割復位式模型**などの種類に分けられる．

1077 削合［人工歯の］　さくごう
grinding of artificial teeth

レジン重合時に生じた咬合関係の変化を修正し，患者の顎運動に適合させるために，**咬合器**に再装着した義歯の人工歯咬合面を切削器具で**削合（選択削合）**したり，**カーボランダムグリセリン泥**を介在させて**自動削合**すること．

1078 錯視効果　さくしこうか
effect of optical illusion

目の錯覚を利用して得られる効果のこと．歯科ではこの効果を利用して，**歯冠の形態**を実際よりも大きくみせたり小さくみせることで審美性を高めている．

1079 サグレジスタンス
sag registance

陶材焼付金属冠用の金属が陶材焼成中の高温時に垂れ下がる現象を"sag"とよび，この現象に対し抵抗性を示すことをいう．通常，**高カラット金合金**のほうが**非貴金属合金**より**融解温度**の範囲は非常に狭い．

1080 ザクロ石　―いし
garnet

〔同義語〕ガーネット

マグネシウム，鉄，マンガン，カルシウム，アルミニウムなどを含む珪酸塩鉱物．モース硬度は6.5〜7.5，**比重**は3.1〜4.3である．主に**研磨材**として用いられる．結晶系は等軸晶系で，無色または黄・褐・赤・緑・黒色である．ガラス状の光沢があり，透明で深紅色の美しいものは飾石・宝石にする．

1081 サニタリーポンティック
sanitary pontic

ポンティックの基底部と歯槽部との間に広い隙間をつくる完全自浄型の形態をいい，**ポンティックの分類**では**離底型ポンティック**に属する．食片を停滞させない利点をもつが，装着感，審美性に欠ける．清潔で衛生的であるところからこうよばれる．

1082 サブジンジバルカントゥア
sub-gingival contour

歯肉溝底部から歯肉縁までの歯（歯冠修復物）の形態のこと．歯冠修復物に適正な形態を付与することにより清掃性を向上し，**歯肉退縮**を抑制させる．スープラジンジバルカントゥアと総称して1977年にStein RS，桑田正博によって**エマージェンスプロファイル**と提唱され，生物学的にも，審美修復においても要となるエリアである．

1083 サベイヤー
surveyor

部分床義歯の設計，製作にあたって，残存歯や顎堤の相互の平行関係を調べる装置．本体は水平板（定板），支柱，水平腕，スピンドル，模型台より構成され，そのほかに付属品が6種ある．また，水平腕の型式によって可動式と非可動式に分けられる．

1084 サベイライン
survey line

〔同義語〕鉤指導線

サベイヤーによって残存歯，顎堤の相互

の平行関係を調べて印記された義歯の**着脱方向**に適した最大豊隆線のこと．**鉤外形線**を決定する際の重要なラインである．このラインを境にアンダーカット部と非アンダーカット部に分けられる．

1085 サベイラインの分類　—ぶんるい
classification of survey line

Blatterfein L が，**支台歯の形態や傾斜**によって**サベイライン**を4つに分類したもの．中間型サベイライン，対角線型サベイライン，高位サベイライン，低位サベイラインがある．これらの型は**クラスプの設計や種類**の選択に役立つ．

1086 サベイング
surveying

サベイヤーを用いてサベイラインを記入すること．残存歯や顎堤の相互の平行関係を調べ，義歯の**着脱方向の決定**，**鉤尖の位置の決定**，**ブロックアウト**の範囲などを決定するための重要な操作である．

1087 サポーティングエリア
supporting area

陶材焼付金属冠の**メタルフレーム**において，**陶材**との移行部に設けるステップをいう．このステップの設定により**陶材**にかかる咬合圧や衝撃などに対する強度を補う．

1088 サルカス
sulcus

〔同義語〕歯肉溝

歯と**歯肉**の境目の溝のこと．内面は歯の**エナメル質，歯肉溝上皮，付着上皮**から構成されており，正常な場合，深さは0.5〜2.0mmである．

1089 酸　さん
acid

水に溶かしたとき，オキソニウムイオン（H_3O^+）を生じる水素化合物．分子またはイオンの電子対を受け取り**共有結合**を形成する．亜鉛などの金属と反応して水素を発生する．

1090 酸洗い　さんあら—
pickling

〔同義語〕酸浴，酸洗浄法

合金の鋳造やろう〈鑞〉付け後，表面にできた**酸化膜**を除去するために酸溶液中に浸したり加温する操作．一般に**金合金**は希塩酸，**銀合金**は希硫酸または専用の清掃液に浸し，**超音波洗浄**をすることにより，**合金の表面**の**酸化物**を酸溶液中に溶出させ本来の合金色を取り戻す．

1091 酸化　さんか
oxidation

純物質が酸素と反応すること．鋳造時に金属を融解する際には，表面が酸化しやすいので**還元帯**の炎を使用し，**合金**を融解したら**オーバーヒート**しないようにしなければならない．オーバーヒートすると**酸化物**を生じやすく，鋳造欠陥の原因となる．

1092 酸化亜鉛　さんかあえん
zinc oxide

〔同義語〕亜鉛華

亜鉛の**酸化物**の一種（ZnO）．**耐熱性**の白色粉末で，無味無臭．微粉末の上質のものは医薬品，化粧品に使用されるが，歯科では，セメント，根管充塡材の成分として，また軟質材料の**研磨材**として重要である．

1093 酸化亜鉛ユージノール印象材　さんかあえん—いんしょうざい
zinc oxide eugenol impression paste

〔同義語〕インプレッションペースト，亜鉛華ユージノール印象材

非弾性印象材で**全部床義歯**の印象に用いられる．**酸化亜鉛**とオリーブオイルの混

合物ペーストと，ユージノールとロジンの混合物ペーストからなり，両者を混合することによりキレート化合物になり硬化する．寸法精度に優れる．

1094 酸化亜鉛ユージノールセメント　さんかあえん—
zinc oxide eugenol cement
〔同義語〕亜鉛華ユージノールセメント
酸化亜鉛とオリーブオイルの混合物ペーストと，ユージノールと**ロジン**の混合物ペーストからなり，両者を混合することによりキレート化合物になり硬化する．仮着用に用いられる．

1095 酸化アルミニウム　さんか—
aluminum oxide
→アルミナ

1096 酸化炎　さんかえん
oxidation flame
都市ガスと空気で燃焼させたバーナーの炎は内炎と外炎とに分かれる．内炎は還元性があるので還元炎とよび，外炎は，未反応の酸素，反応生成物である二酸化炭素や水蒸気などを含み，酸化性があるので，酸化炎とよぶ．

1097 酸化カルシウム　さんか—
calcium oxide
→カルシア

1098 酸化クロム　さんか—
chromium oxide
クロムと酸素の化合物．クロムの酸化数によってそれぞれ異なる**酸化物**がある．三酸化クロム（Cr_2O_3）は緑色粉末で，**石英**より硬く，各種金属の**研磨**に使用する．油脂などで固めて**ルージュ**と同様に使用し，青ルージュなどとよばれる．**ステンレス鋼**の**研磨**に使用するとすばらしい光沢が得られる．

1099 酸化ケイ素　さんか—そ
silicon oxide
気相で主に存在する一酸化ケイ素（SiO）と**固体**で存在する二酸化ケイ素（SiO_2）がある．二酸化ケイ素は**シリカ**ともよばれ，天然に3つの異なった結晶形で存在し，**石英，クリストバライト，トリジマイト**がある．

1100 酸化剤　さんかざい
oxidizing agent
ほかの分子などから電子を奪いやすい性質をもつ化学種で，自身は還元し，それによりほかの物質を**酸化**させるものをいう．酸素やオゾンのほか，酸化度の高い**酸化物**（MnO_2 など），オキソ酸（硝酸，塩素酸など），その塩類（過マンガン酸カリウムなど）や塩素，臭素などのハロゲンがある．

1101 酸化ジルコニウム　さんか—
zirconium dioxide
→ジルコニア

1102 酸化チタン　さんか—
titanium oxide
黒色の TiO，黒紫の Ti_2O_3 と，チタニアとよばれる TiO_2 がある．TiO_2 としては，ルチル（正方晶），アナターゼ（正方晶），ブルッカイト（斜方晶）が知られている．**チタン**の表面の酸化皮膜により**耐食性，生体親和性**に優れている．チタニアは光触媒作用があり，環境浄化材料などにも利用されている．

1103 酸化鉄　さんかてつ
iron oxide
鉄と酸素の化合物で，酸化第二鉄（Fe_2O_3），酸化第三鉄（Fe_3O_4），酸化第一鉄（FeO）がある．鉄は湿った空気中では赤さびの層をつくって**酸化**する．高温または加熱水蒸気との反応により生じ

1104 酸化物　さんかぶつ
oxide

酸素が希ガス以外の元素と結合してつくる化合物をいう．電気的に陽性なアルカリ，アルカリ土類金属などと結合したイオン結合酸化物，ハロゲンなど電気的に陰性元素との酸化物である共有結合酸化物，中間的な酸化物に分類される．水に溶解したときの性質からは塩基性酸化物，酸性酸化物に分類される．

1105 酸化膜　さんかまく
oxide layer

〔同義語〕酸化被膜

金属や**合金**を融解したとき，その表面に酸素と結びついてできる着色被膜のこと．熱力学的に安定した状態である．

1106 酸化マグネシウム　さんか―
magnesium oxide

〔同義語〕マグネシア

無色粉末で，**リン酸塩系埋没材**中に**結合材**の１つとして配合され，水とリン酸アンモニウム塩と反応して，リン酸アンモニウムマグネシウム塩を生成して硬化する．**チタン鋳造用埋没材**として注目されている．化学組成：MgO

1107 暫間義歯　ざんかんぎし
interim denture

〔同義語〕仮義歯，テンタティブデンチャー

最終義歯が装着されるまでの期間に容貌や咀嚼機能の維持，咬合関係の保持，新義歯のための設計の予行，新しい口腔環境に対する患者の受け入れ訓練などのため，暫間使用の目的で装着される義歯．使用中の義歯を修理して使う場合と，新たにつくって使用する場合がある．

1108 暫間固定　ざんかんこてい
temporary splint, temporary splinting

動揺歯の治療において歯の支持組織の安静と**咬合**の安定をはかるために歯を一定期間**固定**すること．**歯周治療**や外傷歯の治療に際して行われることが多い．固定の維持形態により内式暫間固定と外式暫間固定に分類される．

1109 暫間修復　ざんかんしゅうふく
temporary restoration

〔同義語〕テンポラリーレストレーション，プロビジョナルレストレーション，暫間被覆

歯の硬組織欠損や**支台歯形成**された**有髄歯**への外部からの刺激を避けるために，補綴装置が装着されるまでの期間，**歯髄**を保護したり，永久修復の必要性がない歯に行われる修復操作のこと．

1110 暫間被覆冠　ざんかんひふくかん
temporary crown

〔同義語〕テンポラリークラウン，仮封冠

歯冠修復物が装着されるまでの間，**支台歯の歯質や辺縁歯肉**の保護，二次齲蝕の防止，対合歯列および隣接歯の移動防止，審美性，発音の回復などを目的として，既製の材料や**常温重合レジン**，金属などを用いて，一時的に装着される**クラウン**．

1111 暫間補綴　ざんかんほてつ
temporary prosthetics

最終補綴処置が行われるまでの一定期間，**咬合**の維持・改善，発音，審美性，咀嚼効率などを考慮して行われる補綴処置．

1112 三原色　さんげんしょく
three primary colors

混色で得られない独立した色を原色という．三原色は色光と色料とで異なる．色光の三原色は赤（黄赤），緑，青（紫青）で，三色をすべて混ぜると白になる．絵具などの色料の三原色はイエロー（黄），マゼンタ（赤紫），シアン（緑青）で，三色をすべて混ぜると理論的には黒になるが，実際には暗灰色になる．

1113 三叉鉗子　さんさかんし
three-pronged pliers
〔同義語〕三嘴鉗子，スリージョープライヤー，三叉プライヤー
金属線を**屈曲**する**鉗子**の１つ．先端部が３つの嘴（くちばし）状になっているため，部分的な**屈曲**が容易に行える**鉗子**である．主に太い金属線の**屈曲**に用いる．

1114 三叉神経　さんさしんけい
trigeminal nerve
顔面・頭部前面の知覚神経と，**咀嚼筋**を支配する運動神経との混合神経である．大部分は知覚性で，運動性の部分は少ない．橋から出て三叉神経節をつくり（知覚性部分のみ），３枝（眼神経，上顎神経，**下顎神経**）に分かれる．運動神経は**下顎神経**だけに含まれている．頭蓋骨を貫く場所は眼神経では上眼窩裂，上顎神経では正円孔，**下顎神経**では卵円孔である．

1115 三次埋没　さんじまいぼつ
three pours flasking
義歯をフラスコに埋没する際，３回に分けて行う方法．フラスコ下部に**普通石膏**で**一次埋没**を行い，次に**硬質石膏**で人工歯咬合面の高さまで埋没し，最後に**普通石膏**でフラスコを満たす．義歯の掘り出し操作を容易にする．

1116 酸蝕症　さんしょくしょう
acid erosion
〔同義語〕侵蝕症
各種の化学物質による**エナメル質の脱灰**をいう．齲蝕も細菌の出す酸によって歯が溶かされる病気だが，こちらは原因が「酸」というよりも「細菌」なので，酸蝕症とは区別される．

1117 酸処理　さんしょり
acid treatment
酸によって被着面を改質し，接着力を向上させるために行われる処理を意味するが，合金表面の**酸化膜**を除去する操作を指すこともある．

1118 酸素・アセチレン　さんそ―
oxygen-acetylene
アセチレンを燃料，酸素を助燃ガスとした熱源．通常，使用温度が1,200〜2,500℃の熱源になる．高融合金の融解熱源として，**陶材焼付用合金**，コバルト基・ニッケル基合金の融解に利用する．

1119 三属性［色の］　さんぞくせい
知覚色の三次元に相当して用いられる三属性は，**色相**，明るさおよび色味（の強さ）である．表面色では明るさの代わりに**明度**が，色味の代わりに**彩度**が用いられる．

1120 酸素濃淡電池　さんそのうたんでんち
oxygen ion concentration cell
電解質溶液に結線した２枚の金属を浸漬させ，一方の金属板に酸素を吹き込むと，その金属板が**カソード**となり，反対側の金属板が溶解する．このような電池のことをいう．口腔内で補綴装置の**孔食**が進行するのはこの電池作用による．

1121 ３点接触　さんてんせっしょく
tripod contact

さんどぶら

ナソロジーの理想的な咬合接触状態で，上下顎臼歯の**各機能咬頭**が対合する窩と3点で接触するもの．面接触咬合に比べて咬合力が軽減され，**歯周組織**の負担が軽減され，**咬合の安定**を得ることができる．ABCコンタクトも3点接触である

1122 サンドブラスター
sand blaster

アルミナ，ガラスビーズなどの**砥粒**を圧縮空気で細いノズルから技工物に吹きつけて研削する一種の**研磨機**．鋳造物に付着した**埋没材**の除去，金属表面の**研磨**や，**陶材焼付金属冠**の焼付面の前処理などに用いられる．

1123 サンドブラスト
sandblast, air abrasion

ノズル先端のチップから圧縮空気（3～10MPa）または窒素ガスを利用して砂，**アルミナ**などを噴射させ，加工物の表面に付着している**埋没材**などの除去，金属表面の**研磨**，凹凸を生じることにより機械的維持力を増すための操作をいう．この操作を行う装置を**サンドブラスター**といい，ノズルの太さが細く噴射面積の小さいハンド方式の装置をペンシル型サンドブラスターとよぶ．

1124 サンドペーパー
sand paper

ケイ石の砕粉末を紙に1層固着させた，**レジン**や金属の**研磨**に用いられる研磨紙．**砥粒**の粒度により粗研磨から**仕上げ研磨**まで可能である．最近は，より研磨効率の高い，硬質なエメリーペーパーが多く使用されている．

1125 サンライズテクニック
Sunrise tecnique

田中朝見が考案したノンキャストメタルセラミックスの技法．強度と審美性に優れている．**白金加金の箔**（サンライズメタル）を専用プレスにて歯型に均等に圧接して製作されたメタルコーピングに**陶材**を築盛して製作する．

1126 残留応力　ざんりゅうおうりょく
residual stress

物体の**永久変形**に伴って生じ，物体内に残る**応力**のこと．**冷間加工**された金属には残留応力が生じているため，硬くなる反面，脆くなる．

1127 残留モノマー　ざんりゅう―
residual monomer

レジンの重合後も重合せずにレジン中に残った**モノマー**．レジンの機械的性質の低下をもたらすほか，溶出後の為害性も懸念される．加熱重合した場合は1％以下，**光重合**を含めた**常温重合**では数％の残留モノマーが存在する．

1128 三腕鉤　さんわんこう
three-arm clasp

鉤腕の数による**クラスプ**の名称の1つ．**レスト**を1本の腕と考え，**鉤腕**2本とレスト1本で三腕鉤という．**エーカースクラスプ**などと同形態のもので，代表的な**環状鉤**の一種である．

【し】

1129 仕上げ研磨　しあ―けんま
finishing

研磨の最終工程で，技工物の表面に残っている微小な凹凸を除去し，主につや出しを行う操作．**シリコーンポイント・ホイール**や軟らかい**フェルトコーン**，**バフ**やブラシに各種**研磨材**の**砥粒**をつけて磨き，光沢面を出す．

1130 仕上げ研磨材　しあ—けんまざい
finishing abrasion and polishing material

金属，レジン，陶材の最終仕上げに用いる研磨材．金属には**カーボランダム**，**アルミナ**，**酸化クロム**，バフなどが，レジンには**酸化ケイ素**，**アルミナ**，**フェルトコーン**が，陶材には**カーボランダム**や炭化ケイ素（SiC）やダイヤモンドを含有したラバーホイールが利用される．

1131 試圧［フラスコの］　しあつ
trial (flask) closure

流ろう〈蠟〉後の**フラスコ**に餅状の**床用レジン**を填入する際，軽い力で予備加圧を行い，バリとなって現れる余剰の**床用レジン**を取り除くが，このときの予備的な加圧のことをいう．

1132 CIE 表色系　しー あいいー ひょうしょくけい
CIE (standard) colorimetric system

表色系とは，特定の記号を用いて色の表示を明確に行うための一連の規定および定義からなる体系であり，国際照明委員会（CIE）が採択した表色系を CIE 表色系という．CIE 表色系には，CIE1931 表色系（XYZ 表色系），CIE1964 表色系（X10Y10Z10 表色系），CIE1976L*a*b*表色系，CIE1976L*u*v*表色系がある．

1133 CCM システム　しーしーえむ—
computer color matching system

分光光度計を使用して**分光反射率**をコンピュータ解析し数値的に処理するシステム．歯科では，目標色を得るための色合わせの陶材処方を求めるものである．

1134 CCD カメラ　しーしーでぃー—
charge coupled device camera

CCD イメージセンサーという半導体素子で撮影した画像を**デジタルデータ**として記録するカメラ．歯科の CAD/CAM システムでは，非接触型スキャナーによるスキャニング時のデータの読み取り用として使われている．

1135 GTR 法　じーてぃーあーるほう
guided tissue regeneration

アタッチメントロスの生じた歯の**歯周組織**の再生を目的として，生体吸収性膜あるいは生体非吸収性膜を用いて増殖速度の速い細胞（歯肉上皮）の歯根表面への侵入・付着を阻止し，歯根膜由来細胞を**歯根**の表面に誘導する歯周外科療法．

1136 CDT　しーでぃーてぃー
Certified Dental Technician

米国の歯科技工所協会が資格認定した歯科技工士のこと．この資格を得るには歯科技工士学校卒業後に 2 年以上の臨床経験を経て，歯科技工所協会が実施する資格試験に合格しなければならない．米国では**歯科技工所**に勤務する場合は無資格でもよいが，**歯科技工所**を開設する場合は CDT の資格を必要とする州が多い．

1137 シート材料　—ざいりょう
sheet material for a dental appliance

スプリント，**ナイトガード**，**マウスガード**，**サージカルガイドプレート**などを製作するときの熱可塑性薄板状樹脂材料．用途に見合った材質と厚みのシート材料を加熱圧接成型器や**加熱吸引成型器**上で加熱軟化し，歯列模型に圧接吸引または加圧して製作する．

1138 シートワックス
sheet wax

歯科用パラフィンワックスの一種で，厚さが 0.25 〜 0.55mm と薄いもの．**鋳造床のワックスパターン**などに使用される．成分はパラフィンワックスに類似し

ており，ミクロクリスタリンなどを配合して**靱性**を向上させてある．

1139 シーネ
Schiene[独]，splint
(1)副子，添え木，副木．口腔顎顔面領域では，顎骨の骨折の整復固定に使用する金属線のこと．(2)抜歯後の創傷保護，圧迫止血（止血シーネ）などのために**熱可塑性樹脂**により成型する口腔内装具をさす．

1140 GBR法　じーびーあーるほう
guided bone regeneration method
骨欠損部の骨再生の誘導を目的に行われる処置方法．膜（e-PTFEなど）を利用して骨形成細胞を誘導し，骨の新生を獲得する処置法．

1141 シーラント
sealant
〔同義語〕予防填塞材，小窩裂溝填塞材
小窩裂溝填塞材で**齲蝕**の予防を行う．低粘度レジン，**グラスアイオノマーセメント**がある．硬化タイプとしては光重合タイプ，化学重合タイプがあり，色調としては透明なもの，色のついたものがある．

1142 シェーグレン症候群　—しょうこうぐん
Sjögren syndrome
慢性唾液腺炎と乾燥性角結膜炎を主徴とし，多彩な自己抗体の出現や高ガンマグロブリン血症を来たす**自己免疫疾患**の1つ．乾燥症が主症状となるが，**唾液腺**，涙腺だけでなく，全身の外分泌腺が系統的に障害される．1933年にスウェーデンの眼科医 Sjögren H の発表した論文にちなんで命名された．

1143 シェードガイド
shade guide

〔同義語〕色見本
欠損部の補綴や歯冠修復を行う際，**人工歯の色調**，形態または修復材料の選択を行うが，このときに使用する既製の色調見本のこと．**人工歯**の場合は，**陶材やアクリルレジン**でつくられており番号，記号によって表示されている．また，**歯肉の色調**を採得するためのものもある．

1144 シェードタブ
shade tab
既製の**シェードガイド**に配され，番号や記号によって表示されている個々の色調見本のこと．

1145 シェラック板　—ばん
shellac plate
ラック貝殻虫などから採る樹脂様分泌物を主成分とした板状物で，加熱により軟化する．**基礎床**に用いられる．

1146 歯音　しおん
dental consonant
主として上下顎前歯の間で調音される音．調音方法により摩擦音［s，z］と破擦音［ts，dz］に分けられる．特に，狭窄的な気音を歯擦音とよぶ．前歯部の**人工歯**の排列位置が発音に関係する．

1147 耳介エピテーゼ　じかい—
ear epithesis
〔同義語〕耳介補綴装置，義耳
小耳症などの矮小変形や外傷などによる耳介欠損に対する顔面補綴装置．

1148 歯科医師法　しかいしほう
Dentist Law
専門的知識と技能により歯科医療・保健指導をつかさどり，**公衆衛生**および国民の健康を確保するという歯科医師の任務に鑑み，その資格を高い水準で厳格に定め，業務に必要な規制を定めた法律（1948年公布）．

1149 歯科医療関係職種　しかいりょうかんけいしょくしゅ
dental treatment employment
歯科医療を遂行するために必要とされる職種．歯科医師，歯科技工士，歯科衛生士，看護師など．

1150 歯科衛生士法　しかえいせいしほう
Dental Hygienist Law
歯科疾患の予防および口腔衛生の向上をはかるために，歯科衛生士の資格および業務を定めた法律（1948年公布）．専門技術者としての歯科衛生士の制度を確立し，業務が適正に運用されるようにすることを意図した．

1151 鹿革ホイール　しかがわ—
deerskin buff wheel
シャモアホイールの一種で鹿革を使ったもの．鹿の革をなめしたものを円板状に加工した研磨工具で，エンジン用の**マンドレル**に取り付けて用いられる．小型のものと，レーズ用の大型のものがある．主に金属やレジンの**仕上げ研磨**用で，硬質の金属冠の咬合面などの細かい溝は縫い合わせた鹿革ホイールのヒダで磨く．

1152 歯科技工　しかぎこう
dental technique
特定人に対する歯科医療の用に供する補綴物，充塡物または矯正装置を製作し，修理し，または加工すること．見本や模型をつくる行為は特定の患者のためのものではないから歯科技工ではない．歯科医師がその診療中の患者のために自らそれを行う行為も，歯科技工に該当しない（法2条1項）．

1153 歯科技工学　しかぎこうがく
歯科医療のための補綴装置などを製作し，**口腔**の形態や機能，外観を回復させ，患者の健康を維持・増進させることに寄与するのが**歯科技工**であるが，そのために必要な歯科技工技術および理論の進歩と発達をはかることを目的とする学問．近年，**日本歯科技工学会**などにおいても歯科技工学確立のための努力がなされている．

1154 歯科技工士学校養成所　しかぎこうしがっこうようせいじょ
歯科技工士学校養成所指定規則に基づき文部科学大臣または厚生労働大臣が指定した歯科技工士の養成施設．入学・入所資格は高等学校卒業者かこれと同等以上の学力がある者．修業年限は2年以上．学科課程は，関係法規，歯科技工学概論，歯科理工学などの必修12科目および選択必修科目．

1155 歯科技工士学校養成所教授要綱　しかぎこうしがっこうようせいじょきょうじゅようこう
歯科技工士学校養成所指定規則による学科課程の教育に関して，各学科目の目標，方法，基準時間，教授内容などを定めたもの（1993年1月8日，厚生省健康政策局長通知）．

1156 歯科技工士学校養成所指定規則　しかぎこうしがっこうようせいじょしていきそく
歯科技工士法14条1・2号に基づく歯科技工士学校または歯科技工士養成所の指定に関する事項を定めた厚生労働省令（1956年厚生省令第3号，1994年文部省厚生省令第2号）．指定基準，指定の申請書の記載事項，変更の承認または届出を要する事項，報告を要する事項，指定取消しの申請書などの記載事項などを規定する．

1157 歯科技工士学校養成所指導要領　しかぎこうしがっこうようせいじょしどうようりょう

歯科技工士学校養成所の設置計画書，学則等の一般的事項，学生，教員，事務職員，授業，教室，教育用機械器具，そのほかの細目的事項を定めたもの（1976年2月14日，厚生省医務局長通知）．

1158 歯科技工士業務従事者届　しかぎこうしぎょうむじゅうじしゃとどけ

業務に従事する歯科技工士に義務づけられる定期的な届出．1982年を初年とする2年ごとの年の12月31日現在における，氏名・年齢・性別，本籍地都道府県名・住所，歯科技工士名簿登録番号・登録年月日，業務に従事する場所の所在地・名称（規則5条2項）を，その翌年の1月15日までに，就業地の都道府県知事に届け出る（法6条3項）．

1159 歯科技工士業務補助　しかぎこうしぎょうむほじょ

無資格者に歯科技工の業務を補助させることは，歯科技工の製品になんら影響を及ぼさないような単純軽微な行為を歯科医師または歯科技工士の手足として行わせる場合に限られる（1956年2月27日，厚生省医務局長回答）．**業務独占**の趣旨は，粗悪な製品をつくって歯科医療に害を及ぼすことを防止することにあるからである．

1160 歯科技工士国家試験　しかぎこうしこっかしけん

歯科技工士の資格を定めてその資質の向上をはかり，歯科技工士免許を有する者に**業務独占**を認めて保護するために，歯科技工士として必要な知識および技能の有無を客観的に評価すること．

1161 歯科技工指示書　しかぎこうしじしょ

歯科医師または歯科技工士は厚生労働省令で定める事項を記載した歯科医師の指示書によらなければ，業として**歯科技工**を行ってはならない．ただし，病院または歯科診療所内の場所において，かつ，患者の治療を担当する歯科医師の直接の指示に基づいて行う場合は，この限りでない（法18条）．

1162 歯科技工室　しかぎこうしつ

歯科技工士法に基づいて，歯科医師または歯科技工士が業として技工物の製作・加工・修理を行う病院や歯科診療所内の場所で，その病院や歯科診療所の患者のために歯科技工を行う場所をいう．

1163 歯科技工士法　しかぎこうしほう

Dental Technicians Law

歯科医療の普及および向上のために，歯科技工士の資格を定め，**歯科技工**の業務が適正に運用されるよう，その業務とそれが行われる場所である**歯科技工所**について必要な規制を定めた法律（1955年公布）．当初その題名を「歯科技工法」としていたが，1994年から「歯科技工士法」と改められた．

1164 歯科技工士法施行規則　しかぎこうしほうしこうきそく

歯科技工士法および**歯科技工士法施行令**の施行に必要な細目的事項や両法令の委任に基づく手続的事項などを定めた命令（1955年公布）．

1165 歯科技工士法施行令　しかぎこうしほうしこうれい

歯科技工士法の施行に必要な事項や同法の委任に基づく事項などを定めた命令（1955年公布）．

1166 歯科技工士免許　しかぎこうしめんきょ

免許とは行政庁が一般人に禁止している業務を一定の要件を満たす者に対して許す行政行為．歯科技工士免許は，免許の資格要件（**歯科技工士国家試験の合格**）を満たし，免許の**欠格事由**に該当しない者に与えられる．その申請書は住所地の都道府県知事を経由し，厚生労働大臣に提出する（令1条，規則1条）．

1167 歯科技工所　しかぎこうじょ

歯科医師または歯科技工士が業として**歯科技工**を行う場所．ただし，病院または歯科診療所内の場所であって，当該病院または歯科診療所において診療中の患者以外の者のための**歯科技工**が行われないものを除く（法2条3項）．病院内の**歯科技工室**でも，院外からの依頼を受けて業として**歯科技工**をしている場合は，歯科技工所にあたる．

1168 歯科技工所開設届　しかぎこうじょかいせつとどけ

歯科技工所を開設した旨の届出．**歯科技工所**を開設した者は，開設後10日以内に，開設者の住所および氏名，開設の年月日，名称，開設の場所，管理者の住所および氏名，業務に従事する者の氏名，構造設備の概要および平面図などを記載して，所在地の都道府県知事に対して届け出なければならない（法21条1項）．

1169 歯科技工所改善命令　しかぎこうじょかいぜんめいれい

歯科技工所の構造設備が不完全なため，そこで製作・修理・加工される補綴物・充填物・矯正装置が衛生上有害なものとなるおそれがある場合に，都道府県知事がその開設者に対し一定期間内に構造設備を改善すべきことを命ずる行政処分（法24条）．病院の**歯科技工室**の設備基準（医療法施行規則16条1項13）も参考になる．

1170 歯科技工所管理者　しかぎこうじょかんりしゃ

歯科技工所に勤務する歯科技工士やそのほかの従業者を監督し，その業務が適切に遂行されるよう管理する総括的な責任者（法23条）．**歯科技工所**の開設者は，自ら歯科医師または歯科技工士であってその**歯科技工所**の管理者となる場合を除き，その**歯科技工所**に歯科医師または歯科技工士たる管理者を置かなければならない（法22条）．

1171 歯科技工所休廃止・再開届　しかぎこうじょきゅうはいしさいかいとどけ

歯科技工所の開設者は，**歯科技工所**を休止または廃止したときは，10日以内にその旨を都道府県知事に届け出なければならない（法21条2項前段）．休止した**歯科技工所**を再開したときも同様である（同条項後段）．

1172 歯科技工所使用禁止　しかぎこうじょしようきんし

歯科技工所の開設者が改善命令に従わず，指定期間内に構造設備の改善をしない場合に，都道府県知事がその開設者に対し，構造設備の改善を行うまでの間はその**歯科技工所**の使用を禁止する行政処分（法25条）．この処分は不利益行為であるから，弁明の機会の付与の手続をとらなければならない．

1173 歯科技工録　しかぎこうろく

歯科技工所における補綴物などの製作および品質管理指針のことで，補綴物の質の確保をはかることを目的としている（2005年3月18日，厚生労働省医政局長通知）．**歯科技工指示書**に基づく補綴

しかくさい

物などの製作ごとにつくられるべきとした．

1174 視覚細胞　しかくさいぼう
visual cell
〔同義語〕視細胞
光受容体として分化した感覚細胞である．核は外顆粒層にあり外方へ伸びた細胞突起を内節と称し，その先端部分の細胞膜はヒダをつくり外節という．この突起の形状から杆体は薄明視，**錐体**は白昼視および色覚に関与する．

1175 歯科三法　しかさんぽう
歯科医療に関する基本的な3つの法律．歯科医療関係者の資格・業務を定めた**歯科医師法・歯科衛生士法・歯科技工士法**である．これらは，歯科医療に固有の最も基本的な法律である．

1176 自家製アタッチメント　じかせい—
laboratory fabricated attachment
患者固有の補綴すべき空隙を考慮して歯科技工所で自家製作される**支台装置**の総称．形態，連結機構ともに複雑なものは不向きで，接触面を最大限に広範囲にとる単純化した構造となる．

1177 歯科精密鋳造　しかせいみつちゅうぞう
dental precision casting
ロストワックス法に代表される特殊な**鋳型**を用いて，**寸法精度**が高く，鋳肌性状が優れた，高精度・高品質の補綴装置を得る方法をいう．

1178 耳下腺　じかせん
parotid gland
大唾液腺の1つで，最も大きなものである．耳介の前下方にあり，ほぼ逆三角形をなし，その下端は**下顎角**付近まで伸びている．漿液性である．

1179 耳下腺乳頭　じかせんにゅうとう
parotid papilla
〔同義語〕頬唾液乳頭
耳下腺の導管である耳下腺管の開口部分をいい，小乳頭状の周囲との境界が明瞭な小隆起である．

1180 歯科四法　しかよんぽう
歯科医療に関する基本的な4つの法律．歯科医療関係者に関する**歯科医師法・歯科衛生士法・歯科技工士法**という歯科医療に固有の三法のほかに，歯科診療所や病院に適用される**医療法**も含める．

1181 歯冠　しかん
tooth crown
表面が**エナメル質**で覆われて，口腔内に露出している部分をいう．直接，咀嚼を行う部分で，硬い**エナメル質**とその内層にある**象牙質**によって**咬合・咀嚼**に耐えるような厚い層を形成している．特に咬合面は凹凸が多く複雑な形態をしている．歯種群によって異なった形態をしているのを異形歯という．

1182 歯冠外アタッチメント　しかんがい—
extracoronal attachment
歯冠アタッチメントの分類で**アタッチメント**の固定部が歯冠外形よりも突出するものの総称．歯根面上を利用する**アタッチメント**とともに主流の位置にある．固定部下部が**不潔域**となるため十分な予防処置と清掃が求められる．

1183 歯冠歯根比　しかんしこんひ
crown-root ratio
解剖学的には**エナメル質**で被覆された部分と**セメント質**で覆われた部分との比，臨床的には歯肉縁より上の部分と歯肉縁より下の部分との比をいう．**歯冠**と**歯根**の長さの比はてこの関係によって機能力

に対する抵抗の程度に関連する．

1184 歯冠色陶材　しかんしょくとうざい
tooth color porcelain

陶材焼付金属冠，オールセラミッククラウンなどの製作において，**歯冠**の色調を表現するときに使用する**陶材**．インサイザル色，ボディ色，サービカル色などエナメル質の部分に築盛する**エナメル色陶材**を主体とし，そのほかに**オペーク陶材**，デンティン色陶材，透明（色）陶材，着色用陶材（ステイン），アドオンポーセレンなどがある．

1185 歯冠長　しかんちょう
crown height

前歯では**切縁・尖頭**，臼歯では頬側咬頭頂から唇（頬）側の歯根歯頸部に至る直線径．

1186 歯冠長延長術　しかんちょうえんちょうじゅつ
crown lengthening

歯肉や歯槽骨を削ることによって，臨床的歯冠長を延長する術式．**歯肉縁下に齲蝕**，歯牙の破折，歯周病などがある症例，審美的に**歯冠長**の改善が必要な症例，**歯肉縁下**深くにまで**支台歯形成**が必要で，付着領域に侵襲を与え持続的に**炎症**を与えかねない症例などに応用することにより，環境の改善や的確な治療が可能となる．

1187 歯冠内アタッチメント　しかんない—
intracoronal attachment

歯冠アタッチメントの分類で**アタッチメント**の固定部が歯冠外形内に収容されるものの総称．対応する可撤部はブリッジ，**部分床義歯**に埋入，**ろう〈鑞〉付**け，**鋳接**される．一般に側方力に抵抗する設計の補助維持形態，装置を考える．

1188 歯間乳頭　しかんにゅうとう
interdental papilla

〔同義語〕歯間部歯肉，乳頭部歯肉
歯と歯の間の歯間空隙を埋めて**接触点**まで達している**歯肉**．前歯部，下顎小臼歯部では**接触点**の直下にピラミッド状，臼歯部隣接面では頬側および舌側に２つのピークがあり，中央部が陥凹した形である．炎症が起こりやすい部分．

1189 歯冠破折　しかんはせつ
fracture of dental crown, crown fracture

歯に外力が急激に作用した場合に発生する．単なる亀裂から**エナメル質・象牙質**の破折，歯髄組織に及ぶものまでさまざまである．歯に破折線，破折片の動揺，歯質欠損，**歯冠**の**着色**，異常運動，疼痛などの症状がみられる．

1190 視感比色法　しかんひしょくほう
methods of visual comparison for surface color

シェードガイドと天然歯色を基準となる光の下で視感によって比較する方法．測色用の光としては**演色性**の高い標準の光D65または補助標準の光D50を用いる．

1191 歯間フック　しかん—
interdental hook

突起（類）の一種で，隣接歯間の空隙に用いられる**ボールクラスプ**と同形態のもの．**遊離端義歯**の補助支台装置として利用できるが，義歯の沈下に対して**歯間離開**を起こすこともあるので使用にあたっては注意が必要である．

1192 歯冠幅径　しかんふっけい
crown width

歯冠の近遠心方向で最大の距離．矯正歯科治療の検査においては，**口腔模型**上で

萌出歯の歯冠幅径をノギスで計測する．

1193 歯間ブラシ　しかん—
interdental brush

〔同義語〕インターデンタルブラシ，歯間清掃用ブラシ

小型の円筒形または円錐形のブラシで，補助清掃用具として，主に退縮した歯間部，ブリッジのポンティック部の清掃に用いる．ブリッジや歯周補綴においては歯間ブラシの使用可能な形態の付与が望まれる．

1194 歯冠用硬質レジン　しかんようこうしつ—
dental hard resin for crown and bridge

補綴分野で使用される高架橋密度をもったレジン．ポリメチルメタクリレート系レジンに比べ硬く，高強度であるところから名づけられた．前装冠，ジャケットクラウン，人工歯などに使用される．モノマーは架橋が可能な官能基を2つ以上もつものが主成分として使用される．無機質フィラーを含む．重合は加熱重合あるいは光重合で行う．

1195 歯間離開　しかんりかい
separation of teeth

〔同義語〕歯間分離

歯と歯の接触が強く，その間に薄片の介入ができないことがある．このようなときに一時的に歯間を離開する方法をいう．歯間離開には歯間離開器を用いて機械的に短時間に離開する即時離開と，時間をかけて行う緩徐離開とがある．

1196 色環　しきかん
color circle

環状に配列した色表によって色相を系統的に示すカラーチャート．

1197 色相　しきそう
hue

色の三属性（色相，彩度，明度）の1つで，色または色の種類（色あい）をいう．たとえば，赤，青，橙，黄など．

1198 色素性母斑　しきそせいぼはん
pigmented naevus

メラニン色素形成能を有する細胞（母斑細胞）の過誤腫的な増殖である．皮膚にみられるのが普通であり，口腔粘膜に生じることもまれにある．口腔領域では口蓋粘膜に多いとされ，頬粘膜，歯肉，口唇などにも認められる．

1199 色調　しきちょう
shade

〔同義語〕シェード

既製の人工歯や陶材焼付金属冠，レジン前装冠などの前装部に用いる材料の彩度，明度，色相をいう．色調は審美性を回復するための最も大切な要素である．

1200 色調再現性　しきちょうさいげんせい
color reproduction quality

色再現で得られる色の良し悪しをいう．色調再現性の評価は，最終的には人間が行う心理評価による．しかし，心理評価は，個人差や実験条件の影響を受けやすいので，工業界では測定機器による定量化が行われている．

1201 色調選択　しきちょうせんたく
shade selection

〔同義語〕シェードセレクション，シェードテイキング，シェードマッチング，色合わせ

欠損部の補綴や，各種の歯冠補綴装置を施すとき，既製のシェードガイドを利用して患者によく合致した色調を選択することをいう．色調の選択には，直射日光，照明は避け，北に面した窓からの自

しけいよう

然光の下で行う方法がよいとされる．また，有床義歯製作時に**歯肉の色調**を採得することもいう．

1202 軸面傾斜角　じくめんけいしゃかく
　　convergence angle of axial surface
支台歯に付与する軸面の傾斜角．歯質の削除量を抑えて維持力を増すために，傾斜角はできるだけ少ないほうがよく，約2〜5°くらいが適当である．

1203 ジグモンディシステム
　　Zsigmondy's system
歯式の一方式．日本で最も普及している．たとえば，上顎左側第二小臼歯は5で表される．

1204 歯型可撤式模型　しけいかてつしきもけい
　　removable die
〔同義語〕可撤歯型式模型
歯型が歯列模型から着脱できるように製作された**作業用模型**．歯型を製作した後に歯列模型が製作され，模型を分割せずに歯型を取り出せる．歯型と歯列模型および歯型相互の位置関係が狂いやすいのが欠点．

1205 歯型固着式模型　しけいこちゃくしきもけい
　　solid working cast
〔同義語〕固着式模型，単一式模型
歯型と歯列模型が一体となっている**作業用模型**．歯型と歯列模型との位置関係が狂うことはないが，隣接面やマージン部のワックス作業が困難であるため，精密な歯冠修復物の製作には，別途の副歯型が必要となる．一般的には**個歯トレー，個人トレー**，プロビジョナルレストレーションなどの製作に用いられる．

1206 歯型採得　しけいさいとく
　　core remounting record

レジン重合後，**咬合器**に再装着するために，**ろう〈蠟〉義歯**が完成した状態で上顎の**人工歯**の歯型をとること．ワセリンを薄く**人工歯**に塗り，**咬合平面板**に石膏を盛って人工歯咬合面を軽く印記する．

1207 歯頸線　しけいせん
　　cervical line
歯冠と**歯根**の境界をいう．**エナメル質**と**セメント質**の接合部が線状にみえるので歯頸線という．

1208 歯型彫刻　しけいちょうこく
　　tooth carving
石膏棒やワックスなどで歯の形を彫刻すること．歯の各形態を理解することや形を再現する技術を身につけることができる．

1209 歯頸部齲蝕　しけいぶうしょく
　　cervical caries
〔同義語〕歯頸部カリエス
歯頸部に生じる**齲蝕**で，**根面齲蝕**とほぼ同義．形成される**窩洞**は**ブラックの窩洞分類**のⅤ級で，通常，**光重合型コンポジットレジン**，光重合型グラスアイオノマーセメントなどで**修復**される．

1210 歯型分割　しけいぶんかつ
　　separating of die
歯型を歯列模型から取り出すために行う作業．このときの模型を**分割復位式模型**という．歯列模型に分割線を記入し，隣接歯，歯型の歯頸部を傷つけないように**石膏鋸**で二次石膏まで切り込んで，歯型を歯列模型から分離する．

1211 歯型用レジン　しけいよう—
　　die resin
歯型製作用の**レジン**．材質はエポキシ，アクリル，不飽和ポリエステルなどである．**石膏**に比べて破折しにくいなどの利点はあるが，成形に時間がかかること，

硬化収縮，**印象材**との不適合，高価格など欠点も多い．

1212 時効硬化　じこうこうか
age hardening

合金の過飽和固溶体は一般に不安定である．そのため，常温で放置するか，または比較的低温で加熱すれば，安定な相に変わろうとして原子の移動が起こり，金属の**機械的性質**が変わる．このように，時間の経過とともに**合金の性質が変化する**ことを時効現象といい，これにより**合金が硬化することを時効硬化**という．

1213 自己免疫疾患　じこめんえきしっかん
autoimmune disease

〔同義語〕自己アレルギー疾患

抗原と抗体が結合してアレルギー反応が起こるが，外からの異物の**抗原**でなく自己の組織を構成する成分に対して免疫機構が働き，それを排除するための抗体がつくられ，これによって**炎症**や組織傷害が引き起こされる疾患をいう．

1214 歯根　しこん
root of tooth

表面が**セメント質**で覆われている部分である．正常な状態では大部分が顎骨の中に埋まり，**歯周組織**で覆われているので，口腔内では外表はみえない．歯根は**歯根膜**によって顎骨に固定され，**咬合**が十分に行える役割を果たしている．**根尖**には，歯髄腔と交通する**根尖孔**がみられる．

1215 歯根徴　しこんちょう
root symbol

歯の三大徴候の１つで，歯は**歯根の中央から先は遠心に曲がっており，すべての歯に共通の性質**である．歯の左右側の鑑別にとって重要となる．

1216 歯根囊胞　しこんのうほう
radicular cyst，apical cyst

根尖性歯周炎の一病型で，長い既往歴をもった**無髄歯**の**根尖部**に生じる囊胞．大きくなると圧迫により特有な羊皮紙音を発する．エックス線像では境界明瞭な円形の陰影が認められる．病理発生学的には歯根肉芽腫と同じだが，歯根肉芽腫内にマラッセの上皮遺残に由来する扁平上皮が網目状に侵入・増殖して囊胞壁を形成したもの．

1217 歯根破折　しこんはせつ
fracture of dental root，root fracture

歯に急激な外力が作用した場合に発生する，**象牙質**を含む**セメント質**と歯髄の損傷である．後遺症として，**歯冠**の変色，歯痛などが認められる．歯髄処置や固定が施され，保存不可能な場合は抜歯が適用される．

1218 歯根膜　しこんまく
periodontal membrane

〔同義語〕歯周靱帯

歯の支持組織の１つ．**歯槽骨**と**歯根の**表面との間の空隙（歯根膜隙）を満たしている軟組織．主体は線維性結合組織であり，コラーゲン線維が太い束をつくり，一端は**セメント質**に，他端は**歯槽骨**に進入し**シャーピー線維**を構成している．この**シャーピー線維**により，強大な**咀嚼力**を緩衝する機能を果たしている．

1219 歯根膜負担　しこんまくふたん
tooth support

〔同義語〕歯根膜支持，歯牙支持，歯牙負担

義歯の咬合力負担様式のうち，欠損部に作用する咬合力を欠損部に隣接する**支台歯**のみで負担し，欠損部粘膜に咬合力を負担させない形式のもの．

1220 自在ろう〈鑞〉付け　じざい―づ―
free hand soldering

〔同義語〕自在ろう〈鑞〉着

被ろう〈鑞〉付け物を埋没することなく左右の手指でしっかり固定し，直接火炎上でろう〈鑞〉付けする方法．短時間でのろう〈鑞〉付けが可能であるため，**矯正用線**が**焼なまし**（再結晶軟化）することがない．

1221 示差熱分析　しさねつぶんせき
differential thermal analysis

物質を一定速度で加熱または冷却し，温度変化のない基準物質の温度 – 時間曲線と比較すると，物質の相転移，分解，融解などの変化で生じた発熱または吸熱の現象が，両者の温度差として示される．このことを利用して材料の熱的性質を調べる方法．

1222 支持　しじ
support

補綴装置に加わる咀嚼圧や咬合圧が**支台歯**などの硬組織部や義歯床下粘膜などの軟組織部で負担され，補綴装置が安定すること．

1223 歯軸　しじく
tooth axis

1本の歯の中央を通る仮想線．**歯冠**の中央を通るものを歯冠軸，**歯根**の中央のものを歯根軸とよぶこともある．

1224 支持咬頭　しじこうとう
supporting cusp

→機能咬頭

1225 歯周炎　ししゅうえん
marginal periodontitis

〔同義語〕歯槽膿漏症，辺縁性歯周炎

歯周疾患の一型で，**歯周組織**の慢性の炎症性疾患をいう．通常，**歯肉炎**に続発し，**炎症**が**歯槽骨**にまで波及した疾患．歯周ポケットの形成と歯槽骨の吸収を主徴とする歯周組織の破壊が進行する．

1226 歯周疾患指数　ししゅうしっかんしすう
periodontal disease index

歯周炎を表す指数の1つ．Ramfjord SPにより1967年に発表された指数で，代表的な6歯を被検歯とし，各被検歯の**歯周炎**のスコア（0〜6）の合計を被検歯数で除した値のこと．

1227 歯周初期治療　ししゅうしょきちりょう
initial preparation

〔同義語〕歯周基本治療，イニシャルプレパレーション，原因除去療法

歯周病の患者に対して行う基本的な原因除去療法のこと．**デンタルプラーク**や歯石を**スケーリング，ルートプレーニング**により除去し，**歯周組織**の**炎症**をある程度まで消退させ，場合によって歯周外科などの二次的な治療へのスムーズな移行をはかることを目的としている．

1228 歯周組織　ししゅうそしき
periodontal tissues

歯肉，歯根膜，セメント質，歯槽骨の4種類の歯の支持組織の総称（**セメント質**は，解剖学的には歯の構成要素であるが，機能的には歯の支持組織である）．歯周組織は歯を顎骨に結合させ適正な位置に支持するとともに，円滑な咬合機能を営ませるための形態と機能を有している．

1229 歯周組織再生誘導法　ししゅうそしきさいせいゆうどうほう
guided tissue regeneration

→GTR法

1230 歯周治療　ししゅうちりょう
periodontal treatment

歯周疾患の原因因子の除去と咀嚼機能を回復する治療行為が, 口腔衛生の確立していく過程のなかでとらえられる治療体系. 一般的な歯周治療は, 診査・診断, **歯周初期治療**, 再評価, 歯周外科処置, 再評価, 最終治療, **メインテナンス**の順に行われる.

1231 歯周ポケット　ししゅう—
periodontal pocket

歯周炎に起因する**アタッチメントロス**を伴うポケット. 歯周疾患の進行に伴い歯肉結合線維や歯根膜線維による結合組織性の付着が破壊され, **上皮付着**が歯根側方向へ深部増殖して生じる. 歯周ポケットが形成されると, **デンタルプラーク**の停滞, 嫌気性菌の増殖により, 歯周疾患はいっそう増悪する.

1232 自浄型ポンティック　じじょうがた—
hygienic pontic

歯槽部との間に食物残渣が停滞しないように基底部形態が形成された**ポンティック**. ポンティック基底部が歯槽部から離れる完全自浄型と, 唇(頬)側や中央の狭い部分が軽く歯槽部に接する半自浄型があり, 清掃性を向上させる.

1233 矢状顆路　しじょうかろ
sagittal condylar path

下顎が**前方運動**, **側方運動**するときの下顎の運動路を**矢状面**に投影したもの. 前方運動時には下顎は関節結節に沿って下降し, S字状カーブを描く. 側方運動時には**平衡側**の**下顎頭**が関節結節に沿って前下内方に動く. この運動経路は関節結節の形態に大きく影響される. **クリステンセン現象**は顆路の影響を大きく受ける.

1234 矢状顆路傾斜角　しじょうかろけいしゃかく
angle of sagittal condylar path

〔同義語〕矢状顆路角, 矢状顆路傾斜度
矢状顆路と**水平面**とのなす角度. 下顎の前方運動時の**矢状顆路**と**水平面**のなす角度を, 前方矢状顆路傾斜角といい, 側方運動時の**平衡側**の**矢状顆路**と**水平面**のなす角度を, 側方矢状顆路傾斜角という. **有歯顎**では大きく, 無歯顎では小さい値を示す.

1235 自浄空隙　じじょうくうげき
self-cleaning space

口腔内の**自浄作用**によって食物残渣の停滞の起こらない隙間. 天然歯列では, **鼓形空隙**のうち**自浄作用**の及ぶ範囲の隙間をいう. 補綴装置では, ポンティック基底部と歯槽部の間につくられる空間などのように**自浄作用**を期待して与えられた隙間をいう.

1236 矢状クリステンセン現象　しじょう—げんしょう
sagittal Christensen phenomenon

無歯顎の患者に上下顎**咬合床**を装着し**前方運動**させると, 前歯部は上顎の咬合面に沿って前方に滑走するが, **下顎頭**が関節窩内で前下方に移動するため臼歯部は前下方へ移動する. このとき上下顎の**咬合堤**の間に後方に開いたくさび状の間隙ができる. この現象をいう.

1237 自浄作用　じじょうさよう
self-cleaning action

咀嚼機能を営むことによって歯, 口腔内が自然に清掃されることをいう. **口腔**は**唾液**の作用, 舌, 頬粘膜などの口腔軟組織の運動作用, 歯および歯列の解剖学的形態や咬合運動, 食物の流れなどにより

1238 矢状切歯路　しじょうせつしろ
sagittal incisal path
〔同義語〕前方切歯路
下顎の**咬頭嵌合位**から切縁位までの前方滑走運動時に**下顎切歯点**によって描かれる運動経路を**矢状面**に投影したもの．上顎前歯舌側面形態によっても変わるが，5mm程度の曲線を描き，**下顎運動**をガイドする重要な運動の1つである．

1239 矢状切歯路傾斜角　しじょうせつしろけいしゃかく
angle of sagittal incisal path
〔同義語〕矢状切歯路角，矢状切歯路傾斜度，矢状前方切歯路角，矢状前方切歯路傾斜角，矢状前方切歯路傾斜度
下顎が**咬頭嵌合位**にあるときの**下顎切歯点**と上下顎前歯が**切端咬合**したときの**下顎切歯点**を結んだ線と，**水平面（咬合平面）**とがなす角度．**有歯顎**では，上顎前歯歯軸の傾斜角や舌側面の形態（リンガルコンキャビティ）により決定される．

1240 糸状乳頭　しじょうにゅうとう
filiform papillae
舌乳頭の1つ．舌背の全体に分布しており，ビロード状の外観を呈す．上皮は角化しており，白くみえる．**味蕾**はない．

1241 茸状乳頭　じじょうにゅうとう
fungiform papillae
舌乳頭の1つ．舌背の全面に散在している．上部が膨大し，開かない茸（きのこ）のような形をしているので，こうよばれる．上皮は角化していないので紅色を帯び，赤い点として肉眼でみえる．

1242 歯小囊　ししょうのう
dental sac
歯胚の構成要素の1つ．エナメル器および**歯乳頭**を包む囊状の構造物で，結合組織線維および細胞成分よりなる．ここから将来，**セメント質**，**歯根膜**，**歯槽骨**が生じる．

1243 矢状平衡側顆路　しじょうへいこうそくかろ
側方運動で**平衡側**の**下顎頭**が前下内方に移動する経路を矢状面に投影したもの．これは関節結節の後方斜面の形態と密接な関係をもっており，下方に凸の彎曲を描く．特に重要なのは始点から2〜3mmである．一般的に前方運動時の**矢状顆路**より急傾斜（ポジティブフィッシャー角）である．

1244 矢状平衡側顆路傾斜角　しじょうへいこうそくかろけいしゃかく
側方運動で矢状平衡側顆路が**水平面**となす角度を**矢状面**に投影したもの．**有歯顎**の矢状平衡側顆路が**フランクフルト平面**となす角度は25〜75°で，平均は45〜50°である．

1245 矢状縫合　しじょうほうごう
sagittal suture
左右の頭頂骨間の縫合で，頭蓋冠の正中線に沿って前後に走る．

1246 矢状面　しじょうめん
sagittal plane
頭蓋骨の**矢状縫合**と平行で，身体を左右に分かつ面．顆頭間軸に直交し，また**水平面**と**前頭面**とに直交する．

1247 JIS　じす
Japanese Industrial Standards
工業製品の標準化を規定した国家規格．規格制定の審議は，日本工業標準調査会が行うが，歯科器材の原案作成は日本歯科材料工業協同組合および日本歯科器械工業協同組合に委託されている．各規格

1248 歯髄　しずい
dental pulp
歯乳頭から発生し，歯の歯髄腔を満たす胎生結合組織に近い疎性結合組織をいう．細胞と基質からなり，多くの血管や神経が分布している．歯の知覚を司るとともに，栄養，**象牙質**の形成と修復，防衛の機能を営んでいる．

1249 歯髄刺激（性）　しずいしげき（せい）
pulp irritation
象牙質の創傷による外部からの刺激を，象牙線維を通じて**歯髄**が痛みとして感じること．刺激には，**齲蝕**の細菌毒素，脱水，温度，化学的，摩擦熱，**熱伝導**，**仮封**による刺激などがある．

1250 歯髄保護　しずいほご
pulp protection
歯髄は**炎症**などに陥りやすいため，機械的刺激，温度刺激，**酸**や薬品あるいは細菌の刺激などを遮断し，深部の**象牙質**とともに十分保護されなければならない．覆髄や裏層を施す場合から，広義には**暫間修復**による方法も含まれる．

1251 磁性アタッチメント　じせい—
magnetic attachment
〔同義語〕プレシジョンアタッチメント
磁石の吸着力や反発力を利用した義歯や**可撤性ブリッジ**の**支台装置**．磁石構造体とこれに吸着する**キーパー**から構成され，前者を義歯に後者を**歯根**や歯に取り付けて補綴装置の維持力を得る．磁性アタッチメントの吸着力は概ね400〜600gf程度で，種々のサイズが市販されている．

1252 自然感　しぜんかん
natural feeling
歯科では，口腔内に装着する補綴装置の色や形態が口腔内と**調和**した自然の美しさを有し，人為が加わったとは感じさせないこと．

1253 自然治癒（能）力　しぜんちゆ（のう）りょく
spontaneous cure
人間・動物などの心身全体が生まれながらにしてもっている，ケガや病気を治す力・機能．手術や薬物投与なしで治る機能のこと．

1254 自然保定　しぜんほてい
natural retention
矯正治療で得た新しい咬合状態を，自然の力（筋の機能回復，正しい咬頭嵌合ならびに接触関係，**歯周組織**など）で一定期間保持することをいう．臨床上，動的処置後ただちに自然保定に入る場合はごくまれで，器械保定を必要とすることがほとんどである．

1255 歯槽基底弓長径　しそうきていきゅうちょうけい
basal arch length
〔同義語〕ベーザルアーチレングス
中切歯部の唇側歯肉の最陥凹点から**咬合平面**に平行な第一大臼歯遠心面までの距離．キャリパスの中央につけられた指針を中切歯根尖部に合わせて計測する．

1256 歯槽基底弓幅径　しそうきていきゅうふっけい
basal arch width
〔同義語〕ベーザルアーチウィドゥス
頬側歯肉上で左右側第一小臼歯根尖部にあたる部分の直線距離．キャリパスを用いて計測する．

1257 歯槽骨　しそうこつ
alveolar bone

上下顎の顎骨のうち歯槽を構成し歯を支持している部分をいう．解剖学的には**上顎骨**の**歯槽突起**あるいは**下顎骨**の歯槽部を示す．歯槽骨の厚さは前歯部，臼歯部では異なっており，前者のほうが薄い．

1258 歯槽骨延長　しそうこつえんちょう
alveolar bone lengthening

歯槽骨の一部に切り込みを入れ，ネジ式の器具を用いて骨の隙間を増やし，組織を延長していく術式．

1259 歯槽骨骨折　しそうこつこっせつ
fracture of the alveolar bone

外力が歯あるいは**歯槽骨**に加わることにより発生する歯槽部の骨折．上顎前歯部に圧倒的に集中して発生し，臼歯部でもまれに発生する．周囲軟組織の損傷とともに，歯の破折，**脱臼**などの歯の損傷を伴うことが多い．

1260 歯槽頂間線　しそうちょうかんせん
interalveolar ridge line

中心咬合位で対応する上下顎堤の頂上間を結ぶ直線をいう．**全部床義歯**の人工歯排列時の参考にする．臼歯部人工歯の位置や咬合面の方向を調整し，咀嚼時の義歯の力学的平衡を保つようにするための基準線となる．下顎の**排列**では第二小臼歯で頰側咬頭頂を通り，**大臼歯**で頰側咬頭内斜面の中央部を通る．

1261 歯槽頂間線法則　しそうちょうかんせんほうそく
rule of interalveolar crest (ridge) line

人工歯を歯槽頂の真上か内側に**排列**すれば義歯は安定する．上下顎の**歯槽頂線**を結んだ**歯槽頂間線**上で**咬合**させ，咬合圧による加圧部位と加圧方向をこの線上に一致するように**排列**すれば義歯の安定を妨げないという理論．

1262 歯槽頂線　しそうちょうせん
alveolar crest (ridge) line

〔同義語〕顎堤頂線

残遺顎堤の頂上を連ねた線．便宜上，正中と**犬歯**部を結ぶ前歯部歯槽頂線，**犬歯**部と上顎結節中央部（上顎），**犬歯**部と臼後隆起中央部（下顎）を結ぶ臼歯部歯槽頂線として，それぞれ直線で表す．人工歯排列の目安となる．

1263 歯槽突起　しそうとっき
alveolar process

上顎体の下面に突出した堤防状の突起で，左右のものが合体して馬蹄形をしたものをいう．突起中には歯数に一致した歯槽が弓状に配列している．

1264 歯槽隆起　しそうりゅうき
alveolar juga

上顎骨の**歯槽突起**および**下顎骨**の歯槽部のうち，唇側または頰側の歯槽壁がそれぞれの歯の**歯根**の膨隆に一致して隆起している部分をいう．

1265 歯帯　したい
cingulum

歯冠歯頸部を取り巻く帯状の隆起をいう．三結節説（咬頭分化説）では，初期哺乳類の円錐形歯を取り巻く歯帯から小結節が分化し，咬頭に発達したと考えられている．

1266 歯体移動　したいいどう
bodily movement

歯根が歯槽の内側骨面に平行に移動することをいう．移動方向の**歯根膜**は歯根全長にわたって圧迫帯が生じ，その反対側は全長にわたって牽引帯が生じる．

1267 支台歯　しだいし
abutment tooth

〔同義語〕維持歯，鉤歯

しだいしか

クラウン，ブリッジ，**部分床義歯**などの各種補綴装置を**支持**または**維持**するために用いられる**歯冠**あるいは**歯根**をいう．

1268 支台歯間線 しだいしかんせん
〔同義語〕鉤間線
部分床義歯では，咀嚼などの外力によって，**レスト**を結ぶ線を軸として回転を生じる．このような**レスト**どうしを結ぶ仮想の回転軸をいう．

1269 支台歯形成 しだいしけいせい
abutment preparation
クラウン，ブリッジ，**部分床義歯**などの各種補綴装置の**支台歯**として適応させるために，**歯冠**を**切削**して必要な支台歯形態を整える操作をいう．

1270 支台装置 しだいそうち
retainer
〔同義語〕維持装置
固定性あるいは可撤性の補綴装置を**支台歯**と連結するための装置．その種類としては**クラスプ，インプラント，アタッチメント**，テレスコープ，歯冠修復物などがある．

1271 支台築造 しだいちくぞう
core construction, rebuilding of abutment tooth
歯冠の一部または大部分が欠損している場合，残存歯質を**切削**して形成した後，人工的に欠損歯質を補い，目的の支台歯形態を整える操作をいう．欠損量により**レジン**，鋳造体などでこれを補う．

1272 肢体不自由 したいふじゆう
cripple, invalid
身体に不自由なところがあり，日常生活に困難を来たしている状態．先天的なもの（脳性麻痺，二分脊椎），後天的なもの（脳血管障害，進行性筋ジストロフィー症，関節リウマチ，外傷，切断，骨折

など）が挙げられる．

1273 失活歯 しっかつし
nonvital tooth
→無髄歯

1274 失語症 しつごしょう
aphasia
正常な言語機能をいったん獲得した後に，大脳半球の限局された領域に器質的病変を起こし，その結果，言語表象（音声言語と文字言語の両方を含む）の理解と表出に障害をきたした状態．

1275 湿砂状 しっさじょう
sandy stage
粉液型のメチルメタクリレート系レジンで，**ポリマーとモノマー**の混合初期にみられる物理的状態の1つ．**糸引き状**の前の状態．物理的変化も生じていないため，ちょうど浜辺の砂のように感じられるところから名づけられた．

1276 湿式重合法 しっしきじゅうごうほう
wet polymerization, wet curing
→湿熱重合法

1277 湿食 しっしょく
wet corrosion
水分の存在下で生じる**腐食**．大部分が金属を電極にした電池形成によって生じる．口腔内の補綴装置の**腐食**は湿食である．

1278 湿熱式 しつねつしき
heating technique by liquid (water) bath
物体を加熱する場合，その外面から熱を加える方法の1つ．熱媒体となる液体（水など）に物体を投入することにより，熱源から発する熱は液体の対流により物体外面に比較的均等に伝わる．物体が**固体**の場合，外面の熱が内面に伝わるまでには熱伝導率による時間差を生じる．床

用レジンの重合に応用される．

1279 湿熱重合法　しつねつじゅうごうほう
heat-curing technique by water bath
〔同義語〕湿式重合法，温浴重合法
床用レジンの**加熱重合法**で，熱媒体に水を使用する方法．すなわち，**加熱重合レジン**における温水中での**重合**，**流込みレジン**における水をはった圧力釜中での**重合**などをいう．最も一般的な**加熱重合法**である．具体的な加熱方法は種々あるが，段階的あるいは連続的に昇温し 100℃まで加熱する方法，70℃程度の加圧下で長時間保つ方法などがある．

1280 湿ライナー法　しつ—ほう
wet lining technique
鋳造の際，**鋳型**の均一な膨張を得るために，**鋳造（用）リング**内面に水でぬらした耐火ライナー（リボン）を裏装する方法．ライナーは**鋳型**の膨張を均一に発現させる効果があり，加水することで**埋没材**の**吸水膨張**が起こる．

1281 質量　しつりょう
mass
重さを表す物体固有の本質的な物理量．重さは質量（m）と重力加速度（g）の積（mg）で表され，**重力**によって変化する．月面における物体の重さは地球上の約 1/6 となるが，これは**重力**が違うからで，その物体の質量は変わらない．

1282 試適　してき
try-in
補綴装置の製作過程において，機能および審美性の回復を満たしているかを口腔内で確認すること．診査項目は主に適合状態，隣接面接触関係，咬合関係，審美性，**歯周組織**との**調和**，排列関係などが挙げられ，その結果によりチェアサイドとラボサイドで最終調整を行う．

1283 自動削合　じどうさくごう
automatic milling-in
全部床義歯の咬合調整時，**選択削合**の次に行う**削合**のことで，上下顎人工歯咬合面間に**カーボランダムグリセリン泥**を置いて，咬合面全体をすり合せる方法をいう．この方法は，均等な**削合**はできるが**咬頭傾斜**は緩くなり，接触面積は広くなる．

1284 自動体外式除細動器　じどうたいがいしきじょさいどうき
automated external defibrillator
心室細動の際に機器が自動的に解析を行い，必要に応じて電気的なショック（除細動）を与え，心臓の働きを取り戻すことを試みる**医療機器**．アメリカ心臓協会（American Heart Association）が中心となって策定した救急蘇生国際ガイドラインにより高い有効性が実証されたことで，2004 年から医療従事者ではない一般市民でも使用できるようになった．

1285 歯肉　しにく
gingiva
口腔粘膜の一部で，歯の周囲を取り巻いて**歯槽骨**に付着する．歯頸部を覆う遊離歯肉，**歯槽骨**に付着する**付着歯肉**，歯間を埋める**歯間乳頭**に分けられ，遊離歯肉と**付着歯肉**は遊離歯肉溝によって境される．

1286 歯肉圧排　しにくあっぱい
gum displacement
〔同義語〕歯肉排除
歯頸部や**歯肉縁下**の診査，施術に際し，一時的に歯頸部の**歯肉**を排除すること．機械的，化学的，機械的化学的，外科的圧排法などがある．これにより**歯肉**を損傷することなく**支台歯形成**や印象採得などを容易に行うことができる．

1287 歯肉炎　しにくえん
gingivitis

歯肉に炎症が生じたもので，歯根膜および歯槽骨への波及のないものをさす．歯肉の発赤・腫脹，仮性ポケットの形成がその主たる症状である．デンタルプラークの蓄積により起こる単純性歯肉炎がほとんどであるが，二次的因子が強く関与する歯肉炎（急性壊死性潰瘍性歯肉炎，慢性剝離性歯肉炎など）もある．

1288 歯肉縁下　しにくえんか
subgingival

歯肉縁より歯根側をさし，歯周ポケット，仮性ポケットの内部を意味する．肉眼的に観察することはできない．

1289 歯肉縁下齲蝕　しにくえんかうしょく
subgingival dental caries

歯肉縁下に発生した齲蝕をいう．この部分には齲蝕はできにくいが，歯周ポケットが深くなりデンタルプラークが付着すると齲蝕が発生する．齲蝕分類では，歯頸部齲蝕，根面齲蝕に分類される．

1290 歯肉癌　しにくがん
carcinoma of the gingiva, gum cancer

上下顎の歯肉に発生する悪性腫瘍で，口腔癌の30～40％を占め，舌癌に次いで多い．臼歯部に好発し，上下顎別では下顎に多い．

1291 歯肉頬移行部　しにくきょういこうぶ
mucobuccal fold

頬側歯肉粘膜が頬粘膜に移行する境界にできる丸みをもった溝の部分．全部床義歯ではこの形に床縁を一致させる．

1292 歯肉形成　しにくけいせい
waxing up

人工歯の排列が終わったろう〈蠟〉義歯の歯肉部を審美的・機能的に望ましい形態に彫刻する操作をいう．義歯床の安定をよくするために床縁の形態を整えたり，口蓋皺襞を形成することもこの操作に含まれる．

1293 歯肉溝上皮　しにくこうじょうひ
sulcular epithelium

内縁上皮のうち，エナメル質に付着せず遊離した部分をいう，重層扁平上皮であり，非角化上皮である．

1294 歯肉色レジン　しにくしょく—
acrylic resin for denture base

アクリルレジンには歯冠色のものと歯肉色のものがあるがその歯肉色のものをいう．重合体（ポリメチルメタクリレートの球状の粒子）の表面に顔料を付着させて着色される．

1295 歯肉ステント　しにく—
gingival stent

止血，創傷の保護，固定などを目的とする床副子の総称．また，インプラントの埋入に際してのガイドとして応用されることもある．

1296 歯肉切除術　しにくせつじょじゅつ
gingivectomy

歯周外科処置の1つ．外斜切開により歯肉をポケット底から切除し，併せて歯肉整形を行う．仮性ポケット，浅い骨縁上ポケット，歯肉増殖症などが対象となる．

1297 歯肉退縮　しにくたいしゅく
gingival recession

歯肉縁の位置が根尖方向に移動し，歯根面が露出すること．増齢などによる生理的退縮と，誤ったブラッシングや歯周炎などによる病的退縮に分けられる．露出根面では知覚過敏や齲蝕などが起こりや

1298 歯肉ポケット　しにく—
gingival pocket
→仮性ポケット

1299 歯乳頭　しにゅうとう
dental papilla
帽状期の歯胚のエナメル器陥凹部に中胚葉性組織が密集する．この部分をいう．

1300 歯胚　しはい
tooth germ
歯の原基のこと．歯堤が外胚葉性の間葉の中に伸びた**蕾状期の歯胚**に始まり，順次成長して**帽状期**，**鐘状期の歯胚**となる．エナメル器，**歯乳頭**，**歯小嚢**の総称である．

1301 自閉症　じへいしょう
autism
コミュニケーションとしての言語機能障害，強迫的欲求，極端な自閉的孤立などが認められ，成因に関しては，まだ一致した見解が得られていない．一般に発症が早いほど**予後**が悪いとされている．

1302 歯面処理　しめんしょり
tooth surface conditioning
歯冠修復物を**接着性レジン**で**支台歯**に接着させるとき，**エナメル質**，**象牙質に接着性レジン**が接着するように，被着歯面を薬品で**表面処理**すること．**エナメル質**はリン酸エッチングで微細な凹凸構造の表面にし，**象牙質**はセルフエッチングプライマーやセルフプライミングアドヒーシブを用い，接着性を高めている．

1303 視野　しや
visual field
1点を凝視しているときにみえる外界の範囲で，正確にはかるには視野計を用いて，視線と視野周辺のなす角度で視野の大きさを表す．正常な視野の広さは外方100°，下方70°，内方および上方60°である．また，色を感じる視野を色視野といい，白，青，赤，緑の順で狭くなる．

1304 シャーピー線維　—せんい
Sharpey fiber
骨質中へ侵入し，骨膜と骨とを結合させているコラーゲン線維束．同様に**歯根膜**中のコラーゲン線維束のうち，**セメント質**と歯槽内壁の線維骨（束状骨）に侵入したものをいう．すなわち，硬組織中の機能線維を総称していう．

1305 シャイニングスポット
shiny spot
補綴装置などで，金属が強くすれあうことによって咬合面，隣接面などにできる，光沢をもった箇所をいう．

1306 ジャケットクラウン
jacket crown
歯冠色材料のみで製作される**クラウン**．歯冠色材料としては**陶材**，**レジン**，その他の**セラミックス**がある．

1307 射出成形法　しゃしゅつせいけいほう
injection molding method
〔同義語〕インジェクション成形法，射出墳入法
成形材料を射出成形機のシリンダー内で加熱溶融し，細孔を通じて陰型に押し込み成形する方法．義歯床の成形では，**餅状のアクリルレジン**を射出成形する方法，また，**熱可塑性樹脂**（ポリスルフォンなど）を加熱溶融して射出成形する方法がある．

1308 射出墳入法　しゃしゅつてんにゅうほう
injection molding
→射出成形法

1309 斜切痕　しゃせっこん
linguogingival fissure

〔同義語〕舌側面歯頸裂溝
上顎切歯舌側面で**辺縁隆線**を基底結節の近くで横切り，**根尖**の方向に走る切痕．特に上顎側切歯に多発する．

1310 斜走隆線　しゃそうりゅうせん
oblique ridge

〔同義語〕対角隆線
上顎大臼歯において，**近心舌側咬頭の隆線**と**遠心頬側咬頭の隆線**が中心溝に遮断されることなく連続したものをいう．

1311 シャベル型切歯　―がたせっし
shovel-shaped incisor

上顎切歯の**辺縁隆線**や**基底結節**が発達して，舌側面が深くくぼんだ**切歯**をいう．

1312 シャンファー
chamfer

支台歯の辺縁形態の1つで，歯頸部に浅い彎曲したくぼみを有する形態をいう．**全部金属冠**によく用いられる．

1313 自由運動咬合器　じゆううんどうこうごうき
free joint articulator

下顎運動を指導する顆路指導機構をもたない**非解剖学的咬合器**の一種．顆路指導よりも，歯の接触による運動を重視して考案されている．通常，**咬合器の上下弓**はスプリングなどによって自由に動く．

1314 習慣性開閉運動　しゅうかんせいかいへいうんどう
habitual opening and closing movement

咀嚼・嚥下などのように目的をもった運動ではなく，日常無意識に行われている反射的な**開閉運動**をいう．この運動経路の終末位が**咬頭嵌合位**にほぼ一致するため，臨床的には咬合採得時に利用されることが多い．

1315 習慣性咬合（位）　しゅうかんせいこうごう（い）
habitual occlusion, habitual occlusal position

習慣的あるいは反射的に行われる下顎の**閉口運動**においてその終末期における上下顎歯の接触位置．正常な**有歯顎**では**咬頭嵌合位**に一致するといわれており，臨床的には咬合採得時に**咬頭嵌合位**を求める一方法として利用されている．

1316 重合　じゅうごう
polymerization

ポリマーを生成する化学反応．反応様式から**付加重合，重縮合，重付加，開環重合**，付加縮合に分けられるが，狭義には**付加重合**を意味する．重合法は**モノマー**の物理的状態によって，塊状，溶液，懸濁，乳化重合がある．また，重合開始の方法からは加熱重合と**常温重合**に分けられ，後者には**光重合**と化学重合がある．

1317 重合開始剤　じゅうごうかいしざい
polymerization initiator

ラジカルなどを容易に生成し，**重合**を起こす物質．歯科では，**過酸化ベンゾイル**（BPO），BPO・第三級アミン系，BPO・第三級アミン・p-トルエンスルフィン酸系，バルビツール酸・Cu 系，トリ-n-ブチルホウ素などがある．

1318 重合禁止剤　じゅうごうきんしざい
polymerization inhibitor

〔同義語〕重合防止剤
ラジカルとすみやかに反応し重合反応を抑制する物質．歯科用レジンの**モノマー**は紫外線や熱でも重合反応が生じるので，レジンモノマーの保存性を高めるために極微量添加されている．ヒドロキノン，ヒドロキノンモノメチルエーテルなどがある．

1319 重合収縮　じゅうごうしゅうしゅく
polymerization shrinkage

モノマーが重合してポリマーになるときの収縮をいう．ポリマーは一般に対応するモノマーより密度が高いため，レジンの重合前後を比較すると相対的に体積が減少するため収縮する．定性的には，分子間距離が化学結合距離に変化するためと説明できる．レジン補綴装置の寸法精度に影響する原因の1つ．

1320 重合収縮率　じゅうごうしゅうしゅくりつ
rate of polymerization shrinkage

重合前後の密度の変化によって決まる寸法変化率．メチルメタクリレートの場合，計算上21%の収縮を示すが，多量のポリメチルメタクリレートの粉末を共存させて重合することにより大幅に収縮を軽減している．同様に無機質フィラーの添加も収縮率の低下に効果がある．

1321 重合促進剤　じゅうごうそくしんざい
polymerization accelerator

重合開始剤と併用され，重合速度を高める作用を示す物質．過酸化ベンゾイルと組み合わせて使用されるジメチルパラトルイジンなどが典型．光重合レジンにカンファーキノンとともに添加される第三級アミンも重合促進剤である．

1322 重合体　じゅうごうたい
polymer

→ポリマー

1323 重合遅延剤　じゅうごうちえんざい
polymerization retarder

重合速度を低下させる働きをする物質．重合遅延剤は重合禁止剤と異なり，モノマーの重合を完全に抑える効果はなく，重合速度を低下させるだけである．歯科用レジンに重合遅延剤を利用する例はない．

1324 重合用フラスコ　じゅうごうよう—
curing flask

レジンの重合型製作に使用する容器．重合型が分割できるような構造になっているのが普通．通常，フラスコプレスなどによって圧力が加わるため金属製が多いが，マイクロ波重合に使用される特殊なFRP製のものもある．

1325 重合率　じゅうごうりつ
degree of conversion

モノマーがポリマー中に取り込まれた割合を百分率で示したもの．100%から，未反応でポリマー中に遊離して残っているモノマーの存在率を引いた値として定義される．一般的に，重合率が高いほど機械的性質は向上する．

1326 充実型栓塞子　じゅうじつがたせんそくし
solid obturator

顎義歯の顎欠損部に適合する部分を栓塞子という．そのなかで，全体を床用材料で補塡した栓塞子のこと．顎義歯の重量が増加し，離脱力の増加を招く短所があるが，中空型栓塞子の内部にみられるような水分の貯留や，天蓋開放型栓塞子にみられる唾液や粘液の停滞などが起こらず清潔に保ちやすい利点がある．

1327 収縮　しゅうしゅく
shrinkage, contraction

物体の体積が縮小すること．金属材料の凝固収縮，レジン材料の重合収縮，陶材の焼成収縮などがある．歯科材料にとって寸法精度は重要な問題であり，技術によってこれらの収縮を補償する工夫がなされている．

1328 収縮孔　しゅうしゅくこう
shrinkage porosity

鋳造欠陥の1つ．金属は凝固する際，液体から固体になるときに数%の体積収縮が生じる．鋳造では凝固は肉薄の部分から始まり，肉厚のところが最終凝固部となるが，ここに体積収縮に相当する空孔が出現することをいう．

1329 重縮合　じゅうしゅくごう
polycondensation

〔同義語〕縮合重合

水やエタノールなど低分子物質の生成を伴うポリマー生成反応．たとえば，**縮合型シリコーンゴム印象材**は架橋し高分子量化して硬化する際，エタノールの生成を伴う．低分子物質の放出のため**収縮**は大きくなりやすい．

1330 集塵装置　しゅうじんそうち
dust collector

〔同義語〕ダストコレクター，粉塵吸引装置

歯科技工を行う際，発生する切削屑などの**粉塵**を吸引，排除し，飛散を防ぐ機器．電気掃除機と同じ原理で，モーターファンで吸引力を発生させ，目のつんだ布袋で集塵する．**技工机やサンドブラスター**などに組み込まれている．

1331 修正用陶材　しゅうせいようとうざい
repair porcelain

→アドオンポーセレン

1332 充填　じゅうてん
filling

齲蝕や外傷，奇形などによって生じた歯の部分的な欠損部について，歯髄処置も含めて罹患歯質の除去や周囲の歯質の削除などを行い，金属，**レジン**，**陶材**などの人工材料を埋め込んで形態を回復すること．

1333 自由電子　じゆうでんし
free electron

束縛されることなく物質中を運動する電子．たとえば，金属結晶中の電子，共役二重結合π電子が代表的な例．金属の良好な電導性，熱伝導性，磁気的性質などは，自由電子の存在によって明瞭に説明される．

1334 重付加　じゅうふか
polyaddition

逐次的な付加反応の繰り返しによるポリマー生成反応．一部の結合の切断と再付加の過程を含み，反応の進行や生成ポリマーの構造などはむしろ**重縮合**に近い．**付加型シリコーンゴム印象材**の硬化反応がこれにあたる．

1335 修復　しゅうふく
restoration

口腔の欠損部位を解剖学的・機能的な形態に回復し，生物学的機能，咬合機能，審美性などを回復すること．

1336 修復象牙質　しゅうふくぞうげしつ
reparative dentin

〔同義語〕第三象牙質，骨様象牙質

象牙質は3つの型に分けることができる．**原生象牙質**は根尖が完成されるまでに形成され，それ以後形成されたものは**第二象牙質**という．両者は**象牙細管**をもち，基質には成長線がみられる．修復象牙質は外部からの刺激によってその部に限局した**象牙芽細胞**によって急速につくられ，前者にみられたように細管は不規則である．

1337 終末蝶番運動　しゅうまつちょうばんうんどう
terminal hinge movement

〔同義語〕ターミナルヒンジムーブメント

下顎頭が**下顎窩**内の最後方位にあるときに営まれる下顎の純粋な回転運動．上下

顎中切歯の切縁間の開口量が20〜25mm以内で，**水平面**に対して10〜13°の開口度の範囲内で発生するといわれている．

1338 終末蝶番軸　しゅうまつちょうばんじく
terminal hinge axis
〔同義語〕ターミナルヒンジアキシス
終末蝶番運動における左右の**下顎頭**を結んだ開閉軸．頭蓋と下顎の位置関係を表す基準として使用される．

1339 14カラット金合金　じゅうよん—きんごうきん
14 carat gold alloy
金を14カラット（58.3％）含む**金合金**．基本組成の銀，銅のほかに少量のパラジウムを加えたものが多い．保険適用合金．JISでは1種（主にインレー用）と2種（主にクラスプ用）に分けられる．

1340 重力　じゅうりょく
gravity
地球上で静止している物体は，地球の引力と地球の自転による遠心力を受けている．この2つの合力を重力という．すなわち，物体がその質量に比例して受ける力である．遠心力は赤道で一番大きくなるが，その値は引力の約1/290である．したがって，引力が主となる．

1341 ジュール
joule
仕事および熱量（エネルギー）の単位．大きさ1N（ニュートン）の力が物体を1m動かすときにする仕事を1ジュールといい，記号Jで表す．また，1Jの仕事に相当する熱量もジュールで表す．1J＝1N・m．

1342 ジュール熱　—ねつ
Joule's heat
導体内に電流が流れるときに発生する熱量．1840年，Joule JPにより発見され，電流の大きさの2乗と導体の抵抗に比例する．**ステンレス鋼**など電気伝導や熱伝導率の小さい金属の**点溶接**はジュール熱を利用している．

1343 縮合型シリコーンゴム印象材　しゅくごうがた—いんしょうざい
condensation curing silicone rubber impression material
〔同義語〕縮合型シリコーンラバー印象材
ゴム質印象材で**弾性**を有する．基材ペースト中の水酸基をもつポリシロキサンと反応剤ペースト中のエチルシリケートが**触媒**により縮重合して，**弾性**に富む重合体になる．**付加型シリコーンゴム印象材**と比較すると**重合収縮**が大きく，また反応副生成物（エタノール）が生じるため，**寸法安定性**はほかの**ゴム質印象材**より劣る．

1344 縮合重合　しゅくごうじゅうごう
condensation polymerization
→重縮合

1345 主溝　しゅこう
sulcus
→中心溝

1346 手根骨　しゅこんこつ
carpal bone
手掌部の手根を構成する8個の短骨の総称．手根骨のエックス線写真によって**骨年齢**や骨成熟度の判定が行われる．手根部の骨成熟は身長の年間増加量の最大期，二次性徴発現に関連が深い．最大思春期成長の半年ないし1年前に拇指尺側種子骨の石灰化が開始される現象を利

用して，顎顔面頭蓋の成長予測に役立てることができる．

1347 樹脂　じゅし
resin
→レジン

1348 樹脂含浸層　じゅしがんしんそう
hybrid layer
〔同義語〕ハイブリッド層
コンポジットレジン修復において**レジン**と**象牙質**との接着界面に形成された層．**酸**で象牙質の**アパタイト**が**脱灰**され，露出したコラーゲン線維に**接着性モノマー**や低粘性モノマーが浸透し，硬化してできる．

1349 樹枝状結晶　じゅしじょうけっしょう
dendrite
〔同義語〕デンドライト
金属が凝固する際に，異物や添加金属が核となり，この核を中心にして金属が雪の**結晶**のように規則正しく凝固成長してつくった樹枝状の**結晶**をいう．樹枝状結晶組織は枝と枝の間が最終凝固場所となり**偏析**が生じやすい．

1350 主訴　しゅそ
chief complaint
患者の主な訴えで，来院の動機となるもの．歯科では疼痛や，咀嚼・発音・嚥下などの機能的障害，腫脹，審美的不良，**齲蝕**の増悪や再発，**口臭**がある．

1351 出力パワー　しゅつりょくー
generating power
単位時間内にどれだけのエネルギーが消費されているかを表す物理量．歯科で用いられる**レーザー**には，主として生体の治癒反応促進や疼痛の緩和などを目的として使用される「ソフトレーザー」とよばれる比較的低出力の**レーザー**と，切除や**切削**といった組織に不可逆的な変化をもたらす目的で使用される「ハードレーザー」とよばれる出力の高いものがある．

1352 守秘義務　しゅひぎむ
duty of maintaining secrecy
歯科技工士は正当な理由がなく，その業務上知り得た人の秘密を漏らしてはならない．歯科技工士でなくなった後においても同様とする（法20条2項）．「秘密」とは一般的に知られていない事実であり，これを他人に知られないことが本人にとって相当の利益があると客観的に認められるもの．

1353 主模型　しゅもけい
master cast
〔同義語〕マスターモデル，親模型，母模型，原模型
衝撃などに十分耐えられる強度をもった**模型材**を最終印象に注入し，周囲を調整した模型．この模型では技工操作は行わず，主模型を**複印象**して**複模型**を製作し行う．技工操作をするうえで，主模型を保存しておきたい場合に使用する．

1354 腫瘍　しゅよう
tumor，tumour
生体の正常細胞がなんらかの原因でその性格を変え，無目的，自律的かつ過剰に増殖するようになった状態をいう．生命に及ぼす影響の程度から良性（脂肪腫など）と悪性（癌腫，肉腫）などに分かれる．

1355 シュレーゲル条　ーじょう
Schreger bands
→ハンター・シュレーゲル条

1356 シュワルツのクラスプ
Schwarz's clasp
〔同義語〕シュワルツのアローヘッドクラスプ，アローヘッドクラス

プ
Schwarz AMによって発表された**クラスプ**で，隣接する歯の下部鼓形空隙にアローヘッドを適合させることによって維持を求める．頬などに対して違和感が少なく，**弾性**に富み維持力が大きいなどの利点を有する．一方，**孤立歯**に適応できず，**屈曲**に専用のプライヤーを必要とするなどの欠点がある．

1357 準解剖学的人工歯　じゅんかいぼうがくてきじんこうし
semi-anatomical artificial teeth
→機能的人工歯

1358 瞬間接着剤　しゅんかんせっちゃくざい
instantaneous adhesive
メチルα-シアノアクリレートを主成分とする**接着材**．微量水分によって短時間に**重合**し，数分以内に接着する．**粘性**の低い液体であるため，吸収性の面の接着には向かない．水中に浸漬しておくと接着剤は分解し，接着は剥離する．

1359 純金属　じゅんきんぞく
pure metal
合金に対して，**合金**でない金属単体をいう．純金，純銀や純銅のように精錬されている金属単体の総称．

1360 純チタン　じゅん—
pure titanium
チタンは高温で酸素や窒素と反応し，硬くて脆い構造材料には使えなかった．純度の高い**延性**のある**チタン**の出現により用途開発が進んだのでこの呼称が生じたと思われる．現在，工業的には99％以上のものを**チタン**と称し，酸素の含有量により4種に分類されている．

1361 ショア硬さ　—かた—
Shore hardness

弾性硬さの1つ．動的硬さ試験法で，一定の重さと形状をもった，先端に球状のダイヤモンドを埋め込んだ鋼製ハンマーを一定の高さから試料面に垂直に自由落下させ，跳ね上がる高さで**硬さ**を表す．この方法は，試験面にほとんど痕跡を残さず，測定時間も短い利点を有するが，測定精度はほかの押し込み硬さ試験より劣る．

1362 床縁　しょうえん
denture border
〔同義語〕義歯床縁
義歯の装着時に，口腔内の可動性粘膜と非可動性粘膜の移行部に位置する部分をいう．床縁に適度な丸みをもたせて**辺縁封鎖**の役目をもたせる．

1363 常温重合　じょうおんじゅうごう
cold curing
〔同義語〕即時重合
広義には加熱しない**レジン**の**重合**（法）．狭義には外部から特にエネルギーの供給を必要としない**重合**．したがって，広義には**光重合**も含まれるが，狭義には含まれない．狭義に使用する場合のほうが一般的．常温で**重合開始剤**をラジカル化させる薬剤として**第三級アミン**が用いられる．

1364 常温重合レジン　じょうおんじゅうごう—
cold-cured resin
〔同義語〕即時重合レジン
重合を開始するために，熱や光など外部から特にエネルギーを加える必要のない**レジン**．**重合開始剤**としては**過酸化ベンゾイル**，**第三級アミン**が代表的．**残留モノマー**が多くなりやすく**機械的性質**が劣るなどの欠点もあるが，**寸法精度**が高い，操作性が高いなどの長所も多い．義

しょうか

歯床用，充填用，補修用などに使用される．

1365 昇華　しょうか
sublimation
固体が液体状態を通らないで直接気体に，または気体が直接**固体**になる現象．相転移の一種．常温，常圧で昇華する物質としてショウノウ，ナフタレン，二酸化炭素（ドライアイス）などがある．

1366 床外形線　しょうがいけいせん
denture base outline
有床義歯を製作する場合，**床縁の外形**を決定するために**作業用模型**に記入する線をいう．一般に筋圧形成にて得られた**作業用模型**では辺縁形態が表現されているので，その辺縁の最も深い部分が床外形線となる．

1367 上下顎前突　じょうかがくぜんとつ
bimaxillary protrusion
〔同義語〕両顎前突
頭蓋基底に対して**上顎骨**ならびに**下顎骨**が前方に突出している**不正咬合**で，上下の口元が突出した側貌を呈している．

1368 上顎骨　じょうがくこつ
maxilla
顔面の上2/3を占める骨．眼窩底，鼻腔側壁，口腔天蓋を形成する．左右1対の顔面骨である上顎体と，前頭・頬骨・口蓋・歯槽の4突起からなり，**歯槽突起**には歯が植立している．上顎体内部は空洞となっておりこれを**上顎洞**という．

1369 上顎三角　じょうがくさんかく
maxillary triangle
左右の**下顎窩**の中央点と上顎中切歯間の正中点とを結んだ仮想三角をいう．

1370 上顎前突　じょうがくぜんとつ
maxillary protrusion

咬合異常のなかで，上顎が下顎に比べ前方に出ているものをいう（前後的位置関係の異常）．俗に「出っ歯」とよばれる．**上顎骨**の著しい前方位または過成長，**下顎骨**の著しい後方位または劣成長の単独あるいは合併したものに分けられる．また，歯槽性のもの（上顎前歯の唇側傾斜を伴い，歯槽部が突出したもの）と骨格性のものとがある．

1371 上顎前方牽引装置　じょうがくぜんぽうけんいんそうち
maxillary protractive appliance
〔同義語〕プロトラクター
上顎の劣成長を伴う咬合異常に対し，顎外（**オトガイ**部，前頭部など）を固定源として上顎歯列をゴムで前方に**牽引**することにより，上顎歯列の前方移動および**上顎骨**の成長促進をはかる装置．顎外装置と口腔内装置よりなる．

1372 上顎洞　じょうがくどう
maxillary sinus
〔同義語〕ハイモア洞
副鼻腔の1つで，上顎体中の空洞をいう．洞壁は鼻粘膜で覆われ，小部屋に分かれている．小孔をもって**鼻腔**の中鼻道に開口している．上顎洞底は**大臼歯の根尖**と近接していることが多く，根尖が洞底を穿孔していることもあり，歯性上顎洞炎の原因となることがある．

1373 上顎法　じょうがくほう
upper arrangement technique
全部床義歯の排列順序で上顎臼歯を先に**排列**してこれに下顎臼歯を**咬合**させる術式をいう．上顎義歯を審美的に**排列**できるという長所があるが，下顎義歯は**人工歯**の位置に対する制約が厳しいので，下顎義歯の**維持・安定**が犠牲になることがある．

1374 小臼歯　しょうきゅうし
premolar

大臼歯の近心に位置し，両者で臼歯列をつくる．咀嚼に最も重要な咬合面をもつ．小臼歯は2種で，近心にあるものを第一小臼歯，遠心にあるものを第二小臼歯という．2咬頭，単根であるが，上顎第一小臼歯の半数は2根である．

1375 衝撃吸収能　しょうげききゅうしゅうのう
shock (impact, impulse) absorbing ability

衝撃を拡散吸収する能力．一般に硬性物質より弾性物質のほうが，また同物性ならば厚みの大きいほうが衝撃吸収能は高い．マウスガード用弾性材料に求められる要件の1つに衝撃吸収能が十分高いことが挙げられる．

1376 衝撃試験　しょうげきしけん
impact test

試験片に衝撃を与えて破壊し，破壊するのに要したエネルギー量を測定する試験．衝撃を与える方法として振り子や落球がある．シャルピー衝撃試験機やアイゾット衝撃試験機があり，シャルピー衝撃試験は，規定の切込みをつけた正方形断面の角棒試験片の両端を支持して切込みの背面からのハンマーの1回の打撃で切断する．

1377 衝撃強さ　しょうげきつよー
impact strength

物体に衝撃を与え破壊させたとき，物体が吸収するエネルギー量，つまり，破壊させるのに必要なエネルギー量．脆性材料，靱性材料の判断の指標になる．試験法，試験片寸法，形状などが異なると比較できない．

1378 焼結　しょうけつ
sintering

〔同義語〕シンタリング

金属あるいは無機物の粉体を加圧成形したものを融点以下の温度あるいは一部液相を生じる温度で熱処理すると，表面エネルギーを減少させる方向，つまり表面積が減少する方向に物質移動が起こり，粉体間に結合が生じる現象のこと．

1379 床研磨面　しょうけんまめん
denture polished surface
→義歯床研磨面

1380 小口蓋孔　しょうこうがいこう
lesser (minor) palatine foramina

上顎第二大臼歯舌側の歯槽突起部に沿って口蓋骨水平板にある孔が大口蓋孔であり，そのすぐ後方にある小孔が小口蓋孔である．

1381 上縦舌筋　じょうじゅうぜっきん
superior longitudinal muscle of tongue

内舌筋の1つ．舌背の粘膜下を舌根より舌尖に縦走する．舌を短縮させる働きをする．

1382 晶出　しょうしゅつ
crystallization

〔同義語〕晶析

普通，液相から結晶相が生成する現象で，結晶核の発生と結晶核からの成長の両現象が相伴って起こる現象をいう．溶けた合金から成分金属の結晶が凝固出現する現象もいう．

1383 鐘状期　しょうじょうき
bell stage

歯胚の発育段階の名称で，帽状期の次の段階．形が釣り鐘状であることに由来する．

1384 上唇挙筋　じょうしんきょきん
levator labii superioris muscle

顔面筋の1つで，口裂上方の筋肉である．眼窩下孔のすぐ上方の眼窩下縁から幅広く起こり，上唇の皮膚に終わる．上唇を引き上げる．

1385 上唇線　じょうしんせん
upper lip line

人工歯選択および**排列**のための基準となる**標示線**の1つで，上顎前歯部人工歯の長径を示す線．咬合採得時，歯科医師により**咬合床**の唇側面に記入される．

1386 焼成［陶材の］　しょうせい
firing (of porcelain)，burn-up (of porcelain)

陶材を焼き固めること．SiO_2，Al_2O_3を主成分とする**陶材**の微粒子に水などの**結合材**を加えて目的の歯冠形態に賦形したものを，1,000℃程度の決められた温度で焼き上げる．このとき，**陶材**の微粒子は融合するので容積は**収縮**する．

1387 焼成温度　しょうせいおんど
firing temperature

陶材を焼成するときの加熱温度．陶材焼付金属冠を製作する際は，**合金**の融点が焼成温度に近いと**メタルフレーム**が変形するおそれがあるので注意を要する．一般に，**コア陶材**や**オペーク陶材**は**歯冠色陶材**に比較して焼成温度が高い．

1388 焼成収縮　しょうせいしゅうしゅく
firing shrinkage

陶材の粉末を押し固めて加熱すると，**焼結**して**収縮**するが，この**焼結**による**収縮**をいう．粉体の接触部で融解し結合していくことにより，粉体集合体の全表面積が減少し，空隙も減少する結果として**収縮**する．

1389 焼成スケジュール　しょうせい—
firing schedule

〔同義語〕焼成サイクル

陶材は，一般に次のようなスケジュールで**焼成**される．第1段階では大気中で脱水，仮焼結（素焼）が行われ，第2段階では600〜700mmHg 減圧下で陶材中の気泡を取り除くとともに，ガラス化状態まで**焼成**し，第3段階では大気圧に戻して，適度の**色調**と光沢を出すための**焼成**が行われる．

1390 焼石膏　しょうせっこう
calcined gypsum

→半水石膏

1391 笑線　しょうせん
smile line

〔同義語〕スマイルライン

有床義歯で，微笑したときに口元にのぞく**前歯**および**歯肉**の描く弧線の限度範囲を基準として**咬合床**の唇側面に描記する線をいう．上顎前歯部の**人工歯**の選択と**排列**の基準となる線の1つ．口角線との関係は重要であり，前歯部修復における審美性の基準線である．

1392 小帯　しょうたい
frenulum

口唇，頰あるいは舌粘膜から歯肉または顎堤粘膜にまたがって付着するヒダをいう．付着する部位により，上（口）唇小帯，下（口）唇小帯，頰小帯，舌小帯がある．付着する位置や形態の異常でさまざまな障害が発生することがある．

1393 状態図　じょうたいず
phase diagram

平衡状態の物質がどのような相から成立しているかを示すもの．金属系では圧力はあまり影響ないので無視し，温度と組成を座標とした図面で表される．この状

態図には温度と組成によって，液相領域，液相と固相の共存領域，固相領域が示されるのみでなく，固溶範囲や**共品**，**金属間化合物**の相範囲などが明示される．

1394 小唾液腺　しょうだえきせん
lesser (minor) salivary gland
〔同義語〕小口腔腺
唾液腺のうち，口腔粘膜下で多くの導管によって開口する小葉の集団をいう．口唇腺，頬腺，臼歯腺，口蓋腺，舌腺などがある．

1395 指様弾線　しようだんせん
finger spring
補助弾線の一種．**舌側弧線装置**の主線に90°で**ろう〈鑞〉付け**された弾線が，指状に**屈曲**されて歯に接している状態のもの．主に近遠心方向への**傾斜移動**に用いられる．弾線の長さを調節することができるため，弱い持続性の**矯正力**が期待できる．また，折り返し部分で**矯正力**の調整が可能である．

1396 小柱間質　しょうちゅうかんしつ
interprismatic substance
〔同義語〕小柱間エナメル質
エナメル小柱と**エナメル小柱**の間の約1μmの間隔を埋める石灰化帯．

1397 小柱鞘　しょうちゅうしょう
sheath of rod
エナメル小柱内の結晶集団が異なる角度で接する界面で，**エナメル小柱**の約3/4を取り巻く．ほかの部位と異なり多量の**エナメルタンパク**を含む．

1398 照度　しょうど
illumination
面上の点について定義され，その点を含む微小面に（すべての方向から）入射する光束の単位面積当たりの割合．単位：lx（ルクス）．

1399 消毒　しょうどく
disinfection
感染予防の目的で，一定対象内にいる病原性微生物を死滅させたり増殖を阻止して，病原性が発揮できない程度まで減少させること．煮沸消毒や化学薬剤を用いる方法がある．微生物を死滅させる場合もあるが，**滅菌**と異なり無菌状態にならないこともある．

1400 小児義歯　しょうにぎし
denture for deciduous teeth
〔同義語〕床型保隙装置
2歯以上の多数歯の欠損に応用され，外形は成人の義歯と類似しているが**クラスプ**はほとんど用いない．**保隙**および咬合機能回復を目的として使用されるが，小児の場合，**永久歯**が顎骨内に包埋されているので，その萌出については厳重な監視が必要となる．このため患者を定期的に診療管理下におくことが大切である．

1401 上皮付着　じょうひふちゃく
epithelial attachment
付着上皮と**エナメル質**との上皮性の接着様式をいう．上皮由来の内側基底板に半接着斑（ヘミデスモゾーム）が接着し，**付着上皮**が**エナメル質**と接着する様式である．

1402 上部構造（体）　じょうぶこうぞう（たい）
superstructure
→インプラント上部構造

1403 床用材料　しょうようざいりょう
denture base material
→義歯床用材料

1404 床用レジン　しょうよう―
resin for denture base
義歯床の製作に用いられる**高分子材料**．

一般的には**アクリルレジン**の重合体ポリマーと単量体モノマーを混合し，**餅状**の物体をつくり，これを熱，活性剤などで重合硬化させて使用する．

1405 小連結子　しょうれんけつし
minor connector
〔同義語〕小連結装置，マイナーコネクター
大連結子または**床**と，**クラスプ**，**スパー**，**フック**などの**支台装置**および**レスト**などとを連結する装置．垂直に走る場合は歯肉縁から5mm以上，横走する場合は3mm以上離し，歯肉縁の保護を必要とする．

1406 床連結子　しょうれんけつし
connector of plate
大連結子である**バー**，**ストラップ**，プレートとレジン床を連結するための，網目や骨格状になった保持装置をいう．

1407 上腕　じょうわん
upper arm (of clasp)
エーカースクラスプにおいて，**サベイライン**より上方，すなわち**非アンダーカット部**に位置する**鉤腕**をいう．上腕は義歯の側方圧に抵抗する**把持力**と沈下に抵抗する支持力に作用する．

1408 初期齲蝕　しょきうしょく
primary caries
デンタルプラークが付着した小窩・**裂溝**や隣接面などの**エナメル質**の表面に，実質欠損のない**白斑**として現れ，疼痛などの自覚症状が認められず，**エキスプローラー**による触診で存在が認められる**齲蝕**．

1409 初期硬化時間　しょきこうかじかん
initial setting time
石膏，セメントなどを練和してから，彫刻可能な強度が得られる程度に硬化するまでの所要時間．硬化反応が終了するまでの最終硬化時間と区別される．その判定には，**ビカー針**や**ギルモア針**が用いられ，規格化されている．

1410 初期固定　しょきこてい
initial stabilization
インプラントを埋入する際の骨との安定，**インプラント**と骨との結合．

1411 褥瘡性潰瘍　じょくそうせいかいよう
decubitus ulcer, decubital ulcer
長時間持続する局所的な圧迫や**摩擦**のため循環障害が生じ，**潰瘍**，壊死を形成するもの．口腔内では齲蝕歯の鋭利な**辺縁**や，不適合な補綴装置，**床縁**などによって生じ，舌，頰，歯肉粘膜，**歯肉頰移行部**などに，原因となった刺激物と一致した形の**潰瘍**を生じる．原因の除去により治癒する．

1412 触媒　しょくばい
catalyst
〔同義語〕キャタリスト
重合を開始させたり，硬化反応を促進させるなど，それ自身変化を受けることなくほかの物質の化学変化を媒介する物質．**弾性印象材**などの基材に含まれ，酸化性のものが用いられる．

1413 食片圧入　しょくへんあつにゅう
food impaction
歯冠形態や咬合関係を含めた接触関係の不良により，食物などが咀嚼中に隣接する**歯冠**の間に入り込むこと．歯間離開度が150μm以上であると食片圧入を起こしやすいといわれており，歯周疾患の原因となる．

1414 初晶　しょしょう
primary crystal
溶融した液体金属から最初に生成した**結晶**．

1415 食塊形成　しょっかいけいせい
bolus formation

食物を咀嚼により嚥下可能な状態にすること．通常，食物が前歯部で咬断され，臼歯部で粉砕・臼磨されて形成される．形成には**口蓋皺襞**も関与している．

1416 ショルダー
shoulder

支台歯の辺縁形態の1つで，**歯軸**と直角に一定の幅をもって，歯頸部に形成した棚状の形態をいう．**ジャケットクラウン**などに用いられる．

1417 シランカップリング剤　―ざい
silane coupling agent

ガラス，**シリカ**など無機質の表面改質に使用されるケイ素を含む有機化合物．γ-メタクリロキシプロピルトリメトキシシランが代表的．典型例として，**コンポジットレジン**の**フィラー**の**表面処理**による**レジン**との結合改善がある．

1418 シリカ
silica

〔同義語〕二酸化ケイ素

二酸化ケイ素（SiO$_2$）の慣用名．結晶性のものとして，**石英**，**クリストバライト**，**トリジマイト**の多形が存在する．これらは化学的に安定で**耐熱性**に優れているので，**埋没材**の**耐火材**として用いられる．また，ガラス状（溶融石英）またはコロイド状のもの（**コロイダルシリカ**）もあり，**コンポジットレジン**の**フィラー**などにも利用される．

1419 シリカガラス
silica glass

〔同義語〕石英ガラス，溶融石英

二酸化ケイ素だけからなるガラス．**石英**，水晶，ケイ石，**ケイ砂**など十分に精製した原料を溶融した後，冷却，加工して製造される．**熱膨張率**が小さく，紫外線透過能が大きい．化学用ガラス器具に使用されている．歯科では，**コンポジットレジン**の**フィラー**として用いられている．

1420 シリコーンカーバイド
silicone carbide

→カーボランダム

1421 シリコーンガム模型　―もけい
gingival mask

〔同義語〕人工歯肉付模型，ソフトガム模型

石膏模型の軟組織をシリコーン材料に置き換えた模型．技工操作において，歯肉周辺に**歯肉**と近似した柔らかいシリコーン材料を使用することにより，歯冠修復物と**歯肉**との**調和**を再現しやすくするために使用される．

1422 シリコーンコア
silicone core

補綴装置製作時に，形態，排列状態，位置関係などを正しく記録保存するために用いる，シリコーン材料で採った印象．

1423 シリコーンゴム印象　―いんしょう
silicone impression

印象採得時に**印象材**としてシリコーンゴムを使用する印象をいう．一般的には，歯冠修復や有床義歯の印象に用いられ，用途により流動性の異なるものが用意されている．

1424 シリコーンゴム印象材　―いんしょうざい
silicone rubber impression material

〔同義語〕シリコーンラバー印象材

ゴム質印象材で**弾性**を有する．硬化反応によって縮合型，付加型があり，それぞれ反応基として水酸基，ビニル基をもつポリシロキサン化合物と架橋剤，**触媒**か

らなる．付加型は弾性回復，細部再現性に優れ，最終印象に使用されるが，縮合型はエタノールを生成し，**寸法安定性**に劣る．

1425 **シリコーンポイント**
silicone point

各種砥粒をシリコーンゴムで固めて種々の形態にした研磨用具で，**ハンドピース**に装着して使用される．ほとんどすべての材料の**研磨**に用いられ，被研磨材の材質により**砥粒**の材質を選択する．レジン床などの大型補綴装置用には大きな砲弾状の形態をしたものもあり，粗研磨・中研磨・仕上げ研磨用の３種がある．

1426 **シリコーン（ラバー）ホイール**
silicone rubber wheel

各種砥粒をシリコーンゴムで固めて厚手の円盤上に成形した研磨工具で，**マンドレル**に取り付けて用いられる．主に金属，**陶材の仕上げ研磨**に使用され，材質により**砥粒**も異なり，粒度も粗粒，中粒，細粒がある．

1427 **ジルコニア**
zirconia

〔同義語〕二酸化ジルコニウム

酸化ジルコニウム（ZrO_2）の慣用名．**融点**が高く**耐食性**に優れるため耐火炉材などに用いられ，**チタン鋳造用埋没材**として使用されている．また，CAD/CAMの発展により，高強度の**イットリア部分安定化ジルコニア**（Y-TZP）などがオールセラミック修復として利用されている．

1428 **ジルコニアコア**
zirconia core

ジルコニアで製作された**コーピング**．このコーピングに，ジルコニア専用陶材を**築盛・焼成**してオールセラミッククラウンを製作する．

1429 **ジルコニア焼結タイプ** ―しょうけつ―
fully sintered type

HIP熱間静水圧成形法により製造されるブロックで，CAMで完全焼結型ブロックを加工する方法は，すでに**焼結**が完了しているため適合性に優れる．その一方，半焼結型ブロックのミリング加工と比較して，長時間を要することや使用するバーの消耗も激しいため加工コストが高価となる．

1430 **ジルコニア半焼結タイプ** ―はんしょうけつ―
pre-sintered type

歯科のCAD/CAMシステムで加工されるジルコニア製のブロックやプレートは，半焼結型と完全焼結型がある．半焼結型は完全焼結型と比較し，チョーク状で強度も低くCAMでのミリング加工が容易なため一般的にこのタイプが使われている．その一方，CAM加工後に完全焼結させた際の**焼成収縮**により，**適合精度**は完全焼結型より若干劣る．

1431 **歯列弓周長** しれつきゅうしゅうちょう
dental arch perimeter

一側の最後臼歯の遠心面から各歯の**接触点**を通って反対側の遠心面までの円弧の長さをいう．

1432 **唇顎口蓋裂** しんがくこうがいれつ
cleft lip and palate, cheilognathopalatoschisis

先天性の顔面奇形の一種．胎児期における顔面左右の組織の癒合が完了しなかったものをいう．上唇に裂のあるものを口唇裂，**歯槽突起**の一部まで及んでいるものを唇顎裂，**口蓋**の一部または全体に割

れているものを口蓋裂，口唇・上顎骨・口蓋に裂のあるものを唇顎口蓋裂という．

1433 真空　しんくう
vacuum

物質粒子の存在しない空間のこと．現在の技術で達することのできる最高真空度は 1×10^{-16} 気圧であるので，広い意味で大気圧より低い圧力状態を真空という．正式には減圧状態である．

1434 真空加圧鋳造機　しんくうかあつがたちゅうぞうき
vacuum pressure casting machine
→吸引加圧鋳造機

1435 真空加圧鋳造法　しんくうかあつちゅうぞうほう
vacuum pressure casting

真空中あるいは不活性ガス雰囲気中で**合金**を融解し，不活性ガスや空気の圧力を**鋳造圧**として応用する**鋳造法**．

1436 真空焼成　しんくうしょうせい
vacuum firing
〔同義語〕減圧焼成

陶材の微粒子を**結合材**を用いて振動を加えながら歯冠形態に賦形し，減圧状態の炉の中で均一に焼き固めること．これにより陶材粒子間の空隙が縮小し，**焼成**された**陶材**の**透明度**が増すとともに強度も向上する．

1437 真空焼成炉　しんくうしょうせいろ
vaccum firing furnace

陶材焼成炉で真空ポンプを付属するもの．**陶材焼付金属冠**を製作する際，**合金**のディギャッシングや**陶材**の**真空焼成**が必要となり，付属されるようになった．主に金属の**酸化**の防止と焼結体の気孔除去を目的とする．

1438 真空鋳造機　しんくうちゅうぞうき
vacuum casting machine
→吸引鋳造機

1439 真空ポンプ　しんくう—
vacuum pump

空気を排出して減圧状態をつくり出す装置．主に**陶材焼成炉**および**石膏**や**埋没材**の練和装置の減圧に使用される．

1440 真空埋没機　しんくうまいぼつき
vacuum investing machine, vacuum investor
〔同義語〕吸引埋没機，減圧埋没機，真空攪拌埋没機

鋳造用埋没材と水を練和し，**ワックスパターン**を埋没する際に使用する減圧装置をいう．大気中での練和は気泡を混入しやすく，結果として鋳造体表面にたくさんの小突起ができることが多い．これを防止するため減圧雰囲気で練和する装置で，攪拌容器，**真空ポンプ**，タイマー，**バイブレーター**などを備えている．

1441 真空埋没法　しんくうまいぼつほう
vacuum investment method
〔同義語〕減圧埋没法

減圧状態で練和し，埋没する方法．**真空埋没機**を使って埋没する．

1442 真空練和機　しんくうれんわき
vacuum mixing machine
〔同義語〕吸引攪拌機，減圧攪拌機，真空攪拌機

石膏や**埋没材**の練和の際に，気泡の埋入を防ぐために**真空ポンプ**で減圧して気泡を除去する練和装置．攪拌用駆動モータ，攪拌カップ，攪拌翼，**真空ポンプ**，連結チューブから構成される．また，厚手の**ラバーボウル**を用い手動式の攪拌装置を**真空ポンプ**に接続する簡易型の練和器もある．

1443 人工光　じんこうこう
artificial light

自然光に対し，人間が意図してつくり出した光．おおまかに分類すると，①燃焼光源，②白熱灯（白熱電球，ハロゲンランプなど），③放電ランプ（蛍光灯，ネオンサイン，水銀灯，キセノンランプなど），④エレクトロ・ルミネッセンス（発光ダイオードなど），⑤**レーザー（固体レーザー**，半導体レーザー，液体レーザー，気体レーザー），⑥ケミカルランプ（液体）となる．

1444 人工歯　じんこうし
artificial tooth

機能と審美を回復する目的で使用される人工的に製作された歯．床用，歯冠修復用，ブリッジ用があり，また，前歯用と臼歯用，永久歯用と乳歯用がある．患者の顎の形と大きさ，顔の形，性別などを考慮して形態，**色調**，大きさを選択する．材質により**陶歯**，**レジン歯**，ポリウレタン歯，**金属歯**などがある．

1445 人工唾液　じんこうだえき
artificial saliva

塩化ナトリウム，塩化カリウムなどの塩を混合し，pHを調整してつくられた**唾液**．口腔内環境を模した試験に使用する研究用と，唾液分泌機能が低下したり，口腔乾燥したり，咀嚼・嚥下などの口腔機能が損なわれた人に使用する治療用とがある．

1446 侵襲性歯周炎　しんしゅうせいししゅうえん
aggressive periodontitis

歯周病の新分類の一病型で，全身的には健常であるが，急速な歯周組織破壊（歯槽骨吸収，**アタッチメントロス**）を示す**歯周炎**のこと．10〜30歳代で発症することが多く，**デンタルプラーク**の付着量は少ない場合が多い．旧分類での早期発症型歯周炎，急速進行性歯周炎，若年性歯周炎，前思春期性歯周炎が含まれる．

1447 親水基　しんすいき
hydrophilic group

分子の中にある原子団のうち，水分子との間に結合（**水素結合**）をつくりやすいものをいう．多くはイオンになりやすいもの，つまり極性の著しい原子団であり，いわゆる活性水素原子を含む．酸素，窒素，硫黄などの原子を含む基は多くは親水基であり，炭化水素からなる**疎水基**とは水との親和性が大幅に異なる．

1448 親水性　しんすいせい
hydrophilic property

水となじみやすい性質，あるいはその程度を表現する用語．一般に，有機化合物は**疎水性**であるが，極性基（-OH，-COOH基など）を有する親水性の化合物は水中でよく分散し，**溶解度**も比較的高い．

1449 親水性シリコーンゴム印象材　しんすいせい—いんしょうざい
hydrophilic silicone rubber impression material

付加型シリコーンゴム基材にポリエーテル変性シリコーンオイルを5〜10％添加して**親水性**を付与したもの．従来の**シリコーンゴム印象材**に比較して**接触角**が小さくなり，口腔内の細かな部位の印象採得が可能になった．

1450 靭性　じんせい
toughness

粘り強くて，衝撃によく耐えられる性質．物体が破壊するまでに吸収する全エネルギー量で評価され，このエネルギー

量は，**応力-ひずみ曲線**の破断までの面積に等しい．単位：J/m³．

1451 唇線　しんせん
　　lip line
咬合採得のときに**咬合床**の唇側面に記入される線で，上顎前歯部の歯頸部位置（長径）を示す線を**上唇線**，下顎前歯部の歯頸部位置（長径）を示す線を**下唇線**という．**正中線**や**口角線**とともに，前歯部人工歯排列の基準となる．

1452 唇側弧線　しんそくこせん
　　labial arch
歯列の唇側（頬側含む）を走行する弧線の総称．**ラップアラウンドリテーナー**や**ホーレータイプリテーナー**の前歯部に用いる線もこのようによぶことがある．

1453 唇側線　しんそくせん
　　labial bow
〔同義語〕接歯唇側線
前歯部の歯冠切縁寄り1/3付近を通り，**犬歯**の歯頸部より3〜5mm程度にループの頂点をおき，**犬歯**と第一小臼歯の**接触点**上より口蓋部に入る線をいう．反対側も同様の**屈曲**である．

1454 唇側バー　しんそく―
　　labial bar
〔同義語〕ラビアルバー
外側バーのうち唇側の歯槽上を走行するものをいう．**前歯**が強く舌側に**傾斜**しているか，大きな**アンダーカット**のため**リンガルバー**を使用できない場合に用いる．

1455 診断用ガイドプレート　しんだんよう―
　　diagnostic guide
インプラント治療において埋入予定の数，部位を診査・診断するために用いるプレート．

1456 診断用義歯　しんだんようぎし
　　diagnostic denture
暫間義歯とほぼ同じ形で**最終義歯**が装着されるまでの短い期間使われる義歯．その義歯を装着して**予後**がどうなるかといった治療効果の評価や，抜歯か保存かの診断のために使われる．

1457 診断用模型　しんだんようもけい
　　diagnostic cast
→研究用模型

1458 診断用ワックスアップ　しんだんよう―
　　diagnostic wax-up
〔同義語〕診断用ワクシングアップ
多数歯の歯冠修復などを行う際，治療計画を立てるために，**咬合器**に装着した**研究用模型**上で，欠損部や削除した咬合面部に**インレーワックス**などを用いて最終歯冠形態や咬合関係を与える作業．

1459 侵入型固溶体　しんにゅうがたこようたい
　　interstitial solid solution
固溶体のなかで，溶媒原子の**結晶格子**の間隙に溶質原子が入り込んだ場合のもので，原子半径の極端に小さい窒素，ホウ素，炭素，酸素や水素が溶質原子となる．固溶量は小さいが，少量でも金属の物性に大きく影響することがある．

1460 針入度試験　しんにゅうどしけん
　　penetration test
歯科では一定の重さを負荷した針の練和物への侵入に対する抵抗性から，**石膏**，**埋没材**，セメントなどの初期硬化，硬化終結時間を測定すること．**ギルモア針**と**ビカー針**が用いられる．

1461 塵肺　じんぱい
　　pneumoconiosis
いろいろな**粉塵**を長期間にわたり多量に

吸入することによって肺に線維性増殖が生じて起こる疾患．職業病の1つで呼吸機能が低下する．この予防には職場の粉塵環境対策が最も重要である．

1462 審美　しんび
esthetics

美しいという感動，または美しいという感動を引き起こす対象を意味し，形，色の美しさ，光と影，質感や量感，空間的構成のすばらしさをいう．

1463 審美的障害　しんびてきしょうがい
cosmetic disturbance

歯科では，歯の萌出異常，**テトラサイクリン変色歯**，口唇裂，口蓋裂などにより審美性が損なわれたものをいう．補綴装置を製作するにあたっては口腔内に**調和**した美しさを有するものにしなければならない．

1464 シンメトリー
symmetry

対称性あるいは均斉．

1465 診療所　しんりょうじょ
clinic

医師または歯科医師が，公衆または特定多数人のため医療または歯科医療をなす場所で，患者の収容施設を有しないもの，または患者19人以下の収容施設を有するもの．病院との違いは，病床の有無またはその数にある．

【す】

1466 随意性最大咬合力　ずいいせいさいだいこうごうりょく
maximal voluntary occlusal (or biting) force

〔同義語〕意識的最大咬合力

有意識下で発揮される**最大咬合力**のこと．睡眠中などの無意識下で発現される咬合力は随意性最大咬合力よりしばしば大きいことが知られている．

1467 水銀　すいぎん
mercury

常温で唯一液状の金属．歯科では主にアマルガム材料として使用されている．金属水銀は経口的には吸収されにくいが，経気的，経皮的に吸収され，水銀中毒の危険性がある．また，水銀の蒸気によって死ぬこともある．取り扱いには注意を要する．元素記号：Hg．

1468 髄室　ずいしつ
pulp chamber

歯髄腔のうち，**歯冠**部に相当する部分．**歯冠**の外形に類似した形態をなす．**前歯**などの単根歯では**根管**と移行するので，髄室と**根管**の境は判然としない．しかし複根歯では，根管口をもってそれらの境界を引くことができる．

1469 水素結合　すいそけつごう
hydrogen bond

二次結合の1つ．電気陰性度が大きく，原子半径の小さい原子（F，N，Oなど）と結合している水素原子と，ほかの電気陰性度が大きく，原子半径の小さい原子との間に生じる静電気的結合．数kcal/mol程度の弱い結合．

1470 錐体　すいたい
cones

網膜内の視細胞の1つで，中心窩を中心とする直径2〜3mmの領域に密集している．赤錐体細胞，青錐体細胞，緑錐体細胞の3種類があり，それぞれが感知する伝達信号が脳の中で総合され，色彩として認識される．

1471 垂直交換　すいちょくこうかん
vertical mode of replacement

〔同義語〕エレベーター式交換
下顎切歯部以外の部位の**乳歯**と**永久歯**の交換様式で，先行乳歯のほぼ真下から乳歯根を吸収し，**歯軸**の関係で唇（頬）側位をとりながら**後継永久歯**が萌出してくる．

1472 垂直性骨欠損　すいちょくせいこつけっそん
vertical defect of bone

歯周炎，特に**侵襲性歯周炎**の場合にみられるエックス線写真上での歯槽骨吸収の型の1つで，1歯または数歯で，歯槽中隔の片方が歯根膜腔に沿う形で吸収したもの．また，その部分に特に強い破壊的因子（**食片圧入**や外傷など）が作用した場合にも起こる．

1473 垂直舌筋　すいちょくぜっきん
vertical muscle of tongue

内舌筋の1つで，舌の外側を下面から背面に向かって垂直に走る．舌の上下径を狭くし，扁平にする働きがある．

1474 垂直的下顎位　すいちょくてきかがくい
vertical mandibular position

下顎運動の範囲内にある，上顎を基準とする下顎の垂直的な位置をいう．下顎の**機能運動**と関連して，**咬頭嵌合位**，**中心位**，**下顎安静位**，**最大開口位**などが臨床上重要視され，応用されている．

1475 垂直的保隙　すいちょくてきほげき
vertical space maintenance

歯が早期に喪失すると，喪失部位に向かい隣在歯や対合歯が移動・傾斜・挺出しやすくなるため，喪失部位の近遠心的・垂直的・水平的空間を保持（**保隙**）する必要がある．このうち，対合歯の**挺出**を防止することをいう．

1476 水平基準面　すいへいきじゅんめん
horizontal plane of reference
→水平面

1477 水平交換　すいへいこうかん
horizontal mode of replacement

〔同義語〕エスカレーター式交換
下顎永久切歯は先行乳歯の歯根舌側面を吸収しながら，その面に沿って舌側位に萌出してくる．この交換様式をいう．一時期，乳切歯と永久切歯が同時に存在する二重歯列になることもある．舌側位に萌出した**永久歯**は，先行乳歯の脱落とともに舌圧により唇側へ移動し，歯列内に収まる．

1478 水平性骨欠損　すいへいせいこつけっそん
horizontal defect of bone

歯周炎，特に**慢性辺縁性歯周炎**の場合にみられるエックス線写真上での歯槽骨吸収の型の1つである．両隣在歯の**セメント–エナメル境**を結んだ仮想線に対してほぼ平行に吸収が認められるもの．

1479 水平的下顎位　すいへいてきかがくい
horizontal mandibular position

下顎運動の範囲内にある，上顎を基準とする下顎の水平的な位置をいう．下顎の**機能運動**と関連して，側方位，前方位，後方位が臨床上重要視され，応用されている．

1480 水平的保隙　すいへいてきほげき
horizontal space maintenance

歯が早期に喪失すると，喪失部位に向かって隣在歯や対合歯が移動・**傾斜**・**挺出**しやすくなるため，喪失部位の近遠心的・垂直的・水平的空間を保持（**保隙**）する必要がある．このうち，隣在歯の移動・**傾斜**を防ぐ**保隙**をいう．

1481 水平面　すいへいめん
horizontal plane
〔同義語〕水平基準面
基準（平）面の１つで，**前頭面**や**矢状面**と直角に交わる面であり，ヒトが地面に垂直に立ったとき地面と平行になる面．代表的なものに**フランクフルト平面**がある．

1482 睡眠時無呼吸症候群　すいみんじむこきゅうしょうこうぐん
sleep apnea syndrome
睡眠中に短時間の呼吸停止を繰り返すことで，「7時間の睡眠中に，10秒以上続く換気の停止（無呼吸）が30回以上，または1時間当たり5回以上繰り返される病態」が基準とされている．閉塞型無呼吸，中枢型無呼吸，混合型無呼吸がある．

1483 水溶性モノマー　すいようせい—
water-soluble monomer
厳密にいうと常温の中性の水に1質量％以上溶解するモノマーで，水に容易に溶解するモノマー．−OHや−COOHなどの**親水基**をもち，分子量の小さいモノマーは水に溶けやすい．歯科では**メチルメタクリレート**，HEMA，TEGDMAなどがある．

1484 水和膨張　すいわぼうちょう
hygroscopic setting expansion
→吸水膨張

1485 スイングロックアタッチメント
swing-lock attachment
クラスプの頬（唇）側腕を連結してスイング式に可動させ，一端をロックすることでアンダーカット部に装着可能にした**アタッチメント**．

1486 スイングロックデンチャー
swing-lock denture
スイングロックアタッチメントを応用した**可撤性義歯**．

1487 スカモンの発育曲線　—はついくきょくせん
Scammon growth curves
〔同義語〕臓器発育曲線
成長には個体差があるばかりではなく，同一の個体内でも各臓器やそれぞれの組織によって特徴的な発育様相を呈する（差動成長）．各臓器の発育過程はHarrisとScammonが4型に分類し，一般型，神経型，生殖器型，リンパ型がある．

1488 スキャナー
scanner
センサーを通じて，情報をビット単位で読み取る機械装置．

1489 スキャロップ
scallop
歯頸部における**歯肉**の形態．

1490 スキャン
scan
スキャナーを用いて測定対象物を走査すること．歯科では**支台歯**などの計測対象物を，**接触式プローブ**，非接触レーザースポット，ラインレーザー（光切断），パターン光などで計測し，データを収集する方法を用いている．

1491 すくい角　—かく
rake angle
切削理論の専門用語で，**切削**している刃物の刃先の上面と切削面に直交する面とのなす角度をいう．すくい角が大きいほうが切り屑が形成，排出されやすくなり，切削抵抗が小さくなって切削効率が向上し，切削面も平滑になる．

1492 すくい面　—めん
cutting surface

切削理論の専門用語で，**切削**している刃先の上面，すなわち切り屑をすくう面をいう．すくい面と切削面に垂直な面とがなす角度を**すくい角**といい，**すくい角**が大きいほど切削効率が上がる．

1493 スクリューインプラント
screw implant

骨内インプラントの一種で，その根部はねじの形態になっており，ピン，円錐，円柱状のものがある．**チタン，コバルトクロム合金**，サファイア製などがある．

1494 スクリュー固定式　―こていしき
screw-retained

2つの部品をネジで固定することで，**アバットメント**と**インプラント上部構造**をネジで固定する．

1495 スクリューホール
screw hole

インプラント上部構造の咬合面や舌側などにある開口部をいい，**アバットメント**や**インプラント上部構造**へのスクリューの取り付けや取り外しのための孔をいう．

1496 スクリューポスト
screw post

ねじ状の溝を有する**ポスト**．歯質にねじ込むことで保持力を強化する．**ジャケットクラウン**の**支台築造**などに利用される．

1497 スケーリング
scaling

〔同義語〕歯石除去

歯面に付着した**デンタルプラーク**，歯石などの沈着物を各種のスケーラーを用いて機械的に除去すること．スケーリングの目的は病原因子である歯石と**デンタルプラーク**を除くこと，および歯石を除くことにより**デンタルプラーク**が付着しやすい状態を改善することである．

1498 スケルトン
skeleton

金属床義歯に用いる金属部分と**レジン・人工歯**部分を連結するための保持装置で，骨子・骨格の形状をしたものをいう．

1499 スズ電析　―でんせき
tin plating

接着性レジンセメントは，**非貴金属合金**には強い接着性を示すが，**貴金属合金**では接着性が劣るため，スズ電析処理装置を用いて表面にスズの被膜をつくり**接着強さ**の向上をはかる．

1500 スタビライゼーションスプリント
stabilization splint

顎関節症の治療で装着される**オクルーザルスプリント**の一種で，上下顎歯列のいずれかの咬合面全体を被覆して均等な**咬合接触**を付与することで，下顎が一定の位置で安定する．**スプリント**のなかで最も用途が広く，**スプリント**の基本といえる．**ミシガン型スプリント**はこの一種である．

1501 スタンダードプリコーション
standard precaution

患者と医療従事者を感染事故の危険から守るために考えられた，標準感染予防策．患者の血液，体液，汗を除く分泌物，排泄物，傷のある皮膚，粘膜などをすべて感染の危険を有するものとして扱うという考え方で，予防には，手洗い，手袋その他の防護服の着用，針刺し事故対策などがある．

1502 スタンプバー
stamp bur

技工操作における**口腔模型**の**トリミング**，**レジン**の**切削**などに使うタングステンカーバイド(WC)やスチール製の大型

のバー．

1503 スチームクリーナー
steam cleaner

先の細いノズルから，加熱した温水を噴霧状に噴射させることによって洗浄を行う歯科用洗浄器．**研磨**後の補綴装置や陶材焼付用の**メタルフレーム**，石膏模型，器具類など，用途に応じたさまざまな洗浄に使用される．

1504 スチールバー
steel bur

切削工具の1つで**電気エンジン**用として使用される．パーライトを含む高炭素鋼超共析鋼で硬いが，この硬度では**エナメル質**の**切削**には適さない．

1505 スチューデント検定 —けんてい
student's t-test

帰無仮説が正しいと仮定した場合に，統計量がt分布に従うことを利用する統計学的検定法の総称である．2組の標本について平均に有意差があるかどうかの検定などに用いられる．

1506 スティッキーワックス
sticky wax

石膏模型の接合や**ろう〈鑞〉付け**を行う前の金属の仮着などに用いる歯科用ワックス．**融点**は60〜65℃で，通常，溶融して使用する．成分は**蜜ろう〈蠟〉**，ロジン，ダンマーなど．室温では硬く脆いが，溶融後は比較的粘稠である．

1507 スティップリング
stippling

付着歯肉や乳頭歯肉の表面に多数みられる小窩．舌側より唇（頬）側に多く，臼歯部より前歯部で明瞭である．**歯肉**に**炎症**が生じるとその数が減少したり，消失したりするため，**炎症の有無をみる指標**の1つとして用いられる．義歯床の**歯**

肉形成に際してこれを付与することがある．

1508 スティップルパターン
stipple pattern

〔同義語〕スティップルワックス

有歯顎の患者の**付着歯肉**にみられる**スティップリング**を模倣したもので，有床義歯の**歯肉形成**で使用する，**付着歯肉**の細部の形態が付与されているワックスあるいはプラスチックパターン．

1509 ステイニング
staining

〔同義語〕ステイン付け

天然歯の表面に現れている微妙な**色調**の変化や模様，色素沈着などを，**ステイン**を用いて**陶材**または**レジン**の表面などに**着色**すること．これにより，個性的な補綴装置が得られる．ステイニングは，あくまでも表面の**着色**や変化を表現するものであるが，小窩や**裂溝**，隣接部，歯頸部などに**着色**することにより，微妙な色合いの変化や立体感が表現できる．

1510 ステイン
stain

天然歯のもつ微妙な**色調**の変化や模様，色素沈着などを付与するための**着色用陶材**および**レジン**をいう．陶材では着色材の主な成分は鉄，コバルト，銅，金などの金属酸化物で，これらが少量混合されている．一般の**陶材**よりも**焼成温度**は低い．

1511 ステント
stent

一般的には，人体の管状の部分（血管・気管・食道・十二指腸・大腸・胆道など）を管腔内部から広げる**医療機器**とされるが，歯科では**顎関節症**の患者の治療用オクルーザルステントや**インプラント**

の埋入時支援に使用する**サージカルガイドプレート**などがある．

1512 ステンレス鋼 —こう
stainless steel

〔同義語〕ステンレススチール
クロムを12%以上含んだ合金鋼．クロムを多量に含んでいるので表面が**不動態**となり，さびにくい．18-8ステンレス鋼は**展延性**がよく非磁性であり，線材や圧印床に使用される．13クロムステンレス鋼は刃物として使用される．

1513 ストックタイプマウスガード
stock type mouthguard

〔同義語〕市販マウスガード，ストックマウスガード
既製マウスガード．スポーツ用品店などで購入可能な市販マウスガードのうち，調整不可能な**マウスガード**．装着感はもとより，歯列への適合性は相当悪く，使用時の発語や呼吸も相当妨げられる．また口腔内に保持するために**マウスガード**をかみしめていなければならず，閉口筋の緊張や疲労などをしばしば経験する．

1514 ストッパー
stopper

個人トレーで印象採得する際，**印象材**の厚さを一定にして正確な**作業用模型**を得るため，**トレー**の内面に付与される突起のこと．**スペーサー**部分の**ワックス**を数カ所切り取り，石膏面を露出させて製作する．

1515 ストラップ
strap

部分床義歯において，床と床，または床と**支台装置**とを連結する**大連結子**の1つ．バーとプレートの中間型で，バーよりも薄く幅を8mm以上にして，異物感が少なく，**粘膜負担**の要素を加味したものをいう．

1516 ストレインゲージ
strain gauge

〔同義語〕歪ゲージ
物体に外力が作用すると，その**応力**により形状や寸法に変化が生じる．この変形量を「**ひずみ**」といい，電気的に計測するセンサーをストレインゲージ（電気抵抗ひずみゲージ）という．圧力センサーなどのセンサーの構成要素として，あるいは構造体の強度や健全性の判定要素として広く利用されている．

1517 ストレプトコッカスミュータンス
Streptococcus mutans

ヒトの口腔内に分布し，乳歯萌出のころから検出されるもので，$0.6〜1.0\mu m$のグラム陽性球菌が連鎖状に配列したもの．免疫学的には，細胞壁の多糖抗原でa〜gの7血清型に分類される．Clarke JKが1924年にヒトの**齲蝕**から分離培養して命名した．

1518 スパー
spur

補助支台装置の1つ．舌側面レストと同様のもので，**小連結子**でバーや義歯床に連結される．欠損部から遠く離れた位置に設けられ，義歯の安定性を増す．前歯舌側面に設置するため，歯の唇側移動を起こすおそれもある．

1519 スパチュラ
spatula

ヘラ状の練和器具．歯科では頻繁に使用される器具で，各種歯科材料の練和に用いられる．**石膏スパチュラ，セメントスパチュラ，ワックススパチュラ**などがあり，さまざまな形態のものがある．

1520 スパッタリング法 —ほう
sputtering

真空中に不活性ガス（主にアルゴンガス）を導入しながら基板とターゲット（成膜させる物質：クロム，チタンなど）間に直流高電圧を印加し，イオン化したアルゴンをターゲットに衝突させて，はじき飛ばされたターゲット物質を基板にコーティングする方法．スパッタリングは乾式メッキ法に分類され，対象物を液体や高温気体にさらすことなく成膜処理ができる．

1521 スピーチエイド
prosthesis for articulation disorder

構音器官の組織欠損あるいは機能障害によって鼻咽腔閉鎖機能不全による**構音障害**がある症例に適用される補綴的発音補助装置に対する和製汎用語．装置の形によりバルブ型，挙上子型，栓塞子型の3種類に分けられる．海外では耳鼻科領域の喉頭摘出後の音声獲得のための人工喉頭（電気式・笛式）をさす．

1522 スピーチセラピー
speech therapy

〔同義語〕言語療法，言語訓練，言語リハビリテーション

言語は情報伝達とコミュニケーションの手段でもあり，疾病や障害などによる**言語障害**の患者の社会復帰を助けるためにも必要な治療である．治療にはカウンセリングや発声訓練，構音訓練などが行われる．

1523 スピーの彎曲　—わんきょく
curve of Spee, Spee curve

〔同義語〕前後的咬合彎曲

矢状面において下顎犬歯の**尖頭**から始まり，**小臼歯**と**大臼歯**の頰側咬頭を連ねた解剖学的な彎曲であり，眼窩内涙骨上縁付近を中心として**下顎頭**の前縁を通る円弧を形成する．1890年にドイツの解剖学者Spee FGによって発見されたことから名づけられた．

1524 スピルウェイ［食物の］
spillway (for food)

〔同義語〕溢路［食物の］

咀嚼時に食物を咬合面から逃がす流路．補綴装置に加わる咬合圧の減少と**咀嚼能率**を高める目的で形成する．

1525 スプーンデンチャー
spoon denture

特別な**支台装置**を使用せず，**硬口蓋**中央部の粘膜を利用して義歯床の**維持**をはかる，暫間の上顎部分床義歯．前歯部の1,2歯欠損症例に適応し，その形態がスプーンに似ていることから名づけられた．

1526 スプリットキャスト法　—ほう
split-cast method

〔同義語〕分割模型法

咬合器へ作業用模型を装着する際，模型基底面にV字溝を付与し，**咬合器**の維持部に付着させた装着部石膏面の凸部との間で容易に分離可能とする方法．作業用模型を**咬合器**の同位置へ正しく復位することができる．

1527 スプリットバー
split bar

〔同義語〕分割バー

支台歯に加わる咬合圧を緩和する目的で，幅広に製作したバーの中央部に細長い切れ目を入れたものをいう．主に**遊離端欠損**のような歯根膜粘膜負担義歯に用いられる．

1528 スプリングリテーナー
spring retainer

主として下顎前歯部の軽度な**捻転**や**叢生**などの改善，およびそのまま**保定**することを目的として使用される可撤式の動的

保定装置．側切歯から側切歯までの4前歯を目的の歯列に再排列（セットアップ）した予測模型上で製作し，犬歯から犬歯をループ状に囲む高弾性の矯正用線と4前歯の唇・舌側部の矯正用線につけたレジン部からなっている．

1529 スプリンティング
splinting

歯周補綴として，動揺のある歯をプロビジョナルレストレーションやクラウンで連結し，歯列全体を固定すること．これにより加わる力が分散される．

1530 スプリント［咬合の］
splint

→オクルーザルスプリント

1531 スプルー
sprue

〔同義語〕湯道

鋳造時に，融解した金属を湯口から鋳型まで鋳込むための通路．ワックスパターンに細い金属棒，プラスチック棒またはワックスワイヤをつけることによって製作される．スプルーの太さ，長さ，数，位置，方向などが鋳造の成功率，鋳造精度，鋳造欠陥の発生に大きく影響する．

1532 スペーサー
spacer

セメント合着のスペースを確保するもの（セメントスペーサー），アタッチメントのメールとフィメールの間に入れる板状のもの（アタッチメントのスペーサー），個人トレーの内面に印象材のスペースを確保するもの（印象用スペーサー；パラフィンワックス，スズ箔，鉛板などが用いられる）などがある．

1533 スペースリゲーナー
space regainer

〔同義語〕萌出余地回復装置

乳歯の早期喪失などにより，臼歯の近心移動が起こり，萌出余地が不足した場合，あるいは不足が予想される場合，萌出余地回復のために臼歯を遠心に移動する装置をいう．可撤式のものが多く，矯正力を伝えるものとして弾線あるいは拡大ネジがある．

1534 すべり面 ―めん
slip plane

金属の結晶の塑性変形は，ある結晶面に沿うある結晶方向へのずれ，すなわち，すべりとして起こる．この面をすべり面という．原子密度の最も高い格子面がすべり面となる．面心立方金属では{111}面がすべり面となる．

1535 スポーツ外傷 ―がいしょう
sports injury, sports trauma

スポーツ活動中に，選手どうしの衝突，転倒あるいは用具・施設を含めた事故により受けた傷のこと．一般に切傷，打撲，捻挫，靱帯損傷，脱臼，骨折などのように受傷状況が明確な外科・整形外科的急性疾患をさす．歯科では歯，顎骨，口腔軟組織への受傷を扱うが，部位別にみると歯では上顎中切歯，顎骨では下顎骨の受傷頻度が高い．

1536 スポーツデンティスト
sports dentist

スポーツ歯学の知識を駆使し，スポーツ選手（チーム）に歯科医療および歯科医学的サポートを行う歯科医師．スポーツドクターなどと連携し，検診，スポーツ外傷の診断・治療・予防，競技力向上の研究などを行う．

1537 スポット溶接 ―ようせつ
spot welder

→点溶接

1538 素焼　すやき
unglazed

釉をかけずに低い温度で焼いた陶器．歯科では，常温での粒子間焼結焼成をさす．**焼成後にポイントで形態修正したものをビスケットベーク**といい，口腔内に**試適**をして形態を確認した後に**つや出し焼成**を行い完成する．

1539 スライディングプレート
sliding plate

下顎前突の治療で，**被蓋**が深い場合に咬合挙上を目的として，下顎歯列に装着する床装置．通常，**チンキャップ**などの装置と併用され，下顎の後方への移動を容易にさせると同時に下顎前歯の舌側傾斜を防ぐ．馬蹄形の床装置で，上面は平坦で萌出中以外の上顎の歯すべてに接触する．**維持装置**は特に必要とせず，咬合面，**切縁**，舌側面を覆う．

1540 スラリー状　―じょう
slurry

細かい固体粒子を液体に懸濁すると，流動性のある泥状混合物が得られるが，そういう状態をさす．歯科では，**石膏，埋没材**，セメント，**陶材，流込みレジン**などがスラリー状の練和物として用いられる．

1541 3D・CT　すりーでぃーしーてぃー
3D computed tomography

エックス線を使って得た人体の360°方向からのデータをコンピュータ処理することにより断層像を得るもの．複数回の撮影を行って，それらをコンピュータを使って統合し三次元モデル化する．重要な構造を詳細に視覚化できるため，各種診断や外科治療にとって重要な情報源となっている．

1542 3Dプリンター　すりーでぃーーー
three dimmensional printer

CADで計測したデータをもとに，立体すなわち三次元の形に造型することができるプリンター．歯科のCAD/CAMシステムでは，光硬化樹脂を用いた積層造形法により**クラウン**や金属床の樹脂パターンや鋳造原型が製作されている．

1543 スリープレーンコンセプト
three plane concept

〔同義語〕歯冠三面構成技法

歯冠の各側面を3面でとらえること．機能的な補綴装置の製作や，均一な厚みを補綴装置に付与するように**支台歯形成**を行う際に重要となる．面と面が交差するところをピーク（基準点）とよび，3つの面と2つのピークを調整することでその外形を変えることなく**歯軸**や**歯冠**の長さの視覚的印象を変えることができる．

1544 スリーレイヤーテクニック
three layer technique

〔同義語〕三層築盛法

デンティン色陶材，エナメル色陶材，透明（色）陶材の3層構造に**陶材を築盛**する方法．天然歯の象牙質形態に類似した**窓開け**により，ラップアラウンド（包被）効果を得ることに特徴がある．オペーク陶材も歯頸部，ボディ部，切縁部と3色を使用し，歯頸部には**サービカル色陶材**を使用する．

1545 スリップキャスト
slip cast

セラミックスの粉末を溶液である水などに混ぜたスラリーをつくり，次に溶液を吸収する材料で**鋳型**を準備し，その型にスラリーを流し込むことで溶液のみを吸収し，乾燥させて成形する方法．古くか

ら陶磁器の製法として行われてきた方法である．

1546 スリップジョイント
slip joint
支台歯と歯冠修復物の連結形態を表す名称の1つ．互いの面が斜面で接する連結法．**ナイフエッジやシャンファー**などを総称する．

1547 すれ違い咬合　—ちが—こうごう
non-vertical stop occlusion
上下顎とも残存歯が存在するが，それらに対合関係がなく**咬合高径**が不明となった状態．

1548 スロット型咬合器　—がたこうごうき
slot type articulator
解剖学的咬合器には，頭蓋の解剖的形態に基づいて**顆頭球**と**下顎窩**に相当する顆路指導部が備えられているが，**顆頭球**が溝の中を滑走・移動するスロット形式の構造のものをいう．

1549 寸法安定性　すんぽうあんていせい
dimensional stability
実用的な条件下において，時間経過に伴う物体の寸法変化が少ない性質．特に，**印象材**においては重要な性質で，印象採得後から**模型材**注入までの間に起こる寸法変化は精度に大きく影響する．**ゴム質印象材**は寸法安定性に優れている．

1550 寸法精度　すんぽうせいど
dimension accuracy
加工されたものの長さ，幅，厚さ，直径，点間距離などの寸法の精確さをいう．許容誤差を公差といい，**表面粗さ**と形状が影響する．補綴装置の適合性を決める因子．

【せ】

1551 生活歯　せいかつし
vital tooth
→有髄歯

1552 生検　せいけん
biopsy
〔同義語〕バイオプシー，生体組織診断
病気の確定診断や治療経過を調べるために，生体から病変部組織の一部をとって顕微鏡などで病理組織学的に検査すること．組織片を採取するには針を用いる方法や，内視鏡を用いる方法，外科的に切除するなどの方法がある．

1553 正常咬合　せいじょうこうごう
normal occlusion
咬頭嵌合位において解剖学的ならびに機能的に正常な要件を備えている場合をいう．要件として，被蓋関係，対合関係，接触関係などが臨床的には重要とされている．正常咬合にはいくつかの種類があり，矯正治療の目標は**個性正常咬合**である．

1554 脆性　ぜいせい
brittleness
外力を受けた際，大きな**塑性変形**を起こさず，小さなエネルギー量で破壊してしまう性質．**衝撃強さ**で判断され，弱いほど脆性材料となる．

1555 脆性破壊　ぜいせいはかい
brittle fracture
塑性変形をほとんど生じないで破壊すること．破壊するまでに大きなエネルギーを要さない．ガラスや**セラミックス**などは加えられる力に比例して**弾性変形**し，**塑性変形**を伴うことなく破壊する．

1556 生存率　せいぞんりつ
survival ratio
病気と診断されてから一定期間後に生存している確率．あるいは，治療を行った後に残存している確率．

1557 生体活性ガラス　せいたいかっせい—
bioactive glass
身体が異物ではないとそれを認識し，生体組織に結合すると考えられる材料．身体の中にみられる元素（ケイ素，カルシウム，ナトリウム，リンおよび酸素）によって構成されたアモルファス構造を有する．生体活性ガラスは生体内でその表面上に自然骨と同等のミネラルマトリックスを形成し，それによって治癒プロセスを加速できる．

1558 生体吸収性ポリマー　せいたいきゅうしゅうせい—
biodegradable polymers
生体内で分解吸収されるようにした高分子物質で，組織工学や薬物送達療法の分野で重要な材料．セルロースやデンプンなどの天然ポリマーに加えて，医薬品や組織工学製品での生分解性合成ポリマーの使用が増大している．ポリグリコール酸（PGA）やポリ乳酸（PLA）およびその**共重合体**が応用されている．

1559 生体工学　せいたいこうがく
bioengineering
生体の計測と生体機能の解明を目的とした，応用生命科学の一分野．生体情報工学，**生体力学**，医工学，人間工学，生体機能材料学，生体機能プロセスなどの研究分野の総称である．

1560 生体親和性　せいたいしんわせい
bioaffinity
単に生体に対して為害作用を示さないというだけでなく，生体と共存して目的機能を十分発揮する性質．仮に為害作用を示さないとしても，生体から排除されたり，著しく劣化するものは生体親和性材料とはいえない．

1561 生体適合性　せいたいてきごうせい
biocompatibility
〔同義語〕生物学的適合性，バイオコンパティビリティ，生物適合性
生体に対して毒性，刺激性，抗原性，発癌性などの為害作用を示さず，生体になじみやすい性質．歯科材料について JIS では生体適合性が要求事項として定められており，細胞毒性試験，感作性，皮膚刺激性，全身毒性，遺伝毒性，歯髄象牙質使用模擬試験などが規定されている．

1562 生体用材料　せいたいようざいりょう
biomaterial
〔同義語〕バイオマテリアル
障害を生じた生体機能を補完するため，または機能を失った生体組織の代替として，あるいは治療用に，生体組織と接触して使用される材料．薬物は含まない．材料としての物理的・化学的機能はもちろん，安全性を含めた**生体親和性**を有することが必須．最も臨床実績のある生体用材料の1つとして，歯科材料がある．

1563 生体力学　せいたいりきがく
biomechanics
〔同義語〕バイオメカニクス
生物の構造や運動を力学的に探求したり，その結果を応用することを目的とした学問．骨や靱帯，腱などに対して材料力学や構造力学的な解析を行ったり，心臓・血管中での血液の流れなどを流体力学的に研究することなどが行われる．

1564 正中口蓋縫合 せいちゅうこうがいほうごう
median palatine suture
左右の上顎骨口蓋突起と口蓋骨水平板が正中線上で合わさって，正中矢状平面でつくられる縫合．頭蓋における**矢状縫合**の１つで，**口腔**の幅の成長に関与する．

1565 正中歯 せいちゅうし
mesiodens
上顎正中線上に現れる円錐状ないしは不規則状の**過剰歯**．通常，口蓋側に出現するが，**中切歯**の間に萌出するときは**正中離開**を招く．

1566 正中線［咬合床の］ せいちゅうせん
median line (of bite plate)
咬合床の唇側面に記入される人工歯排列のための**標示線**の１つで，顔の左右の中心を示す線．上唇小帯，下唇小帯とは必ずしも一致しない．

1567 正中パラタルバー せいちゅう—
median palatal bar
上顎の口蓋正中部を前後に走行する**バー**をいい，**後パラタルバー**と連結させて用いる．**口蓋**が深く陥凹している症例に適するが，逆に口蓋隆起のある症例では異物感が大きいため，ほかの**パラタルバー**より使用頻度は少ない．

1568 正中離開 せいちゅうりかい
median diastema
上顎の左右側中切歯間に空隙がある場合をいう．原因としては，正中埋伏過剰歯，**側切歯**の先天的欠如，上唇小帯の発育過剰によって起こるものが多いとされている．しかし，上顎中切歯萌出期にみられる空隙は生理的に出現することが多い．

1569 静的治療 せいてきちりょう
passive treatment
動的治療（矯正装置によって，積極的に歯を移動して治療する方法＝アクティブトリートメント）に対する言葉で，矯正治療終了後の**保定**，あるいは自然に改善を待つ方法をいう．

1570 整復固定術［口腔外科の］ せいふくこていじゅつ
reduction and fixation
骨折治療の大きな要素である．整復された骨折部が動かないように保持することで，非観血的または観血的に行われる．

1571 生物学的安全性 せいぶつがくてきあんぜんせい
biological safety
生物反応から評価した安全の度合．

1572 生物学的維持 せいぶつがくてきいじ
biological retention
アタッチメントなどを用いて義歯を機械的に**維持**させるのではなく，顎堤の性状・形態や顎周囲諸筋，**小帯**，歯肉唇頬移行部など**可動粘膜**の**閉鎖弁作用**，舌や唇の動きなど，口腔内の解剖的状態による義歯の**維持**をいう．

1573 生物学的評価 せいぶつがくてきひょうか
biological evaluation
ヒト，実験動物，摘出臓器，細胞，微生物などの生物反応を指標として医薬品・医療用具などの有用性と安全性を決めること．ヒトにおける有用性と安全性は，前臨床的（実験動物などを用いた試験）および臨床的生物学的試験によって評価する．

1574 正方晶系 せいほうしょうけい
tetragonal system
結晶系の１つ．単位格子は正方柱の形で，互いに直交する３本の結晶軸のう

ち，二軸の長さが等しく，上下軸だけの長さが異なるもの．**格子定数**には a=b ≠ c, $\alpha = \beta = \gamma = 90°$ の関係があり，8種の点群からなる．ジルコン，ルチル，黄銅鉱がその例で，鉱物中約9％が正方晶系に属する．

1575 精密印象　せいみついんしょう
definitive impression

〔同義語〕最終印象

適合のよい補綴装置を製作するために，口腔内の状態を**作業用模型**上で精密に再現するための印象．細部の再現性があり，寸法の変化が少ないことが求められる．

1576 整容性　せいようせい
straighten

一般には，容姿・表情を正しく整えることをいう．救命と機能回復の治療医学では，手術後の傷跡までを1つの治療として考えること．残った傷跡で精神的につらい思いをしている患者は少なくないので，整容の概念の普及で患者のQOLの向上を目指す．

1577 生理的空隙　せいりてきくうげき
physiological space

乳歯列弓で，成長する顎骨と**乳歯**の大きさ，あるいはその萌出位置などの関係によって生じる生理的な歯間空隙．霊長空隙と発育空隙がある．

1578 生理的咬耗　せいりてきこうもう
physiological attrition

咬合することにより相接する歯が互いに**摩擦**し，歯質が消耗することを**咬耗**といい，そのうち生理的年齢からみて病的とは考えられないものをいう．主に**切縁**部および咬合面に現れる．

1579 ゼオライト
zeolite

含水アルミノケイ酸塩の一種．一般式はAmBxO2x・sH2O で，Aはカルシウム，ナトリウム，カリウム，ストロンチウム，マグネシウム，マンガンなど，Bはケイ素とアルミニウムが入る．吸着剤，触媒として利用されている．水分子が主成分だが，加熱により連続的に脱水し，水蒸気下で容易に覆水する．特異な吸着性と大きな陽イオン交換特性をもつ．

1580 石英　せきえい
quartz

〔同義語〕クオーツ

シリカの同素体の1つで，低温型の α 石英と高温型の β 石英があり，573 ℃で転移する．近赤外部から紫外部までの光を透過するので光学材料として重用される．歯科では，**埋没材**の**耐火材**，**コンポジットレジン**の**フィラー**，**研磨材**に用いられている．

1581 石英埋没材　せきえいまいぼつざい
quartz investment

〔同義語〕石英鋳型材

石英を**耐火材**とし，**石膏**を**結合材**とする**埋没材**．同じ石膏系埋没材である**クリストバライト埋没材**に比較して加熱膨張量は小さい．**結合材の石膏**は1,000 ℃以上で分解するので，低融合金の鋳造に用いられる．

1582 赤外線　せきがいせん
infrared radiation

可視光の長波長側の波長が $0.76\,\mu\mathrm{m}$（760nm）からマイクロ波の短波長の限界 $1\,\mu\mathrm{m}$ の電磁波．$2.5\,\mu\mathrm{m}$ 以下を近赤外線，$2.5\sim25\,\mu\mathrm{m}$ を赤外線，$25\,\mu\mathrm{m}$ 以上を遠赤外線と分類する．熱作用をもつことから医療に応用されている．

1583 赤外線輻射方式焼成炉　せきがいせんふくしゃほうしきしょうせいろ
porcelain firing furnace using inflared radiation

赤外線ランプを用いた直接輻射方式の**陶材焼成炉**．特徴は，金属面側から**陶材**の**焼結**が始まり，切縁部（外側）が最後に**焼結**される点である．その結果，気泡や**ひずみ**は外側に解放され，**陶材**の**密度**，結合強度が向上するものと考えられる．

1584 赤外線ろう〈鑞〉付け機　せきがいせん—づ—き
infrared brazing equipment
〔同義語〕赤外線ろう〈鑞〉着機

赤外線は熱線ともよばれ熱エネルギーを輸送する．**赤外線**の熱エネルギーで**ろう**〈**鑞**〉を融解する機構をもつ**ろう**〈**鑞**〉付け用装置．

1585 赤外線ろう〈鑞〉付け法　せきがいせん—づ—ほう
infrared soldering method
〔同義語〕赤外線ろう〈鑞〉着法

ハロゲンランプから発せられる赤外線エネルギーを，反射板により直径1/2inchのスポットに集中させ，この焦点にろう〈鑞〉付け部を置いて**ろう**〈**鑞**〉**付け**を行う方法．スポットは最高3,400℃にまで加熱することができる．このように**赤外線**の熱エネルギーで**ろう**〈**鑞**〉を融解する機構をもつろう〈鑞〉付け用装置がある．

1586 析出　せきしゅつ
precipitation

（1）金属学的には過飽和固溶体が飽和固溶体と平衡な第2相に移るために相分解して第2相を地の中に生じる現象．**金合金**の時効熱処理に代表される同素変態型と**鋼**の熱処理に代表される共析変態型がある．（2）化学では溶液または溶融状態から**結晶**が分離してくること．（3）電気化学では金属が電極に付着してくること．

1587 析出硬化型合金　せきしゅつこうかがたごうきん
precipitation hardening alloy

合金を急冷して過飽和固溶体にし，その後に時効すると，**炭化物**や化合物が微細粒子となって**析出**し硬化するもの．陶材焼付用金合金で**焼成スケジュール**中に硬化するのはスズ，インジウムの析出硬化のためである．

1588 赤唇縁　せきしんえん
vermilion border
〔同義語〕赤色唇縁，唇紅

口唇の縁の赤くみえる部分．角化が弱く，色素を欠くため，血液の色が透けて赤くみえる．この部分を俗に「くちびる」とよぶことがあるが，解剖学的な意味での唇はより広い部分をさす．

1589 積層充塡　せきそうじゅんてん
layered filling

直接法にて**窩洞**にコンポジットレジン**充塡**を行う際に，**コンポジットレジン**の**重合収縮**によるコントラクションギャップを軽減する目的で，一塊での**充塡・重合**ではなく，小分けにして**コンポジットレジン**を**充塡・重合**する方法．

1590 積層法［陶材の］　せきそうほう
layering technic
→レイヤリングテクニック

1591 切縁　せつえん
incisal edge
〔同義語〕切端

主に**前歯**の歯冠頂縁端のことをいい，ものをかみ切るところ．**犬歯**では**尖頭**を中心に近心切縁，遠心切縁という．

1592 切縁結節　せつえんけっせつ
mamelon of the incisal edge

〔同義語〕マメロン

萌出直後の永久切歯の**切縁**にみられる3つの隆起をいう．この結節は**咬耗**によって加齢とともに消失する．「マメロン」を**象牙質**の解剖学的な指状構造の意味で使用するのは誤りである．

1593 絶縁体　ぜつえんたい
insulator

電気や熱を伝えにくい物質．電気については誘電体と同義で，ガラス，磁器，雲母，パラフィンなど．熱については粘土，レンガ，発泡スチロールなど．

1594 石灰　せっかい
lime

酸化カルシウム（CaO）の慣用名が生石灰（Quicklime），水酸化カルシウム（$Ca(OH)_2$）の慣用名が消石灰である．生石灰は白色の**固体**で炭酸カルシウム$CaCO_3$（石灰石）を焼いてつくる．生石灰に水を加えると発熱して消石灰になる．消石灰の水溶液を石灰水といい，アルカリ性を示す．

1595 舌下腺　ぜっかせん
sublingual gland

大唾液腺のうちで最も小さい混合腺．舌下粘膜の直下に位置し，顎舌骨筋上で**下顎体**内面に接する．大舌下腺と小舌下腺よりなり，単一の導管である大舌下腺管は顎下腺管と共通に，または並んで舌下小丘に開く．小舌下腺の導管は舌下ヒダに開口する．

1596 舌癌　ぜつがん
carcinoma of the tongue, tongue cancer

舌前方2/3（**有郭乳頭**より前方）と舌下面の範囲に発生する悪性腫瘍．**口腔癌**のなかで最も多く，口腔癌全体の30〜60％を占め，そのほとんどは舌縁部に発生する．リンパ節転移がほかの**口腔癌**に比べ早期より発生しやすく，また治療後は，摂食・嚥下・発語などの機能が低下するため，**チーム医療**によるリハビリテーションが重要である．

1597 石膏　せっこう
gypsum

硫酸カルシウム（$CaSO_4$）を主成分とする鉱物の総称で，工業，医薬方面での慣用名．組成により，二**水石膏**（結晶石膏，$CaSO_4・2H_2O$），半水石膏（焼石膏，$CaSO_4・1/2H_2O$），無水石膏（$CaSO_4$）の3種に分類される．半水石膏以外は，いずれも天然品と人工品がある．

1598 石膏鉗子　せっこうかんし
stone pliers

→石膏分割鉗子

1599 石膏系埋没材　せっこうけいまいぼつざい
gypsum bonded investment

〔同義語〕石膏系鋳型材

石膏を結合材とする埋没材の総称．耐火材の違いにより，**石英埋没材とクリストバライト埋没材**がある．後者は前者に比較して（加）**熱膨張**が大きい．一般に，**金合金**などの低融合金の**埋没材**として用いられる．

1600 石膏コア　せっこう―
plaster core

補綴装置製作時に**人工歯**の排列状態などを正しく記録するためのもので，**石膏**でつくられたものをいう．**支台装置**とポンティックのろう〈鑞〉付けの際に各鋳造体の正しい位置関係を保つために用いることがある．

1601 接合上皮　せつごうじょうひ
junctional epithelium
→付着上皮

1602 石膏スパチュラ　せっこう—
plaster spatula

石膏，埋没材，印象材などの練和に用いられるヘラ．ステンレス製で，木製の柄がついている．先端は丸みをもたせてあり，攪拌しやすくなっている．練和は，はじめは激しく攪拌した後，器壁にこすりつけるように行う．

1603 石膏トラップ　せっこう—
plaster trap

流し台から汚染水を排出する際にシンクの下で**粉塵**を沈殿させて捕集するための装置．**歯科技工**では**口腔模型**製作時の石膏屑，**流ろう**〈**蠟**〉の際の**ワックス**などは配管を詰まらせる原因となるので大型のものが必要である．

1604 石膏トリマー　せっこう—
gypsum trimmer
→トリマー

1605 石膏鋸　せっこうのこぎり
saw for model

糸鋸の一種．**フレーム**とノコギリ刃からなる．**分割復位式模型**を製作する際，歯列模型を歯間部で切断するときなどに用いる．

1606 石膏表面硬化処理材　せっこうひょうめんこうかしょりざい
die hardner

〔同義語〕石膏模型硬化処理材，ダイハードナー，表面滑沢硬化材

作業用模型や保存用模型は，模型の表面がより硬いほうが好ましい．石膏模型の表面を硬くする方法として，ホウ酸カルシウム膜の形成，水ガラスの塗布，シアノアクリレート系樹脂を模型に浸透させるなどの方法がある．**合成樹脂**を揮発性の有機溶媒に溶かしたものが多い．重合硬化型もある．

1607 石膏分割鉗子　せっこうぶんかつかんし
plaster forceps

〔同義語〕石膏鉗子

重合した**義歯**の取り出しの際，**石膏**の割断に用いられる鉗子．嘴状の2枚の刃は，割りやすいように彎曲し少しひしゃげた形状になっており，把持部の間に板ばねを入れ，戻りをよくしたものもある．

1608 石膏分離材〈剤〉　せっこうぶんりざい
plaster separating medium

義歯製作の際，**フラスコ**下部の**石膏**とフラスコ上部の**石膏**の分離をよくするために石膏面に塗布する材料．また，レジン重合時に石膏型材への**モノマー**の浸透を防ぐとともに，型材からの水分が**レジン**に混入するのを防ぐ目的もある．**レジン分離材**や，石けん水，水ガラスなどが用いられる．前者は可溶性アルギン酸塩の水溶液である．

1609 石膏溶解液　せっこうようかいえき
solubilizing agent for gypsum products

重合した**義歯**や鋳造体に付着した**石膏**や**埋没材**を溶解除去するために用いられる液剤．EDTA（エチレンジアミン四酢酸）などのキレート化剤の水溶液で，硫酸カルシウムをしだいに分解，溶解し，清掃する．pH8.5前後のアルカリ性の溶液である．

1610 舌骨舌筋　ぜっこつぜっきん
hyoglossus muscle

外舌筋の1つ．舌骨体，大角，小角に

起始し，前上方に向かい，**オトガイ舌筋**の外側を通って，舌の外側部で，舌背の直下に停止する．舌を後方に引くとともに舌の外側縁を下方に引く．

1611 切削　せっさく
cutting

材料の加工法の1つで，刃物を用いて切り屑を出しながら加工する方法．**タングステンカーバイドバー**や**スチールバー**で行う窩洞形成や**支台歯形成**，技工物の加工は切削加工にあたる．

1612 切歯　せっし
incisor

歯の先端が平坦で，ノミ状の形態をしているのが特徴である．正中線を挟み，上下顎左右側に2本ずつで計8本ある．正中に近いものを**中切歯**（第一切歯），その隣を**側切歯**（第二切歯）とよぶ．

1613 切歯窩　せっか
incisive fossa

骨口蓋で**正中口蓋縫合**の前端部に接した漏斗状の**鼻腔**に通じるくぼみをいう．左右の上顎骨口蓋突起の前端のくぼみが合してつくられる．切歯孔の入口の部分である．

1614 切歯骨　せっしこつ
incisive bone

〔同義語〕前顎骨，顎間骨

幼児の頭蓋では上顎切歯の生えている部分の骨が独立しており，この部分をいう．この骨は切歯縫合により**上顎骨**に接する．青年期を過ぎるとこの縫合は癒合が起こり，切歯骨は**上顎骨**の一部になる．

1615 切歯指導　せっししどう
incisal guidance

→アンテリアガイダンス

1616 切歯指導釘　せっししどうてい
incisal guide pin

〔同義語〕インサイザル（ガイド）ピン，切歯嚮導杆

咬合器の上弓の最前方に接続し，**咬合高径**を維持し，**切歯指導板**のガイドにより**切歯路**を再現するもの．

1617 切歯指導板　せっししどうばん
incisal guide table

〔同義語〕アンテリアガイドテーブル，インサイザルガイドテーブル

咬合器上で前方要素である**切歯路**を記録，再現し，また調節する機構部分をいう．金属板のものは傾斜角を可変させ，主として義歯症例に応用する．**有歯顎**の症例ではプラスチック板上に**常温重合レジン**を盛り，患者固有の運動路を形成する．

1618 切歯指導標　せっししどうひょう
incisal indicator pin

〔同義語〕インサイザルインディケーター

アンテリアガイダンスを**咬合器**上で任意に調節，付与する場合に，その目安となる**切歯指導釘**に刻まれた目盛，および**咬合平面板**とともに使用し，模型装着時に**切歯**の位置の目安となるピンをいう．**切歯路**は，**顆路**と異なり術者が任意に付与できるため，その目安となる．

1619 接歯唇側線　せっしんそくせん
incisal labial line

→唇側線

1620 切歯点　せっしてん
incisal point

→下顎切歯点

1621 切歯乳頭　せっしにゅうとう
incisive papilla

正中線に一致して**中切歯**のすぐ後方にあ

る楕円形の隆起をいい，その位置は**切歯窩**に一致している．

1622 舌小帯　ぜつしょうたい
lingual frenulum

口腔底の前方正中部にある**歯肉**の後面から舌の下面に移行する薄い粘膜のヒダをいう．この起始部の左右側には，1対の舌下小丘があり，大舌下腺管と顎下腺管が開口している．

1623 切除義顎　せつじょぎがく
resection maxillary prosthesis

〔同義語〕即時義顎

術前に切除範囲を予測して**作業用模型**上であらかじめ製作しておき，外科手術後ただちに装着する**義顎**．狭義においては，特に**人工歯**をもたないもの．

1624 摂食・嚥下（機能）障害　せっしょくえんげ（きのう）しょうがい
dysphagia

摂食・嚥下とは，食物を認知して口の中に取り込み，**口腔**，**咽頭**，食道を経て胃に達するまでの過程であり，先行期，準備期（咀嚼と食塊の形成），口腔期，咽頭期，食道期の5段階に分けられる．これらのどこかが障害された状態をいい，原因としては形態異常（先天的・後天的），神経および筋の障害，その他服用薬による副作用が挙げられる．

1625 摂食・嚥下リハビリテーション　せっしょくえんげ—
dysphagia rehabilitation

摂食・嚥下（機能）障害に対して行われるリハビリテーション．間接訓練と直接訓練がある．間接訓練は覚醒から始まり，食物の認知，筋機能訓練，呼吸訓練，知覚の賦活（マッサージ），構音訓練などがある．直接訓練は食形態を調整した食物を使って行う．**誤嚥**をさせないためには十分な間接訓練が必要である．

1626 接触角　せっしょくかく
contact angle

〔同義語〕ぬれ角

固体の表面に滴下した液体が広がったとき，**固体**，液体，気体の3相の接触点で，液体に引いた接線と固体面となす角度のうち，液体を含むほうの角度のこと．接触角が小さいほど**ぬれ**がよい．

1627 接触型ポンティック　せっしょくがた—
tissue contact-type pontic

ポンティックの基底部が歯槽部に接するもの．偏側型，船底型，リッジラップ型，鞍状型などがある．

1628 接触式プローブ　せっしょくしき—
touch probe

支台歯など計測対象物を**スキャン**する際，計測対象物に探針を接触させながらデータを収集する方式のプローブ．非接触型のレーザースポット，ラインレーザー（光切断），パターン光を応用した方式と比較して，正確なデータを計測することができるが，**スキャン**に時間を要する．

1629 接触点　せっしょくてん
interproximal contact area

〔同義語〕コンタクトエリア，コンタクトポイント，隣接面コンタクト，接触域，隣接面接触点〈面〉

隣接する歯が互いに点状あるいは小面状に接触している部位．正常歯列では，上下的には前歯部で**切縁**から 1/4〜1/3，臼歯部で咬合面から 1/4〜1/3 の位置，また，唇（頬）舌的には前歯部でほぼ中央，臼歯部で中央からやや頬側寄りの位置に存在する．

1630 切歯路　せっしろ
incisal path
〔同義語〕切歯指導路，切歯嚮導路
下顎の**滑走運動**で**下顎切歯点**が描く運動路をいう．通常，曲線を示し，その長さは 2.0〜5.0mm 程度．

1631 切歯路傾斜角　せっしろけいしゃかく
incisal guide angle
〔同義語〕切歯路角，切歯路傾斜度
矢状切歯路傾斜角（前方切歯路傾斜角），側方切歯路傾斜角の2つがあり，前者は**矢状切歯路**（前方切歯路）が**矢状面**で**水平面**となす角度であり，後者は左右の側方切歯路が**水平面**で互いになす角度のことをいう．

1632 舌接触補助床　ぜつせっしょくほじょしょう
palatal augmentation prosthesis
舌の運動障害あるいは量（舌体積）の不足の場合に，発音・咀嚼・嚥下機能に必要な義歯床の**口蓋部**を肥厚させた形態を付与することによって舌の口蓋への接触を容易にし，口腔機能改善をはかることを目的とした補綴装置．悪性腫瘍などによる舌・口腔底切除症例あるいは舌運動障害を伴う疾患の治療後のリハビリテーションに用いる．

1633 舌側弧線型保隙装置　ぜっそくこせんがたほげきそうち
lingual arch type space maintainer
歯列弓の長径を保持する装置で，舌側歯頸部に接している主線と，これを維持する**維持バンド**からなる．**維持装置**のS. T. ロックにより主線が着脱可能なものと，**維持バンド**にろう〈鑞〉付けされた固定式のものがある．

1634 舌側弧線装置　ぜっそくこせんそうち
lingual arch
〔同義語〕リンガルアーチ
1918年に Mershon JV により考案された装置．その後に改良が加えられ，現在では基本的な矯正装置の1つとして広く用いられている．主線，**維持装置**，**維持バンド**，**補助弾線**から構成され，主線が維持部より着脱可能なものと，主線を**維持バンド**にろう〈鑞〉付けしたものがある．**維持装置**の形は種々あり，わが国ではS. T. ロックが多用されている．

1635 舌側面歯頸裂溝　ぜっそくめんしけいれっこう
linguogingival fissure
→斜切痕

1636 切端咬合　せったんこうごう
edge to edge bite, edge to edge occlusion
上下顎前歯部の咬合関係が**咬頭嵌合位**において正常な**オーバーバイト**，**オーバージェット**をもたず，互いにその**切縁**で接している状態をいう．

1637 接着材〈剤〉　せっちゃくざい
adhesive
接着を起こさせる材料．カップリング剤やプライマーまで含める場合もあるが，一般には含めない．歯科用接着材は本質的に**モノマー**の**重合**による化学反応硬化型で，溶剤型やホットメルト型接着材はほとんど使用されない．

1638 接着試験法　せっちゃくしけんほう
adhesion test
接着強さを測定するための試験法．試験法には，2つの円柱状試験片を接着させて直接引張試験により行う方法と，ある表面に面積を規定して試験片を接着さ

せ，界面への**せん断試験**により評価する方法などがある．

1639 接着性モノマー　せっちゃくせい—
adhesive monomer

被着体と化学的に結合する官能基をもつ**モノマー**．歯質を**被着体**とする場合には**リン酸エステル**，カルボン酸系があり，金属を**被着体**とする場合にはこれら以外にメルカプト基をもつチオリン酸エステルやトリアジンチオール系がある．

1640 接着性レジン　せっちゃくせい—
adhesive resin

歯質，金属，**陶材**などに対して接着性を示す**レジン**で，**接着性モノマー**の4-META，MDP，phenyl-Pなどを含む**レジン**．光重合タイプや**コンポジットレジン**も開発されている．

1641 接着性レジンセメント　せっちゃくせい—
adhesive resin cement

〔同義語〕接着性セメント，歯質接着性セメント

分子中に**親水基**と**疎水基**をもった**接着性モノマー**を配合し，**レジン**と歯質や金属と歯質の接着性を期待した合着用レジンセメント．ポリメチルメタクリレート系レジンの化学重合型とコンポジットレジン系の化学重合型あるいはデュアルキュア型がある．

1642 接着耐久性　せっちゃくたいきゅうせい
adhesive durability

接着させた材料が剥離やひび割れなどを起こさずに，良好な接着を保っているかの指標となるもの．

1643 接着強さ　せっちゃくつよ—
bond strength

接着構造物の破壊に要する**応力**．接着強さは接着力そのものではなく，**接着材**や接着する**固体**の**機械的性質**，接着部の形態，接着材層の厚さ，加わる外力の種類など，接着力以外の要因の影響も強く受ける．

1644 接着評価法　せっちゃくひょうかほう
adhesive evaluation

接着試験では，2つの試験片の一方あるいは両方の**被着面**で剥離する場合（**界面破壊**），接着面はともに露出せず中間に位置する**接着材**が破壊する場合（**凝集破壊**），前記の両方が混在した状態（混合破壊）のいずれかを呈する．

1645 接着ブリッジ　せっちゃく—
resin bonded fixed partial denture

〔同義語〕アドヒージョンブリッジ，メリーランドブリッジ，接着架工義歯

両側の支台歯の歯質削除を最小限にとどめ，**ポンティック**両側面の舌側板フレームと歯質とを**接着性レジン**で接着固定する**ブリッジ**のこと．接着効果は**非貴金属合金**のほうが大きい．

1646 セットアップモデル
set up model

→予測模型

1647 舌癖除去装置　ぜつへきじょきょそうち
tongue habit breaker

口腔習癖のうち舌癖を除去する装置．固定式と可撤式がある．

1648 説明義務　せつめいぎむ
account duty

治療に先立ち，医師や歯科医師が診察した患者に対して，病状や治療方針，治療の方法と期間，その困難性，**予後**のことなどを患者が納得できるように説明すること．患者の理解とその意思表示によっ

て治療が行われる．

1649 説明責任　せつめいせきにん
accountability
治療内容について患者やその家族に納得のいく説明をする責任．

1650 舌盲孔　ぜつもうこう
foramen cecum of tongue
舌背の正中には舌分界溝が存在するが，これがV字形をなす正中線上の頂点の部分をいう．胎生時の甲状腺が陥入した甲状舌管の名残である．

1651 セパレーティングディスク
separating disk
〔同義語〕カッティングディスク，スプルーカッター
主に技工物の切断専用に用いられる厚さの薄い**ディスク類**の総称．薄型（0.35mm），超薄型（0.25mm），極超薄型（0.15mm）があり，鋳造体の**スプルー**の切断や，**ポーセレンジャケットクラウンやレジン前装冠**の歯間分離などに使用される．

1652 セファログラム
cephalogram
→頭部エックス線規格写真

1653 セミプレシジョンレスト
semiprecision rest
部分床義歯の前処置として**支台歯**に歯冠修復を行い，**レストシート**をあらかじめ形成してそれに適合するように製作した**レスト**．

1654 セミプレシャス合金　―ごうきん
semi-precious alloy
銀パラジウム合金に少量の金を含んだもの，ないしは金を全く含まない白色合金をセミプレシャス（半貴金属）合金という場合がある．半貴金属と**貴金属**との境界（区分）が曖昧であり，半貴金属という呼称は適当ではない．

1655 セメント-エナメル境　―きょう
cementoenamel junction
〔同義語〕エナメル-セメント境
エナメル質と**セメント質**の境界部．**歯頸線**と一致する．研磨標本でこの部位を観察すると，**エナメル質**と**セメント質**が接しているのは30％，10％が非接触，，60％は**セメント質**が**エナメル質**を覆っている．

1656 セメント固定式　―こていしき
cement-retained
アバットメントと**インプラント上部構造**をセメントで固定する方式．

1657 セメント質　―しつ
cementum
歯根象牙質の全表面を包む薄い硬組織で，**歯根膜，歯槽骨，歯肉**とともに**歯周組織**を構成している．**象牙質**に固く接着し，**歯根膜**によって歯を顎骨に固定するのに役立っている．第一セメント質（無細胞セメント質）と第二セメント質（有細胞セメント質）がある．

1658 セメントスパチュラ
cement spatura
歯科用セメントの練和に用いるヘラで，練和するセメントの種類によって，材質や形状の異なったものがある．**リン酸亜鉛セメント**の練和にはステンレス製のスパチュラが使用され，カルボキシレートセメント，**グラスアイオノマーセメント**，レジンセメントにはプラスチック製のスパチュラが使用される．

1659 セメントスペーサー
cement spacer
合着用のセメント泥が入るスペースを確保するため，歯型に薄い皮膜を形成するもの．30〜40μmの厚さが適当とさ

1660 セメントライン
cement line

歯冠部欠損を**修復**するとき，歯冠修復物の**マージン**と**支台歯**の**フィニッシュライン**の適合不良により合着に使用したセメントが線状に露出している現象．セメントの溶解により**二次齲蝕**や修復物脱落の原因となりやすい．肉眼的に識別できる幅は約 50 μm 以上といわれている．

1661 セラミックコア
ceramic core

アルミナを主成分とする**セラミックス**を直接射出成型し，**コーピング**としたもの．精度，強度ともに優れている．

1662 セラミックス
ceramic

広義には金属と**合金**を除く無機固体化合物の総称．歯科材料ではセメント，**石膏**，**埋没材**，**陶材**，ガラスなどが含まれる．狭義には陶磁器のこと．歯科用セラミックスというとセラミック製の歯冠修復材，**人工歯**，インプラント材をさす．

1663 セラミックるつぼ
ceramic crucible

アルミナなどの耐火性の高い材料を使った，高融合金鋳造用の**るつぼ**．一般には素焼きるつぼは含まない．

1664 セラミング
ceramming

〔同義語〕クリスタリゼーション，結晶化処理

ガラスの鋳造体に施す熱処理（結晶化）をいう．ガラスの結晶化により異なる性質になり，強度は約3倍になる．破砕粉末に鋭利面がなくなり，**切削**が可能になるが，白濁化が起こる．形状記憶性を示すものもある．

1665 セラモメタルクラウン
ceramometal crown
→陶材焼付金属冠

1666 セルフグレージング
self glazing

〔同義語〕ナチュラルグレーズ

グレージングパウダーを用いずに，**形態修正**された**陶材**の表面を溶かして滑沢にし，自然な光沢を出すこと．『米国歯科補綴学用語集第5版』では，釉を使用するグレージングを"natural glaze"，使用しない場合を"over glaze"と表記している．

1667 セルフケア
self care

医療機関など他者からの援助を得ずに，自立的に生命や健康生活を守ろうとする意志とその技法をもつこと．

1668 全運動軸　ぜんうんどうじく
kinematic axis

〔同義語〕キネマティックアキシス

下顎前歯部のすべての矢状面内運動に対応して，左右の**下顎頭**部に現れる帯状の運動範囲内を通過する軸のこと．これを**下顎頭の基準点**として**解剖学的咬合器**を用いれば，**オーラルリハビリテーション**などの症例のように**咬合高径**に変化を与える際にも，下顎の立体運動を**咬合器**上に高精度に再現することが可能となる．

1669 線屈曲　せんくっきょく
wire bending

〔同義語〕ワイヤーベンディング

矯正治療や装置に用いる各種**矯正用線**の**屈曲**やその方法，あるいはその操作の基本などの総称．矯正治療では，その目的に応じ種々の**矯正用線**を曲げ，そこから得られる弾性力や維持力が用いられる．ほとんどの矯正治療や装置に**矯正用線**が

1670 線源保持装置　せんげんほじそうち
mold, carrier

密封小線源による照射や腔内照射などにおいて，線源を保持するために製作される**放射線治療補助装置**．

1671 線鉤　せんこう
wire clasp

〔同義語〕ワイヤークラスプ

既製の**クラスプ用金属線**をプライヤーなどで屈曲して，支台歯に適合するように製作した**クラスプ**．

1672 前後運動　ぜんごうんどう
anteroposterior movement

上顎に対し下顎が矢状的，水平的に前方および後方に移動すること．多くは矢状運動に用いられる用語．前後運動は前歯部および顎関節によって制限され，このとき**切歯路**，**顆路**が出現する．

1673 全国歯科技工士教育協議会　ぜんこくしかぎこうしきょういくきょうぎかい
Japan Society for Education of Dental Technology

日本の歯科技工士養成機関がすべて加盟している組織で，歯科技工士を目指す学生の教育の充実をはかるための教員の資質向上や教育資材の開発を目的に1971年に発足した．地区ごとに7つのブロックからなり，各地区選出の理事ならびに会長推薦の理事によって構成される理事会が組織され，毎年5月に開催される総会が最高決議機関となる．

1674 前後的咬合彎曲　ぜんごてきこうごうわんきょく
anteroposterior occlusal curve

→スピーの彎曲

1675 前後的調節彎曲　ぜんごてきちょうせつわんきょく
anteroposterior compensating curve

〔同義語〕矢状調節彎曲

両側性平衡咬合を目的として**全部床義歯**に付与する，前後的に下方に凸の彎曲．前方運動時の**矢状クリステンセン現象**を防止し，義歯の安定や機能向上に役立つ．**天然歯列のモンソンカーブ**を参考にして，臼歯部排列時に付与する彎曲である．**前歯の被蓋**や**顆路傾斜角**の大小により彎曲の程度を調節する．

1676 前歯　ぜんし
anterior tooth

中切歯，**側切歯**，**犬歯**の総称．前歯は食物をとらえ，かみ切り，切り裂くなどの機能を果たし，発音や審美性に重要な歯である．

1677 先進医療　せんしんいりょう
新しい医療技術の出現，患者のニーズの多様化などに対応するため，一般の保険診療で認められている医療の水準を超えた最新の先進技術として厚生労働大臣から承認された医療行為．自由診療と通常の保険診療を併用できる．

1678 前装　ぜんそう
facing

〔同義語〕フェイシング

審美性を考慮し外観に触れる部分を**陶材**や**レジン**で覆うこと．また，覆われた部分をいう．**前歯**や**小臼歯**などに応用されることが多いが，前装材料の厚みが必要なので**支台歯**の削除量が多くなる欠点がある．

1679 前装冠　ぜんそうかん
veneered crown, facing crown

全部被覆冠のうち，外観に触れる部分を歯冠色材料により製作することで，口腔

内の機能に加え，審美性を回復する歯冠修復物のことをさす．前装材料としては主に**前装用コンポジットレジン（歯冠用硬質レジン）**と**陶材**がある．

1680 前装陶歯　ぜんそうとうし
porcelain facing tooth
〔同義語〕ポーセレンフェイシング
前装冠の唇側や頬側に用いられる既製陶歯．**裏装**する金属との連結にはさまざまな維持形態が付与されている．

1681 前装用コンポジットレジン　ぜんそうよう—
facing composite resin
前装用の**歯冠用硬質レジン**で，近年，歯冠用硬質レジンの物性が改善されたため，前装用コンポジットレジンとよばれる．**有機質フィラー**と**無機質フィラー**が複合化（コンポジット化）したものである．現在では高官能モノマーの開発が進み，丈夫な網目構造をつくり，物性の向上と安定がはかられている．**コンポジットレジン**は，歯の**色調**や**透明度**に近似した審美的修復材料である．

1682 栓塞子　せんそくし
obturator
〔同義語〕オブチュレーター，栓子
腫瘍，外傷，口蓋裂などによって生じた上顎口蓋部の実質欠損による**口腔**と**鼻腔**，**上顎洞**との空隙部を閉塞し，正常な咀嚼・嚥下・発音などの機能を回復する目的で**顎欠損部**に適合させる**栓塞部**．単にオブチュレーターとよぶときは，この栓塞子をいうときと，栓塞子のついた**顎義歯**をいうときがある．

1683 栓塞部　せんそくぶ
obturator
顎義歯における口蓋穿孔部の閉鎖を目的として，**鼻腔**，**上顎洞**内に入る突出した部分をいう．

1684 栓塞部充実型顎義歯　せんそくぶじゅうじつがたがくぎし
dento-maxillary prosthesis with solid obturator
腫瘍切除などの外科手術後に生じる**硬口蓋**や**軟口蓋**などの欠損を補綴する**顎義歯**は，義歯部と**栓塞部**からなっている．そのうち，欠損部をふさぐ役目をする**栓塞部**の製作過程において，通常の義歯部と同じ材料を塡入し，そのまま**重合・完成**させる方法で製作した**顎義歯**をいう．

1685 栓塞部中空型顎義歯　せんそくぶちゅうくうがたがくぎし
dento-maxillary prosthesis with hollow obturator
腫瘍切除などの外科手術後に生じる**硬口蓋**や**軟口蓋**などの欠損を補綴する**顎義歯**は，義歯部と**栓塞部**からなっている．そのうち，欠損部をふさぐ役目をする**栓塞部**の製作過程において，**顎義歯の維持・安定**をはかるため，中空状にして軽量化した**顎義歯**をいう．

1686 栓塞部天蓋開放型顎義歯　せんそくぶてんがいかいほうがたがくぎし
dento-maxillary prosthesis with buccal flange obturator
腫瘍切除などの外科手術後に生じる**硬口蓋**や**軟口蓋**などの欠損を補綴する**顎義歯**は，義歯部と**栓塞部**からなっている．そのうち，**顎義歯**を軽量化する目的で**栓塞部**をクレーター状にくりぬいた形状とし，天蓋部分を開放したままで製作した**顎義歯**をいう．

1687 センター加工方式　—かこうほうしき
CAD/CAM machining center system
歯科技工所や歯科医院に設置された

CAMで支台歯のデータやコーピングデザインなどを計測し，データをインターネットを介してCADが設置された加工センターに送ることで，製品が加工されるシステム．

1688 選択削合　せんたくさくごう
selective grinding
レジン重合操作中に生じた咬合の不均衡を修正し，患者の下顎運動に調和した咬合面形態に仕上げるため，咬合紙とポイントなどを用いて，前方，後方，平衡咬合小面を削合・形成する操作をいう．

1689 せん断試験　—だんしけん
shear test
試験片にせん断荷重を与え，せん断応力を測定する試験．接着強さの測定方法として応用され，試験片の接着面に沿って相互にすべり動かすように引張荷重を与えて行う引張せん断試験がある．

1690 せん断接着強さ　—だんせっちゃくつよ—
shear bond strength
接着面に対してせん断力を受けたとき，耐えられる最大応力．耐えられた最大荷重を接着面積で除して求める．引張せん断接着強さと圧縮せん断接着強さがある．ISO規格で歯質に対する接着強さを測定する方法として圧縮せん断接着試験法が規格されている．

1691 全調節性咬合器　ぜんちょうせつせいこうごうき
fully adjustable articulator
矢状顆路と作業側および平衡側の側方顆路，顆頭間距離の調節機構をもち，それぞれの顆路を生体と同じ曲線によって再現できる咬合器．下顎運動を精密に再現する特徴をもっており，運動の起点となる終末蝶番軸は実測法により求められ，

パントグラフなどで下顎運動の測定を行い，調節後に使用される．

1692 尖頭　せんとう
cuspid
歯冠の形は歯の種類により著しく異なるが，犬歯では歯冠の自由端（切縁）が三角錐状に突出する．これを尖頭という．これが犬歯の特徴をなすので，犬歯の別名を尖頭歯ともいう．

1693 浅頭筋　せんとうきん
musculi capitis superficiales
→顔面筋

1694 前頭面　ぜんとうめん
frontal plane
〔同義語〕前額面，冠状面
頭蓋骨の冠状縫合と平行で，体を前後に貫く矢状面および水平面に対し垂直で，ヒトが垂直に立ったとき，地面に対して垂直な平面．

1695 セントリックオクルージョン
centric occlusion
→咬頭嵌合位

1696 セントリックリレーション
centric relation
→中心位

1697 前パラタルバー　ぜん—
anterior paratal bar
口蓋の前方を馬蹄形状に走行するパラタルバーで，後パラタルバーと併用して，主に間接支台装置として用いられる．これによってリング状になったバーは，強度が増し，さらに回転防止としても有効である．

1698 線引き加工　せんびーかこう
wire drawing process
塑性加工の1つ．線引き機械によって線材を小さな丸孔をあけた鋼鉄ブロック（ダイス）に通過させて所定の径に延伸

する加工のこと．

1699 前鼻棘　ぜんびきょく
anterior nasal spine

頭蓋前面で梨状口の下縁の正中部，すなわち**上顎骨**の上顎体前面の内側縁前端から水平に前方に突き出している突起．**頭部エックス線規格写真**上の計測点でもある（ANS）．

1700 全部金属冠　ぜんぶきんぞくかん
full cast crown, complete metal crown

全部被覆冠の1つで，歯科用金属を用いて製作されたものをいう．機械的強度が高いことから，**歯冠**の崩壊が著しく**部分被覆冠**では対応できない歯，**ブリッジ**の**支台装置**，動揺歯の固定など，幅広く用いることができる．**色調**が金属色であるため，外観に触れにくい臼歯部にのみ適用される．

1701 全部床義歯　ぜんぶしょうぎし
complete denture

〔同義語〕総義歯，フルデンチャー，コンプリートデンチャー

上顎あるいは下顎のすべての歯または歯冠部歯質を喪失した症例に対し，失われた咀嚼・発音などの機能や外貌を回復するための可撤性補綴装置．基本的に義歯床と**人工歯**で構成される．

1702 全部鋳造乳歯冠　ぜんぶちゅうぞうにゅうしかん
full cast deciduous crown

乳歯冠の一種．全体が**鋳造**によってつくられたもので，**乳歯用既製金属冠**に比べて歯頸部の適合がよく，近遠心的・**垂直的保隙**および対合歯との咬合関係は良好である．しかし，**歯髄保護**による歯質削除量の制限や来院回数の増加による治療上の問題から，一般的には既製金属冠が用いられることが多い．

1703 全部被覆冠　ぜんぶひふくかん
full veneer crown, complete veneer crown

歯冠の全面を被覆する歯冠修復物の総称．**歯冠**の形態や機能（咀嚼，発音など）や審美性を，金属や**レジン**および**陶材**などの人工材料を用いて回復するもので，**全部金属冠**，**前装冠**，ジャケットクラウンなどがある．

1704 前方運動　ぜんぽううんどう
protrusive movement

〔同義語〕前突運動

左右の**下顎頭**と関節円板が**下顎窩**の前下方に引き出されることによって発生する下顎全体の前下方への**滑走運動**．**下顎頭**は関節結節の形態に沿って**有歯顎**ではS字状に，無歯顎では浅く直線的に下降する．

1705 前方基準点　ぜんぽうきじゅんてん
anterior reference point

〔同義語〕アンテリアレファレンスポイント

フェイスボウトランスファーを行う際，頭蓋と上顎歯列の三次元的位置関係を生体と同一に移すために設定される**基準点**の1つ．**眼窩下点**や**鼻翼下縁**，ほくろなどが用いられる．咬合器の種類によって設定部位が異なる．

1706 前方限界運動　ぜんぽうげんかいうんどう
anterior border movement

〔同義語〕前方境界運動

下顎が最前方にあるときの限界運動．最前方位より**最大開口位**に至る運動路をいう．**後方限界運動**とは異なり**下顎頭**の**前後運動**を伴わないため円弧は1つである．

1707 前方咬合位　ぜんぽうこうごうい
anterior occlusal position
上方限界運動内の最後方咬合位より前方での咬合位をいう．下顎が最後方咬合位より前方に運動する場合，理想的な咬合状態では下顎前歯が上顎前歯の舌側面に沿って**最前方（咬合）**位まで運動する．

1708 前方咬合小面　ぜんぽうこうごうしょうめん
protrusive occlusal facet
左右側方咬合から規定され，**前方運動**を含むすべての中間運動時に接触滑走する面で，下顎臼歯では頬・舌側咬頭の前方斜面に，上顎臼歯では頬・舌側咬頭の後方斜面に発現する．**咬合小面**（前方，後方，平衡）のなかで最も重要である．

1709 前方指導要素　ぜんぽうしどうようそ
anterior guide factor
〔同義語〕前方決定要素
偏心運動時に，上顎前歯舌側面と下顎前歯切縁とが接触することによって発生する下顎の指導作用．**前方運動，側方運動**とも犬歯により誘導されるものと，これらが前歯群の共同作用により行われるものがある．

1710 線膨張係数　せんぼうちょうけいすう
coefficient of linear expansion
温度が1℃変化したときの単位長さ当たりの長さの変化．立方晶系の結晶や等方性物質では，**体膨張係数**の1/3とほぼ等しい．

1711 全面腐食　ぜんめんふしょく
general corrosion
金属材料，腐食環境のいずれもが均質な場合に，金属表面がほぼ一様に侵されていく**腐食**．

1712 全率固溶体合金　ぜんりつこようたいごうきん
complete solid solution alloy
液体状態，固体状態において各成分がどのような割合においても互いに溶けあう**合金**．高温でのみ全率固溶体を形成する金白金合金，金ニッケル合金と，室温においても全率固溶体を形成する金銀合金，金パラジウム合金，金銅合金があり，この**合金は展延性，耐食性**が良好である．

【そ】

1713 早期接触　そうきせっしょく
premature contact
咬頭嵌合位や後方位などのあらゆる咬合位において，またそれらの間の**滑走運動**において安定かつ均衡のとれた接触をする前に一部の歯が接触する状態をいう．後方位での早期接触を咬合干渉，側方位での早期接触を**咬頭干渉**とよぶ場合もある．

1714 早期喪失［乳歯の］　そうきそうしつ
premature loss
乳歯が標準的脱落期より早期に失われた状態をいう．早期喪失した部位を放置しておくと隣在歯の移動などにより**後継永久歯**の萌出余地不足が生じることがある．

1715 早期負荷　そうきふか
early loading
インプラントの埋入後に比較的早い段階でインプラント上部構造を機能させること．埋入から下顎で2カ月，上顎で3カ月程度内とされる．

1716 象牙芽細胞　ぞうげがさいぼう
odontoblast

〔同義語〕造歯細胞

歯髄の最表層，すなわち**象牙質**の基質である象牙前質の歯髄側表面に規則正しく配列している細胞で，**象牙質**の基質形成と石灰化（**コラーゲン**の合成，分泌，ムコ多糖類などの有機基質の分泌，結晶沈着）を主要な機能とする．円柱形で最大40μmの背丈を有し，長い原形質突起である**トームスの線維**（象牙線維）を**象牙細管**中に伸ばしている．

1717 象牙細管　ぞうげさいかん
dentinal tubule

〔同義語〕歯細管

象牙質中をほぼ放射状に表層に向かって走る管で，組織液で満たされ，中に**象牙芽細胞**の突起を入れている．象牙細管の太さや数は年齢や部位によって異なり，若い人の象牙細管は**高齢者**のものよりも太く，**エナメル-象牙境**の付近で細く，**歯髄**の付近では太い．

1718 象牙質　ぞうげしつ
dentin

発生学的には中胚葉性の組織で，**歯乳頭**からつくられる．歯髄腔を取り巻いて歯の構成組織の主体をなし，**エナメル質**と**セメント質**によって覆われている．**象牙芽細胞**の突起が入る**象牙細管**を有している．

1719 象牙質知覚過敏（症）　ぞうげしつちかくかびん（しょう）
dentin hypersensitivity

有髄歯の**象牙細管**の露出が起き，そこに冷水や小器具が接触すると一過性の疼痛が走る症状をいう．原因は，摩耗症などによる**象牙質**の露出，**歯周炎**による歯根部象牙質露出がある．治療法として，知覚過敏抑制剤による歯質透過性の抑制と細管封鎖作用に期待する方法などがある．

1720 走査型電子顕微鏡　そうさがたでんしけんびきょう
scanning electron microscope

電子顕微鏡のうち，観察表面に電子線を順次くまなく当てることによって拡大像を得るもの．透過型のように超薄切片にしなくとも観察できる．数十〜100,000倍程度の倍率まで観察でき，焦点深度の深い立体的な像が得られる．

1721 双子鉤　そうしこう
double clasp

〔同義語〕ダブルエーカースクラスプ

エーカースクラスプが**鉤体**部で結合し，連続した**支台歯**2歯間にまたがる四腕鉤をいう．主に片側性遊離端義歯の回転，転覆防止のための**間接支台装置**として用いられる．

1722 創傷治癒　そうしょうちゆ
healing of wound

創傷とは，外傷による組織の離断または欠損をいい，**インプラント**の植立に伴う反応は異物を伴う治癒である．創傷治癒には，一次性治癒と二次性治癒があり，**インプラント**の場合は創面が突出し，**肉芽組織**の形成を伴い治癒するものは二次性治癒である．

1723 叢生　そうせい
crowding

〔同義語〕乱杭歯

歯列上で数歯にわたり唇（頬）側，舌側と交互に**転位**している状態．特に，前歯部に多くみられる．叢生の影響として，歯肉縁が不潔になりやすいことから**歯肉炎**，歯肉肥大などの歯周疾患を多く起こしやすく，また，咬合異常や心理的障害が引き起こされることがある．

1724 ソーダ長石　—ちょうせき
albite

曹長石（$Na_2O \cdot Al_2O_3 \cdot 6SiO_2$）．**フッ化水素酸**以外の酸には溶けない．天然の正長石には少量のソーダ長石が混在しており，正長石の**融点**や**粘性**を低下させる．焼成時につやがよいことから透明性が要求される**陶材**の成分となる．

1725 即時義顎　そくじぎがく
immediate maxillary prosthesis
→切除義顎

1726 即時顎義歯　そくじがくぎし
immediate dento-maxillary prosthesis

一般補綴物の**即時義歯**と同様，腫瘍切除などの外科手術後に生じる欠損に対し，術前の模型から予測される術後の欠損部に対応する補綴装置を製作し，手術終了と同時に装着する**顎義歯**．咀嚼・発音・嚥下障害などの生理的機能の低下を最小限に留め，創部に挿入したガーゼの保持や圧迫止血，さらに審美性の回復に有効である．

1727 即時荷重　そくじかじゅう
immediate loading

〔同義語〕イミディエイトローディング
骨質が良好で，強固な初期固定が得られる場合，**インプラント**の埋入後できるだけ早期に審美性の回復を望む患者のために無負荷の状態をつくらず，埋入同日に**インプラント上部構造**を装着して負荷を与えること．

1728 即時義歯　そくじぎし
immediate denture

抜去すべき歯が口腔内にあるときに，印象を採得して**作業用模型**を製作し，抜歯後の顎堤を予想して義歯を製作しておき，抜歯後ただちに装着する義歯をいう．抜歯後の外貌の変化や咀嚼・発音などの機能障害を防ぐだけでなく，**咬合高径**の変化が少ない，義歯に慣れやすい，抜歯創を覆い治癒を早めるなどの利点がある．

1729 即時重合レジン　そくじじゅうごう—
self-curing resin
→常温重合レジン

1730 測色機器　そくしょくきき
colorimeter

色を表示する数値を測定する器械をいう．測色機器は，刺激値直読計を用いる方法と**分光光度計**を用いる方法に大別される．

1731 側切歯　そくせっし
lateral incisor

〔同義語〕第二切歯
中切歯の遠心位に位置する歯で，上下顎左右側に計4本ある．**中切歯**に比べて，全体的に丸みを帯びている．退化傾向にある歯で，欠如することもある．

1732 側頭筋　そくとうきん
temporal muscle

咀嚼筋（閉口筋）の1つで，側頭平面より起こり扇状に広がり，**下顎骨の筋突起**を囲むように停止している．前・中・後部筋束に分かれており，**咀嚼筋**のなかで表面積が最大である．後部筋束は**下顎骨**を後方に引く．

1733 側頭骨　そくとうこつ
temporal bone

脳頭蓋を形成する骨の1つで，左右に計2個存在する．鱗部，錐体部，乳突部，鼓室部に区分される．錐体部，鼓室部を貫く多数の管があり，主なものは，顔面神経管，鼓室神経管，鼓索神経管，頸静脈管，乳突小管，蝸牛小管，前庭水管，筋耳管管などである．

1734 側方運動　そくほううんどう
lateral movement
下顎の**基本運動**の1つ．一方の**下顎頭**が**下顎窩**内で回転し，他方は前下方へ移動することによって発生する下顎全体の運動．移動する側を**作業側**とよび，他方を非作業側あるいは**平衡側**とよぶ．

1735 側方顆路　そくほうかろ
lateral condyle path
下顎が**側方運動**する場合，**下顎頭**は**下顎窩**内から移動する．この移動路をいう．同一者でも左右で異なることが多い．側方顆路の測定法には，パントグラフ法，**チェックバイト法**，**チューイン法**，電気的測定法などがある．

1736 側方顆路傾斜角　そくほうかろけいしゃかく
angle of lateral condylar path
〔同義語〕側方顆路角，側方顆路傾斜度，ベネット角
側方運動の際に，**平衡側**の**下顎頭**の運動路が，**水平面**で**矢状面**となす角度．下顎の運動を導く大切な要素とされており，**解剖学的咬合器**にはその調節装置が与えられている．1908年に Bennet NG により最初に提唱された．

1737 側方クリステンセン現象　そくほう―げんしょう
lateral Christensen phenomenon
無歯顎の患者に上下顎の**咬合床**を装着し，**側方運動**を行わせると，**平衡側**の臼歯部にくさび状の空間ができる．この現象をいう．**側方調節彎曲**を付与することによりこれを防止できる．

1738 側方咬合位　そくほうこうごうい
lateral occlusal position
咬頭嵌合位から左右側へ偏位した咬合位．咀嚼時の粉砕，臼磨する際の連続的な咬合位で，機能的に重要である．

1739 側方咬合彎曲　そくほうこうごうわんきょく
curve of Wilson
→ウィルソンの彎曲

1740 側方歯群　そくほうしぐん
lateral dentition
側切歯と第一大臼歯に挟まれた部分にある歯をいい，永久歯列では，犬歯，第一・第二小臼歯の3歯をいう．乳歯列では，**乳犬歯**，第一・第二乳臼歯をいう．これら乳歯側方歯の**歯冠幅径**の総和は，上下顎ともにそれぞれの**後継永久歯**3歯の和よりも大きく，このような側方歯間の大きさの差を**リーウェイスペース**という．

1741 側方調節彎曲　そくほうちょうせつわんきょく
lateral compensating curve
両側性平衡咬合を目的として，**全部床義歯**に付与する側方的に下方に凸な彎曲．**側方クリステンセン現象**を防止し，義歯の安定や機能向上に役立つ．天然歯列の**モンソンカーブ**を参考にして付与する彎曲である．**前歯**の被蓋や**顆路傾斜角**の大小によって，彎曲の程度を調節する．

1742 側方パラタルバー　そくほう―
lateral palatal bar
口蓋の側方を前後に走行するバーをいう．前後の義歯床の連結や**間接支台装置**の連結に用いるなど使用頻度は比較的高く，側方咬合圧に対しても抵抗を示す．歯肉縁から5～6mm離し，歯列弓の彎曲に合わせて走行させる．

1743 組織遮蔽装置　そしきしゃへいそうち
shieldingdevice for radiotherapy
放射線治療において，腫瘍の周辺の正常

組織を遮蔽し，被曝軽減を目的として製作される**放射線治療補助装置**．

1744 組織排除装置 そしきはいじょそうち
protector for radiation therapy
放射線治療において，腫瘍の周辺の正常組織を照射野外に排除することを目的として製作される**放射線治療補助装置**．

1745 組織保隙装置 そしきほげきそうち
spacer for radiotherapy
放射線治療において，線源と腫瘍の周辺の正常組織との間の距離を離すために製作される**放射線治療補助装置**．

1746 咀嚼運動 そしゃくうんどう
masticatory movement
咀嚼時に随意的あるいは反射的に行われる下顎の**機能運動**で，摂取した食物をかみ砕き，**唾液**と混合し，食塊を形成する一連の運動をいう．これは食物の状態，種類などに関係なく，ほぼ一定のリズムが保たれている．

1747 咀嚼運動路 そしゃくうんどうろ
masticatory movement path
咀嚼時の下顎の運動経路．食物の性状，形状，硬さなどによって左右される．**機能運動**を知るうえで重要であり，従来から**下顎切歯点**あるいは下顎頬側咬頭頂を標識点として表示されている．

1748 咀嚼筋 そしゃくきん
masticatory muscle
〔同義語〕深頭筋
下顎運動（咀嚼運動）を行う筋肉．**咬筋，側頭筋，内側翼突筋，外側翼突筋**がこれに属する．すべての筋は頭蓋から起こり，**下顎枝**に停止する．下顎を挙上するほか，前進（**外側翼突筋**），後退（**側頭筋の一部**）も行う．**三叉神経**に支配され，顎動脈の筋枝が分布している．

1749 咀嚼障害 そしゃくしょうがい
masticatory dysfunction
歯の数の不足，歯根膜疾患，**不正咬合**，**齲蝕，歯肉炎，歯周炎，口内炎**，咀嚼習慣，舌の**炎症・潰瘍**，**咀嚼筋・顎関節異常**などにより，**咀嚼運動**が減退・障害を受けた状態．

1750 咀嚼能率 そしゃくのうりつ
masticatory efficiency
〔同義語〕咀嚼効率
咀嚼機能の回復度をはかるための用語．補綴装置の咀嚼効果とそれらの構成要素などによる機能的な差を実証することを目的とする．食品の細分程度から観察する篩分法と，食品の消化状態から観察する生化学的な方法がある．

1751 咀嚼パターン そしゃく─
masticatory pattern
〔同義語〕咀嚼様式
チョッピングタイプとグラインディングタイプに大別される．前者には垂直型咀嚼，後者には臼磨運動型・水平型咀嚼があり，食品性状によっても影響を受ける．

1752 咀嚼力 そしゃくりょく
masticatory force
上下顎の歯または**人工歯**で食物を咀嚼したときに咬合面間に発現する力をいう．この力は，**咬筋，側頭筋**など**咀嚼筋**の力と，**歯周組織**や**顎関節**など**顎口腔系**の器官・組織の抵抗性，あるいは義歯の場合は**人工歯**と義歯床下粘膜や顎堤の抵抗性によって決定される．

1753 疎水基 そすいき
hydrophobic radical
水となじみにくい原子団で，アルキル基，フェニル基などがある．これらの基は，逆にベンゼン，ヘキサンなどの有機

溶媒に親和性をもつので，親油基とよばれることもある．**疎水性**の物質は電気的に中性の非極性物質であり，分子内に炭化水素基をもつ物質が代表的である．

1754 疎水性　そすいせい
hydrophobicity
〔同義語〕撥水性，親油性
水となじみにくい性質，あるいはその程度を表現する用語．厳密な定義はなく，**親水性**に対する相対的な呼称．多くの**高分子材料**は非極性的な表面をもち一般的に疎水性と考えられている．シランカップリング処理などは一種の疎水化処理である．

1755 塑性加工　そせいかこう
plastic working
素材に**弾性限**以上の力を加えて**塑性変形**を生じさせ，切り屑を出さずに所望の形状に成形する方法．圧延，押し出し，引抜き，線引き，**鍛造**などがある．

1756 塑性変形　そせいへんけい
plastic deformation
永久ひずみを生じる変形．物体が外力を受け，**弾性限**を超える**応力**を生じると，外力を除いても元に戻らず，**永久ひずみ**が生じて変形する．

1757 外開き形　そとびらーがた
tapered form
窩洞の形態の1つ．窩洞の側壁が窩底から窩口へ向かって開いた形態で，保持力は減少するが，インレーの装着を容易にするために与えられる．

1758 ソフトガム模型　ーもけい
soft gum cast, soft gum model
→シリコーンガム模型

1759 ソマトプロテーゼ
somato prosthesis
血行障害，**腫瘍**，感染症，外傷，先天奇形，神経疾患などの原因により，四肢，体幹の一部に生じた欠損に人工物を用いて，形態や機能を回復させる補綴装置．一般的には義肢をさし，装飾義肢，作業用義肢，能動義肢，動力義肢に分類される．義手，義足，義乳房，義皮膚なども含まれるが，目的の違いから，四肢，体幹部に外装する装具とは区別される．

1760 ゾル
sol
コロイド粒子が分散媒中に秩序なく分散していて，流動性をもつ液体状のコロイド分散系．

1761 ソルダー
solder
→ろう〈鑞〉

【た】

1762 ターミナルケア
terminal care
〔同義語〕終末期医療，終末期看護
一般的に癌の患者の終末期の医療を意味する．痛みに対する薬物によるコントロールおよび精神医療的アプローチが必要となる．死に至る過程としては否認，怒り，取り引き，抑うつ，受容があり，**インフォームドコンセント**の観点から病名告知も重要な問題となる．

1763 ターミナルヒンジアキシス
terminal hinge axis
→終末蝶番軸

1764 ターミナルヒンジムーブメント
terminal hinge movement
→終末蝶番運動

1765 ターミナルプレーン
terminal plane

上下顎第二乳臼歯遠心面の近遠心的位置関係を現したもので，垂直型，近心階段型，遠心階段型の3型に分類される．日本人では左右側垂直型が77.8％である．

1766 ダイアメトラル引張試験　―ひっぱりしけん
diametral compression test
〔同義語〕間接引張試験，ダイアメトラルテスト法
脆性材料の**引張強さ**を測定する試験法．円柱状試験片を直径方向に圧縮すると試料内部に圧縮方向と垂直に引張応力が生じる．**引張強さ**は破壊に至るまでの最大荷重から次式で求める．S＝2P/πDl（S：ダイアメトラル引張強さ，P：荷重，D：試験片の直径，l：試験片の長さ）．

1767 第一次医療機関　だいいちじいりょうきかん
primary medical institution
町の開業医に代表されるホームドクター的な存在の地域密着型医療機関をさし，外来診療によって救急の患者の医療なども担当する医療機関である．

1768 第一生歯　だいいちせいし
first dentition
人類およびそのほかの哺乳類において，その生涯で一度歯が生え替わる場合，最初に生えてくる歯のことをいう．**乳歯**は第一生歯であり，**乳歯**と交代で生えてくる**代生歯**は第二生歯である．なお，一回生えるだけで，後続の歯をもたない**大臼歯**はその発生学的根拠に基づき第一生歯である．

1769 第一セメント質　だいいち―しつ
primary cementum
〔同義語〕無細胞セメント質
セメント質は2種類に分類され，セメント細胞のない無細胞セメント質（第一セメント質）とセメント細胞のある有細胞セメント質（第二セメント質）がある．第一セメント質は**歯根**のほとんどを覆っており，根尖側1/3の領域では第二セメント質に覆われている．

1770 対角隆線　たいかくりゅうせん
oblique ridge
→斜走隆線

1771 耐火材　たいかざい
refractory materials
高温（普通，1,500℃以上）において溶融しにくい非金属無機材料の総称．歯科用材料では，**埋没材**中の**シリカ**や，**研削材・研磨材**として用いられている各種の**砥粒**が挙げられる．**陶材焼成炉**の炉材などは耐火物という．

1772 耐火模型　たいかもけい
refractory cast
〔同義語〕耐熱模型
高温に耐える材料（一般に**埋没材**）でつくられた模型．金属箔を用いないでジャケットクラウンやオールセラミッククラウンを焼成するための**マトリックス**として用いられる．また，金属床の鋳造など**ワックスパターン**を模型ごと埋没する方法に用いられる．

1773 耐火模型材　たいかもけいざい
(1) model investment,
(2) refractory die for porcelain firing
(1) 金属床の製作で**ワックスパターン**を形成した模型ごと埋没を行って**鋳造**するために使用するもので，**埋没材**と同様の**模型材**（埋没用模型材）．(2) ラミネート（ベニア）などを製作する際に用いられる**模型材**（陶材焼成用模型材）．**リン酸塩系埋没材**に似た組成であるが，**陶**

材が焼付きにくいように工夫されている．

1774 耐火模型法　たいかもけいほう
refractory cast technique

複製された**耐火模型**上で**ワックスパター**ンを製作し，そのまま模型とともに埋没・**鋳造**する方法．ワックスパターンを模型から取り外すときに変形したり破損したりするおそれがある金属床や**鋳造鉤**などを製作する場合に用いられる．また，**ポーセレンジャケットクラウン**の製作時に**耐火模型**上で**陶材**を**築盛・焼成**することもいう．

1775 帯環金属冠　たいかんきんぞくかん
band crown

〔同義語〕バンドクラウン，縫成金属冠
歯冠の頰側，舌側，隣接面部を覆う円筒形の帯環と咬合面部を**ろう〈鑞〉付け**して完成させる金属冠の総称．帯環は，金属板を帯状に切断し**ろう〈鑞〉付け**した後，賦形鉗子を用いて形態を与える．咬合面部は金属板を圧印し製作するか，または**鋳造**により製作する．

1776 帯環効果　たいかんこうか
ferrule effect

〔同義語〕フェルール効果
フィニッシュラインから歯冠側約 1～2 mmの残存歯質を歯冠修復物でリング状に**把持**することで発揮される効果．支台築造体のくさび効果により，**歯根破折**に対する抑制効果が生じる．

1777 大気焼成　たいきしょうせい
atmospheric firing

陶材を**築盛・**成形した後，1気圧（大気圧）の**陶材焼成炉**内で陶材粒子を**焼結**させる焼成法．

1778 ダイキャスト法　―ほう
die cast process

精密鋳造法の1つ．製作しようとする鋳造体形状が鋳込まれるように機械加工して金型をつくり，溶かした**合金**に圧力を加えて**鋳造**する．金型の製作が高価なので，薄肉で寸法精度を要する大量生産に適している．

1779 大臼歯　だいきゅうし
molar

歯列の最も後方にある歯種群である．乳歯列の後方に萌出するので**加生歯**ともいう．上下顎左右側にそれぞれ3本ずつ，計12本ある．近心から第一・第二・第三大臼歯（別名は6歳臼歯，12歳歯，**智歯**）とよぶ．上顎大臼歯は4咬頭3根，下顎大臼歯は5咬頭2根を有する多咬頭多根歯が原則である．退化現象により，根の癒合，咬頭の減少が起こりうる．

1780 大口蓋孔　だいこうがいこう
greater palatine foramen

上顎第二大臼歯の遠心舌側で，**横口蓋縫合**の外側端にある口径数 mm の孔．大口蓋管の開孔部である．大口蓋孔の少し後方には**小口蓋孔**がある．同名の神経，動脈が走る．

1781 対合模型　たいごうもけい
antagonistic cast

クラウン，**インレー**などの補綴装置を製作する際，実際に技工作業を行う側の歯列に対合している歯列の模型のこと．**作業用模型**は，歯列模型（歯型），対合模型，**咬合器**から構成され，対合模型は口腔内情報を得る大切な要素をもっている．上・下顎の位置および咬合関係を知るための**模型**である．

1782 ダイコム
DICOM, digital imaging and communication in medicine

米国放射線学会（ACR）と北米電子機器工業会（NEMA）が開発した，CTやMRI，CRなどで撮影した医用画像のフォーマットと，それらの画像を扱う医用画像機器間の通信プロトコルを定義した標準規格のこと．

1783 第三級アミン　だいさんきゅう—
tertiary amine

アンモニアの3つの水素原子すべてがアルキル基などで置換された分子構造をもつ化合物．ジメチルパラトルイジンなどが代表的．**レジンの重合促進剤**として，**常温重合レジンや光重合レジンに添加**されている．

1784 第三次医療機関　だいさんじいりょうきかん
third medical institution

第二次医療機関では対応できない複数の診療領域にわたる重症の患者に対応するための医療機関．高度な医療を総合的に提供する医療体制があること，重篤な患者に対し高度な治療が可能なこと，医療従事者（医師，看護師，救急救命士など）に対し必要な研修を行う体制を有することが条件になっている．

1785 耐食性　たいしょくせい
corrosion resistance

酸やアルカリ性溶解液などにより**腐食や溶解しない性質**．歯科では**合金の耐食性**を得るため，**貴金属の多い金合金**を使用したり，**コバルトクロム合金ではクロム**の不動態化効果に期待している．

1786 体心立方格子　たいしんりっぽうこうし
body centered cubic lattice

立方体の中心に1個の原子が入り，8個の頂点に原子が配列した単位格子をいう．カルシウム，ナトリウム，クロム，モリブデン，タングステンなどの**結晶**は体心立方格子をもつ．

1787 ダイスペーサー
die spacer

補綴装置をセメント合着するスペースを確保するために歯型に塗布する材料．二次的に**適合精度**を向上させることができる．

1788 代生歯　だいせいし
successional tooth

ヒトの歯は**二生歯性**といって一生涯に2回萌出する．はじめに萌出する歯を**乳歯**といい20本存在する．この**乳歯**が脱落した部位に萌出するもので，**中切歯，側切歯，犬歯**，第一・第二小臼歯の20本をさす．なお，乳歯列の後方に萌出するものは**加生歯**という．

1789 大唾液腺　だいだえきせん
major salivary gland

口腔粘膜より深部に大きな腺体を有し，太くて長い導管が口腔粘膜の一定の場所に開口するもの．純漿液腺の**耳下腺**，混合腺である**顎下腺，舌下腺**の3つの**唾液腺**からなる．

1790 第七咬頭　だいななこうとう
seventh cusp

下顎臼歯に共通の特徴である過剰咬頭で，**近心舌側咬頭**と**遠心舌側咬頭**との間にある小結節．**近心舌側咬頭**が分離したものと考えられている．

1791 ダイナミック印象　—いんしょう
dynamic impression

〔同義語〕動的印象

義歯にティッシュコンディショナー（粘膜調整材）を用いて患者に使用してもらうことで粘膜の動的状態を印象すること．

1792 ダイナミックポジショナー
dynamic positioner

吉井　修によって開発された，高分子弾性材料を利用して製作したマウスピース型の**可撤式矯正装置**．シリコーン樹脂素材の復元力を生かして歯を理想とする位置に移動するもの．この製作法は不正位にある歯を分割して，その個体の理想的な咬合状態に再排列した**予測模型**をつくり，これをもとにシリコーン樹脂を**重合**する．

1793 第二次医療機関　だいにじいりょうきかん
secondary medical institution

入院治療を必要とする重症患者の医療を担当し，相当の知識および経験を有する医師および救急医療を行うために必要な施設・設備などを常時提供できる医療機関をいう．入院して症状を観察する場合や軽・中度の手術などを必要とする場合の医療機関．

1794 第二生歯　だいにせいし
second dentition

人類およびそのほかの哺乳類において，生涯で一度歯が生え替わる場合，最初に生えてくる歯（乳歯）を第一生歯，この**乳歯**と交代で生えてくる歯を第二生歯という．なお，一回生えるだけで後続の歯をもたない**大臼歯**は，その発生学的根拠に基づき第一生歯に分類される．

1795 第二セメント質　だいに―しつ
secondary cementum
〔同義語〕有細胞セメント質

セメント質は2種類に分類され，セメント細胞のない無細胞セメント質（第一セメント質）とセメント細胞のある有細胞セメント質（第二セメント質）とがある．**第一セメント質**が**歯根**のほとんどを覆っているのに対し，第二セメント質は根尖側の1/3の領域に存在し，**第一セメント質**を覆っている．

1796 第二象牙質　だいにぞうげしつ
secondary dentin
〔同義語〕二次象牙質

歯根の完成以後に形成された**象牙質**．象牙細管は不規則かつ蛇行しその数は少ないが，**原生象牙質**に引き続き形成され，年齢とともに歯髄腔は小さくなっていく．なお，**齲蝕**，摩耗，修復物などの刺激によって生じるものを修復象牙質とよぶ．

1797 耐熱性　たいねつせい
heat resistance

高温に加熱されても，物理的・化学的変化を起こしにくく，元のままの状態を保つことができる物質の性質．耐熱性に優れる材料を耐熱材という．

1798 タイプ別金合金　―べつきんごうきん
types of (casting) gold alloy

JISが鋳造用金合金を1～4に分類したもの．都市ガス－圧縮空気炎で融解でき，**耐食性**が十分であるよう金と白金族元素の最低含有量が決められている．**機械的性質**はタイプ4が，**延性**は逆にタイプ1が最もよい．

1799 耐変色性　たいへんしょくせい
color stability

レジンや金属は，水分子，ガス，薬品などにより変色する．**レジン**は分子間隙に水分子を吸収することで変色し，金属は窒化，**酸化**，硫化，炭化などで変色を起こす．これらの要因にどれだけ耐えるかの性質をいう．

1800 体膨張係数　たいぼうちょうけいすう
coefficient of cubical expansion

〔同義語〕体積膨張係数，体積膨張率
温度が1℃上昇または下降したときの単位体積当たりの体積の変化量．立方晶系の**結晶**や等方性物質では，**線膨張係数**の3倍とほぼ等しい．

1801 耐摩耗性　　たいまもうせい
wear resistance
物体の**摩耗**に対する抵抗性．摩耗には2つの物体相互で起こる二体摩耗と，2つの物体にさらにほかの物を介して起こる三体摩耗がある．歯科において，前者には**咬耗**が，後者には歯磨き剤を介しての歯ブラシ摩耗や食物を介しての咀嚼摩耗が含まれる．耐摩耗性は補綴装置にとって重要な性質である．

1802 ダイヤモンドディスク
diamond disk
薄い金属の円盤にダイヤモンドの**砥粒**をニッケルメッキまたはクロムメッキにより強固に電着した研削工具．**マンドレル**にねじ止めして用いられる．主に**陶材**などの**仕上げ研磨**に効果的である．厚さは3種ほどある．切断用の厚み0.1mm程度の**セパレーティングディスク**もある．

1803 ダイヤモンドドレッサー
diamond dresser
ダイヤモンドの**砥粒**を金属の平板に電着した研削・研磨工具用のヤスリ．**カーボランダムポイント**，ホワイトアランダムポイントなどの研削工具や**シリコーンポイント**などの研磨工具を好みの形態に修正するのに用いられる．

1804 ダイヤモンドペースト
diamond paste
ダイヤモンドの微粉末をグリセリンなどの油脂に練り込んでペースト状にした**研磨材**．バフにつけて**陶材**や**歯冠用硬質レジン**などのつや出し研磨に用いられる．工業用レンズの研磨材を応用したもの．

1805 ダイヤモンドポイント
diamond point
ダイヤモンドの**砥粒**をニッケルメッキまたはクロムメッキで特殊ステンレス鋼に強固に電着した研削工具．歯科用バーに類似のさまざまな形態がある．エンジン用とエアタービン用があり，前者は主に**陶材**の**削合**や**形態修正**に，後者は窩洞形成や**支台歯形成**に用いられる．

1806 ダイヤルゲージ
dial gauge
スピンドルの押し込まれた量が，ダイヤルの指針によって直接読み取れ，寸法変化量を測定する際に用いられる．歯科では石膏の硬化膨張量，**印象材**の**弾性ひずみ**および**永久ひずみ**を測定する際に用いられる．

1807 ダイラタンシー
dilatancy
混合物に対するせん断応力のかかり方により液体や**固体**となる現象のこと．この現象を示すものをダイラタント流体という．一般に，液体と固体粒子の混合物に力を加えて粒子を密集させると，粒子の間の隙間が小さくなり，強度が増して**固体**になる．しかし，力を加えるのを止めると，再び粒子の間の隙間が広がり，元の液体に戻る．

1808 耐硫化性　　たいりゅうかせい
sulfidation resistance
金属の硫化に抵抗する性質．銀は黒色の硫化物を形成しやすいので，口腔内で銀を使用するために耐硫化性の向上がはかられており，実用銀合金では，少ない添加量で効果のあるパラジウムが添加される．

1809 耐力　たいりょく
proof stress

一定の**永久ひずみ**（JISによると0.2％）を生じる**応力**のことで，**降伏点**に相当する．**応力-ひずみ曲線**において，横軸の**ひずみ**が0.2％の点から，曲線の直線部分に平行な補助線を引いたときの，曲線との交点の**応力**が0.2％耐力である．

1810 ダイレクト築盛　—ちくせい
direct porcelain forming

耐火模型を製作し，その**耐火模型**上に直接陶材を**築盛**すること．近年，**ポーセレンラミネート（ベニア）テクニック**に多用されている．**陶材焼付金属冠**などと違い，ワックス形成や**鋳造**を必要としない利点がある．

1811 ダイレクトベニア法　—ほう
direct veneering technique

主に前歯部唇側面の審美修復を目的とし，直接口腔内で**コンポジットレジン**を用いて歯冠形態の回復あるいは改善をはかる歯冠修復法の1つ．歯質の削除量が少ないことや即日での歯冠修復が可能であることなどが利点．

1812 ダイレクトポーセレンインレー
direct porcelain inlay

ポーセレンインレーは**耐火模型**上で焼成して製作する間接法が一般的であるが，近年，**ポーセレンブロック**から直接切削加工して製作する方法が確立された．窩洞形成後，口腔内カメラで窩洞形態を記録し，CAD/CAMシステムにより，チェアサイドで既製の**ポーセレンブロック**から**アンレー**，**インレー**を切削加工する．

1813 ダイレクトボンディング法　—ほう
direct bonding system

矯正用ブラケットを直接歯面に接着する方法．接着材の改良により現在は本法が**マルチブラケット法**の主流となっている．歯面研磨後，リン酸による**エッチング（脱灰）**によりできた歯の表面の微小な凹凸に**接着材**が入り込んで硬化し，機械的嵌合力を得ることができる．**接着材**にはメチルメタクリレート系とBis-GMA系の2つのタイプの**レジン**が使われている．

1814 大連結子　だいれんけつし
major connector

〔同義語〕大連結装置，メジャーコネクター，連結バー

部分床義歯の構成要素の1つで，離れた位置にある床と床，あるいは床と**支台装置**を連結するもの．顎堤粘膜上を前後，左右に走行する金属製の部分で，一般にバーまたはプレートなどがある．

1815 第六咬頭　だいろくこうとう
sixth cusp

〔同義語〕舌側遠心副結節

下顎大臼歯の**遠心咬頭**と**遠心舌側咬頭**の間に生じる過剰咬頭．オーストラリア原住民と黒色人種の第三大臼歯の半数近くにみられる．日本人は第一大臼歯，第二大臼歯ともに10％以下で，第三大臼歯でやや多い．

1816 ダウエルコア
dowel core
→築造体

1817 ダウエルピン
dowel pin

〔同義語〕歯型用合釘

歯型や歯列が容易に**模型**から着脱できるようにするピン．**歯根**に相当する部分に植立して正確な位置を再現する．

1818 ダウエルピン植立機 —しょくりつき
dowel pin positioner
〔同義語〕ダウエルピンセッター
作業用模型を製作する際，**インレー**や**クラウン**などの支台である作業部位を歯型として分割し個々で取り外しができるように，**ダウエルピン**を植立する．ダウエルピン植立機は**ダウエルピン**を正しい位置に植立できるように，二次石膏を注入するときに**ダウエルピン**を保持しておくための機器である．

1819 唾液 だえき
saliva
唾液腺から分泌され，**口腔**に貯留されるやや白濁した透明な液体．口腔内を湿らせ，咀嚼によって食物と混じりあって嚥下を助ける．また，食物の残りを除去して口腔内の環境を維持する．プチアリンという消化酵素を含み，デンプンを分解する消化液として働く．

1820 唾液腺 だえきせん
salivary gland
〔同義語〕口腔腺
口腔内に開く外分泌腺をいい，**大唾液腺**には**耳下腺，顎下腺，舌下腺**の3つが，**小唾液腺**には口唇腺，舌腺，頰腺，口蓋腺，臼歯腺がある．分泌液の性状により，漿液腺，粘液腺，混合腺の3種に分けられる．

1821 多官能性モノマー たかんのうせい—
polyfunctional monomer
同一分子内に**重合**に携わる官能基を2個以上もつ**モノマー**．**重合**すると三次元に架橋された重合体が得られる．歯科で使用される多官能性モノマーには，Bis-GMA，TEGDMA などがある．

1822 多結晶体 たけっしょうたい
polycrystal
単結晶が集合している結晶質固体．多結晶体を構成している個々の単結晶を**結晶粒**とよび，それぞれの境界を**結晶粒界**という．多くの金属，**セラミックス**は多結晶体である．

1823 脱灰 だっかい
decalcification, demineralization
骨や歯あるいはそのほかの石灰化組織から無機質が失われること．あるいは，それを取り除くことをいう．**齲蝕時のエナメル質**や**象牙質**の崩壊も主に有機酸による脱灰によって起こる．

1824 脱臼〔歯の〕 だっきゅう
dislocation (of a tooth), luxation (of a tooth), displacement (of a tooth)
外力により歯根膜線維が断裂し，歯が歯槽より逸脱した状態であり，**歯槽骨の破折**などを伴って**挺出**あるいは転位している場合の総称．上顎前歯，特に若年者歯根未完成歯に好発する．固定あるいは抜歯が適用される．

1825 脱酸効果 だつさんこうか
effect of deoxidation
ある元素が合金中の酸素と結合して**酸化物**となり，ほかの金属元素の**酸化**を防ぐ作用．亜鉛は，酸化傾向が強いため，脱酸剤として添加される．

1826 タッピング
tapping
異常咬合習癖の1つで，上下顎の歯を繰り返しカチカチとかみ合わせる習癖のこと．**咬合の不調和**や精神的要因が原因と考えられている．**咬合性外傷**を引き起こす原因の1つとなる．

1827 タッピング運動 —うんどう
tapping movement

開口量の少ない状態で上下顎の歯を反射的に反復してかみ合わせる運動のことで，**咬頭嵌合位**における**早期接触**の確認や，ゴシックアーチ描記とともに水平的顎間関係の記録に利用される．

1828 ダッペングラス
　　dappen dish

八角形をしたガラス製の小さな容器で，厚み，重量があるので安定している．一般に薬液を入れるなど種々の用途に使用できる．歯科技工では**常温重合レジンのモノマー**と**ポリマー**を入れておくことなどに用いられる．

1829 脱離［歯の］　だつり
　　avulsion (of a tooth), evulsion (of a tooth)

外力により歯根膜線維が断裂し，歯槽より完全に離れた状態の歯．上顎中切歯に好発する．ただちに**再植**が行えない場合には患歯を歯の専用保存液や牛乳などに浸漬保存し，できるかぎりすみやかに歯科処置を受けるべきである．

1830 脱ろう〈蠟〉　だつ―
　　wax elimination
→流ろう〈蠟〉

1831 脱ろう〈蠟〉法　だつ―ほう
　　lost wax process
→ロストワックス法

1832 ダブルアームクラスプ
　　double arm clasp
→二腕鉤

1833 ダブルインレー
　　double inlay
〔同義語〕二重インレー

ブリッジの**支台装置**の1つ．**インレー**のなかにさらに小さな**インレー**を装着したもので，外側の**インレー**は歯の**窩洞**に，内側の**インレー**は外側の**インレー**につくられた**窩洞**に適合する．

1834 WHO　だぶるえいちおー
　　World Health Organization

1948年に設立され，保健衛生問題のための国際協力を目的とする国際連合の専門機関で，婦人や児童の厚生，医学教育なども扱う．

1835 ダブルエーカースクラスプ
　　double Akers clasp
→双子鉤

1836 ダブルクラウン
　　double crown
→テレスコープクラウン

1837 ダブルスプリットキャスト法　―ほう
　　double split-cast method

作業用模型を**調節性咬合器**に装着する際，模型基底部の後縁が上がってスプリット面による顎路調節に不都合が生じるため，顎路調節用のスプリット面と作業時の撤去・再装着用のスプリット面の2つを形成して**作業用模型**を装着する方法をいう．

1838 ダブルTクラスプ　―てぃ――
　　double T clasp
〔同義語〕T型分割腕鉤

頰・舌側ともにT型をした**鉤腕**で**小連結子**によって連結されている．緩圧をはかることができるが，反面，義歯が動きやすいため，**小連結子**は歯肉縁から3mm以上離す必要がある．下顎では審美性に優れている．**ローチクラスプ**のTタイプも同様の**クラスプ**である．

1839 ダブルトレー
　　double impression tray

外側と内側の二重構造の無歯顎用金属既製トレー．**モデリングコンパウンド**などを用いて**概形印象**から**機能印象**まで採得

することができる．

1840 ダブルミックス印象　―いんしょう
double mix impression taking
→二重同時印象

1841 ダブルリンガルバー
double lingual bar
→ケネディーバー

1842 単一印象　たんいついんしょう
single impression
〔同義語〕単純印象，単一印象法
1種類だけの**印象材**で印象するものをいう．たとえば，概形印象採得として用いられるときのアルジネート印象や，少数歯欠損から無歯顎の印象採得として用いられるゴム質印象など，単品で行う印象をいう．

1843 単一式模型　たんいつしきもけい
solid working cast, solid working model
→歯型固着式模型

1844 炭化物　たんかぶつ
carbide
炭素と炭素より陽性な元素との化合物．一般的には，炭素と金属，半金属の化合物．イオン性炭化物（Al_4C_3，CaC_2），共有性炭化物（SiC，B_4C），侵入型炭化物がある．一般に硬く，高融点で化学的に安定である．炭化ケイ素（SiC）は**カーボランダム**として**研磨材**に，タングステンカーバイド（WC）は**バー**として用いられている．

1845 単冠　たんかん
single crown
〔同義語〕シングルクラウン
口腔の形態，機能および外観を回復するために，**歯冠**の形態異常や実質欠損に対して装着される1歯単位での補綴装置の総称．**ブリッジ**の**支台装置**となっておらず，隣接歯と連結されていない**クラウン**．

1846 タングクリブ
tongue crib
〔同義語〕パラタルクリブ
舌癖防止装置の1つで，舌突出癖を伴う**開咬**の治療に用いられる装置である．上顎前歯部口蓋側の**切歯乳頭**あたりに，舌の突出を防止するように4前歯分程度の幅をもった棚（クリブ）を設けたもの．**舌側弧線装置**を利用した固定式のものと，床に埋めこんだ可撤式がある．

1847 タングステンカーバイドバー
tungsten carbide bur
超硬合金でつくられた歯科用バー．タングステンカーバイド（WC）を主成分とし，**結合材**として金属コバルトを加えて粉末冶金法で**焼結**して製造される．**スチールバー**に比較して硬く，**耐摩耗性**，**靱性**にも優れている．

1848 単式弾線　たんしきだんせん
simple spring
補助弾線の一種．**舌側弧線装置**などの主線にろう〈鑞〉付けして歯の舌側に当て，唇（頬）側移動を行う．また，線の先端を目的によって形を整え，**維持バンド**につけた**フック**などと結んで歯を移動するのにも用いられる．

1849 単斜晶系　たんしゃしょうけい
monoclinic system
結晶系の1つで，結晶軸の3軸の長さがそれぞれ異なり，**結晶**を構成する角度のうち2軸は斜交し，他の1軸は他の2軸に直交する**結晶**．正長石や石膏などの**結晶**をいう．

1850 単純窩洞　たんじゅんかどう
simple cavity
1歯面に限局しているもので，**前歯**では

舌側面，小・大臼歯では咬合面の小窩・裂溝にある窩洞．ブラックの窩洞分類のⅠ級に相当．

1851 単純鉤　たんじゅんこう
simple clasp
〔同義語〕一腕鉤
通常，**鉤腕**が頬側面に1つだけの**クラスプ**．したがって，**鉤腕**の数による分類では一腕鉤とよばれる．**アンダーカット**が明瞭でない歯や，萌出中の歯にはその維持効果は少なく，十分萌出した**永久歯**では良好な維持力を発揮する．

1852 弾性　だんせい
elasticity
物体が外力を受け変形しても，外力が取り除かれると原寸法に戻る性質．この性質は物体固有の**弾性限**より小さい**応力**のときにみられる．

1853 弾性印象材　だんせいいんしょうざい
elastic impression material
硬化すると**弾性**に富み，**永久変形**を起こしにくい**印象材**．残存歯，**アンダーカット**がある場合の印象採得に適している．**ハイドロコロイド印象材**，**ゴム質印象材**がこれに含まれる．

1854 弾性エネルギー　だんせい—
elastic strain energy
→レジリエンス

1855 弾性係数　だんせいけいすう
elastic modulus
〔同義語〕弾性率
物体に外力がかけられて**応力**と**ひずみ**が生じ，この二者間に比例関係（**フックの法則**）が成り立っているときの**応力**の**ひずみ**に対する比（応力/ひずみ）．グラフ上では一次関数の傾きで示される．弾性係数には**ヤング率**と**剛性率**がある．

1856 弾性限　だんせいげん
elastic limit
〔同義語〕弾性限度
物体が**塑性変形**を起こさず，**弾性変形**を起こす最大応力のこと．この限界を超える**応力**が生じると物体は**塑性変形**を起こし，外力を除去しても元の形に戻らないが，この限度までは外力を除去すると物体は原寸法に戻る．

1857 弾性歯肉鉤　だんせいしにくこう
elastic gingival clasp
〔同義語〕歯肉鉤
上下顎前歯部，上顎結節部などに時折みられる顎堤の**アンダーカット**部を**把持**する**クラスプ**で，義歯の**補助支台装置**の1つ．レジンのみでなく床縁から発する**弾性**を有する突起で，金属線や軟性樹脂などと併用して製作される．

1858 弾性ひずみ　だんせい—
elastic strain
外力が除かれると同時に回復する**ひずみ**．物体に，その物体の**弾性限**以下の**応力**が生じるような外力をかけたときに生じる**ひずみ**のこと．外力を取り除くとこの**ひずみ**はなくなる．

1859 弾性変形　だんせいへんけい
elastic deformation
物体の**弾性限**以下の変形．物体は外力を受けて生じた**応力**が**弾性限**以下なら**弾性ひずみ**を生じて変形し，外力を除くと原形に復元する．

1860 弾性裏装材　だんせいりそうざい
resilient lining material
義歯床下粘膜が受ける咀嚼圧を和らげ，また顎堤の**アンダーカット**部などに作用し，維持力向上を目的として義歯床粘膜面に**裏装**する軟質の**高分子材料**をいう．これらは数多く市販されているが，使用

目的に応じて選択する.

1861 弾性率　だんせいりつ
elastic modulus
→弾性係数

1862 鍛造　たんぞう
forging
機械的な方法で金属を**塑性変形**させ成形する方法．プレス，**圧延**や引き抜き加工などがある．圧印床はコイニングとよばれる鍛造の一種で製作される．各種線材は引き抜き加工によって製作される．

1863 炭素鋼　たんそこう
carbon steel
炭素の含有量が 0.02～2.10％ までの鉄と炭素の**合金**．炭素量が増すと硬くなる．炭素鋼は**腐食**しやすく，耐久性に劣るので，クロムやモリブデンを加えた特殊鋼として**スチールバー**，チゼルやスケーラーとして用いられている．

1864 単独植立　たんどくしょくりつ
single tooth implant
連結していない単独インプラント．

1865 ダンマー
dammar
〔同義語〕ダンマル
東南アジア，東インド諸島などの多様な植物から採取される天然樹脂の一種．高級アルコール類，炭素数 30 の酸類などを含む．**融点**は 100℃ 以上のものが多い．歯科用ワックスに硬さを与え，**インレーワックス**などに添加される．

1866 タンマンの作用限　—さようげん
Tammann's reaction limit
〔同義語〕タンマンの耐酸限
立方晶金属の**固溶体**において貴金属元素の含有量の増加に伴い，**酸**に対する溶解性は少なくなる．その**酸**に対する溶解性は，モル濃度で 1/8 の倍数に相当する点で不連続的に急に減少する．この現象を発見者 Tammann G にちなんでタンマンの作用限とよぶ．

1867 単量体　たんりょうたい
monomer
→モノマー

【ち】

1868 チームアプローチ
team approach
それぞれの専門職種がその特徴を活かしながら役割を担い，全体としてサービスを実践していくことで，歯科においては，歯科医師，歯科衛生士，歯科技工士，歯科助手がチームを組んで行う患者を中心とした医療をさす．これを成功させるためには，知識・能力のみならず，協調性・寛容性を伴った豊かな人間性が必要とされる．

1869 チーム医療　—いりょう
team medical care, team approach in medical care
歯科においては，歯科医師，歯科衛生士，歯科技工士がチームを組んで行う患者を中心とした医療をさす．各種専門家が参画してチームワークによる総合的な見地に立ったチーム医療が必要とされている．

1870 チェックバイト法　—ほう
check bite technique (method)
ほとんどの**半調節性咬合器**における**下顎運動**の測定法として用いられているもので，**クリステンセン現象**を応用した 2 顎位間における**顆路傾斜角**の計測法をいう．測定に特別の器具を必要とせず，術式が簡単で短時間に行えるため実用性が高いが，**下顎運動**の近似値しか測定でき

1871 遅延インプラント　ちえん―
delayed implant
埋入から長期間の治療経過を経た後に機能させるインプラント．

1872 知覚過敏　ちかくかびん
hyperesthesia
→象牙質知覚過敏症

1873 置換型固溶体　ちかんがたこようたい
substitutional solid solution
結晶を形成している金属原子の格子点に添加金属の原子が置換することで**固溶体**を形成するもので，金属どうしの**固溶体**はこの型のものである．金と銀は代表的な置換型の全率固溶体を形成する．

1874 築盛［陶材の］　ちくせい
forming
陶材の粉末で補綴装置を形成する技法．補綴装置を天然歯に似せるために，**陶材**を金属箔や鋳造物，または専用の**耐火材**で製作された**マトリックス**上に多層に盛り上げ，あるいは塗布し，その補綴装置の形態に築造成形する作業をいう．

1875 築盛法［陶材の］　ちくせいほう
forming
蒸留水と混和した**陶材**の粉末を筆やインスツルメントで金属冠などの上に盛り上げる操作．**自然感のある色調**を再現する方法として，**アナトミカルシェーディングテクニック**，歯冠色多色分散築盛法，傾斜積層法，**スリーレイヤーテクニック**などがある．

1876 築造体　ちくぞうたい
post core, dowel core
〔同義語〕ポストコア，ダウエルコア
無髄歯において**歯冠**の歯質欠損が大きくそのままでは歯冠修復物の支台形態を形成できない場合，欠損部を金属あるいは成形充填材などで補って**支台歯を完成**させる．このときの金属または成形充填材をいう．

1877 チクソトロピー
thixotropy
〔同義語〕チキソトロピー，シキソトロピー，揺変性
懸濁液などに外力が加わることで流動性が増大し，静置すると再び元の流動性に回復する現象．歯科技工でみられる典型例として，石膏泥に**バイブレーター**などで振動を加えて注型時の流動性を高める操作が挙げられる．

1878 智歯　ちし
wisdom tooth
〔同義語〕親知らず，第三大臼歯
大臼歯の最後方の歯．退化現象が最も現れやすい歯で，**円錐歯**や栓状歯などの矮小変形歯が多く，**歯根**の癒合傾向が強い．また，一部あるいは完全欠如することもある．萌出するスペースが少ない場合には完全埋伏や半埋伏の状態になり，**萌出時期**の個人差が大きい．

1879 チタン
titanium
銀灰色で**耐食性**と**生体親和性**に優れる．密度 4.51（20℃），融点 1,680℃．大気中では融解できない．チタンの純度により JIS 1〜4 種などに分かれ，1 種が最も純度が高く，軟かい．チタンによる**鋳造床**は酸素と反応して表面が硬くなり性質がよくなるが，一定の性質のものが得にくい．元素記号：Ti．

1880 チタン合金　―ごうきん
titanium alloy
チタンにアルミニウム 6％，バナジウム 4％を含む**合金**が生体材料に多く使用さ

れ，圧印床にも使用されている．歯科鋳造用には，パラジウム25％とクロム5％を含んだ**合金**や，クロム20％を含んだ**合金**が有望とされる．

1881 **チタン鋳造用埋没材** —ちゅうぞうようまいぼつざい
Investment for titanium casting

チタンは活性な金属なので，**鋳型**と反応しやすい（**鋳型をかむ**）．そこで**酸化チタン**より自由エネルギーが低い（安定な）**酸化物**を利用した**埋没材**を使用する．**耐火材**としては**アルミナ**，**マグネシア**，**ジルコニア**，**カルシア**が，**結合材**としては，リン酸塩，マグネシアセメント，アルミナセメントなどが用いられる．

1882 **チタンプラズマコーティング**
titan plasma coating

フィクスチャーの表面には**骨結合**を高めるためにさまざまな材料をプラズマ溶射しているが，**生体適合性**の高い**チタン**を溶射材として用いたもの．

1883 **チタン用鋳造機** —ようちゅうぞうき
casting machine for titanium

チタンおよび**チタン合金**は**融点**が高く，活性な金属であることから特殊な鋳造システムが必要である．融解はアルゴン置換した雰囲気中でアーク融解または高周波で行われ，**るつぼ**には汚染を防ぐ目的で水冷銅るつぼが用いられる．鋳込みはアルゴンガス圧，真空加圧，遠心力が利用される．

1884 **窒化物** ちっかぶつ
nitride

金属元素と窒素の化合物．窒化ホウ素，窒化アルミニウム，窒化ケイ素，窒化チタンが実用化されている．耐熱耐食治具，超硬材料，IC基板，エンジン部品，軸受部品などに利用される．

1885 **チッピング**
chipping

切削により脆い材料の一部が欠けることをいう．**バー**などで**切削**した場合，硬くて脆い材料では切り屑は断片状になるが，このようなものでは切削面が粗くなり，端部では欠けたりする．

1886 **緻密骨** ちみつこつ
compact bone

〔同義語〕緻密質

骨を縦断して肉眼でみたとき，骨の外周を構成する部分．軟組織がきわめて少なく硬い．拡大してみると層板構造が観察できる．大量の軟組織，すなわち骨髄を含んでいる骨は**海綿骨**という．

1887 **着色** ちゃくしょく
coloring

色をつけること．歯冠修復物に施す着色はステイン付けという．食品用色素，たばこのタール，茶葉に含まれるカテキンなどの色素が沈着した歯を**着色歯**という．

1888 **着色歯** ちゃくしょくし
stained tooth

色素の沈着や歯質の**脱灰**によって**色調**が変化した歯．

1889 **着色用陶材** ちゃくしょくようとうざい
colored ceramic material

陶材による歯冠修復物を天然歯に**調和**させるための着色陶材．成分は鉄（黄〜赤褐色），コバルト（淡灰緑色），ニッケル（灰緑色），**チタン**（白色）などの金属酸化物．

1890 **着脱方向** ちゃくだつほうこう
path of insertion

義歯を口腔内に装着したり取り外したりする方向のこと．着脱方向の決定には**サベイヤー**が用いられる．義歯の機能時の維持力，顎堤の形態，前歯部の外観，患者の着脱操作性などが着脱方向の決定に影響を与える．

1891 チャネルトレー
channel tray

作業用模型の分割復位歯型法に使用されるプラスチック製のトレー．**ダウエルピン**の植立などの前準備をする必要がなく，トレー内側面にある溝 (channel) によって分割後の回転ずれや近遠心的なぶれがなくなり，確実な復位をはかることができる．

1892 チューイン法 ―ほう
chew-in technique

下顎運動の口内記録法の1つ．クラッチ上の**常温重合レジン**に描記針で**下顎運動**の経路を描記する方法．パントグラフ法やゴシックアーチ描記法が主に**下顎運動**を記録するのに対し，本法は**下顎運動**と限界内運動の両方を同時に記録する．

1893 中温素焼 ちゅうおんすやき
medium temperature biscuit bake

陶材の焼成段階において，粒子間の有機物や水分などを除去できる温度で**焼成**した状態．**フラックス**が流れて陶材粒子間を結合する段階で，まだ多孔質の状態である．このとき**焼成収縮**が著しい．

1894 中間欠損 ちゅうかんけっそん

歯列中における歯の欠損部の位置で，欠損部の両端に残存歯が存在しているものをいう．ケネディーの**分類**では第Ⅲ級と第Ⅳ級が中間欠損にあたる．中沢の分類などによる中間義歯と関係が深い．

1895 中空型栓塞子 ちゅうくうがたせんそくし
hollow obturator

顎義歯の**顎欠損**部に適合する部分を**栓塞子**という．この全体を床用材料で補塡すると義歯自体の重量が増加し，離脱力の増加を来たすので，この部分を中空にして軽量化をはかった**栓塞子**のこと．ほかに**天蓋開放型栓塞子**，**充実型栓塞子**がある．

1896 中空スプルー ちゅうくう―
sprue tube

細いパイプを**スプルー**に使用したもの．同じ太さの線材と比較して原型内に入る体積が少なく，また熱しやすく冷めやすい．しかも内面でも**ワックス**と接触するので原型に強固につく．

1897 中空ポンティック ちゅうくう―
hollow pontic

〔同義語〕ハローポンティック

ポンティックの**フレーム**の形態を骨格体にしたり，底面・舌側面をくり抜いたりして空洞化させたものをいう．**フレーム**が肉厚になると**鋳巣**ができやすいため，体積を小さくして**鋳造欠陥**を可及的に回避する必要から考案された．

1898 中心位 ちゅうしんい
centric relation

〔同義語〕セントリックリレーション

定義は諸説あり明確ではない．①**下顎頭**が**下顎窩**内で前上方に位置し，かつ左右的に変位しない位置で純粋な回転運動を営むときの**下顎位**．②上顎に対して下顎が最後方位をとり，なおかつ自由に下顎の**側方運動**が可能なときの**下顎位**．③**下顎頭**が**下顎窩**内で最上方で最後方にあるときの**下顎位**，など．

1899 中心窩　ちゅうしんか
central fossa
〔同義語〕中央窩
大臼歯咬合面の中央にある大きく深いくぼみをいう．ここは咬合面最深部であり，下顎第一大臼歯を例にとれば，**中心溝**と頬・舌側溝の交点と遠心頬側溝の交点を含む部位をいう．

1900 中心結節　ちゅうしんけっせつ
central tubercle (cusp)
〔同義語〕中央結節
上下顎小臼歯の咬合面中央に出現する不正円形，小米粒状の結節．出現率は約0.3%．下顎に多くみられ，**中心溝**から頬側の**中心咬合面隆線**にわたって境界明瞭な結節を形成するものが多い．下顎第二小臼歯に出現頻度が高い．

1901 中心溝　ちゅうしんこう
central groove
〔同義語〕中央溝，主溝
臼歯部咬合面の中央部を近遠心的に走る溝．頬側咬頭と舌側咬頭の間に存在し，咬合面の最深部でもある．この溝を境界として咬合面は頬側と舌側に分けられる．

1902 中心咬合　ちゅうしんこうごう
centric occlusion
上下顎の歯が最大面積で接触し，咬頭と窩が相互に密接して嵌合した咬合状態．このときの**下顎位**は**中心咬合位**とよばれ，**正常咬合**の場合は**咬頭嵌合位**と同義である．習慣的閉口運動の終末位で得られる習慣性咬合は，顎口腔系が正常な状態にあるときは**中心咬合位**と一致する．その解釈が不統一なため，使用者により定義が不明瞭である．

1903 中心咬合位　ちゅうしんこうごうい
centric occlusion
〔同義語〕習慣性咬合位
中心咬合時における下顎の位置で，**下顎頭の位置には関係なく上下顎の歯が最大面積で密接に嵌合接触した咬合状態をいう．正常咬合**の場合は**咬頭嵌合位**と同義であり，**下顎頭**は**顆頭安定位**にあるとされている．

1904 中心咬合面隆線　ちゅうしんこうごうめんりゅうせん
central occlusal ridge
臼歯において，各咬頭頂より，咬合面中央に向けて伸びる**隆線**．

1905 鋳接　ちゅうせつ
cast joining
接合しようとする部材を通常の埋没操作で埋没固定し，鋳造合金によって接合すること．鋳造合金と接合部材の組成が類似し，部材の**合金**が加熱により**酸化**されにくい**金合金**どうしでは成功しやすい．

1906 中切歯　ちゅうせっし
central incisor
〔同義語〕第一切歯
最も正中に近い歯．上下顎に1対，計4本ある．

1907 鋳造　ちゅうぞう
casting
金属を溶かして型に流し込み，凝固させた後，望みの形状を得ることをいう．鋳造によって得られるものが鋳物である．また，鋳造後，**塑性加工**しないでそのまま使用するものを一般に鋳物といい，**塑性加工**して使うものは鋳塊という場合もある．金属加工法として鋳造は，**鍛造**や**溶接**に比較して複雑な形状のものが得られる．

1908 鋳造圧　ちゅうぞうあつ
casting pressure
溶けた金属を**鋳型**内に完全にいきわたら

せるため，融解金属に加える圧力．鋳造圧は大きいほど鋳造能力が大きいが，大きすぎると**合金**の衝撃や流動により**埋没材**の表面をあらす．**合金**が凝固するまで鋳造圧が持続することが望ましい．

1909 鋳造冠　ちゅうぞうかん
cast crown

鋳型の中に素材となる金属を融解して鋳込む金属成形法によりつくられた**クラウン**をいう．1歯から一塊で多数歯まで**鋳造**したものがある．**全部金属冠**，**前装冠**に分けられる．**全部金属冠**はすべてが金属であり，**前装冠**は前装部に**陶材**を焼き付けた**陶材焼付金属冠**と，**レジン**を築盛して**重合**させた**レジン前装冠**などがある．

1910 鋳造機　ちゅうぞうき
casting machine

融解金属を**鋳型**に流し込む装置．歯科鋳造機は金属の融解装置と流し込み装置が一体となって構成されており，**合金**の融解熱源にはガス炎，抵抗炉，アーク炉ならびに高周波誘導炉が利用されている．流し込み装置としては水蒸気圧，空気圧，ガス圧および減圧と遠心力などが単独ないし複合して利用されている．

1911 鋳造欠陥　ちゅうぞうけっかん
casting defect

鋳造体に発生する欠陥は多種多様であり，その分類もさまざまである．大別すると鋳造体の変形，**表面粗さ**と不規則性，**鋳巣**および細部不完全の4つに分けられる．鋳造体の変形は原型の**ワックス**の変形に基づくものが大半といわれる．**表面粗さ**と不規則性は気泡の付着や異物の混入によって生じるものが典型である．

1912 鋳造鉤　ちゅうぞうこう
cast clasp

〔同義語〕キャストクラスプ

鋳造法により製作された**クラスプ**．線鉤に比べ形態を任意に与えることができ，設計の自由度が大で適合性，維持力，**把持力**，支持力の大きさなどに優れるが，設計を誤ると**支台歯**の負担過重となる．また，審美的にも劣る欠点がある．

1913 鋳造収縮　ちゅうぞうしゅうしゅく
casting shrinkage

金属が液相から固相へ相変態するときの**収縮**と，凝固温度から室温に至るまでの**熱膨張係数**に応じた**熱収縮**の2つが鋳造収縮と考えられ，歯科鋳造では**埋没材**の**硬化膨張**や加熱膨張（転移膨張も含む）により，これを補償している．

1914 鋳造床　ちゅうぞうしょう
cast plate

義歯製作法で，**鋳造法**を用いて製作した義歯床をいう．複製した**耐火模型**上で，床部，**支台装置**，付線などをワックス形成し，埋没後に**鋳造**して製作する．**白金加金**，**金合金**，**コバルトクロム合金**などを使用する．

1915 鋳造性　ちゅうぞうせい
castability

合金の**鋳造**しやすさ．融解金属の流動性，**酸化**やガス吸蔵の起こりやすさ，**埋没材**との反応性などすべてを包含している．定量化が難しいが，**金合金**は鋳造性がよく，**ニッケルクロム合金**はそれより鋳造性ははるかに劣る．

1916 鋳造精度　ちゅうぞうせいど
casting accuracy

合金を融解，**鋳造**すると凝固収縮する．この収縮量を印象採得後の**歯科技工**の各プロセスで補償し，主に**埋没材**の硬化膨

張，加熱膨張を利用する．このようなプロセス全体をとおしての寸法の精度をいう．

1917 鋳造バー　ちゅうぞう—
cast bar
鋳造法を用いて製作した**バー**．大連結子の一種．主に**部分床義歯**に用いられる．バーは，**クラスプ**などとは異なり，通常は**アンダーカット**に関与しないため，**耐火模型法**のほかに単純な形態ではワックス圧接法も使用する．

1918 鋳造法　ちゅうぞうほう
casting method
一般に鋳型に鋳造体となる物質を注入して成形する方法をいう．歯科では原型（陽型）をワックスでつくり，それを焼却して金属に置き換える**ロストワックス法**が一般に利用されている．近年では鋳造体として金属ばかりでなく**セラミックス**を応用する方法も行われている．

1919 鋳造用合金　ちゅうぞうようごうきん
casting alloy
融解することによりさまざまな形状に加工（鋳造）することを目的として使用される**合金**のこと．歯科では，大きく貴金属系（**金合金**，**銀合金**など），非貴金属系（**コバルトクロム合金**，**チタン合金**など）に分けられる．

1920 鋳造用スプルーコーン　ちゅうぞうよう—
casting cone
融解した金属を**スプルー**部に導く，円錐形もしくは円錐台形の部分で，金属を融解する**るつぼ**として使用される場合もある．円錐角は一般に75～120°である．外部（専用の**るつぼ**）で金属を融解して鋳込む場合は角度は小さめがよい．

1921 鋳造（用）リング　ちゅうぞう（よう）—
casting ring
歯科鋳造では埋没材泥の成形と加熱時の**埋没材**の形状保護のために金属製のリングを使用する．材質は**腐食**しにくい**ステンレス鋼**が用いられる．

1922 中パラタルバー　ちゅう—
middle palatal bar
上顎口蓋粘膜面の中央部を左右に走行する金属製のバーをいう．通常，左右側小臼歯間を走行する．両側性の臼歯中間義歯の**連結子**や，片側性遊離端義歯の反対側に設定した**間接支台装置**との**連結子**として使用される．

1923 チューブロックアタッチメント
tube lock attachment
歯冠内アタッチメントの1つ．メールの断面が円筒状の突起に滑走して嵌入する**キーアンドキーウェイアタッチメント**．メール，フィメールとも樹脂製で**歯冠**などのワックス形成時に固着し，一体として**鋳造**する．ブリッジの装着方向の是正などに用いられる．

1924 超音波加工機　ちょうおんぱかこうき
ultrasonic machine
〔同義語〕超音波研磨機

20kHzを超える超音波の振動を研削工具に伝達して加工する機器．工具の先端に**砥粒**を含むスラリーを供給し，被加工物に叩きつけて加工するものと，工具自体に加工性を付与したダイヤモンド焼結工具，ラップ棒で直接加工するものがある．大きな粗加工からラップによる微細な仕上げ加工まで可能である．

1925 超音波研磨　ちょうおんぱけんま
ultrasonic polishing

超音波の振動を動力的なエネルギーとして研磨工具や**砥粒**に伝達し，工具や砥粒が直接被加工物に衝突することにより表面を**研磨**すること．**歯科技工**では**セラミックス**の表面研磨に応用されている．

1926 超音波研磨機　ちょうおんぱけんまき
ultrasonic polishing machine
→超音波加工機

1927 超音波スケーラー　ちょうおんぱ―
ultrasonic scaler
超音波の振動を専用のチップに伝え，その微細な振動により**デンタルプラーク**や歯石を除去する装置．冷却用の水が同時に洗浄をも兼ね，短時間で比較的効率よく操作できる．主に歯肉縁上の**デンタルプラーク**，歯石の除去に用いられる．

1928 超音波洗浄　ちょうおんぱせんじょう
ultrasonic cleaning
被洗浄体に水や洗浄液を介して28～100kHzの超音波振動を与え，付着した汚れを液体中に**拡散**させて洗浄すること．汚れによって適切な振動数を選択すると効率がよくなる．強すぎる振動は表面に傷をつけることがある．

1929 超音波洗浄器　ちょうおんぱせんじょうき
ultrasonic cleaner
超音波が液体中に伝達されると気泡が発生する**キャビテーション効果**が生じるが，この効果と振動が加わって器具などに付着した汚れが取れることを利用した洗浄器．鋳造体からの**埋没材**の除去，歯科用切削器具の洗浄に使用されている．

1930 蝶下顎靱帯　ちょうかがくじんたい
sphenomandibular ligament
顎関節の副靱帯．メッケル軟骨が靱帯化したもので，蝶形骨棘から起こり，下顎小舌に停止する．**下顎運動**のルーズな軸となる．

1931 蝶形骨　ちょうけいこつ
sphenoid bone
頭蓋骨の1つで頭蓋底中央部を占める．体，小翼，大翼，**翼状突起**の4部からなり，体内部には**副鼻腔**の1つの蝶形骨洞があり，小翼には視神経管がある．大翼は中頭蓋窩の大部分を占め，上眼下裂や正円孔，卵円孔，棘孔がみられる．**翼状突起**は頭蓋底に向かって突出している．

1932 超硬質石膏　ちょうこうしつせっこう
high-strength dental stone
〔同義語〕超硬石膏
α**半水石膏**を主成分とし，JISのタイプ3に相当する歯型用石膏．**硬質石膏**と同様の製法で得られたα**半水石膏**に添加材を加えてつくられ，**混水比**，**硬化膨張**は**硬質石膏**より小さく，機械的強度に優れている．

1933 彫刻刀　ちょうこくとう
carver
彫刻法において**ワックスパターン**を形成するために使用する小型の金属製刃物．形状はさまざまである．

1934 彫刻法　ちょうこくほう
carving technique
〔同義語〕カービング法
歯冠補綴装置を**鋳造**によって製作する場合，**ワックスパターン**を製作（ワックス形成），埋没，焼却して鋳造体に置き換える．彫刻法はこのワックス形成の方法の1つである．**軟化圧接法**，**ディッピング法**，**盛り上げ法**などを用いて歯型上に盛り上げた**ワックス**を，**彫刻刀**などで整えていく．

1935 長石　ちょうせき
feldspar, felspar

ナトリウム，カルシウム，カリウム，バリウムなどアルミノケイ酸塩鉱物の総称．天然原料として重要なのはカリ長石（KAlSi$_3$O$_8$）で，多くはソーダ長石（NaAlSi$_3$O$_8$）を含んでおり，陶器，歯科用陶材の原料となる．

1936 調節性咬合器　ちょうせつせいこうごうき
adjustable articulator

生体の下顎運動を再現する調節機構を備えた咬合器をいう．調節機構としては平衡側顆路調節機構（矢状顆路傾斜角，側方顆路傾斜角），切歯路調節機構（矢状切歯路傾斜角，側方切歯路傾斜角），顆頭間距離調節機構，サイドシフト調節機構，作業側顆路調節機構などがあるが，すべての調節性咬合器がこれらの調節機構を備えているわけではない．

1937 調節彎曲　ちょうせつわんきょく
compensating curve
〔同義語〕代償彎曲

両側性平衡咬合を目的として，全部床義歯の臼歯部排列時に付与する彎曲．前後的調節彎曲と側方調節彎曲がある．クリステンセン現象の防止，義歯の安定，機能向上に役立つ．生体におけるスピーの彎曲，モンソンカーブ，ウィルソンの彎曲に基づいている．

1938 超塑性　ちょうそせい
superplasticity

材料を一定のひずみ速度で変形させたとき，破壊せずに数百％以上に伸びる現象のこと．金属では以前からこのような現象が起こることが知られていたが，最近ではセラミックスでも，結晶粒径がナノオーダーに近づくと結晶粒の再配置や回転により巨大な変形が生じることが報告されている．

1939 超塑性チタン合金　ちょうそせい―ごうきん
super plastic titanium alloy

超塑性現象を発現するチタン合金．代表的な合金はTi–6Al–4Vで，熱処理や水素処理で結晶粒をμmオーダーに微細化した合金を850℃前後で加工すると300～1,000％の伸びを示す．

1940 超弾性クラスプ　ちょうだんせい―
superelastic clasp

ニッケルチタン合金を用いたクラスプ．ニッケルチタン合金は白金加金の約10倍の変形を与えても元の形状に戻るので大きなアンダーカットに利用できる．着力点が低く外観にふれにくい機能的，審美的に優れたクラスプを設計できる．

1941 超弾性合金　ちょうだんせいごうきん
superelastic alloy

外力を加えていくと降伏点が存在し，明らかに塑性変形を生じたと思われる点から外力を除去すると，初めの変形前の状態に戻る現象を超弾性という．このような性質をもった合金のことで，形状記憶効果と同じく，熱弾性マルテンサイト変態に起因する．矯正用ニッケルチタン合金がその実例．

1942 超弾性ニッケルチタン合金線　ちょうだんせい―ごうきんせん
nickel titanium super elastic alloy wire

歯を移動するための矯正力に超弾性特性を利用することを目的とした矯正用線．アーチワイヤー，コイル，スプリングとして利用し，たわみ量の変化に関わらずほぼ一定の持続した力が得られる利点がある．

1943 稠度　ちょうど
consistency
〔同義語〕粘稠度
ペースト状物質の**粘性**や流動性を意味する．稠度は硬化反応の進行とともに変化するだけでなく，粉液比や温度によっても大きく変化する．

1944 蝶番運動　ちょうばんうんどう
hinge movement
〔同義語〕ヒンジムーブメント
蝶番軸上において，**下顎頭**が**下顎窩**内で営む純粋な回転運動のこと．特に，**後方限界運動**における**開閉運動**を**終末蝶番運動**といい，再現性を有するため，**咬合器**上での上下顎間の位置づけに応用される．

1945 蝶番咬合器　ちょうばんこうごうき
hinge articulator
〔同義語〕簡易型咬合器，平線咬合器
咬合器の上下弓が簡易な蝶番構造によって連結され，**咬頭嵌合位**の再現だけが可能な**咬合器**．操作性にきわめて優れているため使用頻度は比較的高いが，**開閉運動**しか再現できないため，製作されたものは広範囲な修正を必要とする．

1946 蝶番軸　ちょうばんじく
hinge axis
〔同義語〕ヒンジアキシス
下顎が純粋に回転運動を行うときに，左右の**下顎頭**を水平に結ぶ仮想線上に生じる回転軸．

1947 蝶番（軸）点　ちょうばん（じく）てん
hinge axis point
〔同義語〕ヒンジアキシスポイント，ヒンジポイント
左右の**下顎頭**が**下顎窩**内の最後方位にあり，純粋な回転運動である**蝶番運動**を行うときの回転中心点のことをいう．一般的に**ヒンジアキシスロケーター**を用いて皮膚上に求められ，**フェイスボウトランスファー**の際の**後方基準点**として用いられる．

1948 調和　ちょうわ
harmony
２つ以上の造形要素または部分と部分，部分と全体との間に共通性があると同時に差異性があり，しかも感覚的に融合しあって相乗的に新しい性格を生み，快い美しさが成り立つこと．

1949 直接維持装置　ちょくせついじそうち
direct connector
→直接支台装置

1950 直接支台装置　ちょくせつしだいそうち
direct retainer
〔同義語〕直接維持装置
部分床義歯の維持・安定を残存する**支台歯**から直接得る装置で，欠損部に近接して設置され，**クラスプ**，**アタッチメント**などが用いられる．

1951 直接法　ちょくせつほう
direct waxing technique
作業用模型を使用せずに修復物を製作する方法．たとえば，**インレー**や**築造体**などの**ワックスパターン**を口腔内の**窩洞**において製作する方法をいう．この方法は，ワックス形成までの時間と材料の節約ができる利点がある反面，治療時間が長引くこと，**作業用模型**がないため微細な調整ができないこと，**鋳造**に失敗すると再製作ができないことなどの欠点がある．

1952 直接法用インレーワックス　ちょくせつほうよう—
inlay wax for direct technique
口腔内の窩洞から直接ワックスパターンを採得したり調整するときに利用する**インレーワックス**．口腔内温度と室温での温度差による寸法変化が問題となり，**熱膨張率は 25〜30℃の間で 0.2% 以下，25〜37℃の間で 0.6% 以下である**．

1953 直流モーター　ちょくりゅう—
direct current machine
直流電動機．モーターは回転力発生機構により，直流機，誘導機，交流整流機，同期機に分類される．直流機は加電圧により速度が変わるので，可変速モーターとして利用する．

1954 治療用義歯　ちりょうようぎし
treatment denture
最終義歯を装着するまでの期間に使用される義歯．治療中の患者の外貌や**咀嚼能率**の回復，**顎間距離**の保持，**歯周組織**の安静，義歯を受け入れる訓練などを主目的とする．これに修正を加えつつ診断の補助とする．

1955 チルメタル
chill metal
〔同義語〕冷やし金
鋳造法の一種で，選択的にある部分を早く凝固をさせたい場合，埋没時にその部位近傍にメタルを一緒に埋没し，鋳込み時に熱を奪うことで早期の凝固を行わせる．

1956 チンキャップ
chin cap appliance
〔同義語〕オトガイ帽装置
下顎の成長抑制や成長方向の修正，**下顎骨**の後方移動を行う顎外固定装置の1つ．**固定源として頭部にヘッドキャップ**を装着し，オトガイ部のチンキャップ（市販の金属製のものや**合成樹脂**を用いたものがある），**矯正力**の発生源となる牽引用のゴム，それらを連結する金具からなる．

1957 沈殿法　ちんでんほう
cravitation method
陶材のコンデンス法の1つで，築盛した後さらに加水することにより陶材粒子を移動，静止させ，その後，吸水して圧縮する方法をいう．

【つ】

1958 追加築盛　ついかちくせい
add on
〔同義語〕アドオン
一度**焼成**した陶材の形態的，**色調**の不足を補正するために陶材の表面を一層削り，追加して盛り足すこと．この後に**陶材を焼成することを追加焼成（二次焼成）**という．

1959 通気性　つうきせい
permeability
鋳型内にあるガスを**埋没材**の多孔性を利用して外部へ逃がす能力．**埋没材**の粒子が球状に近いものほど通気性はよい．歯科用埋没材では**石膏系埋没材**の通気性が最も優れている．

1960 つや出し研磨　—だ—けんま
polishing
光沢を得るための**研磨**で，物体表面の凹凸や不規則性をならし，輝くような**表面性状**にすること．布バフ，皮バフおよび**軟毛ブラシ**などに**酸化鉄**および**酸化クロム**などの**研磨材**を用いてつや出しをする．

1961 つや出し材 —だ—ざい
glazing material

最終的な**仕上げ研磨**を行うもの．金属では**酸化クロム**を主体とした青棒や**酸化鉄**を主体とした赤棒，レジン床では**酸化亜鉛**や**ケイソウ土**，**浮石末**，**セラミックス**では**ダイヤモンドペースト**などが，いずれもバフやブラシなどの工具とともに使用される．

1962 つや出し焼成 —だ—しょうせい
glazing

〔同義語〕グレージング，つや焼き，グレーズ焼成，仕上げ焼成

形態修正を行い粗糙になった**陶材**の表面の仕上げとして，**焼成**して光沢のある面にすること．**グレージングパウダー**を使用してつやを出す方法と，**グレージングパウダー**を使用せずに**陶材**をもう一度**焼成**して光沢のある面に仕上げる**セルフグレージング**がある．

【て】

1963 低位 ていい
infraversion

歯が萌出を終えた段階で**咬合平面**に達しない状態．

1964 TMN分類 てぃーえむえぬぶんるい
TMN classification of malignant tumours

頭頸部悪性腫瘍では，病巣の広がり（tumor），遠隔転移，血行性の転移（metastasis），所属リンパ節転移（nodes）について，その組み合わせにより病期を分類したもの．国際対癌連合（UICC）が策定し，定期的にその基準が改められている．

1965 DMF でぃーえむえふ
Decay/Missing/Filling

集団における5歳以上の**永久歯**の齲蝕罹患状態を表すために使われる統計用語．D：齲蝕歯で未処置のもの．M：齲蝕が原因で抜去されたもの．F：齲蝕の処置を完了したもの．DMF歯数＝D＋M＋F．

1966 低位咬合 ていいこうごう
infraocclusion

なんらかの原因，特に後方歯の支持の低下により，本来の**咬合高径**が失われたために生じた咬合状態をいう．**咬頭嵌合位**での垂直距離が減少している状態．過度の**咬耗**，左右側臼歯部の欠損，臼歯部補綴装置の不良などによって起こり，審美的に不満であるばかりでなく，発音障害，**咀嚼障害**，**顎関節症**などの機能的な不調をもたらすことがある．

1967 TZP てぃーぜっとぴー
tetragonal zirconia polycrystalline

正方晶のジルコニア多結晶体．

1968 Tバークラスプ てぃーーー
T-bar clasp

鉤腕が**支台歯**の歯肉側から**アンダーカット**に到達する歯肉型クラスプの一種であり，バーの部分がT字型であることからTバークラスプとよばれる．

1969 ディープシャンファー
deep chamfer

→ヘビーシャンファー

1970 低温鋳接法 ていおんちゅうせつほう
room temperature cast joining

室温においた**鋳型**内の被接合金属と鋳込まれる融解金属を溶着させる方法．

1971 低温長時間重合法　ていおんちょうじかんじゅうごうほう
low-temperature and long curing cycle

義歯床用加熱重合レジンを70℃前後の一定温度で10時間以上加熱し続けて重合する方法．加熱重合レジンの変形因子の1つである熱収縮をかなり軽減することができ，レジン床の適合性向上に効果がある．

1972 低カラット金合金　ていーきんごうきん
low karat (carat) gold alloys

貴金属の含有量が25〜75％の合金をJISでは低カラット金合金と規定している．14カラット金合金などがある．機械的性質は金銀パラジウム合金に及ばず，耐食性のやや劣る合金である．

1973 ディギャッシング
degassing
〔同義語〕ガス抜き

陶材焼付金属冠の金属処理法で，鋳造体に取り込まれたガスの放出，研磨の際の研削材残渣の除去，酸化膜の生成などを目的として行う．陶材の焼成温度より高く，合金の融点（凝固点）より低い温度で真空中で加熱する．それによって陶材のクラックや気泡の防止，陶材と金属との接合の強化をはかる．

1974 抵抗形態　ていこうけいたい
resistance form

修復操作中あるいは修復物に加わる外力によって窩壁が破壊したり，そのために修復物が脱落・変形することを防ぐ目的で，窩洞，特に窩壁に与えられる形態．

1975 抵抗源　ていこうげん
→固定源

1976 挺出　ていしゅつ
extrusion

矯正力を力の作用方向によって分類した移動の仕方で，歯の長軸に沿って萌出方向に移動する様式のこと．

1977 挺出歯　ていしゅつし
extruded tooth

外力による歯根膜の損傷により歯槽窩から浮き上がった状態の歯をいう．また，対合歯の欠損などにより本来の位置から突出した歯をいう．

1978 ディスク
disk, disc

円形の薄い平板または杯状の板に砥粒を各種結合材で強固に固着させた切削・研削工具類の総称．中心の細孔にねじを通してマンドレルに固定して使用される．砥粒の種類により，その材料名を冠してよぶ．

1979 ディスタルシュー保隙装置　―ほげきそうち
crown distal shoe space maintainer

混合歯列期から永久歯列期への移行期に多く用いられる保隙装置で，後継永久歯の萌出スペースの維持に用いられる．第一乳臼歯に装着したクラウンから遠心方向へシューが延び，これにより第一大臼歯の萌出誘導と第二小臼歯の萌出スペースの維持が行われる．第一大臼歯の萌出後は，クラウンループ保隙装置に変更する．

1980 ティッシュインテグレーション
tissue integration

組織とフィクスチャーが光学顕微鏡レベルで直接密着して持続した結合状態を呈し，フィクスチャーに加わった力が組織に直接伝達されて良好な状況を形成すること．

1981 ディッチング
ditching
〔同義語〕溝切り
一般に，細長い溝，またはその溝をつけることをいう．補綴装置の適合不良などによる辺縁部の溝をさすこともあるが，**ポーセレンジャケットクラウン**などの陶材築盛後に**歯冠**に数本の糸状の溝を切ったり，マージンの全周をカットすることをいう．これにより陶材焼成時の**収縮**による**クラック**や箔の変形などを防止する．

1982 ディッピング法 —ほう
dipping wax method
〔同義語〕浸漬法，ろう〈蠟〉浴法
溶融した**ワックス**の中に歯型を浸して付着させ，所定の厚さにまで**ワックス**を積み重ねた後，希望する形態に形成する方法．**ワックスパターン**の内面はきれいに仕上がるが，**ワックス**の溶融温度と凝固温度との差が大きいため，**収縮**が大きくなることが欠点である．

1983 ティナージョイント
tinner's joint
ポーセレンジャケットクラウンの箔圧接時，舌側または隣接面で箔の両端を合わせ短いほうへ2回折り込む金属箔接合技法の1つ．原義はスズ細工師(tinner)の接合法．

1984 低融陶材 ていゆうとうざい
low temperatue firing porcelain, low fusing porcelain
〔同義語〕低溶陶材，低温焼成陶材
陶材の**焼成温度**が800～1,100℃の低温焼成陶材．基本的な組成は**長石**が主体であり，強さを与えるために**石英**が，賦形性を高めるためにカオリンが付与されている．**インレー**や**クラウン**，**陶材**焼付金属冠など**陶材**の**焼成**による補綴装置製作に用いられる．

1985 テーパー
taper
〔同義語〕軸面傾斜角
円錐状に先細りになっていること．また，その勾配をいう．歯科においては支台歯形成面の勾配などをさす．

1986 テーパージョイント
taper joint
フィクスチャーと**アバットメント**を接触摩擦力により接合する連結様式．

1987 テーパートゥール
taper tool
サベイヤーのスピンドルに取り付けるもので，(6°の)**テーパー**をつける際に使用する．

1988 適合検査材 てきごうけんさざい
material of fitness test
〔同義語〕適合診査材
歯冠修復物の内面の適合状態をみるために，**支台歯**または歯型と歯冠修復物との間に介在させて用いられる材料．被膜の厚さにより判断するシリコーン系のものと，塗布して着色材として用いられるものがある．前者はフィットチェッカーなど，後者は種々の着色材や朱肉などである．

1989 適合精度 てきごうせいど
accuracy of fit
歯冠修復物が形成した**窩洞**や**支台歯**に適合する正確さ，あるいは義歯床が顎堤や粘膜に適合する正確さ．歯冠修復物や義歯床を**作業用模型**上に適合させ，浮き上がり量などを計測して評価する．印象精度，模型精度，原型精度，鋳型精度，**鋳造精度**，重合精度などにより影響される．

1990 デザインナイフ
design knife
〔同義語〕デザインカッター，アートナイフ
替え刃式の小型ナイフ．各種デザイン品や美術工芸，模型工作など多用途に用いられている．技工作業では**ワックスアップ**や歯型の**フィニッシュライン**の**トリミング**に用いる．

1991 デジタイザー
digitizer
入力装置の1つで，小型のものはタブレットとよばれる．画面に対応する板の上でペンまたはマウスで絶対位置を指定するため，細かい作業に適している．タブレットより精度が高く大型であるため，CADによる図面入力などに利用されることが多い．

1992 デジタルインプレッション
dizital impression
→光学印象

1993 デジタル測色 —そくしょく
digital colorimeter
測色機器を用いて色調選択を行う方法で，歯の一部分をスポット的に測色する方式や歯冠全域を測色する方式があり，歯の色を客観的に選択できる．デジタルカメラなどで被測色歯を撮影し，その口腔内データを情報源として色を画像処理ソフトで分析して，歯冠色を判断する．

1994 デジタルデータ
digital data
コンピュータで処理が可能な，0と1の2進法で書き換えられた形式の数値，映像，音楽などの情報をいう．アナログデータと異なり，データを保存したり複製してもデータの劣化が伴わない．

1995 撤去用突起 てっきょようとっき
removal knob
→リムーバルノブ

1996 テトラサイクリン変色歯 —へんしょくし
tetracycline discolored tooth
〔同義語〕テトラサイクリン着色歯
歯の硬組織形成時期にテトラサイクリン系抗生物質を服用したため変色を起こした歯．テトラサイクリンが硬組織中に取り込まれ，ヒドロキシアパタイトとキレート化によりテトラサイクリン－リン酸塩として沈着し，さらに紫外線による光化学反応により，褐色ないしは黒色に変色する．

1997 デプスゲージ
depth gauge
インプラント埋入のためのドリリング時に深さを確認するためのゲージ．

1998 デュアルキュア型レジンセメント —がた—
dual-cured resin cement
光重合（光増感触媒系）と化学重合（酸化還元系）の両重合形式が備わったレジンセメント．レジンインレーや**ポーセレンジャケットクラウン**など光透過性のある補綴装置の合着に使用される．

1999 テレスコープ義歯 —ぎし
telescopic denture
ミリングテクニックによって精密に製作された**内冠**（コーヌステレスコープやパラレルテレスコープ）を**支台装置**として用いた義歯．

2000 テレスコープクラウン
telescopic crown
〔同義語〕ダブルクラウン
二重金属冠の1つであり，**支台歯**に固定される**内冠**と着脱できる**外冠**からな

る．**内冠**と**外冠**の緊密な適合から生まれる摩擦力を維持力として，義歯や**ブリッジ**の**支台装置**として用いられる．

2001 転位［歯の］　てんい
　displacement translocation
歯が歯列弓内の正常な位置より外れた状態（位置異常）をいう．その部位により，近心転位，遠心転位，唇側転位，頬側転位，舌側転位がある．

2002 展延性　てんえんせい
　malleability and ductility
〔同義語〕展伸性
塑性の一種で展性，**延性**の両方の性質をもつ性質．一般には塑性変形能に富んでいる性質のことをいい，展性，**延性**を区別して用いない．

2003 天蓋開放型栓塞子　てんがいかいほうがたせんそくし
　buccal flange obturator
顎義歯の顎欠損部に適合する部分を**栓塞子**という．そのなかで，**顎義歯**の重量を軽くするためにクレーター状にくり抜いた形状の**栓塞子**のこと．ほかに**中空型栓塞子**，**充実型栓塞子**がある．

2004 電解研磨　でんかいけんま
　electro-polishing
〔同義語〕電気化学的研磨
表面に凹凸のある金属を**陽極**とし，強酸の電解質溶液中で通電すると，**陽極**と**陰極**を流れる電流により，**陽極**がイオン化されて金属表面が溶解される．この原理を応用して金属表面を**研磨**すること．

2005 電解研磨機　でんかいけんまき
　electrolytic polisher
電解研磨を行って補綴装置を**研磨**する装置．被研磨体の材質により，電解質溶液の配合，電流密度と処理時間が異なる．**コバルトクロム合金**は**研磨**が困難なため，表面光沢を出すためによく使用される．

2006 電解質　でんかいしつ
　electrolite
化合物が水に溶け込んだ水溶液が電流を通すもの．口腔内の**唾液**は食物の摂取により酸性ないしアルカリ性になる電解質溶液である．このため電解腐食など**電気化学的腐食**が生じる．

2007 点角　てんかく
　point angle
〔同義語〕尖角
窩洞の部位名の1つで3個の窩壁によってなる点状の角．たとえば，舌側壁と側壁と歯肉側壁による角は舌側軸側歯肉側点角とよぶ．

2008 添窩（部）　てんか（ぶ）
　undercut
→アンダーカット

2009 電気エンジン　でんき―
　electric engine
切削器具などを接続するためのチャックを備えた**ハンドピース**と，**ハンドピース**を回転させるための電動機，抵抗器，制御機，ベルトアーム，ベルトなどで構成される電動器械．

2010 電気化学的腐食　でんきかがくてきふしょく
　electrochemica corrosion
金属の**電解質**中での**腐食**は，電気化学的反応に基づいて進行する．この反応は酸化反応（アノード反応）と同時に還元反応（カソード反応）を伴う．電気化学的腐食が進行すると，金属は金属イオンとなって溶液中に溶け出す．口腔内では異種金属の接触，局所的な電位差で生じる**局部電池**，**酸素濃淡電池**などによる**腐食**が生じる．

2011 電気抵抗溶接　でんきていこうようせつ
electric resistance welding
被溶接材の接合部に大電流を流し，抵抗発熱を利用して接合部を溶融接合する方法．重ね抵抗溶接法（**点溶接**，プロジェクション溶接，シーム溶接）と突合せ溶接法に大別される．**矯正用線**の**溶接**に利用する．

2012 電気メッキ　でんき—
electroplating
電解により**陰極**の金属表面に**陽極**の金属を**析出**して覆うこと．歯科では小さな歯型を金属で被覆することがあり，この場合は印象採得した**印象材**に導電性を付与してから銀や銅などをメッキすることがある．

2013 電気ろう〈鑞〉付け機　でんき—づ—き
electric soldering machine
〔同義語〕電気ろう〈鑞〉着機
一端にクリップ電極をつけ，被ろう〈鑞〉付け体に**ろう**〈鑞〉を介してカーボン電極を接触させ，この間に生じる電気抵抗による発熱を利用して局所的に**ろう**〈鑞〉付けを行う機器．**部分床義歯**の**支台装置**，**義歯修理**などに用いられる．

2014 典型正常咬合　てんけいせいじょうこうごう
typical normal occlusion
ある集団あるいは人種や民族に共通した特徴をもつ**正常咬合**．

2015 点接触　てんせっしょく
point contact
歯が対合歯と接触面積の小さい多数の点で接触すること．点接触は咬合力を効率よく歯に負担させることができ，**歯周組織**の保護および咀嚼能率の点で面接触より優れるといわれる．加齢とともに**咬耗**により点接触から**面接触**になる傾向がある．

2016 テンタティブデンチャー
tentative denture
→暫間義歯

2017 デンタルエックス線写真　—せんしゃしん
dental x-ray
歯や顎骨などの硬組織内の疾患存在の有無，疾患の種類，その進展の度合を診断するには視診や触診だけでは不可能であり，歯や骨の内部の情報を提供するエックス線撮影が欠かせない診断手段となる．この撮影手段により得られるものをいう．

2018 デンタルプラーク
dental plaque
〔同義語〕歯垢
歯面に形成される細菌とその代謝産物を主な成分とする構造物．湿重量1g当たり約10^{11}個の細菌が存在し，時間の経過とともに構成菌が変化する．付着部位により，歯肉縁上プラークと歯肉縁下プラークに大別される．デンタルプラークは齲蝕および歯周疾患の直接的な原因であり，その除去はこれらの疾病の予防，治療に不可欠である．

2019 デンタルフロス
dental floss
歯間部清掃に用いられる絹糸やナイロン製の糸のこと．**ワックス**をかけたものとかけていないものがある．**接触点**を通過して用いるため，補綴装置製作に際しては，フロスが使いやすい形態を付与することが望ましい．

2020 テンチの間隙　—かんげき
Tench's space

でんてぃん

全部床義歯の人工歯排列時に，上顎犬歯と上顎第一小臼歯の間に設ける1.0mm前後の間隙をいう．**排列**に関するいろいろな誤差の修正を容易にする目的でつくられる．

2021 テンチのコア
Tench's core

〔同義語〕テンチの歯型

レジン床義歯を正しく**咬合器**に再装着するためには，**ろう**〈蠟〉**義歯**と全く同じ位置をあらかじめ記録しておく必要がある．そのため埋没，重合前に**ろう**〈蠟〉**義歯**の上顎歯列咬合面部を**石膏**などで採得しておく．その歯型をいう．

2022 デンチャーカラーリング
denture coloring

〔同義語〕デンチャーステイン

義歯の**歯肉**部の審美性を回復する目的で行われている手法．天然**歯肉**部の部分的な色調の違いを，数色の微妙に**色調**を変えた**レジン**や繊維を使用し再現する．使用される**レジン**には，即時重合型のレジンが多いため，経年的に**色調**が変化してくる可能性が指摘されている．

2023 デンチャースペース
denture space

〔同義語〕義歯空隙

天然歯喪失によって口腔内に生じる空隙をいう．上部は硬・軟口蓋，下部は歯槽底と口腔底，中央部は舌，外側部は**口唇**と頰に囲まれる．**床縁**や人工歯排列の位置決定などの目安となり，義歯の**維持・安定**に影響が大きい．

2024 デンチャープラーク
denture plaque

義歯に付着するプラークをいう．**デンタルプラーク**と比べて口腔内細菌のほかに，真菌の占める割合が多いといわれる．悪臭などのほかに，義歯性口内炎の原因となりやすいので，その予防および治療上，除去が必要である．

2025 電鋳クラウン　でんちゅう─
electroformed crown

電解質溶液中に電極を挿入して電流を流すことで**陰極**に金属を電着させる**電気メッキ**の原理を応用し，歯型上に純金を**析出**させることで製作した**金属箔コーピング**を用いた**陶材焼付金属冠**や**レジン前装冠**．

2026 電鋳法　でんちゅうほう
electroforming

〔同義語〕エレクトロフォーミング

(1) 電解質溶液中で**陰極**の歯型と**陽極**の金属間に通電して歯型表面に金属の電着を施し，電着金属を歯型から分離して金属製品をつくる方法．(2) 印象内面に銀，銅の電着処理後，石膏を注入して**耐摩耗性**と寸法精度のよい作業用模型をつくる方法．

2027 デンチュリスト
denturist

歯科医師および歯科技工士以外の者で，患者に直接印象採得，**咬合採得**，**試適**，装着などを行い，有床義歯を専門に製作している者をいう．カナダや米国の一部の州などでは法的にその存在が認められているが，わが国では法的にも社会的にも認められていない．

2028 デンティン色陶材　─しょくとうざい
dentine color porcelain

ポーセレンジャケットクラウンや**陶材焼付金属冠**を製作する場合に，**歯冠**の色調を表現するために使用される陶材の1つ．**エナメル色陶材**の下層で，象牙質に相当する部位に使用される．

2029 デンティン色レジン　—しょく—
dentine resin

レジン前装冠やレジンジャケットクラウンの製作の際に，**象牙質**に相当する部分の築盛を行う**レジン**．基本的な組成はエナメル用と大きな差はない．

2030 デントジェニクス
dentogenics

前歯部人工歯の選択方法で，1955 年に Frush, Fisher らによって提唱された理論である．性別，個性，年齢の三要素を加味し，男性的な力強さを表現する形態，女性らしい繊細さを表現する形態，中間的な形態に分類し，**自然感**を表現する方法としてすすめている．

2031 填入　てんにゅう
packing

餅状のレジンを重合型内につめる操作．**歯間乳頭**など狭い部分にまで**餅状のレジン**を確実につめるため，油圧式プレスなどを用いて加圧する．填入が十分でないと，**重合後に気泡の発生**をみることもある．

2032 天然歯列　てんねんしれつ
natural dentition

生体固有の歯だけで構成される歯列．乳歯列，混合歯列，永久歯列がある．

2033 テンプレート
template

全部床義歯において，人工歯排列の際に**調節彎曲**を付与するために用いられる金属製の排列基準板．モンソンカーブを基準としている．また，ワックス形成時の各咬頭の高さの決定，**咬合平面**の分析や決定に用いられるもの．

2034 テンポラリーアバットメント
temporary abutment

プロビジョナルレストレーション用のコンポーネントで，暫間用に用いられる**アバットメント**．

2035 テンポラリークラウン・ブリッジ
temporary crown and bridge

歯冠修復物が完成するまでの間に装着される，比較的短時間の使用を前提とした補綴装置．**顎口腔系**の形態と機能を維持ならびに回復するとともに，支台歯の保護，**咬合**の保持，審美性の回復などを目的とする．

2036 テンポラリーデンチャー
temporary denture

→暫間義歯

2037 点溶接　てんようせつ
spot welding

〔同義語〕スポット溶接

溶接する部分を銅の電極で挟み，電気溶接で接合すること．**アタッチメントの溶接**や金属床の維持部の仮着のときに用いる．線や板の接点は抵抗が高いので，電流が流れると発熱融解し，瞬時に接合ができるため材料を焼きなまさずにすむ．仕事量 (W) は電流 (I) の 2 乗と抵抗 (R) に比例する．$W=I^2R$．

【と】

2038 樋状根　といじょうこん
gutter shaped root

大臼歯の**近心根**と**遠心根**が頰側で癒合し，舌側からみると樋状をした**歯根**をいう．第二大臼歯に多くみられ，**根管**の形は複雑である．

2039 トゥースポジショナー
tooth positioner

上下顎歯列の歯冠全体を覆う，弾力に富んだ素材でつくられたマウスピース状の矯正装置．一般的に**保定装置**として用い

られるが，矯正装置撤去後に歯の**排列**や咬合関係の細かいところまで改善する目的で使用することもある．

2040 頭蓋インプラント　とうがい―
cranial implant

(1) 脳神経外科手術・外傷などに起因する頭蓋骨欠損の**修復**のために埋入する補塡物．(2) 頭蓋骨欠損に対する形態修復と保護を目的とした補綴装置の**維持**のために，頭蓋骨に植立される**フィクスチャー**．エピテーゼの**維持**のために頭蓋骨に植立された**フィクスチャー**は**顔面インプラント**に分類される．

2041 瞳孔　どうこう
pupil

眼球の虹彩の中央にある円形の孔．網膜へ向かう光の通り道で，眼に入る光量を調節する機能をもつ．感情によっても大きさは変化するが，そのメカニズムは解明されていない．

2042 等高点　とうこうてん
isometric point

〔同義語〕トライポッド

サベイングを行う際，いったん模型台上に設定された**作業用模型**の傾斜を再度正確に再現するための基準となる点をいう．通法としては，**アナライジングロッド**を用いて模型面上の同一高さの3点を測定し描記する．

2043 陶材　とうざい
porcelain

主原料として**長石**，**石英**，**カオリン**などを用い，これらを高温で**焼成**してつくる製品の総称．歯科では，原料粉末およびその焼結体をともに陶材とよぶ．**焼成温度**から**高融陶材**，中融陶材，**低融陶材**の3種に分類され，アルカリを含んだものほど**焼成温度**が低い．用途から分類すると，陶歯用，インレー用，ポーセレンジャケットクラウン用，陶材焼付金属冠用などがある．

2044 陶材混和液　とうざいこんわえき
porcelain mixing liquid

〔同義語〕陶材練和液

陶材築盛時に**陶材**の粉末と混ぜ合わせる液．通常，蒸留水が使用されるが，**築盛**を容易にするために**粘性**を大きくしてある．**陶材**の色分けおよび築盛量を確認しやすくするために着色してある液もある．

2045 陶材混和用スパチュラ　とうざいこんわよう―
porcelain supatura

陶材と水・専用液を混和するための器具．一般的には金属製のものが多用されているが，**陶材**より硬さが劣るため，強く混和すると削れて**陶材**中に入り変色することがある．硬度的に**陶材**に近い**セラミックス**やガラス製のものがよい．

2046 陶材ジャケット冠　とうざい―かん
porcelain jacket crown

→ポーセレンジャケットクラウン

2047 陶材焼成皿　とうざいしょうせいざら
porcelain firing plate

陶材を焼成する際に**陶材**を載せるのに用いる皿．付属のピンとともに使用する場合が多いが，彩色やつや出しを行う**ポーセレンジャケットクラウン**を直接焼成皿にのせて**焼成**する場合もある．そのときはケイ石粒やケイ石末を皿に敷いて用いる．

2048 陶材焼成スタンド　とうざいしょうせい―
porcelain firing stand

→陶材焼成台

2049 陶材焼成台　とうざいしょうせいだい
porcelain firing stand
〔同義語〕陶材焼成スタンド
ポーセレンジャケットクラウンを焼成する際にクラウンを保持するために用いる台．単冠用からブリッジ用の大型のものまで各種ある．

2050 陶材焼成法　とうざいしょうせいほう
porcelain baking
陶材の焼成には大気焼成法と真空焼成法があり，どちらも専用の陶材焼成炉で行われる．前者は，陶材の最終仕上げ焼成のために，後者は，炉内を減圧することで陶材の気泡を除去し，透明感および強度を高めるために，それぞれ考案された．

2051 陶材焼成用具　とうざいしょうせいようぐ
instrument for porcelain firing
陶材を焼成する際に用いる器具．陶材焼成炉のほかに陶材焼成皿，陶材焼成台，焼成用トングなどがある．

2052 陶材焼成用トレー　とうざいしょうせいよう―
porcelain firing tray
ポーセレンジャケットクラウン，ブリッジの製作時に製作物をのせて陶材焼成炉に入れるのに用いるもの．陶材焼成皿と陶材焼成台がある．

2053 陶材焼成炉　とうざいしょうせいろ
porcelain furnace
〔同義語〕ポーセレンファーネス
陶材を焼成するのに用いられる電気炉．基本的には，白金線またはニクロム線を炉体に巻いた発熱体と，耐火炉，可変変圧器，温度調節器から構成されている．最近の製品はコンピュータ制御で焼成スケジュールをプログラムできる真空焼成炉が多い．

2054 陶材スパチュラ　とうざい―
porcelain spatula
陶材の築盛，彫刻，ブリッジの歯間分離に使用する器具．用途により種々の形態がつくられ，ブレード部分のみ交換できるものもある．

2055 陶材築盛用具　とうざいちくせいようぐ
instrument for applying with porcelain
陶材を築盛する際に用いる器具．陶材用シェードガイド，陶歯シェードガイド，陶材用バイブレーター，陶材用パレット，ピペット，陶材用ガラス棒，陶材用筆などがある．

2056 陶材つや出し研磨用バー　とうざい―だ―けんまよう―
polishing bur for porcelain
〔同義語〕ポーセレンつや出し研磨用バー
形態修正あるいは咬合調整の終了後に用いる研磨用バー．陶材につやを出す目的で使用する．通常，粗仕上げ，中仕上げ，最終仕上げと，各工程別に粒子が異なる．

2057 陶材分離材〈剤〉　とうざいぶんりざい
separating medium for porcelain
〔同義語〕ポーセレン分離材
陶材築盛時に作業用模型と陶材を分離する目的で使用される液．陶材中の水分が模型面へ吸収されるのを防ぐことによって陶材の乾燥を防止し，十分なコンデンスが行えるとともに，陶材焼成後の色調に影響がないものが望ましい．

2058 陶材焼付　とうざいやきつけ
porcelain bonding

鋳造したメタルフレームに陶材を焼成し結合させること．この結合力は機械的結合のほか，イオン結合，共有結合，ファンデルワールス力などの化学的結合，陶材内部の圧縮応力による結合による．化学的結合は真空ディギャッシングによってできた金属表面の酸化膜と陶材に添加したスズやインジウムなどの金属酸化物によって生じる．

2059 陶材焼付金属冠　とうざいやきつけきんぞくかん

porcelain fused to metal crown

〔同義語〕メタルボンドクラウン，金属焼付陶材冠，金属焼付ポーセレンクラウン，陶材溶着金属冠

金属冠の表面に陶材を焼き付けて製作する全部被覆冠．金属冠は強度的に優れているが審美性に欠け，陶材は歯質と同じ色調が再現できるため審美性に優れるとともに耐摩耗性もよいが，脆いという欠点がある．この両者の欠点を補い，強さと審美性を兼ね備えるために考案された前装冠の一種で，ブリッジにも応用できる．

2060 陶材焼付用合金　とうざいやきつけようごうきん

metal-ceramic casting alloy

金属冠表面に直接陶材を焼成して天然歯に近い補綴装置を製作するための合金．金属焼付用陶材の焼成温度より高い固相点をもち，陶材に近似した熱膨張係数を示すことが必要．硬さと縦弾性係数が高く，耐食性のあるものがよい．金合金系，パラジウム系あるいはニッケルクロム合金系がある．

2061 陶材用ガラス棒　とうざいよう―ぼう

glass rod for porcelain use

陶材を築盛する際に，陶材の粉末を混ぜ合わせるガラス製の棒．金属製のものは陶材の変色を来たすのであまり用いない．

2062 陶材溶着金属冠　とうざいようちゃくきんぞくかん

porcelain bonded metal crown

→陶材焼付金属冠

2063 陶材用パレット　とうざいよう―

palette for porcelain use

〔同義語〕陶材用練和皿

陶材を築盛する際に，陶材の粉末と陶材混和液を混ぜ合わせるために用いるガラスおよび陶磁器製の皿．

2064 陶材用筆　とうざいようふで

porcelain brush

〔同義語〕陶材ブラシ

陶材を築盛するときに使う筆で，材質は天然毛とナイロン毛がある．築盛用，コンデンス用があり，太さも数種ある．水分のコントロールと筆先のまとまりのよい，黒貂の毛の水彩画用筆が多く用いられる．

2065 陶材用練和皿　とうざいようれんわざら

porcelain mixing plate

→陶材用パレット

2066 陶歯　とうし

porcelain tooth

陶材でつくられた人工歯で，硬度・耐摩耗性は大きいが，衝撃に対して壊れやすい性質がある．金属あるいはレジンと化学的に接着しないので，金属のピンやアンダーカットのある孔などの機械的維持装置がついている．

2067 陶歯冠応用ポンティック とうしかんおうよう—

porcelain crown pontic

〔同義語〕陶歯冠応用架工歯, 陶歯冠応用橋体

既製の**陶歯**によって構成された**ブリッジ**の**ポンティック**をいう. 前歯部, 臼歯部ともに応用される. デイヴィス陶歯, チューブ陶歯, スチール陶歯などを用いる. 金属と陶歯はセメント合着する.

2068 動的矯正装置 どうてききょうせいそうち

appliance for active orthodontic treatment

不正な位置にある歯あるいは顎骨を移動するために用いられる矯正治療装置. すなわち, **動的治療**に用いられる装置のこと.

2069 動的治療 どうてきちりょう

active treatment

不正な位置にある歯や顎骨を, 治療計画に従って**矯正力**を加えて正しい位置に移動させるすべての処置をいう.

2070 糖尿病 とうにょうびょう

diabetes

持続的な血液中のブドウ糖濃度の上昇を示す疾患で, インスリン依存型(Ⅰ型)と非依存型(Ⅱ型)がある. インスリン自体の不足あるいはインスリン作用の不足の結果, 糖質, 脂質, タンパク質代謝の異常を伴う多彩な全身的病変を示す. 口腔内症状としては糖尿病関連歯肉炎や糖尿病関連歯周炎がある.

2071 投錨効果 とうびょうこうか

anchoring effect

接着を発現する現象のうち, 機械的接着の1つで, **嵌合力**による効果をいう. **被着体**の表面の凹凸面に接着体あるいは接着材が侵入し硬化することによる機械的嵌合力によって結合力が生じる.

2072 頭部エックス線規格写真 とうぶ—せんきかくしゃしん

roentgenographic cephalogram

〔同義語〕セファログラム, エックス線セファログラム

Broadbent BH, Hofrath H によって1931年にほぼ同時期に考案された, 一定の規格をもって撮影された頭部のエックス線写真. 頭部の固定の方法によって, 側貌, 正面の頭部エックス線規格写真がある. この写真を利用した図形分析法が, 臨床に広く応用されている.

2073 透明(色)陶材 とうめい(しょく)とうざい

translucent porcelain

〔同義語〕トランスルーセント陶材

歯冠部に用いる透明な**陶材**で, 切縁部の透明感, 隣接部の深色性をより効果的に出すために使用する. より**透明度**が高いものを**トランスペアレント**ということがある.

2074 透明度 とうめいど

transparency rate

物体への入射光量に対する透過光量の割合. **色調**とともに審美性に影響を与える.

2075 動揺度〔歯の〕 どうようど

tooth mobility

正常な**歯周組織**でも歯の生理的動揺はわずかにあるが, 歯周疾患により**歯周組織**の破壊が進むと歯を支える**歯肉**, **歯根膜**や**歯槽骨**の支持が減弱し, 病的な歯の動揺が認められるようになる. 0(唇舌的に0.2mm以内の生理的動揺), 1度(唇舌的に0.2～1mm), 2度(唇舌・近遠心的に1～2mm), 3度(唇舌・

近遠心的に2mm以上，または垂直方向の動揺）に分けられる．

2076 トータルヘルスプロモーションプラン
total health promotion plan
労働者の健康診断充実のため，1988年の労働安全衛生法改正により法定化された労働者の健康保持増進のための措置，プラン．具体的には，健康診断結果に基づき，保健指導・栄養指導・運動指導・メンタルヘルスケアの4つを行うこと．保健指導には「口腔保健」が，栄養指導には「歯・口腔の栄養指導」が含まれている．

2077 トーマスノッチ
Thomas notch
カスプトゥフォッサの咬合関係を与えた場合，**作業側の上顎小臼歯の非機能咬頭**（頰側咬頭）と，下顎小臼歯の**機能咬頭**（**遠心咬頭**の**外斜面**）とに**咬頭干渉**が起こらないようにするために設けられる，下顎小臼歯頰側咬頭遠心の切痕（ノッチ）．

2078 トームスの顆粒層　―かりゅうそう
Tomes granular layer
歯根象牙質の表層近く，**セメント質**の直下で微細な小点が層をなして密に集まったもの．一般に**歯根**に限られ，**歯冠**ではこれを欠く．**根尖**にいくほどよく発達し顆粒も大きくなる．単なる空隙で，**象牙細管**がゆっくりつくられるためにループを形成し，その断面が光の**屈折**によって顆粒状にみえるにすぎないといわれている．

2079 トームスの線維　―せんい
Tomes fiber
〔同義語〕象牙線維
象牙芽細胞の原形質突起のこと．象牙基質の形成に伴い，**象牙芽細胞**が後退して，線維が伸長し，**象牙細管**の全長に存在する．

2080 特殊型咬合器　とくしゅがたこうごうき
specialized articulator
解剖学的な顎関節構造をもたない機械的運動様式の**咬合器**．トライポッド咬合器など特徴のある形態をもった**咬合器**の総称．

2081 特例技工士　とくれいぎこうし
歯科技工法施行時（1955年）に歯科技工業務を行っていた者または以前に3年以上その業務を行っていた者は，施行後3カ月の間に届出をすれば1960年12月31日まで歯科技工士と同様に扱われ，受験資格も認められた．

2082 特例技工所　とくれいぎこうじょ
特例技工士が業として**歯科技工**を行う場所．特例技工所には本法の規定が準用され，技工所の届出義務，管理者設置義務，技工所使用禁止，報告・立入検査協力義務やそのほかの違反の罰則なども**歯科技工所**と同様であった．

2083 DOS　どす
doctor oriented system
医師が示す治療法が最善であると信じる医療を患者に一方的に施す医療概念をいい，医師の臨床経験が大きく左右して，患者の意思を無視した医療が行われる危険がある．

2084 トップダウントリートメント
top down treatment
最初に目標とする最終補綴装置の形態（最終ゴール）を定め，想定した最終補綴装置が得られるように計画的に治療を行っていく方法．

2085 トライアルクラウン
trial crown
〔同義語〕試適(用)クラウン
口腔内に**試適**して形態，**排列**，**色調**などをチェック，修正し，あとの技工作業を容易，確実にするためのワックスクラウン．特に，前歯部補綴装置の製作では，顔貌との**調和**や**色調**など**作業用模型**上だけでは判断できない要素が多いため，歯冠色ワックスを使用して製作する．

2086 トライセクション
trisection
多根歯の上顎大臼歯において，そのうちの1根が根管治療が困難な場合や，**根分岐部病変**が存在し保存不可能と判断された場合に，その部位(1根)の**歯冠**も含める形で除去する方法．

2087 トライボケミカル
tribochemical treatment
金属や金属酸化物系セラミックスに対し，シリカコーティングされた**アルミナ**を噴射して，**被着面**の表面を粗糙にすると同時に，摩擦力を利用することで表面にシリケート層を形成し表面改質をはかる方法である．これにより，シラン処理を行うことで化学的な接着をはかる．

2088 ドラフトチャンバー
draft chamber
通風室．毒性や腐食性を有する有害な気体や蒸気の発生を伴う作業や実験を行うときに利用する，通風をよくした小室．通風は熱対流を応用したり，小型モーターで強制的に行う．材質は耐酸性，**耐食性**のものが用いられている．

2089 トランスファーコーピング
transfer coping
〔同義語〕移送冠
作業用模型を製作するにあたり，あらかじめつくられた歯型を正確に歯列印象に位置づけるためのキャップ．金属を**鋳造**したり，**常温重合レジン**でつくられる．一般に，1回で印象採得の困難な多数歯補綴の症例に応用されることが多い．トランスファーコーピングを**支台歯**に装着して，歯列模型の製作前に歯型の精度を確認できる利点がある．

2090 トランスペアレント
transparent
「透明な」を意味する形容詞．トランスルーセントが半透明を表すのに対し，トランスペアレントはより**透明度**の高い状態を表す．

2091 トランスルーセント陶材 ―とうざい
translucent porcelain
→透明(色)陶材

2092 ドリオピテクス型 ―がた
dryopithecus pattern
Gregory WKによって報告された下顎大臼歯咬合面の溝の基本型．下顎大臼歯の頬側溝が**中心溝**から分岐する位置は舌側溝のそれよりも近心にあるため，**中心溝**は舌側溝の分岐部に向かって折れ曲がり，**中心溝**と舌側溝でY字形をつくる．

2093 トリゴニード切痕 ―せっこん
lingual trigonid notch
下顎第一乳臼歯の舌側面において，**近心舌側咬頭**と近心辺縁隆線との間にみられる深い切れ込みをいう．

2094 トリジマイト
trydymite
シリカの同素体の1つで，低温型のαトリジマイトと高温型のβトリジマイトがある．**石英**を加熱していくと，870℃でβトリジマイトに転移し，1,475℃でβクリストバライトに転移し，1,700

℃で**シリカガラス**（石英ガラス）となる．

2095 取り外し埋没法　と―はず―まいぼつほう
remove investing method

完成した**ろう**〈**蠟**〉**義歯**を作業用模型から取り外し，通常の埋没，**重合**を行う方法．**レジン床義歯**を元の模型に戻すことにより，適合の確認，修正ができる．

2096 トリポリ
tripoli

研磨材の一種で，北アフリカのトリポリ付近で最初に発見された多孔質岩石であり，その名がついた．その砕粉末は**ケイソウ土**に似た中硬度の**研磨材**として，バフなどにつけて**レジン**などの**仕上げ研磨**に用いられる．

2097 トリマー
trimmer
〔同義語〕モデルトリマー，石膏トリマー

石膏模型の台座部外形を必要な形に成形したり，余剰部を削除する技工用回転研削機器．電動機の軸に円盤状砥石を取り付け，その側面で注水しながら研削する．模型を載せる角度目盛りのついた調節台座がある．ダイヤモンド砥石を利用したものもある．

2098 トリミング［作業用模型の］
trimming

歯型の不要な部分をバーや**デザインナイフ**を用いて取り除き，インスツルメントが細部に確実に届くようにすることで，技工操作をしやすいようにする作業．適合のよい歯冠修復物を製作するには，歯頸部付近の**石膏**を削除して歯型の**フィニッシュライン**を露出させる必要がある．

2099 砥粒　とりゅう
abrasive

研磨材の粒子のこと．そのままで**サンドブラスト**や**バレル研磨**に使用したり，ゴム，樹脂などを**結合材**として紙，**ポイント**，ディスクなどに接着させ，研削・研磨器具として使用する．ダイヤモンド，炭化ケイ素（SiC），**シリカ**，**アルミナ**などがある．

2100 ドリリング
drilling

インプラントの埋入孔を形成する術式．

2101 トルク
torque
〔同義語〕回転モーメント

固定軸のまわりを回転している剛体の回転力．1mm-g は 1g の力を 1mm の半径に加えたときの回転力である．一般に，**回転速度**が速くなるに従いトルクは小さくなる．

2102 ドルダーバー
Dolder U-bar

バーアタッチメントの1つで，断面がU字型の**フィメール**と，それに適合するバー状のサドル（**メール**）からなる．

2103 トレー
tray

一般に皿状のものをいい，単にトレーという場合は印象用トレーをさすことが多い．その他，手用器具を並べる受け皿や**陶材用パレット**などもトレーという．

2104 トレーコンパウンド
tray compound

個人トレーの材料や**印象材**として用いられる熱可塑性材料．モデリングコンパウンドとほぼ同じ組成であるが，トレーの変形を防ぐために**軟化温度**はやや高く硬質である．火炎にかざすか温水中に浸し

とれーよう

て軟化させる．

2105 トレー用レジン —よう—
tray resin
〔同義語〕トレー用常温重合レジン
一般の**常温重合レジン**に比較し作業時間や強度，操作性が考慮された**個人トレー**を製作するための**レジン**．**基礎床**の材料としても用いられる．

2106 塗ろう〈蠟〉法 と—ほう
wax added method
ワックスの操作法の1つ．歯型にソフトワックスを一層コーティングし，その上にハードワックスで歯冠形態を盛り上げて形成する方法．**ワックス**は操作できる最低温度で溶融し，盛り上げる**ワックス**の量は必要最小限とする．

2107 ドロップオンテクニック
drop-on technique
〔同義語〕ワックスコーンテクニック
ワックス形成法の1つで，**調節性咬合器**上で**クラウン**などの鋳造体の原型となる**ワックスパターン**をつくる過程において，はじめに咬頭の位置と高さを決める**ワックス**を円錐形に盛り上げ，機能的な咬合面形態を形成していく方法．

2108 トロント会議 —かいぎ
Toronto ALPHA Conference
1998年にカナダのトロントで行われた会議．POSに立脚した基準「患者と歯科医師の両方が満足する機能的および審美的な**インプラント上部構造**をよく支持する**インプラント**」が示されている．

2109 ドンダースの空隙 —くうげき
space of Donders
下顎安静位のときに，舌背と**硬口蓋**，**軟口蓋**との間に生じる空隙をいい，食物嚥下時の通路である．咬合時や嚥下時には舌背で満たされるので消失する．無歯顎

では**有歯顎**に比べてドンダースの空隙は増加する．この空隙は**頭部エックス線規格写真**で観察される．

2110 トンネリング
tunnel preparation
〔同義語〕トンネル形成
根分岐部病変に対する歯周治療法の1つ．分岐部を露出させ反対側と意図的に交通させることにより，同部の病変部の除去とともに清掃性の向上を目的とする．分岐部齲蝕を起こしやすいなど必ずしも**予後**はよくない．

2111 遁路［食物の］ とんろ
spillway
→スピルウェイ［食物の］

【な】

2112 内エナメル上皮 ない—じょうひ
inner enamel epithelium
歯の発生時において，エナメル器の外側の**外エナメル上皮**の内側に**歯乳頭**と接して生じる上皮細胞層．これが**鐘状期**以降に**エナメル質**を形成する**エナメル芽細胞**に分化する．

2113 内縁上皮 ないえんじょうひ
inner marginal epithelium
〔同義語〕歯‐歯肉境
歯肉縁から**セメント‐エナメル境**までの歯に面した上皮．**歯肉溝上皮**と**付着上皮**からなる重層扁平上皮である．上皮の細胞間隙は広く，その中に遊走性の細胞がみられる．また，上皮細胞間隙には滲出液がしみ出し，歯肉溝に向かって流れる．

2114 内冠 ないかん
inner cap
二重冠の**支台歯**に合着される金属冠．**外**

冠と嵌合して発生する摩擦力は義歯の効果的な**支台装置**となる．

2115 **内斜面** 　ないしゃめん
inner incline
〔同義語〕咬合斜面
頬側咬頭舌側斜面および舌側咬頭頬側斜面をさし，咬合縁から窩および**裂溝**に向かう斜面．

2116 **内舌筋** 　ないぜつきん
intrinsic lingual muscles
舌筋のうち舌内部に起始をもつ筋であり，舌の形を変える．**上縦舌筋**，**下縦舌筋**，**横舌筋**，**垂直舌筋**の４種の筋より構成される．

2117 **内側性窩洞** 　ないそくせいかどう
internal cavity
欠損部の**修復**のため歯質の中に掘り込まれ，修復物が歯質で取り囲まれるような形態の**窩洞**．

2118 **内側バー** 　ないそく―
internal bar
上顎の口蓋，下顎の舌側に設置される**大連結子**．一般に上顎では**パラタルバー**，下顎では**リンガルバー**とよばれる．

2119 **内側翼突筋** 　ないそくよくとつきん
medial pterygoid muscle
咀嚼筋の１つで，**下顎枝**の内面に広がる厚い四辺形の筋．**下顎骨**を挙上し，上下顎を**咬合**させる作用をもつ．蝶形骨翼状突起の後方（翼突窩）より起始し，**下顎枝**内面の**下顎角**周辺に停止する．分布する動脈は顎動脈の翼突筋枝，神経は**下顎神経**の内側翼突筋枝である．**下顎枝**を挟んで**咬筋**と対応するため形，位置，機能などが相似する．

2120 **ナイトガード**
night guard
歯の**切縁**および咬合面を全体的に被覆し，均等な上下顎歯の接触を保つことを目的とした装置．主に**ブラキシズム**の防止を目的とし，患者に就寝時に使用させる．材料には**アクリルレジン**または高分子弾性材料が用いられる．

2121 **ナイフエッジ**
knife edge
支台歯の**辺縁形態**の１つ．フェザーエッジよりも歯冠修復物の**マージン**に厚みをもたせ，ラインを明瞭にする．歯質削除量が少なく，また歯頸部の**セメントライン**が少ないことなどから一般的な金属冠の**辺縁形態**として用いられる．

2122 **内部応力** 　ないぶおうりょく
internal stress
物体の内部に局部的に**ひずみ**が生じた際，それに伴って生じる**応力**のこと．局部的な**ひずみ**は**熱膨張係数**の異なる２種以上の物質からなる**複合材料**の**熱膨張**および**熱収縮**，金属材料の**冷間加工**などによって起こる．

2123 **内部気泡** 　ないぶきほう
internal porosity
硬化後の**レジン**内部にみられる空孔．重合収縮による収縮性気泡，重合熱によるレジンモノマーの気化が原因のガス性気泡などがある．**機械的性質**や審美性に甚大な悪影響を及ぼす．

2124 **内部スクリュー** 　ないぶ―
internal screw
→アバットメントスクリュー

2125 **内部ステインテクニック** 　ないぶ―
inner stain technique
〔同義語〕インターナルカラリングテクニック
陶材の**築盛**，焼成法の１つで青嶋 仁が発表したもの．歯冠色調の再現にあたって**デンティン色陶材**の焼成段階でステ

インによる着色を行い，その上に**エナメル色陶材**あるいは**透明（色）陶材**を築盛，焼成し，自然な色調を得る技法．

2126 **流し込み法**　なが―こ―ほう
pouring technique
型に石膏やシリコーンを用い，**常温重合レジン**のスラリー状混和物を流し込んで義歯を製作する方法．

2127 **流込みレジン**　ながしこ―
pour-type resin
〔同義語〕流し込み床用レジン
流動性をもった粉液混合物を重合型内に流し込んで成形する手法を用いる**常温重合レジン**．

2128 **ナスミスの膜**　―まく
Nasmyth's membrane
〔同義語〕歯小皮，エナメル小皮，エナメル表皮
エナメル質の最表面を覆う薄膜．**酸**に抵抗性がある．厚さ 1 μm のほぼ均質な構造で**摩耗**に対しては弱い．

2129 **ナソロジー**
gnathology
顎口腔系に関する解剖学，組織学，生理学を取り扱い，診査，診断，治療計画を基礎として**顎口腔系**の治療を行う科学．ヒンジアキシス理論をもとに**咬合器**に**中心位**を再現し，これを機能位として**オーラルリハビリテーション**の咬合位と定めている．

2130 **ナノジルコニア複合体**　―ふくごうたい
nano zirconia
セリア安定化ジルコニア結晶（CeO₂）内に数百 nm サイズのアルミナ粒子（Al₂O₃）が，さらにアルミナ粒子内にも数十 nm サイズの微細なセリア安定化ジルコニア粒子が取り込まれた組織が複合化されたナノ複合体．

2131 **なめられ**
rounded casting
鋳造欠陥の 1 つ．鋭利な形状の部分が完全に再現されず，丸みを帯びること．湯まわり不良が原因となることが多い．

2132 **軟化圧接法**　なんかあっせつほう
pattern forming technique by softened wax
ワックスパターンの製作時に，ワックスを加熱によって可塑化し，**窩洞**，**支台歯**，あるいはそれらの**作業用模型**に押しつけて型どりする方法．熱収縮を最小にするため，できるだけ低温で軟化し，大きな圧接力を加えるほうがよい．

2133 **軟化温度**　なんかおんど
softening temperature
〔同義語〕軟化点
レジンは金属のように明確な**融点**をもたず，ある温度で流動性を発現し**塑性変形**を起こす．この温度を軟化温度という．

2134 **軟化象牙質**　なんかぞうげしつ
softened dentin
〔同義語〕齲蝕象牙質
齲蝕により**脱灰**，軟化した**象牙質**をいう．**齲蝕**は**象牙細管**より侵入し，管周や管内のアパタイト結晶を**脱灰**，分解する結果，**象牙質**の軟化，崩壊が進む．

2135 **軟化熱処理**　なんかねつしょり
softening heat treatment
熱処理によって**合金**を軟化させる操作であり，歯科用金合金などでは，700～800℃で 10 分間加熱後，水中急冷する．**炭素鋼**では逆に急冷で焼入れ硬化が起こり，再加熱で焼戻し軟化が起こる．鋳造体の**偏析**や**ひずみ**を取り除くために**固相点**以下の温度で加熱する操作でも軟化が起こる．

2136 軟口蓋　なんこうがい
soft palate

口蓋の後方約 1/3 の部分．筋と口蓋腺をもち，裏打ちする骨板がないので可動性がある．軟口蓋の運動を営む筋は，**口蓋舌筋，口蓋咽頭筋，口蓋垂筋，口蓋帆挙筋，口蓋帆張筋**よりなる．

2137 軟口蓋挙上装置　なんこうがいきょじょうそうち
palatal lift prosthesis

〔同義語〕パラタルリフト

口蓋床の後方へ延長した挙上子によって**軟口蓋**を挙上させ，鼻咽腔を狭くすることで**口腔**と**鼻腔**を分離させ，**構音障害，嚥下障害**の改善を目的とする口腔内装置．

2138 軟質義歯裏装材　なんしつぎしりそうざい
soft lining material

〔同義語〕軟質ライニング材

重合体であっても普通のものと比較して軟らかい裏装材で，義歯床下粘膜ならびに顎堤になんらかの異常がある場合に使用し，義歯床に加わる咬合圧や衝撃を吸収して粘膜や顎堤を保護し，義歯の**維持・安定**を得るもの．

2139 ナンスのホールディングアーチ
Nance holding arch

〔同義語〕ナンスのアプライアンス，ホールディングアーチ

Nance HN によって考案された歯の移動に対する固定装置で，上顎の口蓋粘膜を**固定源**とする．**維持バンド，主線，パラタルボタン**（レジン床）からなる．**保隙装置**としても用いる．

2140 軟性高分子材料　なんせいこうぶんしざいりょう
soft copolymer

高分子鎖の側鎖として可塑効果を有する低分子を結合させることにより，高分子鎖どうしの**分子間力**を弱めて軟化させた**高分子材料**．任意の形態に成型可能な性質をもつことから，マウスガード用材料など種々に利用される．

2141 軟毛ブラシ　なんもう―
fur brush

山羊の毛でつくられた軟質の研磨用ブラシ．プラスチックまたは金属製の円盤に放射状に毛が植立されているホイール状のものをいう．**研磨材**をつけて金属やレジンなどの**仕上げ研磨**に用いられる．義歯床の**研磨**に用いるレーズ用の大型のものと，**クラウン**や**インレー**の**研磨**に用いるロビンソンブラシがある．

【に】

2142 ニアゾーン
near zone

〔同義語〕近接域

支台歯の長軸に垂線を引くと近遠心に 2 分割される．この領域のうち，欠損側に近い面をいう．

2143 二回法インプラント埋入　にかいほう―まいにゅう
two phases implantation process

フィクスチャーはアバットメントと分割され，1 回目は周囲粘膜面から**フィクスチャー**は露出せず，2 回目に**歯肉縁下**で連結される．このため，骨治癒期間中に外力の影響を極力抑えられることや，切開部分からの感染を抑えることができる．

2144 肉芽組織　にくげそしき
granulation tissue

組織に傷がついたときそこに盛んに増殖

している若い結合組織のこと．肉眼的に赤みをおびた軟らかい組織であることからその名がついた．マクロファージ，新生血管，線維芽細胞，コラーゲン線維などで構成されている．

2145 二次齲蝕　にじうしょく
secondary dental caries, recurrent dental caries
補綴装置の適合不良などにより発生する**齲蝕**．窩洞や支台歯形成面が適合不良の補綴装置のために完全に塡塞，被覆されない場合，その間隙からセメントが溶解して形成面が現れ，その周囲より**齲蝕**が起こる．

2146 二次手術　にじしゅじゅつ
stage-two surgery
フィクスチャーの埋入後，治癒期間を経てアバットメントを装着するための歯肉切開および剝離手術のこと．

2147 二次焼成　にじしょうせい
secondary bake
ポーセレンジャケットクラウンや陶材焼付金属冠などを製作するとき，1回目の**焼成収縮**による変形，ひび割れ部分，不足部分などに**陶材**を築盛して**焼成**する2回目の**焼成**をいう．

2148 二次石膏　にじせっこう
secondary pour plaster
印象採得された印象面の支台部分などに精密歯型材を注入し，硬化後，歯列全体に注入する**石膏**をいう．

2149 二次埋没　にじまいぼつ
secondary pour investment
ワックスパターンを埋没するとき，まず**埋没材**でワックスパターン全体を覆い，硬化後に鋳造（用）リング内を満たすように**埋没材**を注入する．この操作の後者をいう．また，有床義歯の製作で，一次埋没後にろう〈蠟〉義歯が固定されたフラスコ下部の石膏面に**分離剤**〈材〉を塗布し，ろう〈蠟〉義歯に石膏泥を塗りつけてろう〈蠟〉義歯のみを覆う操作をいう．

2150 二重同時印象　にじゅうどうじいんしょう
double mix impression
〔同義語〕ダブルミックス印象，積層一回印象
流動性のある**印象材**と流動性のない**印象材**の特性を活かし，同時に採得を行う印象．**シリコーンゴム印象材**のパテタイプとソフトおよびレギュラータイプの**印象材**を使用することがある．

2151 二重埋没法　にじゅうまいぼつほう
double investing technique
〔同義語〕二回埋没法，2段階埋没法
鋳造面や義歯表面を滑沢に仕上げたり，気泡の付着を防止する目的で埋没を2回に分ける方法．歯冠修復技工においては単一埋没法が主流となっている．有床義歯技工では**三次埋没**が一般的で，軟らかく練和した**硬質石膏**を**人工歯**まで覆い，硬化後，**三次埋没**する．

2152 二水石膏　にすいせっこう
calcium sulfate dihydrate
〔同義語〕結晶石膏
硫酸カルシウムの二水塩（$CaSO_4 \cdot 2H_2O$）の慣用名．天然に産するものと，化学石膏とよばれる合成・再生・副生物もある．歯科用石膏は，これを焼成してつくった焼石膏とよばれる半水塩（半水石膏，$CaSO_4 \cdot 1/2H_2O$）で，水と練和すると水和して再び二水塩になる．

2153 二生歯性　にせいしせい
diphyodonty

生涯において2度歯が萌出すること．ヒトの場合，幼児期に**乳歯**が萌出し，脱落後，**永久歯**が萌出する．このように**乳歯**の下方から萌出する**永久歯（前歯と小臼歯）**を**代生歯**とよび，**乳歯**の後方に萌出するもの（**大臼歯**）を**加生歯**という．

2154 2線法　にせんほう
two pieces method

線鉤の屈曲法の1つで，頰側腕と舌側腕とを別々に**屈曲してクラスプ**を製作する方法．

2155 ニッケルクロム合金　ーごうきん
nickel-chromium alloy

ニッケル80％前後，クロム20％前後からなる**合金．コバルトクロム合金**に比べ，**引張強さ**は劣るが**伸び**が大きい．歯科用の線材として**バー，クラスプ，矯正用線**に使われ，圧印床として板材も使用されている．陶材焼付用の金属冠としても使用されている．

2156 ニッケルチタン合金　ーごうきん
nickel-titanium alloy

ニッケルと**チタン**の割合がほぼ50％の**合金**．NiTiで示される**金属間化合物**である．形状記憶効果や超弾性を示すので，歯科では**矯正用線**として使用されている．

2157 ニッチ
niche

ピンレッジの支台歯形態で，舌側面に形成された壁状のくぼみをいう．舌側面金属を強化すること，**ピンホール**を形成するための起始点を与えること，ピン基部を強化することを目的としている．

2158 二腹筋窩　にふくきんか
digastric fossa

下顎骨内面，**オトガイ棘**の下外側にある**下顎底**に沿ってみられる卵円形の1対の凹みをいう．顎二腹筋前腹が付着する．

2159 日本歯科技工学会　にほんしかぎこうがっかい
The Nippon Academy of Dental Technology

全国歯科技工士教育協議会が1972年から行っていた「指導者講習会」での研究発表の場を一般の歯科技工士にも開放し，**歯科技工**の向上発展をはかる目的で，1979年に日本歯科医師会と日本歯科技工士会の協賛を得て日本歯科技工士学会を設立した．1986年，名称を日本歯科技工学会と変更し，1999年には，従来の会員に加え，日本歯科技工士会会員がすべて入会した．

2160 日本歯科技工士会　にほんしかぎこうしかい
Japan Dental Technologists Association

1955年，歯科技工士の徳性を高揚し，技術の向上・発展をはかり，歯科医業に寄与するとともに，会員の福祉を増進することを目的として結成された，歯科技工士の全国組織である．労働者（勤務歯科技工士）の団体であり，歯科技工所経営者の団体でもあるという2面性をもつ組織でもある．1957年に社団法人日本歯科技工士会となった．

2161 日本歯科技工所連盟　にほんしかぎこうじょれんめい

昭和初期，各地の**歯科技工所**が料金問題などを話し合う同好会として生まれ，組合という形に発展した．その後，1934年の歯科技工所同業組合が，1939年の東京歯科技工協会を経て，1942年，東京都歯科技工協会となり，1943年には全国各地の団体が1つの組織に統合さ

れ，日本歯科技工所連盟を結成した．1949年に再結成された日本歯科技工士会の前身団体．

2162 乳臼歯　にゅうきゅうし
deciduous molar

乳歯列後方にある歯．上下顎左右側に計8本存在する．上顎第一乳臼歯は2～3咬頭の3根歯，上顎第二乳臼歯は4咬頭の3根歯で，上顎第一大臼歯に酷似する．下顎第一乳臼歯は4咬頭2根．下顎第二乳臼歯は5咬頭2根で，下顎第一大臼歯に酷似する．

2163 乳犬歯　にゅうけんし
deciduous canine

乳歯列の切歯と臼歯の間に挟まれた位置にあり，上下顎左右側に計4本ある．上顎乳犬歯は永久歯の犬歯と相似形で，切縁のほぼ中央に尖頭をもつ．歯根の断面は三角形で唇側の幅が大きい．下顎乳犬歯は上顎乳犬歯と相似形で，下顎犬歯に比べると歯冠長が短いためずんぐりしている．尖頭の位置は唇舌的，近遠心的にほぼ中央で，歯頸部の狭窄が強い．

2164 乳歯　にゅうし
deciduous tooth

〔同義語〕第一生歯

生後7～8カ月頃より萌出し，2～3年で完成する第一生歯群をいう．7～12年で脱落し，永久歯と交代する．歯冠頸部の膨隆が著しい．乳歯根は歯胚を入れるため乳前歯では唇側に屈曲し，乳臼歯では離開している．エナメル質が薄く，歯髄腔が大きい．永久歯より色が白い．

2165 乳児期　にゅうじき
infancy

出生から満1年までの期間をいう．身体の成長速度が出生後で最も著しい時期である．生後7～8カ月頃には乳歯の萌出も開始される．

2166 乳歯の萌出順序　にゅうし―ほうしゅつじゅんじょ
sequence of eruption of deciduous teeth

日本小児歯科学会の報告（1988年）によると，日本人の乳歯の萌出順序はA-B-D-C-Eとなることが多い．

2167 乳歯萌出期　にゅうしほうしゅつき
eruption stage of deciduous tooth

歯列・咬合の発育段階で乳歯が萌出する時期をいう．生後7～8カ月頃に下顎の乳中切歯が萌出を開始し，2歳半～3歳までに上顎の第二乳臼歯が萌出する．

2168 入射角［光の］　にゅうしゃかく
angle of incidence

入射光がある媒質の境界面と交わる点を入射点，入射点にたてた法線と入射光がつくる90°以内の角を入射角という．入射角と反射角は相等しい関係にある．

2169 乳歯用既製金属冠　にゅうしようきせいきんぞくかん
preformed crown for the deciduous tooth

〔同義語〕乳歯用既製冠

乳臼歯で歯冠に広範囲の齲蝕のある場合などに，なるべく歯質の削除量を少なくして歯冠を回復するために用いるニッケルクロム合金やステンレススチール製の無縫金属冠．比較的短時間に歯冠を回復し，対合歯の挺出予防，近遠心的空隙の保持ができるので，乳歯の歯冠修復法として多用されている．

2170 乳歯用人工歯　にゅうしようじんこうし
artifical tooth for the deciduous tooth

主に**可撤保隙装置**（**小児義歯**）に用いる乳歯用の**人工歯**．現在は**レジン歯**のみが発売されており，大きさ，**色調**ともに限られている．

2171 乳歯列期　にゅうしれつき
primary dentition period

乳歯の萌出開始から**永久歯**が萌出を開始するまでの期間をいう．**乳歯**の萌出は生後7～8カ月頃にまず下顎前歯から始まり，最後の上顎第二乳臼歯は2歳半～3歳頃に萌出する．その後，6歳頃に**永久歯**が萌出を開始する．

2172 乳側切歯　にゅうそくせっし
deciduous lateral incisor

乳中切歯と**乳犬歯**の間にある**乳歯**で，上下顎左右側に計4本ある．

2173 乳中切歯　にゅうちゅうせっし
deciduous central incisor

正中線に最も近い**乳歯**で，上下顎左右側に計4本ある．

2174 ニュートン
newton

力の単位．記号はN．**質量**1kgの物体に作用して，その方向に1m/s^{2}の加速度を生じさせる力が1ニュートン．

2175 乳様突起　にゅうようとっき
mastoid process

側頭骨の乳突部にある拇指頭大，半球状の突起．この部分に胸鎖乳突筋が付着している．内側を後頭動脈が通る．突起内部は多数の含気小腔があり，乳突蜂巣という．

2176 二腕鉤　にわんこう
two-arm clasp

〔同義語〕両翼鉤

Cummer WEは**鉤腕**と**レスト**の数により**クラスプ**を分類している．**単純鉤**（一腕鉤）に**レスト**をつけた**クラスプ**（レスト付き一腕鉤）と，頰側腕と舌側腕の2腕を備えた**クラスプ**の2種類がある．

【ぬ】

2177 ヌープ硬さ　―かた―
Knoop hardness

押し込み硬さの1つ．圧子に菱形角錐のダイヤモンドを用い，菱形状圧痕の長いほうの対角線の長さを測定し，負荷荷重を圧痕の投影面積で除して硬さ値（Hk）とする．長いほうの対角線は弾性回復が起こりにくいので異種材料間で比較できる．

2178 ぬれ
wetting

液体が**固体**の表面に広がり，液体－固体界面をつくる現象．液体の**表面張力**，液体－固体界面張力，および液体と**固体**の**接触角**が寄与する．ぬれは接着性と関連が深く，また**鋳型**に対する融解金属のぬれは**鋳造性**に影響を与える．

2179 ぬれ性　―せい
wettability

液体が**固体**の表面に広がり，よくなじむ性質．**ぬれ**の程度は表面に滴下した液体との**接触角**で示され，**接触角**が小さいほど**ぬれ**がよい．

【ね】

2180 ネイサベイヤー
Ney surveyor

ネイ社から発売されている**サベイヤー**の1つ．本体と模型台よりなり，本体についている円筒は上下と回転のみ運動が可能であり，水平腕は固定されているので，主として模型台を動かして使用す

2181 ネイのクラスプ
Ney clasp

ネイ社から発表された6つの**クラスプ**．#1クラスプ（**エーカースクラスプ**），#2クラスプ（**ダブルTクラスプ**），#1-2コンビネーションクラスプ，**バックアクションクラスプ**，**リバースバックアクションクラスプ**，**リングクラスプ**がある．

2182 Nd:YAGレーザー　ねおじうむやぐ―
Nd:YAG laser

ネオジウムヤグレーザー．レーザー光の波長は$1.06\mu m$であり，水分の吸収が小さいため深部まで到達させられる．血液凝固による止血の役割に適している．出力は4～5W程度で技工用としても使用可能である．

2183 ネガティブビンケル
Negativwinkel ［独］

支台歯の平行性が悪く各**支台歯**の**歯軸**にばらつきがあるときに**コーヌス角**4～6°を与えると，傾斜歯の歯頸部に**アンダーカット**が生じること．「ビンケル」はドイツ語で「角度」の意味．

2184 熱可塑性　ねつかそせい
thermoplasticity

外力によって比較的容易に変形し，外力除去後もその変形を残す性質である**可塑性**が，加熱することによって現れる性質．歯科用ワックス類，**シェラック板**，**モデリングコンパウンド**，線状ポリマーなどで一般的にみられる．

2185 熱可塑性樹脂　ねつかそせいじゅし
thermoplastic resin

〔同義語〕熱可塑性レジン，熱可塑性ポリマー

熱可塑性を示す**レジン**．ポリ塩化ビニル，ポリエチレンなど多くの例があるが，歯科用レジンでは**ポリメチルメタクリレート**や**ポリエーテルスルフォン**などが代表的．このほかベースプレートレジンや**モデリングコンパウンド**なども熱可塑性樹脂である．

2186 熱可塑性レジン　ねつかそせい―
thermoplastic resin
→熱可塑性樹脂

2187 熱間加工　ねつかんかこう
hot working

再結晶温度以上に加熱して行われる加工．加工と同時に**再結晶**を起こすので，**加工硬化**を起こす**冷間加工**とは異なり，加工が進んでも加工性が失われない．

2188 ネックバンド
neck band

顎外固定装置により歯や顎を移動する場合，**固定源**を頸部に求めるときに使用する装置の1つ．

2189 熱硬化性樹脂　ねつこうかせいじゅし
thermosetting resin

加熱することによって不溶不融となる**レジン**．たとえば，歯科用レジンでもジメタクリレート類を多量に含有する**レジン**などは熱硬化性を示す．また**常温重合**した**レジン**でも加熱時に不溶不融であれば熱硬化性樹脂とよぶ．

2190 熱サイクル試験　ねつ―しけん
thermal cycling test

〔同義語〕熱負荷試験，熱疲労試験

口腔内での使用を想定し，**充填**あるいは修復材料を5℃，55℃の環境下に繰り返し浸漬させて劣化を評価する方法．一種の加速劣化試験でもある．異なる材料で

は**熱膨張**の差が生じるため，主として接着試験の評価に使用される．

2191 熱収縮　ねつしゅうしゅく
thermal shrinkage

温度が低下することにより，体積が減少すること．鋳造過程において，高温溶湯から低温溶湯へ，液体金属の**液相線**（**凝固点**）までの熱収縮は**鋳造収縮**の原因の1つ．融解金属の凝固後，**固相線**から室温まで冷却するときの熱収縮は鋳造体の寸法変化に影響する．

2192 熱処理　ねつしょり
heat treatment

所要の**機械的性質**を付与するために金属材料に行う加熱と冷却処理．**金合金**に対する**軟化熱処理**や**硬化熱処理**はよく知られている．**鋼**に対する**焼入れ**や**焼戻し**も熱処理の一種．

2193 熱電対　ねつでんつい
thermocouple

異なった2種の金属導線を接続すると，両線間の接合点の温度に依存した起電力が発生する．この起電力が金属線の種類と接合点の温度で決まるので，起電力を測定し温度に換算する．

2194 熱伝導　ねつでんどう
thermal conductivity

熱が物体の高温部から低温部へ物体中を伝わって移動する現象．熱の伝わる速さを表す尺度として熱伝導率がある．金属材料は熱伝導率が最も大きく，**陶材**，セメントなどの**無機材料**は金属材料の1/10程度である．

2195 熱分析　ねつぶんせき
thermal analysis

物質を加熱または冷却すると，相変態や相反応により物理的性質が変化する．この変化を温度の関数として測定する技術をいう．熱重量測定，**示差熱分析**，示差走査熱量測定，熱膨張測定，熱機械分析，熱音響測定，熱光学測定，熱電気測定，熱磁気測定などがある．

2196 熱膨張　ねつぼうちょう
thermal expansion

熱によって物質の体積が増大すること．物質の温度が上昇すると物質を構成している分子や原子の運動が活発になり，原子間距離が長くなるため物質の体積は増大する．

2197 熱膨張係数　ねつぼうちょうけいすう
coefficient of thermal expansion

〔同義語〕熱膨張率

物質の温度変化による長さ，体積の変化率の温度に対する割合．線熱膨張係数を α，体積熱膨張係数を β の略号で示す．長さ $L0$ の物質を温度 $T1$ から $T2$ まで上げたときの膨張量を ΔL とすると，$\alpha = \Delta L/L0(T2-T1)$ で計算できる．単位：$\times 10^{-6}/°C$．

2198 熱膨張率　ねつぼうちょうりつ
thermal expansion ratio

〔同義語〕熱膨張係数

熱により体積や長さが変化する割合のこと．元の体積や長さに対する百分率での変化量で示す．

2199 燃焼帯　ねんしょうたい
combustion zone

〔同義語〕燃焼炎

ガス炎の一部．ノズルに近い暗い円錐形の部分を取り巻くように存在する明るい青色の部分のこと．ガスと空気の一部がここで燃焼する．この部分は温度が低く，金属の融解に適さない．

2200 粘性　ねんせい
viscosity

流体の流れに対する抵抗性，流れにく

さ．流体に外力がかかると流れ，流体内部に速度勾配が生じ，それに伴い速度勾配をなくすよう**応力**が生じる．流体（主に液体）の温度が上昇すると粘性は低くなる．

2201 **粘弾性** ねんだんせい
viscoelasticity

粘性的性質と弾性的性質の両方を併せもった性質．この性質をもった物質は**弾性変形**と粘性流動が重ね合った挙動，たとえば**クリープ**，**応力緩和**などの現象を起こす．**ワックス**，**レジン**など**非晶質**の物質は粘弾性挙動を示す．

2202 **粘着** ねんちゃく
sticking

異質の２つの物体面が接したときに，異分子が互いに牽引粘着する現象をいう．義歯では，口腔内の**唾液**が義歯床粘膜面と顎堤粘膜との間に存在して粘着力が得られる．

2203 **捻転** ねんてん
rotation

歯が長軸を中心に回転している状態．

2204 **粘膜下組織** ねんまくかそしき
submucosa

〔同義語〕粘膜下層

粘膜固有層に続く下層の組織で，疎性結合組織からなる．**粘膜筋板**によって**粘膜固有層**と境されている．顎堤粘膜，口腔底，**軟口蓋**，**口唇**，頰粘膜ではこの中に脂肪組織および腺がある．**付着歯肉，硬口蓋**の正中部では粘膜下組織は欠如し，粘膜は直接骨に付着している（粘膜性骨膜）．

2205 **粘膜貫通部** ねんまくかんつうぶ
emergence profile

〔同義語〕インプラント粘膜貫通部，歯肉貫通部

インプラントを埋入したとき，**アバットメント**が歯肉粘膜から貫通し，露出している部分．

2206 **粘膜筋板** ねんまくきんばん
muscular layer of mucosa

胃や腸のような消化管で，**粘膜固有層**と**粘膜下組織**の間にある，平滑筋と結合組織からなる薄層．

2207 **粘膜固有層** ねんまくこゆうそう
lamina propria

粘膜上皮の下に存在する結合組織の層．**粘膜下組織**に比べると緻密である．

2208 **粘膜支持** ねんまくしじ
tissue borne

→粘膜負担

2209 **粘膜上皮** ねんまくじょうひ
mucosal epithelium

粘膜の表面を形成する組織．消化管のうち，**口腔**から食道までと肛門付近では重層扁平上皮であり，胃，腸管では単層円柱上皮である．**口腔**では重層扁平上皮の表層に角化層がみられるものがある（**歯肉，口蓋**）．

2210 **粘膜内インプラント** ねんまくない
intramucosal implant

〔同義語〕ボタンインプラント

口腔粘膜内に有床義歯の**維持**をもたせる方法である．有床義歯の粘膜面にボタン状の金属または**セラミックス**を植立し，患者の歯肉面に形成したボタン状の歯肉窩でボタンを包み，**維持**させる．

2211 **粘膜負担** ねんまくふたん
tissue supported type

〔同義語〕粘膜支持

義歯の咬合力負担様式のうち，咬合圧が義歯床を介し，顎堤粘膜を経て顎骨に伝達され負担される様式．無歯顎症例や少

数歯残存症例に対する有床義歯や**暫間義歯**のように，**レスト**をもたない義歯や**全部床義歯**がこれに相当する．

2212 粘膜負担義歯　ねんまくふたんぎし
tissue-supported denture
〔同義語〕粘膜支持義歯
有床義歯のうち，咬合圧の負担形式により分類されたもののなかで，義歯床を通じ咬合圧を顎堤粘膜で負担する割合が大きくなるものをいう．**歯根膜負担**のものと分けられるが，明確に分類できない症例のものも多い．

【の】

2213 濃淡電池　のうたんでんち
concentration cell
同一材質の金属電極を電解質溶液に浸漬したとき，一方の電極周囲の溶液のイオン濃度が他方の電極周囲の溶液のイオン濃度より大きいとイオン濃度の薄い溶液のほうの電極は**アノード**となり溶解する．このような電池をさす．

2214 ノーマリゼーション
normalization
社会的な不平等に積極的に介入して，障害の有無や価値観の違いなどに関わらず個々人の個性を尊重し，多様性を認めてさまざまな人が共生し得る地域社会を目指す考え方をいう．精神的・肉体的努力と周囲の理解あるサポートにより，残された機能を活かして失った機能を補おうとすることにより，社会的平等が得られる．

2215 ノギス
vernier calipers
本尺に沿って滑る副尺つきのスライダーを有する金属製の物差し．本尺とスライダーについた突起で物体を挟んで測定する．突起には外側寸法測定用と内側寸法測定用がある．深さや高さも測定できる．0.02mm あるいは 0.05mm の精度のものがある．

2216 残り湯　のこ—ゆ
residual molten metal
鋳造終了時に**スプルー**の上部に残った余剰の**合金**（溶湯）．残り湯が多くて最後に凝固すれば，押し湯効果がある．**クラウン**や**インレー**の**鋳造**には合金の融解量は鋳造体の 2.5 倍にもなり，かなりの残り湯が必要．

2217 伸び　の—
elongation
引張試験における塑性変形率で，**延性**の指標になる．あらかじめ試験片に標点を印し，試験前の標点間距離 L0 と試験後の破断面を突き合わせて標点間距離 L を測定し，次式で求める．伸び（％）＝ {(L−L0)/L0} ×100．

2218 ノンパラレルピン
non-parallel pin
歯周疾患の動揺歯を**永久固定**するための**支台装置**として使われるピンで，**単冠**の**維持・増強**のみならず，**支台歯**の平行性が得られない**ブリッジ**の**支台装置**や連結固定にも応用できる．垂直ピン，水平ピンなどがある．

2219 ノンフラスキング法　—ほう
non-flasking method
ろう〈蠟〉義歯の埋没，床の重合時にフラスコを使わない方法．咬合高径の変化が少ない利点があり，**常温重合レジン**を主に用いる．型材は特殊石膏，シリコーン，寒天を使う．特別な器具（ジェクトロンジグ）を使うこともある．

2220 ノンリテーナーデンチャー
non-retainer denture

クラスプやアタッチメントなどの支台装置を設計上必要とせず，残存歯に支持を求めずに機能する義歯．

【は】

2221 バー
（1）bur，（2）bar
（1）**ハンドピース**に装着して用いられる，頭部に切削刃をもつ切削工具類の総称．**歯冠**の窩洞形成，歯冠修復物の形成，仕上げ，外科における骨の切除などに利用される．炭素鋼製の**スチールバー**とタングステン製のカーバイドバーがある．頭部の形状から**ラウンドバー，インバーテッドコーンバー，フィッシャーバー**がある．（2）**部分床義歯**に用いる板状・棒状の金属で，歯槽面に沿って床や支台装置などを連結するもの．**内側バー，パラタルバー，リンガルバー，外側バー**などがある．床の面積を狭くする効果があり，**連結子**として有効である．

2222 バーアタッチメント
bar attachment

離れた支台歯冠・歯根間を連結固定して走行する**バー**とそれを摩擦弾性維持力にて把持するスリーブで構成する棒状の**アタッチメント**．固定部にて支台歯冠・歯根，**インプラント**を保定する効果がある．アッカーマンバー，**ドルダーバー**，ハーダーバーアタッチメントなど．

2223 パーキンソン病　―びょう
Parkinson disease

錐体外路疾患の1つ．静止時振戦，筋強剛，動作緩慢・無動，姿勢反射障害を四徴候とする．初発症状は振戦が多い．**高齢者**では痴呆の頻度が高い．進行に伴い，口腔衛生管理や義歯の着脱などが問題となる．

2224 バー屈曲鉗子　―くっきょくかんし
bar bending pliers
〔同義語〕バーベンダー

バー捻転鉗子とともに，バー用金属線，半既製のバーを作業用模型に屈曲適合するときに使用する．やや大型の**鉗子**で，硬いパラタルバー，リンガルバー用線も，それぞれの**鉗子**をうまく使えば比較的容易に**屈曲**することができる．

2225 バークラスプ
bar clasp

床から出たアームを歯槽面に沿わせて**支台歯の豊隆**の下部に入れるもので，**鉤腕**がバーの形をしている．歯面に接触する形態で名称がつけられており，Tバークラスプ，Iバークラスプなどがある．

2226 バーコード
barcode

データを縞模様の線で一次元コードに変換したもの．これを読み取り機（**スキャナー**）が解読（デコード）しコンピュータに入力する．たとえば，**ジルコニア**の半焼結型ブロックはCAMで加工後，完全焼結する際の収縮値がそれぞれに異なるため，各ブロックに補正値のデータが入ったバーコードが貼付してある．

2227 パーシャルパラレルミリング
partial parallel milling

部分床義歯の支台歯に部分的にパラレルなミリング面を施した**支台装置**に付与する維持機構．**クラスプ**とは異なり，金属が外観に触れない設計が可能で審美性に優れ，装着時の違和感も小さくすることができる．

2228 パーシャルベークタイプ
partial bake type
フルベークタイプに対応する語で，**歯冠の全部**を**陶材**で覆わない形態の**陶材焼付金属冠**をいう．**陶材**と金属の移行部は対合歯の**切縁**または咬頭と接触しない位置に設定する．

2229 バーチャルワックスアップ
virtual waxup
CAD/CAMシステムにおいて，プレインストールされた歯冠形態などのデータや，**支台歯**，**作業用模型**およびバイトを**スキャン**し，得られた三次元データをもとにパソコンモニター上でバーチャルに**クラウン**や**コーピング**または金属床などの**ワックスパターン**を製作すること．

2230 バードビークプライヤー
bird beak pliers
→アングルのプライヤー

2231 バーナー
burner
気体燃料の燃焼装置で**ブローパイプ**，ブンゼンバーナー，ブロートーチなどがある．歯科で利用される**ブローパイプ**は可燃ガス（都市ガス，プロパンガス）をノズルの中央部から噴出させ，空気または酸素などの燃焼ガスを誘引混合し，ノズルから噴射する構造になっている．

2232 バーニング
burning
原義は燃焼，**焼成**，焼付き．**歯科技工**では，**陶材焼付金属冠**の金属箔をバーナーによって加熱し，箔内の金属を融解，溶着することをいう．

2233 バー捻転鉗子　—ねんてんかんし
bar rotate pliers
バーをねじ曲げるのに用いる**鉗子**．**バー屈曲鉗子**と併用してバーの屈曲・適合に使用する．小さな力で比較的楽にバーをねじ曲げることができる．

2234 ハーフアンドハーフクラスプ
half and half clasp
分割腕鉤の一種で，レスト付き一腕鉤を近遠心に互い違いに設置し，それぞれの**レスト**の側に**鉤脚**を設定したもの．近遠心に**レスト**があるので，**支台歯**に対して為害作用が少なく，**孤立歯**，傾斜歯，捻転歯などに用いる．

2235 ハーフクラウン
half crown
部分被覆冠の1つ．**歯冠**の約1/2を覆う**クラウン**．主に**ブリッジ**の**支台装置**として用いられる．近遠心の半分，頰・舌側の半分を覆うものがある．歯面数を基準とした名称の3/4**クラウン**は**歯冠**の半分を覆うため，ハーフクラウンに属する．

2236 ハーフポンティック
half pontic
補綴装置の**歯肉縁下**の隣接面豊隆を変化させることにより，隣接する歯頸部歯間歯肉や**歯間乳頭**の形態を生理的な範囲内で圧迫変形させる方法である．主に，審美歯冠修復において，**ブラックトライアングル**の防止や**歯間乳頭**の形態修正のために行う．

2237 バーベンダー
bar bender
→バー屈曲鉗子

2238 パール重合　—じゅうごう
pearl polymerization
→懸濁重合

2239 背圧　はいあつ
back pressure
〔同義語〕バックプレッシャー
圧を加えて容器内に液体などを流入する

際に，前もって容器のなかに存在している気体の圧力によって液体は押し戻される方向に力を受ける．この液体を押し戻そうとする気体の圧力をいう．**鋳造**では，**鋳型**内に溶湯が入る際に，**鋳型**内の空気が**背圧多孔**の原因となる．

2240 背圧多孔　はいあつたこう
back pressure porosity

鋳造欠陥の1つ．**鋳型**の**通気性**が悪いと，**鋳造**に際して**鋳型**内の空気が外部に排出されずに残り，この空気により**鋳造**物表面が凹んだりする．これを防ぐためには**鋳造**圧を高くしたり，**エアベント**をつけて**鋳型**内の空気を排出しやすくする．

2241 配位結合　はいいけつごう
coordinate bond

一方の原子の非結合電子対が相手の原子に供給され，両者の間に共有されることによって結合ができると解釈される**共有結合**の一種．錯体などに認められる．配位結合は金属を含む複雑な無機化合物において広範にみられる．

2242 バイオセラミックス
bioceramics

生体材料として用いられる**セラミックス**のこと．アルミナやジルコニアのように生体内で非活性を示すもの，ヒドロキシアパタイト，**生体活性**ガラスのように生体内で活性であるもの，第三リン酸カルシウム（TCP）のように骨に置換されていくような生体内吸収性のものがある．

2243 バイオネーター
bionator

1952年にBalters Wにより考案された**機能的矯正装置**で，Andresen Hの**アクチバトール**から派生したものである．**アクチバトール**に比べ口蓋前方部の床がなく，また装置自体も小さいため患者の協力が得やすい．狭窄歯列，**下顎前突**，**開咬**などの症例に用いられる．装置は**構成咬合**をもとに製作される．

2244 バイオフィルム
biofilm

菌体外多糖の膜（グリコカリックス）に覆われた細菌の凝集塊が物質表面にフィルム状に付着したもの．単一菌種によるものと複数菌種によるものがあるが，いずれもバイオフィルム内では細菌は共棲関係にあり一種の共同体を形成している．バイオフィルムは自然環境のいたるところでみられ，**デンタルプラーク**もバイオフィルムの代表例の1つである．

2245 バイオマテリアル
biomaterial
→生体用材料

2246 バイトコンパウンド
bite compound

咬合関係の印記に使用する**熱可塑性**，**非弾性印象材**．ロジン，コーパルなどに可塑剤としてステアリン酸，粘度調整剤として滑石が添加されている．50～60℃で軟化し，圧接しながら冷却固化して**咬合**を印象する．

2247 バイトフォーク
bite fork

歯列に合うようにU字形につくられた金属板と柄からできているもので，**フェイスボウトランスファー**の際，上顎歯列と**フェイスボウ**を連結するために用いる．

2248 ハイドロキノン
hydroquinone

レジンの代表的な**重合禁止剤**．開始ラジカルと迅速に反応して安定化してしまい，禁止剤がすべて消費されない限りポ

リマーを生成させない．レジンの貯蔵性を高めるために，数十ppm程度添加されているのが普通．

2249 ハイドロキャスト重合法 —じゅうごうほう
hydro-cast polymerization process

Smith CCによって開発された**粘弾性のある材料のアクリル系機能印象材でダイナミック印象**をとり，専用の装置で温水重合して義歯を完成させるシステムをいう．適合性がよく均等圧負担できる義歯床が製作できる．

2250 ハイドロコロイド印象材 —いんしょうざい
hydrocolloidal impression material

〔同義語〕水成コロイド印象材
コロイド粒子が水に分散しているハイドロコロイドで，**ゾルからゲルになる反応**を応用した**弾性印象材**．この**印象材**で採得された印象は乾燥，**離液**，吸収の現象が起き**寸法安定性**が悪いため，ただちに**模型材**を注入することが望ましい．

2251 バイトワックス
bite wax

〔同義語〕咬合採得用ワックス
咬合採得に使用される**ワックス**．軟化後，歯列間に介在させて上下顎関係を印記する．成分的には**パラフィンワックス**に近く，咬合採得用材料として最も一般的．歯列弓状または単なる板状で供給される．

2252 ハイブリッド型コンポジットレジン —がた—
hybrid type composite resin

ミクロンオーダーの**フィラー**とナノオーダーのミクロフィラーを混合したタイプの**コンポジットレジン**．一様な粒度分布のフィラーよりフィラーを物理的に多く配合でき，含有率を高めることで物性の向上が期待できる．

2253 バイブレーター
vibrator

石膏泥，埋没材泥などの脱泡に使用される振動発生機．普通のバイブレーターは電磁式が多いが，**真空埋没機**にはカム式が多い．**重合用フラスコや鋳造（用）リング**の注入にも利用する．石膏泥などは振動などが加わると流動性が増加するチクソトロピー性があることを利用している．

2254 バイヘリックス装置 —そうち
bi-helix appliance

固定式側方拡大装置の1つで，左右側大臼歯の**維持バンド**に付与された2つのループ（ヘリックス）によって拡大の方向，量を調節する．通常，0.9mm径の**矯正用線**が用いられる．

2255 ハイモア洞 —どう
antrum of Highmore

→上顎洞

2256 排列［人工歯の］ はいれつ
arrangement

失った歯の機能を回復させるために，有床義歯において人工歯を並べること．**全部床義歯**の排列には**ギージー法**，**上顎法**，**下顎法**があり，それぞれ排列手順が異なる．

2257 ハウジング型咬合器 —がたこうごうき
housing type articulator

咬合器の顆路指導機構が箱型になっている**咬合器**の総称．ハウジングのボックス内に**顆頭球**があり，内壁を滑走することで運動の方向を決定する．主なものとして，スチュアート咬合器，ウィップミックス咬合器がある．

2258 パウンド法　—ほう
Pound method

1966年にPound Eにより提唱された、**前歯のオーバーバイト**の決定法。上顎前歯の**切縁**の位置を［f］発音位（F基準位）により決定し、下顎前歯の**切縁**の位置を［s］発音位（S基準位）により決定し、**前歯**の被蓋関係をみい出す方法。1970年にPound Eが提唱した**リンガライズドオクルージョン**の意味で用いられることもある。

2259 パウンドライン
Pound's line

〔同義語〕犬歯白後隆起線

下顎全部床義歯臼歯部の頬舌的な**排列**の目安となる線。下顎犬歯近心隅角とレトロモラーパッドの舌側面を結んだ仮想の線。

2260 破壊靱性　はかいじんせい
fracture toughness

表面や内部に亀裂をもつ、あるいは付与した材料のように、欠損を有する場合の強度破壊に対する抵抗力の指標をいう。**セラミックス**などの脆性材料の物性評価によく用いられる。

2261 破壊靱性値　はかいじんせいち
fracture toughness value

破壊するときの亀裂先端での応力拡大係数（K_{IC}）で表される。破壊靱性試験法には、ノッチ付き試料に対する曲げ試験の結果からK_{IC}を求める方法、あるいは圧子圧入によって測定試料に微小亀裂を入れ、この亀裂の寸法からK_{IC}を求める方法などがある。

2262 歯ぎしり　は—
bruxism

睡眠時や覚醒時を問わず、歯を動的もしくは静的にすり合せたり、かみ締めたりする非機能性咬合習癖の一形態である。動作形態により**グラインディング**，**クレンチング**，**タッピング**の3つの型に分類される。

2263 白帯　はくたい
white band

エナメル質の形成不全、石灰化不全により、**エナメル質**に現れる白濁した帯状のもの。**斑状歯**などにみられる。

2264 白斑　はくはん
leukoderma

唇側面の**エナメル質**の表面下に多くみられ、なんらかの原因で**脱灰**が生じたものとされている。白い斑点模様のようにみえる。

2265 箱形　はこがた
box form

窩洞の基本的な形態で、互いに平行な側壁とそれに垂直な窩底とからなるものをいう。**抵抗形態**や保持状態を考慮し、ほかに**外開き形**，**内開き形**，**鳩尾形**などの窩洞形態がある。

2266 破骨細胞　はこつさいぼう
osteoclast

骨の吸収面にみられる多核の巨細胞で、骨を除去する働きをもつ。極性をもち、骨に接した面は波状縁とよばれ、細胞膜は深い陥入を示している。

2267 把持　はじ
bracing

硬い**鉤腕**が歯面の**サベイライン**上に接して側方圧に抵抗し、**維持腕**の維持力や義歯の横揺れ、沈下に抵抗し、着脱時に義歯の誘導に役立つ作用で、この**鉤腕**を**把持腕**とよぶ。

2268 破歯細胞　はしさいぼう
odontoclast

歯を吸収する多核の巨細胞。**破骨細胞**と

2269 把持力　はじりょく
bracing

支台歯を周囲から把握するように作用する力．

2270 把持腕　はじわん
bracing arm

→拮抗腕

2271 パスカル
Pascal

単位面積当たりに加わる力の単位（N/m²）．記号はPaで表す．圧力もPaで表示．1Torr ＝ 1mmHg ＝ 133.3Pa．1気圧は1,013mba ＝ 101.3KPa．

2272 バス法　―ほう
bass brushing method

ブラッシングの種類の1つで，歯と歯肉の境界部分に斜め（約45°の角度）に歯ブラシを当てて，左右に振動させる磨き方．歯肉のマッサージ効果が高い．指3本ほどで歯ブラシを持ち，力を入れずに軽く左右させることが望ましい．

2273 パターン
pattern

ワックスやレジンで製作された鋳造体の原型をさし，ワックスパターン，レジンパターンと呼称する．

2274 パターン用レジン　―よう―
resin for pattern preparation

鋳造用原型製作用の常温重合レジン．通常はインレーワックスで鋳造用原型が製作されるが，コーピングなど変形を極度にきらう場合に使用される．素材はアクリルであるが大きな膨張をせずに溶融し，焼却性がよい．

2275 7/8クラウン　はちぶんのなな―
seven-eighth crown

部分被覆冠の1つ．審美に関与する近心頬側咬頭の頬側面を残し，ほかの歯面を金属で被覆するもの．8歯面のうち7面を覆うことに由来する名称．咬合面溝，ピンなどの形成により保持効果は高い．4/5クラウンの変形．

2276 8020運動　はちまるにいまるうんどう
8020(eighty-twenty) campaign

1989年より厚生省と日本歯科医師会が推進している「80歳になっても20本以上自分の歯を保とう」という運動で，20本以上の歯があれば，食生活にほぼ満足することができるといわれている．そのため，「生涯，自分の歯で食べる楽しみを味わえるように」との願いを込めてこの運動が始まった．

2277 発育空隙　はついくくうげき
developmental space

乳歯列弓にみられる生理的空隙のうち，霊長空隙を除くすべての歯間空隙をいう．霊長空隙に比べ乳歯の萌出の進行とともにより変化しやすく，発現部位に個体差が著しい．後継永久切歯の萌出が近づくにつれ，歯槽突起の部分も成長するために生じることもある．

2278 発音位　はつおんい
pronunciation position

発音時の下顎位をさす．歯音のうちで特に"s"の発音時は発音最少間隙となって下顎位が安定し，臨床で視覚的にも確認できるので，咬合採得時に利用する方法が数多く紹介されている．Pound Eは，上顎前歯の切縁の位置と長さを［f］発音位，下顎前歯の切縁の位置を［s］発音位により決定し，前歯の被蓋関係をみ

2279 **発音障害**　はつおんしょうがい
speech disorder, dysphonia
音声は呼吸器官，喉頭，咽頭，口蓋，口唇，舌などにより調音されるが，これらの器質的な障害により発音障害が起きる．器質的な障害要因としては，唇裂，口蓋裂，舌小帯短縮症，咬合異常，歯列不正，歯の欠損などがある．

2280 **発音法**　はつおんほう
phonetic method of measuring occlusal vertical dimenssion
発音機能を義歯製作時に利用するもので，咬合採得時に［m］音などの特定の音を発音させ，**咬合高径の決定**を行う．

2281 **バッカルコリダー**
buccal corridor
上顎犬歯と**口角**との隙間をいう．前歯部歯列弓と口裂の幅径はその審美性と機能性に大きく関与するが，口裂に比べその歯列弓が小さいと**口角**に隙間がみえ，大きいと前突となってともに顔貌も悪く機能性を害する．

2282 **バッカルシェルフ**
buccal shelff
→頬棚

2283 **バッカルチューブ**
buccal tube
〔同義語〕頬面管
主線を維持歯に維持する管のなかで，維持歯の頬側に付与されるものの総称．ろう〈鑞〉付け用，電気溶接用およびダイレクトボンディング用がある．ろう〈鑞〉付け用は内径0.6〜1.2mmのラウンドチューブとエッジワイズバッカルチューブがある．

2284 **バッカルバー**
buccal bar
→頬側バー

2285 **白金加金**　はっきんかきん
platinum added gold alloy
金銀銅三元合金に白金ないしパラジウムを加えた**金合金**．都市ガス-圧縮空気炎で融解できるよう鋳造用のものは白金族金属の総量が10％未満で，タイプ4金合金と同じである．補綴装置の支台装置用に最適．

2286 **バッキング**
backing
陶歯・レジン歯前装金属裏装の補綴装置を製作するときに，**削合**した**人工歯**の舌側面に裏打ちとして製作する舌側面形態の鋳造体をいう．金属で裏打ちする意味から**裏装**ともいい，単純裏装，切縁保護裏装，複裏装などがある．

2287 **白金箔**　はっきんはく
platinum foil
純白金を厚さ約25μmにした箔状のもの．**ポーセレンジャケットクラウン**，ポーセレンインレーを製作する際，**マトリックス**として使用される．操作性がよく，十分な**耐熱性**もあり，陶材焼成後に容易に取り除くことができる．

2288 **白金箔マトリックス法**　はっきんはく―ほう
matrix technique of platinum foil
ポーセレンジャケットクラウンの製作時の金属箔マトリックス法の一種．通常，25μmの厚さの**白金箔**を用いて菱形に裁断し，**焼なまし**て歯型に圧接する．**白金箔**は融点が高く，陶材焼成時の温度に耐え，**色調**にも影響しない．

2289 **バックアクションクラスプ**
back action clasp
環状鉤の一種．支台歯の舌側面に**鉤体部**があり，**アンダーカット**に入ることな

く，欠損側の隣接面を経て，頬側近心のアンダーカットに入る．鉤体部から連結子が出てバー・床と連結する．左右側に対称的に使用するのがよい．

2290 パッサバン隆起 —りゅうき
Passavant's ridge
〔同義語〕パサバント隆起
発声時，咽頭後壁に水平方向に生じるヒダ状の高まりで，ほぼ軟口蓋の下縁の高さに生じる．この高まりの形成には，口蓋咽頭筋による咽頭壁の挙上と，咽頭収縮筋深部の収縮が関与する．

2291 パッシブフィット
passive fit
インプラント上部構造が無抵抗で収まり，適合がきわめてよいこと．インプラント上部構造は非常に高い技工テクニックが要求され，特にスクリュー固定式の場合は，かなりの熟練を要する．

2292 バットジョイント
butt joint
2種の物体が毛ぬき合わせのように面と面で接する状態をいう．ショルダーなどのように陶材と金属が重なり合わずに接している結合状態．引張試験の試験片を水平に結合することもいう．

2293 発熱反応 はつねつはんのう
exothermic reaction
熱の発生を伴う反応．たとえば，有機化合物の燃焼，酸と塩基の中和，酸化物や無水塩に水を添加したときの反応，安定な有機および無機化合物の生成反応などがある．大多数の反応は発熱反応である．

2294 馬蹄形バー ばていけい—
horseshoe bar
〔同義語〕ホースシューバー
上顎義歯に応用される馬蹄形（U字型）のバー．口蓋隆起を避けるなどの目的で用いられる．

2295 パテ状シリコーンゴム印象材 —じょう—いんしょうざい
silicone-putty impression material
ゴム質の多い軟性のパテ状をした一次印象材．同系のインジェクションタイプとの連合印象材として用いられる．

2296 バニッシャー
burnisher
〔同義語〕プレスバニッシャー
展延性のある金属修復物を加圧して窩壁への適合をよくするために用いる手用加圧器具．ステンレス鋼からなり，長い柄の両端に球状，円錐状，ヘラ状などの圧接子を有する．金，アマルガム，軟質合金冠，インレーに用いられる．特に，アマルガム充填で使用するものをアマルガムバニッシャーとよぶ．

2297 バニッシュ
burnish
金属箔を歯型に圧接時，切縁またはショルダー部に余分なしわができる．このしわを伸ばして消して圧接することをいう．

2298 ハノー咬合五原則 —こうごうごげんそく
articulation quint by Hanau
〔同義語〕ハノー咬合五辺形，アーティキュレーションクイント
1926年にHanau RLが，全部床義歯の人工歯排列において，義歯に咬合平衡を与えれば調和のとれた機能が得られると考え，次の5要素を発表した．すなわち，顆路の傾斜，咬合平面の傾斜，切歯路の傾斜，咬頭の高さ，調節彎曲の程度であり，これらの関連性を五辺形によって表した．1つの要素が変わると，ほか

2299 歯の平均寿命　は—へいきんじゅみょう
average life expectancy of tooth
歯が萌出してから齲蝕その他の原因で抜去されるまで口腔内に存在している平均年数のこと．**8020運動**などの推進によって口腔衛生思想が一般にも普及し，歯の平均寿命も伸びたが，人の平均寿命に比べるとまだまだ短い．**咬合**に最も重要な**大臼歯**の平均寿命は特に短く，男女とも下顎第二大臼歯が最も短命で，反対に最も長命なのは男女ともに**犬歯**である．

2300 パノラマエックス線写真　—せんしゃしん
panoramic radiography
歯科における診断や治療は，歯そのものや**歯周組織**を対象とする場合が多いが，顎骨や顔面領域まで及ぶ広範囲な疾患が対象となることもある．そのような歯列を含む顎骨全体を展開し，一度に観察できるように考え出された歯科特有の撮影法である．

2301 バフ
buff
仕上げ研磨に用いられる**研磨材**をつけて磨くための軟らかい素材の研磨用具．たとえば，鹿革，綿布，フェルトなどで，円盤状や砲弾状に成形された**ホイール**やコーンなどの研磨工具として用いられている．

2302 バフ研磨　—けんま
buffing
バフに各種の**研磨材**をつけて行う**仕上げ研磨**．**研磨材**としては，硬質合金，陶材，コンポジットレジンには**アルミナ**，**酸化クロム**，**酸化鉄**などが，アクリルレジンや軟質合金には**酸化亜鉛**，ルージュなどが用いられる．

2303 ハミュラーノッチ
hamular notch
〔同義語〕鉤状切痕，鉤切痕，翼突上顎切痕
蝶形骨翼状突起と上顎結節の後面によって形成される切痕．上顎義歯床の後縁側方部の位置はこの切痕によって決定される．

2304 パラタルストラップ
palatal strap
パラタルバーよりもバーの厚みを薄く，幅を広くした帯状の**大連結子**をいう．パラタルバーと比べて異物感の減少，**発音障害の減少**，よりよい義歯の安定が期待できる．

2305 パラタルバー
palatal bar
口蓋粘膜上を走行するバー．床や**支台装置**と連結することにより，**口蓋**の床面積を小さくするとともに義歯の**支持**，強度を向上させる．適応部位により前・正中・後・中・側方パラタルバーがある．

2306 パラタルプレート
palatal plate
〔同義語〕口蓋床
口蓋を広く，薄く被覆する**大連結子**であり，パラタルバーに比較して異物感，違和感が小さい．

2307 パラタルボタン
palatal button
ナンスのホールディングアーチを構成する一部分で，レジン床の部分を口蓋粘膜に接触させたもの．用途は，**混合歯列期**における**保隙**，永久歯列期における固定が挙げられる．パラタルボタンの大きさが**固定源**の大きさともなるので，あまり小さすぎるものはよくない．

2308 パラタルランプ
palatal lump
→オクルーザルランプ

2309 パラタルリフト
palatal lift prosthesis
→軟口蓋挙上装置

2310 パラトグラム
palatogram
〔同義語〕口蓋図，パレート図
言葉を発したときの舌と口蓋との接触部を調べ，その接触部を表したもの．義歯を装着するとき，**人工歯の排列や口蓋部**の形態によって**発音障害**が起こることのないように，パラトグラムによって診査して義歯を完成させる．

2311 パラフィンワックス
paraffin wax
主として義歯床製作時に**咬合堤**の製作やレジン床の**基礎床**として使用される歯科用ワックス．パラフィン，セレシンを主成分とし，ほかに性質改善のため**蜜ろう**〈蠟〉，**カルナウバワックス**，樹脂などを含む．

2312 パラレリングデバイス
paralleling device
ブリッジの**支台歯**の平行関係，**ピンホール**相互の平行関係を機械的に測定するための装置．パラレルピンテクニックの口外法は，レジンコアで平行に固定した金属製チューブをガイドとし，口腔内で**ピンホール**を形成する．

2313 パラレルテレスコープクラウン
paralleltelescope
〔同義語〕シリンダーテレスコープクラウン
内冠の軸面が平行である**テレスコープクラウン**．

2314 パラレロメーター
parallelometer
→ミリングマシーン

2315 バランシングランプ
balancing ramp
全部床義歯において**調節彎曲**を付与せず，1平面に**無咬頭臼歯**を排列すると，上下顎歯列間に**クリステンセン現象**が現れ義歯は転覆離脱する．これを防止する目的で下顎最後臼歯後方の床翼部に設定する3点平衡を得るための堤状の斜面をいう．

2316 バリ
flash, fin
成形物の**辺縁**などからごく薄く板状にはみ出した成形欠陥．**レジンの重合**のように分割型を使用すると，程度の軽重はあるがほとんどの場合発生する．鋳造では**鋳バリ**とよび，鋳型のひび割れ部分に溶湯が流入して発生する．

2317 バルクウィル角 ―かく
Balkwill angle
平均値咬合器の設計の基準となるものの1つで，左右の下顎頭を結んだ線の中央と**下顎切歯点**とを結んだ仮想線が**咬合平面**となす角．平均値は26°．

2318 パルス光 ―こう
pulse light
パルスとは短時間の間に急峻な変化をする信号の総称であり，矩形波（方形波）である．パルス光はレーザーダイオードから発せられる矩形波で，歯科では**齲蝕**の有無やその程度を数値化する目的で応用されている．**デンタルプラーク**や充塡物の影響を受けて数値が一定にならないなどの欠点がある．

2319 バルブ型鼻咽腔補綴装置　—がたびいんくうほてつそうち
speech bulb prosthesis

鼻咽腔閉鎖時に残存した空隙を人工物によって補い，口蓋括約筋群の運動能力を賦活し，鼻咽腔閉鎖機能の獲得を助けることを目的にした口腔内装置．

2320 バレル研磨　—けんま
barrel polishing

〔同義語〕バレル仕上げ

加工物と**研磨材**を樽状の容器に入れて**研磨**する方法で，比較的小型の金属製品の大量の**研磨**に適している．歯科では，精密な補綴装置は選択研磨が必要であり万能ではない．**研磨**の全工程に使用することは難しく，後半の**仕上げ研磨**に有効である．

2321 バレル研磨器　—けんまき
barrel polishing machine

樽状の容器に加工物と**研磨材**を入れて回転させ**研磨**する機械．製品により容器の大きさ，形態，**回転速度**，回転方法，**研磨材**が異なる．

2322 ハロー効果　—こうか
halo effect

一般に，凝集した芯（コア）の周囲に広がったもの，太陽や月の周囲に現れる暈（かさ），光輪をハロー，またはハロー効果という．歯科では，前歯切縁部で入射光が舌側へ透過せず，透明度の高い切縁部から歯の内部へ向かって全反射を起こし，切縁部に帯状に白くみえるものをいう．

2323 半固定性架工義歯　はんこていせいかこうぎし
semi-fixed partial denture

→半固定性ブリッジ

2324 半固定性ブリッジ　はんこていせい—
semi-fixed bridge

〔同義語〕半固定性架工義歯，半固定性橋義歯，可動性固定性架工義歯，可動性ブリッジ

可動性連結装置を応用した**ブリッジ**．**支台装置**は**支台歯**に固定される．支台に順次装着されるため**傾斜**した支台に応用できる．また，**連結装置**が可動性であり，**支台歯**の生理的動揺を許容するため，**前歯から臼歯**にわたる**ブリッジ**に応用されることが多い．

2325 半固定性連結　はんこていせいれんけつ
semi-fixed connection

ブリッジ連結法の一種．2つの**連結部**の一方を**固定性連結**，他方を**可動性連結**にするものをいう．**支台歯**の平行性が得にくく，**固定性連結**にするには歯質の削除量が多くなる場合や，**前歯から臼歯**にわたる大型の**ブリッジ**で，すべての**支台歯**の平行性が得にくい場合に用いられる．**可動性連結装置**としてキーアンドキーウェイなどがある．

2326 半自浄型ポンティック　はんじじょうがた—
semi-sanitary pontic

ポンティックの分類で自浄性による分類名称の1つ．唇（頬）側面は審美性を考慮して自然形態を与え，舌側面および隣接歯頸側は大きく開けて**自浄作用**を妨げないようにした**ポンティック**．

2327 反射角［光の］　はんしゃかく
angle of reflection

光がある媒質の境界面ではね返されたとき，最初の光を入射光，はね返された光を反射光といい，このとき反射点に立て

た法線と反射光とのなす角を反射角という．法線に対する**入射角**と反射角の大きさは等しい．

2328 反射率［光の］　はんしゃりつ
ratio of refraction

入射光と反射光のエネルギーの比．つまり，当てた光がどのくらい反射するかの比率．目でみた場合の明るさの感じである．

2329 斑状歯　はんじょうし
mottled teeth

歯の石灰化の時期に過剰の**フッ素**を継続的に摂取することによって起こる歯の石灰化不全を歯牙フッ素症といい，飲料水中のフッ素濃度に起因する．これにより**エナメル質**中に**白斑**または白濁が現れ，時に褐色になる歯をいう．症状が強くなると，**エナメル質**の実質欠損を伴う．

2330 半水石膏　はんすいせっこう
calcium sulfate hemihydrate

〔同義語〕焼石膏，バリ石膏
硫酸カルシウムの半水塩（$CaSO_4 \cdot 1/2H_2O$）の慣用名．水で練和すると水和反応により二水塩となり凝結（硬化）する．物理的性質の違いにより，α型とβ型がある．**混水比**が小さく強度が大のものをα型，**混水比**が大きく強度が小のものをβ型とよぶ．

2331 半側切除［下顎の］　はんそくせつじょ
hemi-mandibulectomy

〔同義語〕下顎骨半側切除（術）
下顎骨の左右半側を離断して切除すること．骨の連続性は断たれる．

2332 ハンター・シュレーゲル条　—じょう
Hunter-Schreger bands

エナメル小柱は，象牙質側2/3では彎曲して走行するため，歯の縦断標本を観察すると，**エナメル質**の象牙質側2/3においては縦断帯と横断帯が縞状に交互にみえる．この縞模様のことをいう．

2333 反対咬合　はんたいこうごう
reversed occlusion

上下顎前歯部の被蓋関係が逆の咬合形式．上下顎1歯のみの反対咬合は，当該歯の舌側または唇側転位という．歯性反対咬合，機能性反対咬合，骨格性反対咬合に分けられる．なかでも骨格性反対咬合の治療が最も困難である．

2334 半調節性咬合器　はんちょうせつせいこうごうき
semiadjustable articulator

咬合器をその調節機能によって分類したものの1つで，**矢状顆路**と平衡側顆路調節機構をもち，それらの**顆路**を直線で再現する**咬合器**．関節部分の構造により**コンダイラー型咬合器**と**アルコン型咬合器**に分けられる．

2335 パントグラフ
pantogragh

下顎の**側方運動**および**前方運動**を**水平面**と**矢状面**に連続軌跡として表す口外描記装置．水平に4カ所，垂直に2カ所の計6カ所の描記部があり，偏心運動時の**顆路**の動きを三次元的に記録する装置である．

2336 ハンドピース
handpiece

回転切削工具の保持具を頭部に，それを操作する把持部を胴体とする歯科用回転切削用具．頸部の形態によりストレート型と先の曲がったコントラアングル型がある．技工用のハンドピースはストレート型である．**電気エンジン，エアタービン，マイクロモーター**で工具の軸受けが

異なるので，軸受けの方式により工具を選択する．

2337 バンドループ保隙装置 —ほげきそうち

band loop space maintainer

第一乳臼歯または第二乳臼歯など，1歯のみが早期喪失したときに用いられる保隙装置．支台歯にループをろう〈鑞〉付けした維持バンドを装着することからこの名がある．

【ひ】

2338 被圧変位量 ひあつへんいりょう

displaceability

歯あるいは顎堤粘膜に対して，一定時間に一定の荷重を加えた場合における単位面積当たりの変位量をいう．

2339 非アンダーカット ひ—

〔同義語〕非添窩（部）

アンダーカットになっていない部分．

2340 PAP ぴーえーぴー

palatal augmentation prosthesis

→舌接触補助床

2341 PMA ぴーえむえー

prosthetic mandibular advancement

→MAD

2342 PMMA ぴーえむえむえー

polymethyl methacrylate

→ポリメチルメタクリレート

2343 PMTC ぴーえむてぃーしー

professional mechanical tooth cleaning

歯科医師や歯科衛生士が機械の清掃用具を用いて歯面清掃・研磨してすべての歯面からデンタルプラークを取り除くこと．ハンドピースに専用のチップやブラシをつけて，回転速度を低速にしたり，押しつける力を加減して集中的に清掃研磨する．

2344 PLP ぴーえるぴー

palatal lift prosthesis

→軟口蓋挙上装置

2345 PL法 ぴーえるほう

Product Liability Law

製造物の欠陥により製造物の使用者が生命・身体・財産などに損害を受けた場合，製造業者が被害者に対して負う損害賠償について定めた民事特別法．

2346 ビーズワックス

beeswax

→蜜ろう〈蠟〉

2347 ビーディング

beading

金属床辺縁やパラタルバー，パラタルストラップなどに縁どりをつけること．粘膜面側 0.3〜0.5mm 程度の堤状の縁どりで，辺縁封鎖および舌感の改善の役割を果たす．

2348 ヒートショック型加熱重合レジン —がたかねつじゅうごう—

heat shock type heat curing resin

液成分に重合促進剤のジメチルパラトルイジンを微量添加するなどして，重合時間を短縮した加熱重合レジン．餅状化したレジンを100℃の沸騰水中で10〜15分間加熱することで重合を完了させることができる．機械的性質は従来型の加熱重合レジンより劣る．

2349 ビーム

beam

粒子の集団や波長の短い波が，互いにほとんど衝突せずに細い流れとなって並進しているもの．粒子や波の名前や種類を「〜ビーム」や「〜線」と訳すこともある．歯科では，放射線（ray）の意味で

2350 ヒーリングアバットメント
healing abutment
〔同義語〕ヒーリングキャップ
フィクスチャーの埋入後，**アバットメント**を装着する前に歯肉粘膜の治癒と併せて歯肉形成をはかる目的で使用するもの．ヒーリングアバットメント除去後，交換した**アバットメント**の印象採得，**咬合採得**を行う．

2351 ヒーリングキャップ
healing cap
→ヒーリングアバットメント

2352 ヒーリングスクリュー
healing screw
二回法インプラント埋入では，**フィクスチャー**が骨性治癒して**二次手術**を行うまでの間，**フィクスチャー**を骨内に収めておく．このときに，フィクスチャースクリュー内部に異物が入らないようにつめておくスクリュー．

2353 鼻咽腔閉鎖不全　びいんくうへいさふぜん
dysfunction of naso-pharyngeal closure
〔同義語〕鼻咽腔閉鎖機能不全
球麻痺などによる**軟口蓋**の運動障害，口蓋裂，口腔癌手術，咽頭癌手術などによる器質的欠損で鼻咽腔の閉鎖が障害されること．その結果，嚥下時に口腔内圧が**鼻腔**に抜け，開鼻声，**嚥下障害**を惹起する．

2354 鼻咽腔補綴装置　びいんくうほてつそうち
velopharyngeal prosthesis
鼻咽腔閉鎖不全の改善の目的で使用される口腔内装置．挙上子型，栓塞子型，バルブ型などがある．

2355 ピエゾ
piezo
〔同義語〕ピエゾ素子，ピエゾ電気，圧電素子
ある物質に機械的圧力を加えた場合，これに比例して電荷を発生する現象で，逆に電圧を加えると微細な変形を示す．この性質はインクジェットタイプのプリント技術に応用されている．

2356 ビカー針　ーしん
Vicat needle
針入度試験に用いられ，**質量**，断面積の異なる針がある．**石膏**，**埋没材**，セメントなどの**硬化時間**の測定に用いられる．針は規格に応じて選択する．

2357 被蓋　ひがい
overlap
咬頭嵌合位での上下顎歯の重なりをいう．垂直的被蓋関係を**オーバーバイト**，前後的または側方的被蓋関係を**オーバージェット**という．上下顎歯の対向関係は，通常，上顎歯が下顎歯をわずかに被蓋している．

2358 非解剖学的咬合器　ひかいぼうがくてきこうごうき
non-condyle path type articulator
〔同義語〕非顆路型咬合器
咬合器関節部の構造が生体の顎関節とは類似することなく，**顆路**をもたない**咬合器**のことをいう．**咬頭嵌合位**のみを再現して**蝶番運動**を行う**蝶番咬合器**，歯列模型にみられる咬耗面をガイドにして**滑走運動**を行う**自由運動咬合器**，咬合面を形成するための**特殊型咬合器**などがある．

2359 非解剖学的人工歯　ひかいぼうがくてきじんこうし
non-anatomic tooth
解剖学的形態にとらわれずに，**咀嚼能率**

の向上および義歯の安定などを考慮してつくられた**人工歯**．咬合面に傾斜面がないので咀嚼時に側方圧を減少させ，**歯槽骨に有害な力として作用しない**．

2360 鼻下点　びかてん
subnasal point

正中矢状平面上で上唇の上方にあり，鼻中隔のすぐ下に位置する人体の計測点．オトガイ点とともに**全部床義歯の製作時**に**咬合高径**を決定するための計測点となる．

2361 光重合　ひかりじゅうごう
light curing

470nm付近の**可視光線**を照射することにより**カンファーキノン**が励起し，2-ジメチルアミノエチルメタクリレートと反応して**ラジカル**を生成し**重合**を開始する．また，紫外線重合は増感剤としてベンゾインモノアルキルエーテルが添加されている．

2362 光重合型コンポジットレジン　ひかりじゅうごうがた—
light-cured composite resin

光照射によって**重合**が開始され，硬化するコンポジットレジン．現在では紫外線重合型を含めないのが通例．非常に高い**無機質フィラー**の含有率が達成されており，充填修復用レジンとして最も汎用されている．

2363 光重合レジン　ひかりじゅうごう—
light-cured resin

光エネルギーによって**重合**を開始する**レジン**．使用する光によって紫外線重合レジンと**可視光線重合レジン**がある．歯科用には安全性から後者が多用され，これを単に光重合レジンとよぶことが多い．**カンファーキノン**を光増感剤として利用している．充填修復用コンポジットレジン，**歯冠用硬質レジン**，**床用レジン**などがある．

2364 光照射器　ひかりしょうしゃき
light curing unit

〔同義語〕可視光線重合器

光重合レジンの重合に用いられる光照射装置で，光源として，ハロゲンランプ，キセノンランプ（プラズマアーク），青色発光ダイオード（LED），アルゴンレーザーなどが使用される．光増感剤の吸収波長に合わせて470nm付近の**可視光線**を出力波長とする照射器が多い．ガンタイプやペンシルタイプがある．

2365 光造形法　ひかりぞうけいほう
photo-fabrication

光照射により形状加工する方法．**合成樹脂**やその粉末を光照射により選択的に凝固，固化させて形状をつくる方法．機械的造形法に比べ，工具や冶具を必要とせず，多様な模型をつくれる利点がある．CADシステムで利用する．

2366 光のスペクトル　ひかり—
spectrum

光を単色光成分に分解して波長の順に並べたもの，またはそれを表示したもの．

2367 非顆路型咬合器　ひかろがたこうごうき
non-condyle path type articulator
→非解剖学的咬合器

2368 非緩圧型　ひかんあつがた
rigid

義歯に加わる咬合圧を**支台歯**と**支台装置**に直接伝達する方式．

2369 非緩圧型アタッチメント　ひかんあつがた—
rigid attachment

〔同義語〕リジッドアタッチメント

メールと**フィメール**の連結機構に嵌入動

作以外の運動性を許容しない**アタッチメント**の総称．その部分で咬合力などの負担力が分散されず，**支台歯**の長軸方向に収束して**歯根膜**などに伝達される．

2370 非貴金属合金　ひきんぞくごうきん
base metal alloy
〔同義語〕卑金属合金

貴金属を含まない**合金**．歯科用には**ニッケルクロム合金**，**コバルトクロム合金**や**チタンやチタン合金**がある．圧印床用材料として18-8ステンレス鋼がある．

2371 引き抜き試験　ひーぬーしけん
pull out test

静的荷重による杭の引き抜き抵抗を評価する試験をいう．**陶材**の焼付強さを評価するために金属棒の周囲に**陶材**をリング状に焼付けて引き剝がす試験や，埋入した**インプラント**，**歯根**に埋入した各種ポストの挺出に対する抵抗力を評価する試験，また**咬合紙**をかませた状態から引き抜き，接触を確認する試験など，多岐にわたり用いられている．

2372 非機能咬頭　ひきのうこうとう
nonfunctional cusp
〔同義語〕せん断咬頭

食物の粉砕にあまり関与せず，主に食物を咬合面に保持したり，切断する働きをもち，**機能咬頭**を**咬頭嵌合位**に滑走誘導する咬頭．上顎臼歯部頬側咬頭および下顎臼歯部舌側咬頭が相当する．咬頭頂は**機能咬頭**より鋭い．

2373 鼻腔　びくう
nasal cavity

梨状口から始まり，後方の（生体では**咽頭**の鼻部に相当する）後鼻孔に至る骨の空洞をいう．正中には鼻中隔があり，腔を左右に2分する．外壁には上・中・下鼻甲介があり，その下部を鼻道が通っている．また前頭洞，篩骨洞，**上顎洞**，蝶形骨洞の**副鼻腔**が付属し，小孔をもって鼻腔と連絡している．鼻腔上壁には嗅神経が分布している．

2374 引け巣　ひーす
shrinkage porosity

凝固収縮が原因で，微細な空隙が鋳造体内部に発生し，**鋳造欠陥**の1つの**鋳巣**となったもの．引け巣の発生防止には**スプルー**を太く，また短くする，あるいは湯だまりをつけて最終凝固部を鋳造体の外部で生じさせるなどの方法がある．

2375 非作業側　ひさぎょうそく
nonworking side
→平衡側

2376 非自浄型ポンティック　ひじじょうがたー
non-hygienic pontic

ポンティックの分類のうち，自浄性による名称の1つ．主に**可撤性ブリッジ**に用いられるもので，歯槽部に広く接し，非衛生的である．

2377 鼻耳道線　びじどうせん
naso-auricular line
→カンペル平面

2378 比重　ひじゅう
specific gravity

ある温度におけるある物質の**質量**と，それと同体積の標準物質の**質量**の比をいう．同じ場所で比較すれば**質量**の比は，重さの比と等しいので比重という．標準物質として，**固体**または液体の場合には，普通4℃における水が使われ，比重を1とする**密度**にほぼ等しい．生体では，血液や尿の比重が測定される．

2379 非晶質　ひしょうしつ
amorphous, noncrystal

〔同義語〕アモルファス，ガラス質

固体状態で**結晶構造**を示さないもの．ある種の物質では，溶融して冷却すると結晶化せずそのまま凝固し，この状態をガラス状態とよぶ．**陶材**やレジン材料はガラス状態で固化しており，一定の**融点**をもたず，エックス線回折によっても鋭いピークを示さない．金属を超急冷すると非晶質金属が得られる．

2380 非晶質層　ひしょうしつそう
amorphous layer

金属の**研磨**による加工変質層の最表層に生じる層（ベイルビー層）や，溶射，蒸着などによって製作された**結晶構造**をもたない無定形物質の層．

2381 微小漏洩　びしょうろうえい
microleakage

〔同義語〕マイクロリーケージ，辺縁漏洩

歯質と接着しない充填物が歯質との**熱膨張**の不一致により適合不良となり微細空隙を生じた際，**唾液**などで侵襲され窩壁が汚染する現象．アマルガム，**コンポジットレジン**の**充填**で観察され，二次齲蝕の原因となる．アマルガムではバニッシュ，コンポジットレジンでは**エッチング**とボンディングの併用により歯質と接着し，微小漏洩は改善される．

2382 鼻唇溝　びしんこう
nasolabial groove

鼻翼の外側縁から**口角**の外側縁に向かって走る浅い溝をいう．顔面神経麻痺のときにこの溝は消失する．

2383 ビスケットベーク
biscuit bake

素焼した後に**ポイント**で**形態修正**したもの．口腔内に**試適**をして形態を確認した後に**つや出し焼成**を行い完成する．

2384 Bis-GMA　びすじーえむえー
Bis-GMA

ビスフェノールAとグリシジルメタクリレートの付加物．代表的な歯科用ジメタクリレートモノマーの1つ．非常に高粘性で，低粘性の**モノマー**と混合して使用される．主な用途は，歯冠用コンポジットレジンの**モノマー**．

2385 ヒステリシス
hysteresis

〔同義語〕履歴現象

強磁性体の磁化の強さ，弾性体の**ひずみ**などの大きさが，そのときの磁場，**応力**などの値によって一義的に決まらず，磁場や**応力**を最初の状態に戻しても，磁化や**ひずみ**の状態が完全には戻らない現象．

2386 ビスフォスフォネート
bisphosphonate

破骨細胞の活動を阻害し骨の吸収を防ぐ医薬品．骨粗鬆症，変形性骨炎（骨ページェット病），**腫瘍**（高カルシウム血症の有無にかかわらず）の骨転移，多発性骨髄腫，骨形成不全症，その他骨の脆弱症を特徴とする疾患の予防と治療に用いられる．

2387 ひずみ
strain

物体が外力を受けて変形したとき，変形量の原寸法に対する割合をひずみといい，単位のない無名数である．主応力軸に対し垂直な面において，垂直方向に起こるひずみを垂直ひずみ，接線方向に起こるひずみを横ひずみという．

2388 ひずみエネルギー
strain energy

弾性体に外力やエネルギーが加えられると，弾性体は**弾性変形**することによりエ

2389 非石膏系埋没材　ひせっこうけいまいぼつざい

non-gypsum bonded investment

〔同義語〕非石膏系鋳型材

歯科用埋没材のうち，**石膏系埋没材**を除いた**埋没材**をよぶ．たとえば，**リン酸塩系埋没材**やシリカゲル系埋没材などの**高温鋳造用埋没材**をさし，それらを区別し，まとめて表現するために使われる．

2390 非弾性印象材　ひだんせいいんしょうざい

non-elastic impression material

印象材が硬化後に十分な**弾性**を示さず，力が加わると破壊したり**永久変形**を起こすもの．残存歯や**アンダーカット**部の印象採得には適さない．非弾性印象材としては，印象用石膏，**インプレッションコンパウンド**，**酸化亜鉛ユージノール印象材**，印象用ワックスなどがある．

2391 被着体　ひちゃくたい

adherend

接着させるための対象物の材料をいう．たとえば，**コンポジットレジン**の被着体は被着面処理をした歯質（**エナメル質**，**象牙質**）であり，各種接着・合着用セメントの被着体は歯質と歯科用合金あるいは**セラミックス**となり，**歯冠用硬質レジン**の被着体は歯科用合金などといったように接着される側をさす．

2392 被着体破壊　ひちゃくたいはかい

fracture of adherence material

接着には，接着体と，接着を対象とする**被着体**が存在する．その際，**接着強さ**が強く，かつ接着体が**被着体**より物性が勝っていたときに**被着体**を含めて破壊すること．

2393 被着面　ひちゃくめん

adherend surface

2つの物質（被着材）がほかの物質（**接着材**）を介してくっつくときの被着材の接着する面をさす．この表面の性状や**表面処理**の状態が接着力に大きく影響する．

2394 被着面処理　ひちゃくめんしょり

treatment of adherend surface

接着される材料表面にあらかじめ行う処理をいう．補綴装置を合着する場合は，合着される材料によって**表面処理**を適切に行わなければならない．

2395 非調節性咬合器　ひちょうせつせいこうごうき

nonadjustable articulator

→平均値咬合器

2396 ビッカース硬さ　—かた—

Vickers hardness

押し込み硬さの1つ．圧子に正四角錐のダイヤモンドを用い，生じた正方形の圧痕の対角線の長さを測定し，負荷荷重を圧痕の表面積で除して硬さ値（Hv）とする．圧痕が常に相似形なので異なる**荷重**でも比較できる．

2397 引っかき硬さ　ひ—かた—

scratch hardness

硬さの一種．引っかきに対する抵抗性．物質をほかの物質または先の鋭い圧子で引っかき，傷の有無または幅で評価する．局部的な微小部分も測定可能．**マルテンス引っかき硬さ**，**モース硬さ**がある．

2398 ピックアップ印象　—いんしょう

pick-up impression

〔同義語〕取り込み印象

義歯やクラウンを口腔内に装着した状態

で印象を行い，それらを印象内に取り込んでくる印象法．義歯の修理や**クラウン・ブリッジ**のリマウント操作時，**テレスコープ義歯**の製作時に適応される．また，インプラント治療においても支台の位置を**作業用模型**に正確に置き換えるために用いられる（オープントレー印象）．

2399 引張試験　ひっぱりしけん
tensile test
材料に引張応力を加え，その変形挙動を調べることを目的とした試験で，試験片に引張荷重をかけ，破壊に至るまで**応力**と**ひずみ**を連続的に記録する．**弾性係数**，**耐力**，**引張強さ**，**伸び**などが評価される．直接引張試験は延性材料に適し，脆性材料には**ダイアメトラル引張試験**が用いられる．

2400 引張強さ　ひっぱりつよー
tensile strength
物体が引張荷重を受けたとき，破断せずに耐えることのできる最大荷重を意味し，最大荷重を試料の断面積で除した**応力**で表される．

2401 HIP 平面　ひっぷへいめん
hamular notch incisive papilla plane
上顎左右側の**ハミュラーノッチ**と**切歯乳頭**の3点を含む平面で，**口蓋骨**の水平板にほぼ平行とされる．経年的にあまり変化がなく，解剖学的に頭蓋と**咬合平面**を関連づけられる平面として**基準（平）面**に用いられることがある．

2402 ヒドロキシアパタイトコーティング
hydroxyapatite coating
フィクスチャーの表面に**骨結合**を促進する目的でヒドロキシアパタイトを蒸着すること．

2403 比熱　ひねつ
specific heat
単位質量当たりの熱容量を示し，1g当たりの物質の温度を1℃上げるのに必要な熱量に相当する．つまり，比熱とは物質1g当たりの熱容量を示す．比熱は大きくなるほど，温まりにくく，冷めにくい性質をもつ．物質の熱容量をC，**質量**をm，比熱をcとしたとき，$c = C/m$で求められる．

2404 ピボットスプリント
pivoting splint
スプリントの最後方臼歯部咬合面に突起を設け，その突起のみを対合歯と接触させるものをいう．**下顎頭**が上方あるいは後方に偏位している症例に対して，**下顎頭**を下方へ**牽引**することにより症状の改善をはかる目的で使用する．

2405 ヒューム
fume
固体が気化した後，冷却されたときに凝縮によって生成する粒子を含む気体．たとえば，金属融解時などに発生した金属蒸気が凝集して微細な粒子となり，空気中に浮遊するベリリウムのヒュームなどは有毒とされる．

2406 標示線　ひょうじせん
line of reference
〔同義語〕標準線
ろう〈蠟〉堤に記入される線で，上顎前歯の幅径を示す**口角線**，上下顎前歯の長径を表す**上唇線**，**下唇線**および上下顎左右側中切歯の**接触点**を通る**正中線**より構成されるものをいう．6前歯排列の際の基準となる．

2407 標準稠度　ひょうじゅんちょうど
standard consistency
稠度はペースト状物資の**粘性**や流動性で，**リン酸亜鉛セメント**の場合，0.5mlのセメント泥の練和開始3分後の広が

り直径が30±1mmになったときの**稠度**を標準稠度という．また，そのときの粉液比を標準粉液比という．

2408 表情筋　ひょうじょうきん
facial expression muscles
→顔面筋

2409 漂白［歯の］　ひょうはく
bleaching (of tooth)
変色した**有髄歯**，**無髄歯**を元の正常な**色調**に回復するための方法の1つ．酸化漂白剤あるいは還元漂白剤を使用する方法と，熱あるいは光線を併用する方法がある．歯科医院内で短時間に行うオフィスブリーチングと，患者が歯科医師の管理の下で自宅で行う**ホームブリーチング**がある．

2410 表面粗さ　ひょうめんあら—
surface roughness
表面の凹凸を触針などで計測し，その輪郭曲線から最大高さ（Rmax），十点平均高さ（Rz），あるいは算術平均粗さ（Ra）などで表面状態を表示する．

2411 表面活性剤　ひょうめんかっせいざい
surface active agent, surfactant
→界面活性剤

2412 表面硬化材　ひょうめんこうかざい
surface hardner
レジン修復物の表面に塗布して硬化させ，その滑沢性および**耐摩耗性**を高めるために用いる材料で，多官能アクリレートなどが使用されている．

2413 表面処理　ひょうめんしょり
surface treatment
材料表面の滑沢性あるいは接着性などの表面状態の改善を目的として行われる処理で，接着性を改善する方法としてサンドブラスト処理，**スズ電析**，酸化処理，**プライマー処理**などがある．

2414 表面性状　ひょうめんせいじょう
texture
〔同義語〕界面性状
一般的には物質の質感のこと．歯における表面性状とは，きめ，**密度**，**硬さ**，滑沢度，凹凸度をいう．また，**歯肉**においても，健康的あるいは病的な表面性状（テクスチャー）という用語を用いることがある．

2415 表面張力　ひょうめんちょうりょく
surface tension
二相の界面で表面積を小さくするように働く力を界面張力といい，界面張力が液体に作用しているときに表面張力という．表面張力は単位長さ当たりの力で表される．単位：N/m．

2416 鼻翼下縁　びよくかえん
inferior edge of nasal wings
外鼻孔の外側壁をなす鼻翼の最下部をいう．**全部床義歯**のろう〈蠟〉堤で**咬合平面**を設定するための基準とする，**カンペル平面**を求める際の**前方基準点**である．

2417 鼻翼幅線　びよくふくせん
nasal width
鼻翼の外側からの垂線のこと．鼻翼幅線は，上顎犬歯の**尖頭**を通るとされ，上顎前歯の幅径の選択の基準となる．

2418 日和見感染　ひよりみかんせん
opportunistic infection
常在微生物（体内に常に存在している）が宿主の抵抗力が低下したときに病原性を発揮し感染することをいう．体の抵抗力を低下させる原因は**糖尿病**，悪性腫瘍，腎不全，脳血管障害などがあり，高齢もその要因となる．

2419 比例限　ひれいげん
proportional limit
〔同義語〕比例限度

応力とひずみが完全に比例関係にある領域における最大の**応力**のこと．**応力**－**ひずみ曲線**における直線部分の最大応力．物体が外力を受けると，はじめのうちは**応力**と**ひずみ**は比例して**弾性変形**するが，**応力**が比例限を超えると比例関係は成り立たなくなる．

2420 疲労試験　ひろうしけん
fatigue test

一定の**荷重**を一定の振幅で繰り返しかけ，破壊するまでの繰り返し回数を測定する試験．**荷重**を変化させて行い，疲労寿命（一定応力において破壊する繰り返し回数），疲労限度（疲労破壊を起こさない最大の応力値）を求める．

2421 ヒンジアキシス
hinge axis
→蝶番軸

2422 ヒンジアキシスポイント
hinge axis points
→蝶番（軸）点

2423 ヒンジアキシスロケーター
hinge axis locator
〔同義語〕ヒンジロケーター

蝶番軸を求めるための装置．計測は，試行錯誤法にて行う．下顎を終末蝶番位に誘導し，10～13°の範囲で**開閉運動**を行わせて左右の顎関節相当部のスタイラスを調節し，1点で回転する位置をみつけ出して求める．主なものに，アルモア，TMJのヒンジロケーターがある．

2424 品質管理　ひんしつかんり
quality control

製品の内容の良し悪しの程度を意味するものが品質であり，できるだけよい品質をつくるように，またできるだけ標準の品質にばらつきが生じないように管理活動を行うこと．

2425 ピンホール
pin hole

(1) **支台歯形成**時の補助的保持形態の1つ．**クラウン**の保持力不足が予想される場合に付与する形態．**支台歯**の咬頭頂相当部の咬合面，窩底，**前歯**の基底結節部などに設ける．(2) **歯型可撤式模型**を製作する際に，**ダウエルピン**を植立する位置に穿孔する穴．

2426 ピンレストレーション
pin restoration

ピンを利用した歯冠修復処置および歯冠修復物の総称．ピンの寸法は直径0.3～2.0mm，長さ0.8～2.5mmで主に保持力を増強する．**インレー**にピンを付与したピンレー，前歯部の**支台装置**として**ピンレッジ**があり，ほかに**支台築造**にも応用される．

2427 ピンレッジ
pinledge

部分被覆冠の1つ．前歯部の**有髄歯**に用いられる**支台装置**．ピンと歯質部分に形成された**レッジ**（棚状の階段）によって保持力が強化されることに由来する名称．通常は舌側面，ポンティック側隣接面を覆い，3本のピンによって保持される．

【ふ】

2428 ファーゾーン
far zone
〔同義語〕遠隔域

支台歯の長軸に垂線を引くと近遠心に2分割される．この領域のうち，欠損側よりみて遠くに位置する面をいう．

2429 ファイバーポスト
fiber post

石英，ガラスなどの繊維がレジン系のマトリックスにより束ねられたもので，**弾性係数が象牙質**と近似していることから**応力集中**が少なく，**歯根破折**の防止策として期待されている材料である．利点として，審美性に優れること，再根管治療に際しての除去が容易なことがある．

2430 ファイル
file

根管の拡大形成に使用する器具で，主に**根管**内で上下運動によって根管壁の**切削**を行う．断面形状により，Kタイプファイルや Hタイプファイルなどがある．材質によりステンレススチール製やチタン合金製がある．

2431 ファインセラミックス
fine ceramics

金属元素と非金属元素の組み合わせでつくられた**セラミックス**．結晶の種類やその存在状態を制御してつくられており，特に硬度，**耐熱性**，**耐食性**などに優れる．**アルミナ，ジルコニア，炭化ケイ素**などの歯科の**研削材**や生化学材料にも使用されている．

2432 ファンデルワールス力　―りょく
van der Waals force

電気的に中性である分子と分子の間に働く相互作用力で，一時的な**分極**（電子密度の瞬間的かたより状態）によって起こる凝集力．そのポテンシャルエネルギーは距離の6乗に反比例し，力の到達距離は短くかつ非常に弱い．

2433 フィクスチャー
fixture

インプラントにおいて顎骨内に埋入され，骨組織との**オッセオインテグレーション**をはかる部分をいう．表面は骨組織との結合を考慮して**サンドブラスト**，チタンプラズマコーティング，ヒドロキシアパタイトコーティング，エッチングなどの処理が行われている．

2434 V字型歯列弓　ぶいじがたしれつきゅう
V-shaped dental arch

歯列弓を咬合面側からみたときの歯列の形態がV字形を示すものをいう．**前歯**の唇側転位または**傾斜**と左右側方歯間隔の狭小によりあたかもV字形にみえ，特に上顎において著明．**狭窄歯列弓**に属する．

2435 フィッシャーバー
fissure bur

歯科用バーのうち，切削部の形態が円柱状のものの総称．一般に，長さは直径の2～3倍ある．側面が平行なストレートフィッシャーバーと若干角度をもつテーパードフィッシャーバーがある．主に窩洞形成の際の窩壁の**切削**に用いられる．

2436 フィニッシュライン
finish line

〔同義語〕フィニッシングライン，付線
支台歯形成では歯質削除部の境界をいい，補綴装置では金属と**陶材**あるいは**レジン**との接合境界線をいう．

2437 フィメール［アタッチメントの］
female (for attachment)

〔同義語〕雌部
アタッチメント雌雄の雌部分．着脱を果たす部分が雄部の突起形態を受容するように凹状である．**歯冠内アタッチメント**では固定部，**歯冠外アタッチメント**，歯根外アタッチメントでは可撤部が相当する．

2438 フィラー
filler

材料の機械的・物理的・化学的性質の改

良を目的としてプラスチック，ゴムなどに添加材あるいは充塡材として配合される．**印象材に配合されているケイソウ土**や，**コンポジットレジンに配合されるシリカ**などがある．

2439 フィンガーレスト［個人トレーの］
finger rest (of indivisual tray)

個人トレーを使用した印象採得において，**荷重をかける場所に小さなボタン状のレジンを付着したもの**．この部分を加圧することでトレーの浮き上がりを防止する．

2440 フェイスボウ
face bow

〔同義語〕顔弓

顎関節に対する上顎歯列弓の位置関係を**咬合器**上に再現するために用いる装置．構成は**コンダイラーロッド，バイトフォーク**および**オルビタールポインター**からなる．

2441 フェイスボウトランスファー
face bow transfer

フェイスボウで上顎歯列と顎関節の位置関係を調べ，**咬合器**の開閉軸と生体の**蝶番軸**とを一致させて，上顎模型を**咬合器**上に口腔内と同じ位置関係で装着するための一連の操作をいう．

2442 フェイスボウレコード
face bow record

〔同義語〕顔弓記録

フェイスボウを使って顎関節に対する上顎歯列の位置の関係（**上顎三角**）を計測すること．用いる**後方基準点**の種類によって実測法と目測法の2つがある．

2443 フェイスマスク
face mask

上顎前方牽引装置の固定源の1つで，**上顎骨の劣成長**に用いられる．

2444 フェザーエッジ
feather edge

支台歯の辺縁形態の1つ．歯質削除量が最も少ない形態で，歯冠修復物製作時に境界が不明瞭で鋸歯状になりやすい．

2445 フェルトコーン
felt cone, felt wheel

羊毛を蒸気圧縮して砲弾状の形態にした仕上げ研磨用工具．主に**レーズ**に取り付けてレジン床など比較的大型の補綴装置のつや出しに用いられる．**酸化亜鉛**のグリセリンペーストが**研磨材**として有効である．

2446 付加型シリコーンゴム印象材　ふかがた—いんしょうざい
addition curing silicone rubber impression material

〔同義語〕ビニルシリコーンゴム印象材，重付加型シリコーンゴム印象材

ゴム質印象材で**弾性**を有する．ビニル基をもつポリシロキサンとシリリジン基をもつポリシロキサンが，**重付加反応**を起こして**重合**し，**弾性**に富む重合体になる．硬化収縮は小さく，反応副生成物がないため**寸法安定性**はよい．

2447 不可逆性　ふかぎゃくせい
irreversibility

ある刺激によって，AからBへの変化が起きても，逆のBからAへの変化は起こすことができない性質．たとえば，**アルジネート印象材**のようにゾルからゲルへの変化によりゲルになると，ゲルからゾルへの変化は起こらない性質．

2448 不可逆性印象材　ふかぎゃくせいいんしょうざい
irreversible impression materials

印象材のうちで，硬化が化学反応により

行われ，いったん硬化すると再び軟化することがない印象材の総称．アルジネート印象材，ゴム質印象材，酸化亜鉛ユージノール印象材などをいう．

2449 付加重合　ふかじゅうごう
addition polymerization

不飽和結合をもつ単分子（モノマー）が，その結合を開裂して付加を繰り返し，高分子を生成する反応．モノマー間の連鎖的な付加反応によって高分子を生成し，単に重合とよぶことも多い．歯科用レジンの重合は，ほとんど付加重合である．

2450 不規則格子　ふきそくこうし
disordered lattice

ある種の合金は，各金属原子が確率的に配列していたものがある温度を境に一定した配列で並ぶ．このような一定した配列を規則格子といい，そうでないものを不規則格子という．金合金では軟化熱処理により不規則格子のみとなる．

2451 複印象　ふくいんしょう
duplicating impression

歯科技工における作業用模型やほかの物体を正確に複製するため行う印象をいう．その印象に石膏などを注入して得られた模型を複模型という．個人トレーを製作する際にも利用される．寒天印象のように材料によっては専用のフラスコがある．

2452 複関節　ふくかんせつ
compound joint

3個以上の骨によりできている関節．肘関節，橈骨手根関節などがある．顎関節も左右の下顎頭と左右の側頭骨下顎窩によって構成されるため，複関節である．

2453 複合材料　ふくごうざいりょう
composite material, hybrid material

〔同義語〕コンポジット

2つ以上の性質の異なる材料どうしを組み合わせたもの．単一材料だけの欠点を補ったり，全く新しい性質を得ることができる．

2454 複雑窩洞　ふくざつかどう
complex cavity

歯冠の2歯面以上にわたり形成された窩洞．形成された歯面の数，あるいは歯面の名称により，それぞれ三面窩洞，近心面咬合面窩洞（MO窩洞）などとよぶ．

2455 副子　ふくし
splint

骨折治療に使う添え木，副木のこと．形状により線副子と床副子とがある．顎関節症に対するスプリントは咬合挙上副子，歯ぎしりに対する床副子はナイトガードともいう．

2456 複式弾線　ふくしきだんせん
double spring

舌側弧線装置の主線にろう〈鑞〉付けされた補助弾線の一種で，適当な長さで折り返すように屈曲されて歯に接している状態のもの．主に唇（頰）側方向への傾斜移動に用いられる．弾線の長さを調節することができるため，弱い持続性の矯正力が期待できる．また，折り返し部分で矯正力の調整が可能である．

2457 副歯型式模型　ふくしけいしきもけい
working cast with individual die

作業用模型の1つ．歯型を含む歯列模型と，単独に製作した副歯型の2種類の模型を製作する．歯型の位置関係を正確に保つことができる．副歯型上で内面とマージンを操作し，歯列模型上で隣接，対合関係を操作する．

2458 覆髄法　ふくずいほう
pulp capping
〔同義語〕歯髄覆罩法
外来性刺激や細菌感染から**歯髄**を保護し，**歯髄**の健康を維持するために薬剤により**象牙質**や**歯髄**を被覆する治療法をいう．直接覆髄，間接覆髄，暫間的間接覆髄がある．

2459 複製義歯　ふくせいぎし
duplicate denture
既存の義歯を専用の**フラスコ**などを用いて印象し，複製した義歯．改造して**治療用義歯**や**診断用義歯**として用いることが多い．

2460 副鼻腔　ふくびくう
paranasal sinus
上顎骨，前頭骨，**蝶形骨**，篩骨の中につくられる空洞で，骨と同名の洞の総称である．小孔をもって**鼻腔**としているので，こうよばれる．内面は粘膜によって覆われている．

2461 複模型　ふくもけい
duplicate cast
主模型を複印象してつくる**作業用模型**のことで，技工操作上，**主模型**を最後まで残したいときに製作する．

2462 複模型用印象材　ふくもけいよういんしょうざい
impression materials for duplicate cast
一度製作した**主模型**を再び印象採得して**作業用模型**あるいは**埋没材模型**をつくることがある．このときの印象を**複印象**といい，できた模型を**複模型**という．一般的に使用される**印象材**は複製用寒天印象材である．

2463 不潔域　ふけついき
unclean area
〔同義語〕齲蝕好発部位
歯面の**自浄作用**が行われにくく，不潔になりやすい領域．主に小窩・**裂溝**，歯冠隣接面，唇（頬）側面歯頸部寄り1/3である．

2464 腐食　ふしょく
corrosion
金属が**唾液**や水溶液など周囲の環境と化学的あるいは電気化学的に反応することによって侵食される現象．このとき，水分が関与する場合を**湿食**といい，水分が伴わない場合は乾食という．乾食は高温の空気あるいはガスによる酸化反応で，高温酸化ともよばれている．

2465 腐食疲労　ふしょくひろう
corrosion fatigue
金属材料が腐食性の環境下で**応力**を繰り返し負荷された場合，大気雰囲気下の場合に比べて疲労強度が大きく低下する現象をいう．破壊の先端では常に**腐食**がみられる．

2466 不随意運動　ふずいいうんどう
involuntary movement
顔，手足，体が自分の意志とは無関係に動き，止めようと思うのに止められない現象をいう．顔面痙攣，チック，遅発性ディスキネジアやパーキンソン病による振戦などがある．

2467 不正咬合　ふせいこうごう
malocclusion
〔同義語〕咬合異常，歯列不正
正常咬合としての特徴を具備しない状態．この際の**正常咬合**とは，臨床的には形態学的立場から**個性正常咬合**を，機能的立場からは**機能正常咬合**をいう．すなわち，このような形態学的および機能的基準から外れた**咬合**の異常をいう．

2468 浮石末　ふせきまつ
pumice

多孔質なケイ酸塩鉱物である軽石の粉末の俗称．**モース硬さ**は6と中硬度で，**研磨材**として用いられる．硬さ中程度のバフに泥状にしたものをつけ，金属冠や**歯冠用硬質レジン**などの中研磨に用いられる．

2469 付着歯肉　ふちゃくしにく
attached gingiva

辺縁歯肉と連続し顎堤粘膜に移行する部分で，歯肉溝底部から歯肉粘膜移行部までの**歯肉**をいう．固有層の強靱な線維と歯肉線維を介して**セメント質**や**歯槽骨**に結合し，咀嚼や会話時に筋肉の動きが歯肉辺縁に及ぶのを防ぐ．

2470 付着上皮　ふちゃくじょうひ
junctional epithelium

〔同義語〕接合上皮

歯肉上皮のうち歯面に面している部分を**内縁上皮**とよび，このうち半接着斑（ヘミデスモゾーム）により**エナメル質**と接着したものをいう．非角化上皮で上皮基底面は平らであり，細胞間隙は大きく開き，白血球，単球などがみられる．上皮細胞間には滲出液が歯肉溝に向かって滲出している．

2471 普通石膏　ふつうせっこう
plaster

一般に**焼石膏**とよばれ，原料の**二水石膏**を大気中で約120～130℃で加熱脱水して製造されるβ半水石膏（$CaSO_4 \cdot 1/2H_2O$）よりなる．**硬質石膏**，**超硬質石膏**に比較して強度は弱く，**混水比**が大きい．**模型材**や印象用石膏として用いられる．

2472 フッ化カリウム　―か―
potassium fluoride

無色の**結晶**で，水に溶けやすく，潮解性がある．クロム酸化物を還元できるので，クロムを含む**合金のろう〈鑞〉付け**の際に**フラックス**として使用される．化学組成：KF．

2473 フッ化水素酸　―かすいそさん
hydrofluoric acid

フッ化水素の水溶液で弱酸である．腐食性が激しく，多くの金属と化合して**フッ化物**を生じ，また，ガラスなどの珪酸物を侵食することから，ケイ素酸化物系セラミックスに対し，清掃および**機械的維持**を向上させて接着性を高めるために用いられる．

2474 フッ化物　―かぶつ
fluoride

〔同義語〕フッ素化合物

単体（F_2）では存在せず，フッ化物の形で自然界に広く存在している．歯科的応用には，水道水への添加，フッ化物補充材，フッ化物配合歯磨剤，フッ化物洗口剤，フッ化物歯面塗布剤などがある．

2475 フック
hook

2本の隣接歯間の空隙に設置した金属突起物のこと．**補助支台装置**の一種で，単独では維持力をもたないが，ほかの**支台装置**と関係して義歯の安定をはかる．義歯の沈下に伴って**歯間離開**を起こすことがある．

2476 フックの法則　―ほうそく
Hooke's law

〔同義語〕弾性の法則

英国のHooke Rが実験によってみい出した法則．物体に外力を加えると**応力**，**ひずみ**が生じるが，物体に固有な**応力**，つまり**比例限**までは，**応力**と**ひずみ**との比は正比例の関係にあり，物体に固有な

一定値（弾性係数）をとる．

2477 フッ酸処理　―さんしょり
hydrofluoric acid treatment

焼き付いた**埋没材**を溶かすためにフッ化水素酸で洗浄する処理．一般的にはディギャッシングの前に行われる．ディギャッシング後の**酸洗い**は，不純物，過剰酸化物の除去を目的としており，危険な薬品であるフッ酸を用いなくても，塩酸などで十分効果がある．

2478 フッ素　―そ
fluorine

ハロゲン元素の１つで，反応性に富み，自然界に広く存在している．**フッ化物**は歯質の強化，齲蝕抵抗性を期待し，齲蝕予防処置に広く用いられている．反面，高濃度のフッ素のもつ毒性に対し安全性への考慮も必要である．

2479 フッ素徐放　―そじょほう
fluorine contained release

グラスアイオノマーセメントなどフッ素を含む材料から**フッ素**が徐々に放出される性質．フッ素は，歯質を強化し耐酸性が向上するため**齲蝕**の予防に効果的である．

2480 筆積み法　ふでづ―ほう
brush-on technique

常温重合レジンの成形法の１つ．小筆を用いて筆先に粉液混合物の小塊を採取し，フィルム状に薄く積層を繰り返して築盛し，床型装置を製作する方法．Nealon Fの考案した**アクリルレジン**の無圧充填法に由来している．**収縮**が少なく気泡が入りにくいなどの利点がある．歯冠修復分野では，暫間修復物製作にあたって，歯冠用レジンを筆積みすることをいう．

2481 不動態　ふどうたい
passive state, passivity

本来イオンになりやすい金属の表面が酸化皮膜に覆われ，この皮膜が溶けにくく，また緻密に金属を覆っているためにそれ以上に**酸化**が進行せず，**耐食性**が向上した状態．

2482 不動態膜　ふどうたいまく
passive state film

〔同義語〕不動態被膜

チタンの酸化膜など金属表面にできる**酸化物**の皮膜をいう．この酸化皮膜は，酸素と結合してでき，それ以上の酸化反応を抑制する．この皮膜は緻密で強固であり，**酸**に侵されず内部の**酸化**を防ぐ．**ステンレス鋼**やコバルトクロム合金の**耐食性**がよいのはクロム酸化膜の生成による．

2483 不動粘膜　ふどうねんまく
attached mucose membrane

粘膜が厚く，硬くて，基底骨との結合が密で，移動性が少ない部分をいい，**全部床義歯**ではこの不動粘膜部に**維持**を求める．また不動粘膜と**可動粘膜**の移行部に**床縁**を設定する．

2484 船底型ポンティック　ふなぞこがた―
bilge type pontic

ポンティックの１つ．基底部が船底の形をしている．**半自浄型ポンティック**に分類される．

2485 部分床義歯　ぶぶんしょうぎし
removable partial denture

〔同義語〕局部床義歯，パーシャルデンチャー

部分的に**永久歯**を失った場合，その欠損部を補綴する着脱可能な有床義歯．その構成は，欠損歯の代用の**人工歯**，咀嚼圧

を顎堤粘膜に伝達する義歯床，義歯を口腔内に**維持・安定**させる**支台装置**，床の面積を縮小し各部を連結する**連結子**からなる．

2486 部分被覆冠　ぶぶんひふくかん
partial veneer crown

〔同義語〕一部被覆冠

歯冠の一部を被覆する補綴装置で，アンレー，3/4クラウン，4/5クラウン，7/8クラウン，ピンレッジ，プロキシマルハーフクラウン，ラミネート（ベニア）などがこれに分類される．**全部被覆冠**と比べると歯質削除量が少ないことが利点として挙げられるが，保持力が小さい，**二次齲蝕**に罹患しやすいなどの欠点もある．

2487 プラークコントロール
plaque control

デンタルプラークの形成を抑制し，また付着した**デンタルプラーク**を除去すること．広義には，辺縁不良補綴装置などのデンタルプラーク停滞因子の除去などの処置も含まれる．**齲蝕**や歯周疾患の予防，治療のうえで最も重要な要素の1つ．

2488 プライマー
primer

接着性を向上させるために，**接着材**に先立って接着面に塗布される薬剤．接着面改質剤の一種であるが，酸処理剤のように水洗いなどによって除去されることはない．溶液になっていることが多く，溶媒揮散後に**接着材**を用いる．

2489 プライマー処理　―しょり
priming

歯質や金属また**セラミックス**といった**被着面**に専用の**接着性モノマー**を含む処理剤を塗布することにより，**被着面**をより接着しやすい状態に改質すること．接着する材料によって，使用する**プライマー**の種類が異なるので，適切な**プライマー**を選択する必要がある．

2490 プライマリケア
primary care

地域における実践的な医療活動．患者やその家族の健康や疾病に対し，重要な初期医療を効果的に行い，必要に応じて以後の治療の方向性などを患者の立場に立って指導する，総合的・継続的な医療活動をいう．初診が受けられる医療．

2491 ブラインドベント
blind vent

鋳造時に背圧による欠陥を防ぐために空気の逃げ道を**ワックスパターン**につけることがある．これを**エアベント**とよぶが，**ワックスパターン**には直接つけず**埋没材**中に空洞をつくり，間接的に**背圧**を防ぐものをいう．一般のベントより効率は劣るが，鋳造体にベントを接合しないのが特徴．

2492 ブラキシズム
bruxism

咀嚼筋群がなんらかの理由で異常に緊張し，上下顎の歯を無意識にこすり合わせたり，くいしばったりする習癖．

2493 ブラケット
bracket

マルチブラケット法などにおいてアーチワイヤーを歯に連結するための付加装置．治療法により，エッジワイズブラケット，ベッグブラケット，チャネルブラケットなどがある．最近ではブラケットにアンギュレーショントルクを組み込んだストレートワイヤーブラケットなども開発されている．金属製，プラスチック製，セラミック製のものがある．

2494 フラスコ
flask

一般的には，レジン重合のために**試適**を終えた**ろう**〈蠟〉**義歯**の埋没操作に用いる馬蹄形をした金属製などの容器をいう．**レジン填入時の加圧や重合時の固定**のためには，強固で，しかも上部と下部が正確に適合する必要がある．

2495 フラスコエジェクター
flask ejector

〔同義語〕エジェクター

重合用フラスコを開輪するための器具．

2496 フラスコクランプ
flask clamp

義歯を**重合**する際，フラスコを連続的に加圧状態に保持するために用いられる押さえ具．**フラスコを挟む上板に板ばねとねじ棒がついており，ねじを締めて固定し，ばねの弾性**で加圧状態を保つ仕組みになっている．

2497 フラスコプレス
flask press

義歯を重合する際，餅状の**レジンを填入**した**フラスコ**を加圧するために用いる器具．手圧式と油圧式があり，現在は後者が多い．**填入**した**レジン**を細部にまできわたらせると同時に，余剰な**レジン**を除去するために用いられる．

2498 フラスコ埋没　—まいぼつ
flasking

〔同義語〕フラスキング

ろう〈蠟〉義歯の**試適**を終えた後，これを**咬合器**から**作業用模型**とともに分離し，**ワックス**の部分を床用レジンに置き換えるために**フラスコ**内に石膏で埋没固定することをいう．症例によって正位埋没法，倒位埋没法，併用埋没法がある．

2499 プラスチックコーピング
plastic coping

クラウンのワックス形成法の一過程で製作するプラスチック製のキャップをいう．熱可塑性の薄いプラスチックフォイル状のものを歯型に軟化圧接し，キャップ状の**コーピング**を製作して，その上にインレーワックスを盛り上げて歯冠を形成する．**陶材焼付金属冠**や**コーヌステレスコープクラウン**の**内冠**などに利用される．

2500 プラスチックチャック
plastic chuck

〔同義語〕ビニルチャック

切削・削削工具を**ハンドピース**に装着するためのチャックの一種で，プラスチック製のもの．プラスチックの**弾性**で保持する．

2501 プラズマ溶射法　—ようしゃほう
plazma jet flame coating method

超高温のプラズマアークにより溶融またはそれに近い状態にした粒子を，物体表面に吹きつけて皮膜を形成する表面処理法の一種．チタンインプラントに溶かした**アパタイト**を噴霧しコーティングする方法などに用いられる．

2502 ブラックシリコーン
black silicone

流動性の黒色のシリコーン材料で，咬合接触状態の検査などに用いる．

2503 フラックス
flux

〔同義語〕溶剤，融剤

鋳造や**ろう**〈鑞〉**付け**の際に金属表面の**酸化物**を取り除くため，**酸化物**を還元する物質を使って**酸化物**を取り除き，その物質の**酸化物**で金属表面を覆って**酸化**を防止するもの．**金合金**に対しては**ホウ砂**

がフラックスとして使われる．

2504 ブラックトライアングル
black triangle
〔同義語〕ダークトライアングル
前歯歯間部に**歯間乳頭**が存在せず，三角形の黒い**鼓形空隙**が生じたものをいう．著しく審美性を損なわせるので，**予後**の審美性を獲得するうえで改善すべき重要な課題となる．

2505 ブラックの窩洞分類　―かどうぶんるい
Black's classification
Black GV による**窩洞**の分類で，技術的特性に基づいて5つの組に分類したもの．Ⅰ～Ⅴ級がある．

2506 ブラッシング
brushing
歯ブラシなどを用いた機械的な口腔清掃法．**デンタルプラーク**の除去が第一の目的であるが，**歯肉**のマッサージ効果も期待される．**齲蝕**や歯周疾患の予防・治療に不可欠である．

2507 プラットフォームスイッチング
platform shifting
フィクスチャーの口径よりも**インプラント上部構造**の立ち上がりの太さを細くする技法．効果として**歯肉**の厚みや血流を確保でき，退縮が起きにくくなり，骨の吸収抑制が期待される．

2508 フラップオペレーション
flap operation
〔同義語〕歯肉剥離掻爬手術
歯肉を剥離し，歯石や不良肉芽を掻爬する歯周外科手術．

2509 フラビーガム
flabby gum
〔同義語〕こんにゃく状歯肉，フラビーティッシュ
顎堤粘膜が骨の吸収した部位に増殖した軟組織で，外圧による形態的変化の大きい柔軟な組織をいう．**咬合**および適合不良の義歯により義歯床下粘膜が長期間不当な刺激を受けることに起因するとされている．上顎前歯部に好発する．

2510 フランクフルト平面　―へいめん
Frankfort horizontal plane
〔同義語〕眼耳平面
眼窩下点と左右の耳珠上縁点を結ぶ平面をいう．再現性の高い**水平面**であるため各種**咬合器**の上顎模型装着のための**基準（平）面**として用いられている．

2511 プランジャーカスプ
plunger cusp
〔同義語〕楔状咬頭
Ｖ字形に尖った形態の咬頭．対合する隣接歯間に**咬合**すると**歯間離開**させる力が働き，**食片圧入**の原因となる．

2512 フリーウェイスペース
free way space
→安静空隙

2513 フリーダムインセントリック
freedom in centric
→エリアオブセントリック

2514 フリクショナルフィット
frictional fit
クラウンの保持力に影響を及ぼす因子である適合の状態を表すもの．この距離は**支台歯**と**クラウン**の内面において軸面でおよそ 10 μm とされる．

2515 フリクショングリップ
friction grip
エアタービンハンドピースの切削・研削工具を保持するチャック部の機構．**メタルチャック**と**プラスチックチャック**があるが，いずれも弾性材料で，それに対する摩擦抵抗を利用して工具を保持する．

これに装着可能な工具類をFG用とよぶ．

2516 ブリッジ
fixed partial denture, bridge
〔同義語〕架工義歯，橋義歯，架橋義歯
1歯から数歯の欠損に対し，残存歯を支台として補綴する方法の1つ．**支台装置，ポンティック，連結部**で構成される．ブリッジに加わる咬合力は**支台歯の歯根膜**によって**支持**されるため，天然歯に近い感覚を回復できる．

2517 フリット
frit
長石，石英，**カオリン**やホウ酸ナトリウムなどの溶剤の粉末を溶融し，ガラス状態にした後，水中で急冷，粉砕した粉末．

2518 ブリネル硬さ　—かた—
Brinell hardness
押し込み硬さの1つ．圧子に鋼球を用い，球状の圧痕の直径または深さを測定し，負荷荷重を圧痕の表面積で除して硬さ値（H_B）とする．弾性材料では弾性回復が起こり過剰評価となり，脆性材料では試験片が破壊することがある．

2519 フルアンカードブリッジ
full anchored bridge
上部構造のすべての支持を顎骨内に植立した**インプラント**に求め，歯列全体を連結固定した**ブリッジ**．

2520 BULLの法則　ぶる—ほうそく
law of BULL
咬合調整および**人工歯**の**選択削合**の原則の1つで，側方運動時の作業側調整の基本．上顎の頬側咬頭（buccal upper）と下顎の舌側咬頭（lingual lower）の**内斜面**を**削合**することをいう．これらの咬頭は早期接触があれば削ってもよいが，これ以外の咬頭は削ってはならない．

2521 フルバランスドオクルージョン
full balanced occlusion
〔同義語〕平衡咬合，均衡咬合
側方滑走運動時に，作業側では上下顎全歯の同名咬頭どうしが接触滑走し，**平衡側**では上顎の舌側咬頭と下顎の頬側咬頭が接触滑走し，前方滑走運動時には全歯の**前方咬合小面**が接触滑走する**咬合様式**のことをいう．**全部床義歯**に適した**咬合様式**の1つとされている．

2522 フルベークタイプ
full bake type
陶材焼付金属冠の**窓開け**の形態の1つ．舌側面の**フィニッシュライン**を歯頸部付近とし，**歯冠**を全面的に**陶材**で覆うタイプ．

2523 フルマウスリコンストラクション
full mouth reconstruction
→オーラルリハビリテーション

2524 フルマウスリハビリテーション
full mouth rehabilitation
→オーラルリハビリテーション

2525 ブレーシングアーム
bracing arm
→把持腕

2526 ブレードインプラント
blade implant
〔同義語〕ブレードベントインプラント，有窓刃型インプラント，開窓型ブレードインプラント

骨膜下インプラントに分類される．形状は平らで開窓され，長さ・幅を有している．ブレード部は骨から抜き出ない形状で，**アバットメント**部が粘膜から貫通し一体化されている．

2527 ブレード人工歯 —じんこうし
bladed artificial teeth
臼歯部人工歯の咬合面に金属製の刃（ブレード）を用いた**人工歯**．解剖学的形態とは無関係に機能面を重視してつくられている．すなわち，咬合面接触面積を減少させ，わずかな咀嚼圧でも強い**咀嚼力**を発揮するようになっている．金属は**コバルトクロム合金**または**白金加金**が使用される．

2528 ブレードベントインプラント
blade vent implant
→ブレードインプラント

2529 フレーム
frame
CAD/CAMシステムにおいて，**ジルコニア**，**チタン**，コバルトクロム材料などをCAMで切削加工した，**ブリッジ**などの土台となる構造物．この**フレーム**の上に**歯冠色陶材**や**歯冠用硬質レジン**などを**築盛**したり，**人工歯**を**排列**したりして補綴装置を製作する

2530 フレームワーク
framework
前装冠の金属部分の基本構造体や，金属床の**クラスプ**，**大連結子**，**スケルトン**などの**支台装置**の金属構造体のこと．また，それを製作することをいう．

2531 フレキシブルサポート
flexible support
残存歯と顎堤粘膜との外力に対する可動性の差異によって過剰な機能力負担状態にならないよう，**支台歯**と義歯床との連結部分になんらかの可動性の**支台装置**を与え，緩圧の配慮をした義歯設計（緩圧的設計）をいう．

2532 プレシジョンアタッチメント
precision attachment
→磁性アタッチメント

2533 プレス成形 —せいけい
press forming
従来の**鋳造法**と同様，**ワックスパターン**を埋没・焼却した後，**セラミックス**の**インゴット**を専用の昇温式プレス機を使用して軟化し，空気圧または機械式プレス圧により圧入成形する方法．

2534 プレスセラミックス［ジルコニア用の陶材］
press
ジルコニアコーピングにジルコニア用陶材の**インゴット**をプレスすること．**コーピング**上に**陶材**を直接築盛するよりも強度が高くなるとされる．陶材のプレス後は，**陶材**の**築盛**または**ステイン**によって**キャラクタライズ**する．

2535 フレンケルの装置 —そうち
Fränkel's appliance
〔同義語〕ファンクションレギュレーター

Fränkel Rが考案した**機能的矯正装置**の1つ．歯列がファンクショナルマトリックス（機能的成長発育の場）の頬筋機構や口唇部の諸筋に強く影響されるという考え方から，この部に刺激を与える構造を加え，またこのような機能面を含めた大きい変化を達成するために，常時装置を装着できるよう設計されている．

2536 フレンジテクニック
flange technique
〔同義語〕床翼形成法
Lott FとLevin Bによって**全部床義歯**の生理的維持安定法として考案されたもので，義歯床の床翼（フレンジ）を**口唇**，頬，舌の運動によって形成する．材料としてソフトワックスや**モデリングコンパウンド**を使用する．

2537 フロー
flow

〔同義語〕流れ，加圧短縮率

粘性材料または粘弾性材料が加圧によって変形し，戻りを生じない半流動性の性質．**ワックス**の場合は，一定温度に保持した円柱状の**ワックス**に**荷重**を加え，そのときの変形量を％表示することによって加圧短縮率（フロー）を定めている．

2538 ブローパイプ
blow pipe

可燃性ガス（都市ガスやプロパンガス）と圧縮空気または酸素を混合して燃焼させる器具．**鋳造**やろう〈鑞〉付けの際に金属を融解するために用いる．適度にガス圧を調節することで，炎が酸化帯，**還元帯や燃焼帯**に層状に分かれて燃焼する．ろう〈鑞〉付け用のものは合金融解用よりもノズルが細く，狭い範囲の**ろう〈鑞〉（合金）**の融解に適す．

2539 プロービング
probing

〔同義語〕歯周ポケット探査

歯周疾患の診査法の1つで，プローブを用いて**歯周ポケット**を探査すること．**歯周ポケット**の深さ（歯肉縁からポケット底までの距離），根面の形態，歯肉縁下歯石の沈着状態，プローブ挿入時の出血の有無などを調べる．

2540 ブローホール
blow hole

鋳造欠陥の1つ．**合金**の融解時にガスを吸収した溶湯が，**鋳型**に流入して凝固する際にガスを放出し，そのガスが鋳造体の中に閉じ込められた場合に生じる球状の空洞のこと．

2541 プロキシマルハーフクラウン
proximal half crown

部分被覆冠の1つ．欠損側の隣接面と同側の頬側および舌側咬頭を含む，頬側・舌側・咬合面の半分を被覆し，咬合面の**鳩尾形**の**窩洞**と頬・舌側面に形成した溝，さらにピンホールなどによって保持する．近心傾斜した下顎大臼歯の**支台装置**に適する．

2542 プロキシマルプレート
proximal plate

→隣接面板

2543 プログレッシブサイドシフト
progressive side shift

側方運動時，**平衡側**の**下顎頭**は正中矢状平面に対して前下内方へ移動するが，初期の**イミディエートサイドシフト**の終了後にあらわれる作業側の**下顎頭**の回転に伴って起こる前下内方への比較的まっすぐな運動経路をいう．平衡側顆路を**水平面**上に投影した場合，正中矢状平面に対して平均 7.5°であり，ほとんど個人差がなく一定である．

2544 ブロックアウト
block out

〔同義語〕填塞，添窩修正

ワックス，セメント，**石膏**などを用いて，**口腔模型**上の不要な**アンダーカット**を埋めること．

2545 プロトコール
protocol

患者の氏名・住所・生年月日・年齢・性別・職業・現病歴・既往歴・検査所見・治療内容・経過などが一定の書式によって記されたもの．患者情報の保存や伝達の手段として重要な役割をもつ．

2546 プロトスタイリッド
protostylid

下顎大臼歯頬側近心部に出現する小結節．左右対称にみられ，その大きさも**隆**

線状のものから突出したものまである．出現率は低いが**臼傍結節**との鑑別も必要である．**カラベリー結節**の出現とも関係があるとされる．

2547 プロビジョナルデンチャー
provisional denture
→暫間義歯

2548 プロビジョナルレストレーション
provisional restoration
最終補綴装置が装着されるまでの治療用あるいは診断用に用いられる暫間的な装置．健全な咀嚼機能，**支台歯**および**歯周組織**の健康および審美性を確保するとともに，よりよい最終補綴装置を前提に積極的に改善を行っていくための暫間的な装置．また，その処置のこと．ほぼ同義としてテンポラリーレストレーション（**暫間修復**）が用いられる．

2549 プロフェッショナルケア
professional care
〔同義語〕専門的口腔ケア
歯科医師や歯科衛生士が，医療の一環として患者の**口腔**を管理すること．PMTC，PTC，SRP，栄養指導や生活指導なども含まれる．

2550 プロポーション
proportion
〔同義語〕比率
人体のある部分の長さを基準にとり，同じ人の体全体の大きさやほかの部分がその何倍にあたるかという比で表すこと．

2551 分界溝　ぶんかいこう
terminal sulcus
舌背において舌体と舌根を境する溝．発生学的に，舌体をつくる左右に1対の外側舌隆起および正中部の無対の舌結節と，舌根をつくるコプラ（鰓下隆起）とが癒合した部位である．前方に向かって開くV字形を示し，V字の頂点となるところには胎児期に甲状腺が落ち込んで生じた甲状舌管の遺物である**舌盲孔**という陥凹がある．

2552 分割印象　ぶんかついんしょう
sectional impression
複数に分割された**トレー**を用いて口腔内で同時に印象する，もしくは印象したものを口腔外で連結する印象法．

2553 分割顎義歯　ぶんかつがくぎし
sectional dento-maxillary prosthesis
開口障害や小口症に適用するため，分割し，組み立て式の構造にした**顎義歯**．

2554 分割義歯　ぶんかつぎし
sectional denture
顎補綴用義歯などにおいて，実質欠損部に義歯の**着脱方向**に対し大きな**アンダーカット**がある場合に，着脱可能にするため2ピースになるよう製作された義歯．口腔内装着時に嵌合部で組み合わさって1つの義歯として機能し，装着・取り外しは義歯を分割して行う．

2555 分割コア　ぶんかつ—
separating core
〔同義語〕分割支台築造
平行でない複数の**根管**を利用して築造支台を製作するとき，分割して製作するコア．

2556 分割バー　ぶんかつ—
split bar
→スプリットバー

2557 分割復位式模型　ぶんかつふくいしきもけい
working cast with removable die
〔同義語〕分割可撤式模型，分割式模型，分割歯型式模型
作業用模型の1つ．ワックス形成を正確かつ簡便にするために，歯列模型中の

歯型部の近遠心にのこ目を入れて分割し、歯型を着脱できるようにしたもの。チャネルトレー法、ダウエルピン応用法などがある。

2558 分割ポスト　ぶんかつ—
split dowel core
鋳造による支台築造法の1つで、築造体を一塊ではなく、複数ポストを分割して製作するもの。主に、**大臼歯**の複数根管において**根管**の平行性が得られない場合に用いる。

2559 分割腕鉤　ぶんかつわんこう
devided arm clasp
ネイ社から発表された6種の**鋳造鉤**のうち、**レスト**と**鉤腕**が分割された**クラスプ**をいう。唇（頰）側および舌側の**鉤腕**がそれぞれ**レスト**と分割され、**鉤脚**またはバーと連結された**クラスプ**（# 2）と、唇（頰）側の**鉤腕**は前者と同様の形態で、舌側の**鉤腕**が**レスト**に連結された**クラスプ**（# 1-2）がある。

2560 分岐根管　ぶんきこんかん
furcate root canal
1つの根の中で主根管が2分するものをいう。分岐した**根管**が合することなく別々の**根尖孔**に終わるものと、再び合して1つの**根尖孔**に終わるものとがある。前者を完全分岐根管、後者を不完全分岐根管という。

2561 分極　ぶんきょく
polarization
〔同義語〕誘電分極、電気分極
(1) 電界中に置かれた誘電体内の正負電荷がわずかに変化し、双極子モーメントが誘起される現象。(2) 電解の場合に、金属の電極電位が平衡電位からずれる現象。

2562 分光光度計　ぶんこうこうどけい
spectrophotometer
分光反射率（透過率）を測定する手段としては視感による方法、写真乾板による方法、光電管による方法などがある。これらのうち、最も正確である光電管による光学的測定方法に用いる測定機器を一般に分光光度計という。光の強度、透過率、**反射率**などの波長分布を測定するのに用いる。

2563 分光反射率　ぶんこうはんしゃりつ
spectral reflectance
入射した光を波長別にどの程度反射するかを、百分率で表したもの。

2564 粉砕骨折　ふんさいこっせつ
comminuted fracture, splintered fracture
衝撃によって骨がばらばらになり、多数の骨折片となった状態。破片が長く鋭利なものは細片骨折という。

2565 分散分析　ぶんさんぶんせき
analysis of variance
観測データにおける変動を誤差変動と各要因およびそれらの交互作用による変動に分解することによって、要因および交互作用の効果を判定する、統計的仮説検定の一手法である。大きく分けて一元配置と多元配置（二元配置）といわれる分析方法がある。

2566 分子間力　ぶんしかんりょく
intermolecular force
分子の間に働く力のこと。分子間のポテンシャルエネルギーはきわめて近い距離では強い反発力となり、これから遠ざかると弱い引力を受けポテンシャルはさがる。狭義には、分子間の引力をさす。分子間力には**ファンデルワールス力**、水素結合力、相互作用力がある。接着におい

て分子間力は大きな働きをしていると考えられている．

2567 粉塵　ふんじん
dust
〔同義語〕ダスト
切削・研削・研磨などの技工の際，多量の削り屑が飛散する．これを粉塵といい，周囲を汚すだけでなく，吸入すると人体に有害となる．したがって，これらの技工操作は**集塵装置**を設けた場所で行うべきである．

2568 分離剤〈材〉　ぶんりざい
separating medium
物体どうしが接着または付着しないように，接触面に貼付あるいは塗布する薬剤・材料．歯科ではアルジネート分離材，スズ箔，石膏模型に塗布する石けん類，**重合用フラスコ**の内面に塗布するワセリンなどが代表的．

【へ】

2569 ヘアピンクラスプ
hairpin clasp
〔同義語〕リバースループクラスプ
レストまたは**ショルダー**から発した**鉤腕**が，欠損側に近い面の**アンダーカット**を得るために，**鉤体**の方向にヘアピンのように曲がる形態の**クラスプ**をいう．**鉤腕**が長いので緩圧作用が大きく，**遊離端義歯**などの欠損側床後縁の挙上防止によく用いられる．

2570 ヘアライン
hair line
前歯部歯冠の個性表現法の1つ．唇側面の**レジン**，**陶材**に**ステイン**を用い，極細の線状に**着色**したもの．

2571 平滑面齲蝕　へいかつめんうしょく
smooth surface caries
エナメル質の**齲蝕**のうち，平滑な面に始まる**齲蝕**をいう．**自浄作用**が制限され，不潔になりやすい歯の隣接面や臼歯の**支台歯**，**クラスプ**と接する歯面に好発する．これらの部分と接する補綴装置の面は滑沢に**研磨**される必要がある．

2572 平均値咬合器　へいきんちこうごうき
avarage value articulator
下顎運動要素である**矢状顆路傾斜角**，**側方顆路傾斜角**，**バルクウィル角**などを解剖学的平均値に固定した**咬合器**．代表的なものにギージーシンプレックス咬合器，ハンディ咬合器Ⅱ型などがある．平均値咬合器は構造的に単純であり，操作が容易なので広く用いられるが，微妙な運動再現の要求には応じきれない．

2573 平均的顆頭点　へいきんてきかとうてん
arbitrary condylar points
下顎頭の平均的な位置に基づいて皮膚上に設定される**顆頭点**をいう．その位置には諸説あり，耳珠の前方約11〜13mmとされているが，一般には，耳珠上縁と外眼角を結ぶ線上で外耳道の前方13mmが用いられている．**フェイスボウレコード**の際の**後方基準点**として使われる．

2574 閉口運動　へいこううんどう
closing (mandibular) movement
上顎に対して下顎が主として回転（最初移動が大きく，のちに回転が起こる）しながら引き上げられる運動．下顎の**基本運動**であり，限界閉口運動と習慣性閉口運動がある．**咬筋**，**側頭筋**，**内側翼突筋**の作用により営まれ，歯があるときは**咬**

へいこうこ

頭嵌合位で終止する.

2575 平衡咬合　へいこうこうごう
balanced occlusion
→フルバランスドオクルージョン

2576 平衡咬合小面　へいこうこうごうしょうめん
balanced occlusal facet
両側性平衡咬合を付与するために，ギージーの軸学説および咬合小面学説に基づいて付与する**咬合小面**.

2577 平衡咬合接触　へいこうこうごうせっしょく
balanced occlusal contact
側方運動時における**平衡側**での**咬合接触**のこと．全部床義歯では原則として**両側性平衡咬合**を付与する．**片側性平衡咬合**，犬歯誘導咬合では**平衡側の咬合接触**はない．

2578 平衡側　へいこうそく
balancing side
〔同義語〕非作業側，均衡側
下顎の側方運動時，下顎が外側に変位した側を**作業側**といい，これに対して，**下顎頭**が前下内方に動いた側を平衡側あるいは**天然歯列**では非作業側とよんでいる．

2579 平衡側接触　へいこうそくせっしょく
balancing contact
〔同義語〕均衡側接触
フルバランスドオクルージョンにおいて，**平衡側で上顎の舌側咬頭と下顎の頬側咬頭**とが接触する咬合状態をいう．当該歯はてこ作用の支点となり側方力が生じるため，歯，**歯周組織**，顎関節などに悪影響を及ぼすとされている．

2580 平行測定器　へいこうそくていき
parallel checker
2歯以上の面，または**口腔模型上の区域**の平行状態を測定するだけでなく，義歯設計のための**着脱方向の決定**，アンダーカット量の測定，**ブロックアウト**による平行形成，**等高点測定**を行う機器の総称．**サベイヤーやパラレロメーター**，多和田式平行測定器がある．

2581 平行模型　へいこうもけい
paralleling cast
下顎中切歯切縁と左右側第二大臼歯遠心頬側咬頭頂を結んだ平面または矯正学的咬合平面が，模型基底部と平行になった模型．顎態模型調整器を必要としないなど，**顎態模型**に比べて製作が容易なため現在広く用いられている．

2582 閉鎖（型）歯列弓　へいさ（がた）しれつきゅう
closed type dental arch
乳歯列弓のうち**生理的空隙**がみられない歯列弓をいう．前歯部の交換においては，**叢生を生じる**可能性が高い．

2583 閉鎖弁作用　へいさべんさよう
self-closing valve action
義歯床研磨面と粘膜面との移行部で生じる，**可動粘膜**の動きによる辺縁封鎖作用．

2584 平線咬合器　へいせんこうごうき
plain line articulator
→蝶番咬合器

2585 ベイルビー層　―そう
Beilby layer
金属の**仕上げ研磨**を行った極表層は結晶配列の乱れた**非晶質**かそれに近い状態となる．この層のことを発見者の名をとってベイルビー層とよぶ．この層の厚さは数 nm であるとされている．

2586 β半水石膏　べーたはんすいせっこう
β calcium sulfate hemihydrate
硫酸カルシウムの半水塩（$CaSO_4$・

272

1/2H₂O）の一種で，いわゆる**普通石膏**にあたる．原料の二**水石膏**を大気中で120～130℃で加熱脱水し製造される．**α半水石膏**に比較して多孔質であり，**混水比**は大きい．

2587 ペーパーコーン
paper cone

研磨紙を巻き合わせて円錐形に形成したもの．**マンドレル**に取り付け，**電気エンジン**などの回転器具で使用する．複雑な曲面をもつ歯冠修復物などの**研磨**に使用する．数種の研磨粒度のものがある．

2588 ヘキサゴンドライバー
hexagon driver

フィクスチャー頭部に**カバースクリュー**を装着するための六角型のドライバー．

2589 ベッグタイプリテーナー
Begg type retainer
→ラップアラウンドリテーナー

2590 ベッグ法　―ほう
Begg technique

〔同義語〕ベッグライトワイヤーテクニック

1954年にオーストラリアのBegg PRによって開発された装置で，丸く細いステンレスワイヤーを用いた，**傾斜移動**を主体とする治療法．弱い力または差働矯正力を適用し，**後戻り**に対してはオーバーコレクションを行っているのが特徴．ほとんどのケースにおいて第一小臼歯の抜歯を行う．

2591 ヘッドギア
headgear

上顎の歯や顎を遠心に移動するための顎外固定装置．通常，**フェイスボウ**と**ヘッドキャップ**または**ネックバンド**から構成される．頭部あるいは頸部に**固定源**を置くため，上顎顎外固定装置（EOA）ともよばれる．ゴムの牽引方向によって，水平牽引，上方牽引，下方牽引などがある．

2592 ヘッドキャップ
head cap

顎外固定装置で装置の**固定源**を頭部に求めるために，頭部に装着するベルト状のキャップ．**チンキャップ**，**ヘッドギア**，**上顎前方牽引装置**などを使用する際に用いられる．既製のものもあるが，患者個人に合わせて製作するもののほうが適合はよい．

2593 ベネット運動　―うんどう
Bennett movement

下顎の側方運動時，**作業側**の**下顎頭**は**下顎窩**の外側方斜面に沿って回転を主として外側方へ移動し，**平衡側**の**下顎頭**は前下内方へ移動する．この**作業側**の**下顎頭**の外側方移動をいう．

2594 ベネット角　―かく
Bennett angle
→側方顆路傾斜角

2595 ヘビーシャンファー
heavy chamfer

〔同義語〕ディープシャンファー

支台歯の**辺縁形態**の1つである**シャンファー**の幅をさらに広くとったもの．**前装冠**の前装部や**ポーセレンジャケットクラウン**の**辺縁形態**として適用される．シャンファーと比べ，**陶材**や**レジン**などの前装材の厚みと強度を得ることができるだけでなく，**クラウン**の保持抵抗も強くなる．

2596 ヘビーボディタイプ
heavy body type

ゴム質印象材のペーストの**稠度**によって分類されている4タイプのうち，最も粘度が高いタイプ．このヘビーボディの

2597 ベベル
bevel

支台歯の辺縁形態の1つで，辺縁部が形成軸面に対して斜角に形成された形態をいう．辺縁部が明瞭で操作がしやすい．

2598 ベベルドショルダー
shoulder with bevel

支台歯の辺縁形態の1つでショルダーにベベルを付与したもの．金属と支台歯の辺縁封鎖性を向上させる．

2599 HEMA　へま
hydroxyethylmethacrylate

水溶性レジンモノマーの一種．親水性のため，象牙質とのぬれ性はきわめてよく，レジンと歯質との接着性を向上させるためにプライマーの成分として用いるほか，レジン添加型グラスアイオノマーセメントの液中にも配合される．

2600 ヘミセクション
hemisection

〔同義語〕歯根分割抜去

2根歯の歯根に病変が生じ1根が保存不可能な場合，保存処置として罹患歯根を歯冠を含めて分割抜去し，健全歯根を保存する方法をいう．

2601 ヘミデスモゾーム結合　―けつごう
hemidesmosome

〔同義語〕半接着斑

細胞が細胞外マトリックスと結合する様式の1つ．上皮細胞の基底細胞と結合組織の間に普遍的に認められる．付着上皮では，表層の扁平層とエナメル質との接着もヘミデスモゾーム結合からなり，この結合様式を上皮付着とよぶ．

みで精密印象を採得することはできず，既製トレーに盛って概形印象を採得し，個人トレーの代わりとして使用する．

2602 ヘリカルループ
helical loop

矯正用線を渦状に曲げ込んだヘリックスを組み込んだループ．このループのある矯正用線を，ループのない矯正用線と「荷重‐たわみ」の関係で比べてみると，たわみを一定にしたときは荷重は小さく現れ，また荷重を一定にするとレジリエンスは大きく現れるという特徴を示す．つまり，ループのある矯正用線のほうが弱い持続的な矯正力を示す．

2603 ヘルトウィッヒ上皮鞘　―じょうひしょう
Hertwig's epithelial sheath

歯の発生期，歯根象牙質形成直前に外エナメル上皮と内エナメル上皮が接合してできる鞘状の上皮板．これが根尖に向かって成長することにより，将来の歯根の形態および方向を決定するとともに，象牙芽細胞を誘導して象牙質の形成を行う．やがて断裂して歯小嚢の細胞が誘導され，セメント質が形成される．

2604 ヘルマンの歯齢　―しれい
dental age of Hellman

〔同義語〕ヘルマンの咬合発育段階

各歯種の萌出時期，萌出状態から咬合の発育段階を評価したもの．

2605 辺縁　へんえん
edge

面と面とが合した線角のことをいう．たとえば前歯では切縁，近心縁，遠心縁，歯頸縁とよぶ．臼歯部咬合面とほかの面とが合するところを咬合縁という．

2606 辺縁形成　へんえんけいせい
tooth preparation of margin

歯冠修復物の適合性と辺縁封鎖性を確保し，二次齲蝕や歯周病の進行・増悪が起こらないように，可及的に支台歯のフィ

ニッシュラインを全周にわたりスムーズな曲線となるように形成すること．

2607 辺縁形態　へんえんけいたい
marginal shape
〔同義語〕マージン形態
歯冠修復物または支台歯辺縁部の形態をいう．歯冠修復物の種類により，それぞれに適した形態を選択する．ショルダーレス（フェザーエッジ，ナイフエッジ），シャンファー，ショルダー，ベベル，ベベルドショルダーがある．

2608 辺縁結節　へんえんけっせつ
marginal tubercle
→介在結節

2609 辺縁歯肉　へんえんしにく
marginal gingiva
〔同義語〕遊離歯肉
サルカスの軟組織壁を構成する**歯肉**．その頂部を歯肉縁とよび，ここから外側は角化性扁平上皮をもち，辺縁歯肉溝に境されて**付着歯肉**に移行する．内側は非角化性の上皮をもち，歯面との**上皮付着**に至る．

2610 辺縁切除［下顎の］　へんえんせつじょ
marginal mandibulectomy, marginal resection
〔同義語〕下顎骨辺縁切除（術）
下顎骨の**辺縁**を残して部分的に切除すること．骨の連続性は保たれる．

2611 辺縁対比　へんえんたいひ
border contrast, marginal contrast
一色の均一な色面でも，隣り合う色と色の縁の部分は対比現象が起こり，中心部とは違った色にみえること．

2612 辺縁封鎖［義歯床の］　へんえんふうさ
border seal

〔同義語〕周縁封鎖
可動粘膜と**不動粘膜**の境界を正確に印象し，**床縁**の全周からの外気侵入を防ぐこと．

2613 辺縁部齲蝕　へんえんぶうしょく
marginal (dental) caries
修復物のマージン部から発生する**齲蝕**．修復物の適合性や封鎖性が悪い場合に多く発生する．口腔清掃の不良による場合もある．予防策として，窩縁やマージン部の破折防止や接着性の向上をはかることなどが挙げられる．

2614 辺縁隆線　へんえんりゅうせん
marginal ridge
〔同義語〕マージナルリッジ
前歯部では舌側面窩を取り囲む**隆線**をいい，臼歯部では咬合面の近心縁と遠心縁にみられる**隆線**をいう．

2615 便宜形態　べんぎけいたい
convenience form
窩洞形成や修復操作のための技術的要求のために**窩洞**に付与する形態をいう．たとえばインレー窩洞を外開きにしてワックス形成を容易にしたり，隣接面窩洞を咬合面や唇（頰）側面および舌側面に開放して形成や印象をしやすい状態とするなどである．

2616 変色歯　へんしょくし
discolored tooth
齲蝕などの歯科疾患や薬物（テトラサイクリンなど）による原因で変色した歯をいう．処置法として変色歯漂白法や歯冠修復（**ポーセレンラミネート（ベニア）テクニック**）などがある．

2617 偏心位　へんしんい
eccentric position
中心咬合位，咬頭嵌合位あるいは中心位以外のすべての**下顎位**で，前方運動時の

へんしんう

前方位，側方運動時の側方位などをさす．上下顎歯が接触していれば偏心咬合位という．偏心位での**早期接触**，特に平衡側の早期接触は為害作用が大きいとされている．

2618 偏心運動　へんしんうんどう
eccentric movement

中心咬合位，**咬頭嵌合位**あるいは**中心位**から下顎の**偏心位**までの移動運動をいう．**前方運動**と**側方運動**があり，また限界運動と**機能運動**である中間運動（習慣運動）に分けられる．

2619 偏心咬合（位）　へんしんこうごう（い）
eccentric occlusion

〔同義語〕エキセントリックオクルージョン

中心咬合位，**咬頭嵌合位**あるいは**中心位**に対して用いられる言葉で，これらの位置から上下顎の歯を前方，側方あるいは後方に滑走させたときのすべての咬合位をいう．偏心咬合位でチェックバイトを採得して，**咬合器**の**顆路傾斜角**の調節に利用する．偏心咬合時の臼歯部の干渉は，顎関節，筋や歯に為害作用をもたらすとされている．

2620 偏析　へんせき
segregation

金属の凝固組織に組成差が存在すること．**合金**では通常，最初に凝固した部分と最後に凝固した部分では組成差が存在する．**樹枝状結晶**は一種の偏析である．合金成分の**比重**が違う場合には下部に重い金属の濃度が高くなる重力偏析が生じる．

2621 偏側型ポンティック　へんそくがたー
flat back type pontic

ポンティック基底部形態の1つ．頰（唇）側部から歯槽頂付近部は基底部と歯槽部が接触し，舌側部は離開している形態である．**自浄作用**があることから半自浄型ポンティックともいう．

2622 片側性咬合平衡　へんそくせいこうごうへいこう
unilateral occlusal balance

全部床義歯もしくは**全部床義歯**に近い欠損症例において，側方運動時に**作業側**の咬合面間に食塊が介在していても，義歯の転覆・動揺がなく，安定している状態が得られる**咬合**のことをいう．

2623 片側性平衡咬合　へんそくせいへいこうこうごう
unilaterally balanced occlusion

〔同義語〕片側性均衡咬合

全部床義歯での咀嚼機能を重視して付与する**咬合様式**．側方運動時に**作業側**のすべての**臼歯**が接触する様式．**有歯顎**では，**作業側**の上顎頰側咬頭と下顎頰側咬頭が均等に接触し，**平衡側**は離開する．前方運動時，臼歯部は離開する．

2624 変態点　へんたいてん
transformation point

〔同義語〕変態温度

原子配列，**結晶格子**が変化して物理的性質あるいは**機械的性質**の異なる物質になる温度．一般に金属に対して用いられ，非金属に対しては転移点が用いられる．**鋼**においてマルテンサイト変態点がある．

【ほ】

2625 ホイール
wheel

円盤状の研削工具（砥石車）類の総称．

通常，**マンドレル**にねじ止めして用いられる．**砥粒**や**結合材**の材質名を冠して，**カーボランダムホイール，シリコーン（ラバー）ホイール**などとよぶ．また，レーズ用の比較的大型の円盤状の研磨工具（磨き車）もホイールとよぶ．それぞれ材質名を冠して，フランネルホイール，フェルトホイールなどとよぶ．

2626 ポイント
point

砥粒をゴム，樹脂，金属，**セラミックス**などを**結合材**として各種形態に固めた研削工具類の総称．**ハンドピース**に装着するための軸（シャンク）を有する．**砥粒**や**結合材**の材質名を冠して，**ダイヤモンドポイント，シリコーンポイント**などとよぶ．

2627 ポイントセントリック
point centric

中心位と**中心咬合位**（咬頭嵌合位）にずれがなく1点で一致した状態．ナソロジー学派により提唱され，**蝶番軸**の再現性を高く評価して，**中心咬合位を中心位に求めるべきだとした．この咬合高径ですべての白歯が同時に均一に3点接触**し，咬頭と窩が接触することを理想とした．

2628 崩壊性　ほうかいせい
disintegration property

材料が劣化し細かく分解する性質．硬化した**リン酸亜鉛セメント**は水中で徐々に崩壊し，酸性溶液では崩壊性が増加する．旧 JIS では水中浸漬1日で崩壊率は0.2％以下と定められていた．

2629 ホウ砂　—しゃ
borax

無色ないし白色で固体密度は1.69～1.72．350～400℃に加熱すると無水物となり，878℃でガラス状に溶解する．これは金属酸化物を溶解するので，**ろう〈鑞〉付け**や鋳造の際の**フラックス**として使用される．化学組成：$Na_2B_4O_7 \cdot 10H_2O$．

2630 放射線治療補助装置　ほうしゃせんちりょうほじょそうち
radiotherapy prosthetic appliance

放射線治療の効果を増大させ，副作用，後障害を軽減させるための治療補助装置．**線源保持装置，組織遮蔽装置，組織保隙装置，組織排除装置**などがある．

2631 萌出時期［歯の］　ほうしゅつじき
eruption period (of tooth)

乳歯，永久歯とも歯種により萌出時期は異なる．**乳歯**では一般に生後7～8カ月頃から萌出が開始し，2歳半～3歳で全乳歯の萌出が完了する．乳歯列が約3年続いた後，6歳前後の下顎中切歯と第一大臼歯の萌出，6～8歳頃の切歯交換，9～12歳頃の側方歯群交換と続き，12歳前後の第二大臼歯の萌出をもって全永久歯の萌出が完了する．

2632 萌出順序［歯の］　ほうしゅつじゅんじょ
sequence of tooth eruption

乳歯，永久歯にはそれぞれ平均的な萌出順序がある．萌出順序が標準的なものと異なると，**不正咬合**の原因となることもある．

2633 膨潤　ぼうじゅん
swelling

物質が溶媒などを吸収して膨張する現象．**アルジネート印象材**や**寒天印象材**は水中に浸漬されると，浸透圧の関係から水分を吸収し膨潤する．

2634 帽状期　ぼうじょうき
cap stage

〔同義語〕杯状期

歯胚の発育段階の名称で，**歯胚**の成長に伴ってエナメル器の中心が凹面となり皿状，帽状となった時期をいう．エナメル器で細胞の分化が起こり始め，外周の凸彎した部位を**外エナメル上皮**，凹彎した部位を**内エナメル上皮**とよぶ．

2635 防塵用マスク　ぼうじんよう—
dust protective mask

作業に伴って発生する**粉塵・ミスト**などを吸引しないようにする目的のもので，顔との隙間をつくりにくいよう，カップ型（ドーム型）のものが多い．

2636 膨張係数　ぼうちょうけいすう
coefficient of expansion

熱膨張において，長さまたは体積の増加率の温度変化に対する割合．つまり，材料の熱膨張曲線において，ある温度における微分係数が**熱膨張係数**である．

2637 放電加工　ほうでんかこう
electric discharge machining

精密加工法の1つ．加工液中で電極と被加工物のきわめて狭い間隙に放電を発生させ，そのエネルギーで被加工物の表層を少しずつ溶かして削り，被加工物を加工する方法．放電加工そのもので補綴装置を製作したり，義歯の精緻な**支台装置**や補綴装置固定のための**ピンホール**の製作などで補助的に用いる．

2638 豊隆　ほうりゅう
contour

〔同義語〕カントゥア

歯の軸面の膨らみのこと．本来は物の輪郭のことをいう．**自浄作用**と関連する．過度の豊隆を**オーバーカントゥア**，また逆の状態を**アンダーカントゥア**といい，いずれも**歯肉**に対して為害性があるとされる．

2639 ホースシューバー
horse shoe bar
→馬蹄形バー

2640 ポーセレンインレー
porcelain inlay

歯冠の部分的な**修復**に用いるもので，**陶材**を用いて製作されたもの．金属を用いたものと比較して**色調の再現**，**生体親和性**に優れ，**金属アレルギー**への対応も可能である．

2641 ポーセレンジャケットクラウン
porcelain jacket crown

〔同義語〕陶材ジャケット冠，陶材ジャケットクラウン

全部被覆冠のうち，**陶材**のみで製作されたもの．**陶材焼付金属冠**のように金属の裏打ちがないため光の透過や反射が自然で，なおかつ歯頸部に金属色の露出や透過がないため，審美性に優れる．

2642 ポーセレンファーネス
porcelain furnace
→陶材焼成炉

2643 ポーセレンブロック
porcelain block

CAD/CAMによるミリング加工専用に，主に微細構造の長石系セラミックスを原材料としてブロック状に完全焼結したもの．CAMに装着するための金属製の取り付け用金具が付随している．現在では，半焼結型のジルコニアブロックなども開発されている．

2644 ポーセレンラミネート（ベニア）テクニック
porcelain laminate (veneer) technique

前歯唇側面の審美修復を目的とし，薄い**陶材**のシェルを**エッチング**した後，**接着性レジン**などを使用して歯質に接着する方法．

2645 **ホームブリーチング**
　　home bleaching
有髄変色歯の**漂白**を目的に家庭で行えるようにシステム化した治療法．歯列に適合するように調製したカスタムトレー内に漂白剤を滴下して，家庭で1日数時間着用することを一定期間続け**漂白**を行う．

2646 **ボールアンカー**
　　ball anchor
ボール状の突起部をもった**アバットメント**で，**オーバーデンチャー**の咬合力負担を求めたもの．

2647 **ボールクラスプ**
　　ball clasp
床矯正装置に使用する**クラスプ**の一種．0.6〜0.9mm径の矯正用線の先端がボール状に太くなっており，これが各歯間部に適合することで維持となる．

2648 **ホールの円錐説**　—えんすいせつ
　　Hall's cone theory
下顎の**側方運動**は，外後頭結節を通り，**咬合平面**と45°の角度をなす回転軸（セントラルバーティカルアキシス）を中心とした円錐面上を歯によって誘導されることで行われるとする咬合理論．1914年にHall REが発表した．

2649 **ホールの咬合器**　—こうごうき
　　Hall articulator
咀嚼や下顎の**機能運動**を単純な機械的運動様式によって再現しようと試みた**非解剖学的咬合器**．1921年に米国のHall REによって開発された．**ホールの円錐説**に基づいた**咬合器**で，Automatic anatomic型，簡易型と三次元的咬合器の3種類があるが，現在は使用されていない．

2650 **ホーレータイプリテーナー**
　　Hawley type retainer
Hawley CAによって創案された可撤式の床保定装置．主に前歯部に**叢生**が認められた症例の治療後の**保定**に用いられる．0.8〜0.9mm径の**唇側線**（犬歯部の**歯肉頬移行部**にかけてループを**屈曲**），0.9mm径の**単純鉤**，およびレジン床で構成される．前歯部を**唇側線**とレジン床で唇舌的に挟み込むように**保定**する．**保定装置**としては最も一般的．

2651 **ボーンアンカードブリッジ**
　　bone anchored bridge
〔同義語〕オッセオインテグレーティッドブリッジ
オッセオインテグレーションを獲得した**インプラント**を支台にして固定されたブリッジ．

2652 **補強鞘**　ほきょうしょう
　　reinforcing sheath
サベイヤーの付属品．サベイラインを描記するときは**カーボンマーカー**の側面を使用するが，その**カーボンマーカー**の破折を防止し補強するための半円径の金属カバー．

2653 **補強線**　ほきょうせん
　　reinforcement wire
部分床義歯は残存歯との関係で床の部分が狭くなることがある．そこで，レジン床や**咬合床**などの変形や破損を防ぐために床内に埋め込まれる金属線をいい，1.0mm径以上の半円形金属線がよく用いられる．

2654 **ボクシング**
　　boxing
〔同義語〕箱枠形成
有床義歯の印象において，辺縁部を**石膏**で再現するために辺縁外側に棒状のワッ

ぼくしんぐ

クスを固定し，そのワックスに板状のワックスなどを張り付けて隔壁を形成する操作．

2655 ボクシングワックス
boxing wax

模型基底部の整形のための型枠として使用するワックス．印象の辺縁部を口腔模型に正確に再現するために使用される．パラフィンワックス系の組成で，適宜切断して用い，ユーティリティワックスで固定する．

2656 保隙　ほげき
space maintenance

〔同義語〕スペースメインテナンス
乳歯列や混合歯列において，乳歯の早期喪失や欠損によって生じた歯列内の空隙が近遠心的および垂直的に閉鎖するのを防ぐため，乳歯の喪失時と同じスペースを一定期間保持すること．

2657 保隙装置　ほげきそうち
space maintainer

〔同義語〕スペースメインテナー
乳歯が早期喪失した場合に，隣在歯や対合歯が近遠心的または垂直的に移動しないようにして，喪失部位のスペースを保持したまま後継永久歯が萌出するように使用する装置．可撤保隙装置と固定保隙装置がある．

2658 母合金　ぼごうきん
mother alloy

〔同義語〕中間合金
合金組成の調整のために用いられる合金．所要の組成の合金を製作する際，直接所要量を添加して融解することが困難なとき，その所要組成より元素濃度の高い合金をあらかじめ製作し，これを添加して所要の合金組成に調整する．

2659 保持形態　ほじけいたい
retention form

修復物を装着する場合に，装着の容易性と，合着した修復物が脱落しないような適正な保持力を有した形態．一般的には，窩洞に与える形態として，基本に箱形があり，その変形として内開き形，外開き形などがある．支台歯の形態では，クラウンの挿入方向に対する軸壁角は5°が最適とされている．

2660 補助アタッチメント　ほじょ—
auxiliary attachment

〔同義語〕付属アタッチメント
分類上いずれにも属さないアタッチメントの総称で，主に支台装置を補助的に補う構造をしたもの．個々の形状，機構は多様．

2661 補色　ほしょく
complementary color

2つの色を混合して無彩色となる一対の色の組み合わせを互いに補色という．補色の関係の例としては，赤と青緑，黄と青，緑と赤紫，紫と黄緑などで，光では白色光に，絵具や塗料では黒や灰色になる．

2662 補色対比　ほしょくたいひ
complementary contrast

補色（たとえば，黄と青）どうしを並べると激しい対比効果があらわれること．補色関係の背景の中にある同じ色（グレー）に，それぞれの背景の補色の影響があらわれる現象をいう．たとえば，黄色の背景では青みがかったグレー，青色の背景では黄みがかったグレーにみえる．

2663 補助支台装置　ほじょしだいそうち
auxiliary retainer

〔同義語〕補助維持装置
部分床義歯の直接・間接支台装置の働き

2664 補助弾線　ほじょだんせん
auxiliary spring

舌側弧線装置や唇側弧線装置を構成する付加的な弾線．主線にろう〈鑞〉付けされて使用される．一般的に 0.5mm 径の矯正用線を用い，この線の弾性で歯の移動を行う．単式弾線，複式弾線，連続弾線，指様弾線などがあり，目的とする歯の移動方向によって使い分ける．

2665 補助的保持形態　ほじょてきほじけいたい
auxilliary retention form

窩洞の保持力をより増強するために付与する形態．または，支台歯の高さが低い場合やテーパーが大きくなる場合に，不十分となった保持力を増すために，咬合面部や軸面に形成する補助的な形態．窩洞には鳩尾形，溝，添窩，階段などがあり，支台にはチャネル，ロック，ピンホール，ボックスフォーム，グルーブなどがある．

2666 POS　ぽす
problem (patient) oriented system

患者の医療上の問題点を中心に問題解決のアプローチを実践し，科学的に総合的に治療を進めるために考えられた医療や医療教育システムのこと．問題を解決するために，①情報の収集と査定，②解決方法の計画，③方法の実践，④評価と計画の修正など，段階的に筋道をつけて行動すること．

2667 ポステリアガイダンス
posterior guidance

〔同義語〕後方指導

歯列より後方にあって歯とは無関係に下顎運動を規制する要素．下顎は咬合位という前方要素と下顎頭位との 2 つの要素から規制される．下顎が偏心運動を行うと，下顎頭は関節円板を介して下顎窩に沿って移動する．基準（平）面に対するこのときの移動角度を矢状顆路傾斜角，側方顆路傾斜角といい，咬合器では後方指導要素によってこれらを調節する．

2668 ポスト
dowel, post

〔同義語〕合釘

継続歯を直接維持し，歯根に適合，保持させる金属維持釘．長さは歯冠と同長または 2/3，太さは根面の 1/3 とする．

2669 ポスト孔　―こう
prepared root canal for dowel

無髄歯において，築造体のポスト部を挿入，装着するために，支台歯の歯根にポストと同形態に形成される孔．歯根破折の防止と良好な維持のためには適切な形態が必要とされる．

2670 ホスピス
hospice

終末期医療への全人的取り組みの概念として 1960 年代から行われているもの．施設としては院内独立型，院内病棟型，院内分散型，在宅ホスピス，完全独立型に大別できる．なお，ホスピスに対して，仏教を背景とするターミナルケアの施設を「ビハーラ」と命名することを田宮　仁が 1985 年に提唱した．

2671 ボタンインプラント
button implant

→粘膜内インプラント

2672 ボックス型咬合器　—がたこうごうき
box type articulator

解剖学的咬合器には，頭蓋の解剖学的形態に基づいて**顆頭球**と顆路指導部が備えられているが，**顆頭球**の運動が**下顎窩**を模倣したフォッサボックスにより規定される構造のものをいう．

2673 ポッセルトの図形　—ずけい
Posselt's figure

〔同義語〕ポッセルトのバナナ，スウェディッシュバナナ，ポッセルトフィギュア

スウェーデンの Posselt U が発表した**下顎切歯点**における運動空間の範囲を表すもの．**下顎運動**および運動範囲の図形化，最後方咬合位より始まる**終末蝶番運動**，**最大開口位**，**下顎安静位**，**咬頭嵌合位**の関係，**下顎後退位**と**咬頭嵌合位**とのずれなど下顎の複雑な動きを三次元的に具体的に示したこととして，その意義は大きい．

2674 ホッツ床　—しょう
Hotz plate

口蓋裂で生まれてきた場合，**口腔の陰圧**状態をつくり出すことができず吸啜および舌による乳首圧迫が困難になるため，哺乳障害の改善と顎骨の発育誘導を期待する口腔内装置．

2675 ホットスポット
hot spot

鋳造欠陥の1つ．鋳造に際して，合金溶湯が常に鋳型壁に衝突する部位が局部的に高温になり，この部分の凝固が遅れて凝固収縮により凹んでしまうこと．**スプルー**の直下によく生じる．

2676 保定　ほてい
retention

動的矯正治療によって，移動した歯あるいは顎をその状態に保持することをいう．**自然保定**と器械保定とに大別され，**自然保定**は人工的な装置を使用しないで生理的口腔内そのままの状態で安定をはかる方法，器械保定は**自然保定**の条件が得られないときに器械的に装置を入れて**自然保定**が期待できるまで行う方法である．

2677 ボディ（色）レジン　—（しょく）—
body (color) resin

レジン前装冠の前装部に築盛する**歯冠用硬質レジン**の総称．種類として，サービカル色，デンティン色，エナメル色，トランスペアレントなどがある．

2678 ボディセラミックス
bodyceramics

デンティン色陶材の焼結体．

2679 保定装置　ほていそうち
retainer

〔同義語〕リテーナー

矯正治療により移動した歯や顎をその状態に保持するために用いられる装置．一般には器械保定の分類に入る．可撤式の装置では，**ホーレータイプリテーナー**，**ラップアラウンドリテーナー**，**トゥースポジショナー**などが挙げられ，固定式では，**犬歯間固定式保定装置**，**小臼歯間固定式保定装置**などが挙げられる．

2680 ポリアクリル酸　—さん
polyacrylic acid

アクリル酸は不飽和カルボン酸で，適当な重合開始剤の作用により重合し，ポリアクリル酸となる．**グラスアイオノマーセメント**や**カルボキシレートセメント**の液の主成分で，ポリアクリル酸とガラス粉末表面から溶出したカルシウムイオン

やアルミニウムイオンが反応してポリアクリル酸カルシウムやポリアクリル酸アルミニウムとなり，マトリックスを形成して硬化する．

2681 ポリアミド樹脂　—じゅし
polyamide resin

ポリアミドは分子内に多数のアミド結合(-CO-NH-)をもつ高分子の総称であり，主な合成反応は**重縮合**である．最も多く使われているものにナイロンがある．ポリアミド樹脂は，**義歯床用材料**としても応用されている．

2682 ポリエーテルゴム印象材　—いんしょうざい
polyether rubber impression material
〔同義語〕ポリエーテルラバー印象材

ゴム質印象材で**弾性**を有し，**親水性**と**寸法安定性**に優れる．基材は両末端にエチレンイミン基が付加したポリエーテルで，反応促進剤にパラトルエンスルホン酸メチルが使用されている．この2つを練和するとエチレンイミン基が**開環重合**して分子間が架橋され，網状構造をしたゴム状弾性体になる．

2683 ポリエーテルスルフォン樹脂　—じゅし
polyethersulfone

ジクロロジフェニルスルホンを**重縮合**して得られる樹脂．広義のポリスルフォンの一種であり，歯科では呼称を区別している．**床用レジン**，レジン人工歯などに使用される．義歯の製作は，軟化炉を装備した圧縮成形器で馬蹄形の板材を380℃，圧力50〜250kgf/cm^{2}で軟化圧縮し，成形する．

2684 ポリカーボネート樹脂　—じゅし
polycarbonate

熱可塑性樹脂で，**耐摩耗性**，耐衝撃性に優れる．約335℃で軟化した**レジンを硬質石膏の鋳型**に射出成形することによってレジン床を製作する．**加熱重合レジン**と比較して，**引張強さ**，弾性率は同等であるが，**伸び**が大きく，耐衝撃性が数倍あり，吸水率も1/4程度と低い．

2685 ポリカルボキシレートセメント
polycarboxylate cement
〔同義語〕ポリカルボン酸塩セメント，カルボキシレートセメント

アクリル酸ポリマーあるいはアクリル酸系コポリマーの水溶液と**酸化亜鉛**の粉末を主成分とする歯科用セメント．セメント類のなかでは金属に対する接着性があるとされ，合着用に使用される．また裏層用としても使用される．

2686 ポリカルボン酸　—さん
polycarboxylic acid

カルボン酸構造(R-COOH)を酸の成分とする化合物．分子中のカルボキシル基の数が2個以上のものを総称してポリカルボン酸という．カルボキシレートセメントや**グラスアイオノマーセメント**の液の主成分に用いられるポリアクリル酸などがある．

2687 ポリサルファイドゴム印象材　—いんしょうざい
polysulfide rubber impression material
〔同義語〕ポリサルファイドラバー印象材

基材（ベース）の主成分はチオコールゴムLP2で，反応性に富んだメルカプト基(-SH)を有する液状高分子である．これに不活性フィラーを混合して，**印象材**に適度の**粘性**，強さを与えている．反応促進剤の主成分は過酸化鉛で，これが両末端にある-SH基と反応して水分子を生成し，脱水縮合反応によりゴム状弾

性体となる．

2688 ポリスルフォン樹脂　—じゅし
polysulfone
〔同義語〕スルホン樹脂
ビスフェノールAとビスフェノールSの縮合エーテルを繰り返し単位とする樹脂．一般にはスルホン結合（-SO-）を有する樹脂．**床用レジン，レジン人工歯**などに使用される．義歯の製作は，射出成形，あるいは300℃以上で軟化後に圧縮成形によって行われる．

2689 ポリマー
polymer
〔同義語〕重合体，高分子
通常，分子量が10,000以上の化合物をいう．分子構造が，1つ以上の低分子量構造の集合体として理解できる．合成ポリマーの出現によって多様な物性や機能が実現され，歯科材料としても主要な素材として利用されている．

2690 ポリメチルメタクリレート
polymethyl methacrylate
〔同義語〕ポリメタクリル酸メチル
歯科用レジンとして最も長い歴史をもつアクリル系ポリマー．汎用合成樹脂のなかでは比較的硬く，透明性が非常に高い．1930年代後半以来，**床用レジン**として中心的な材料である．**懸濁重合**により製造された粒状のポリメチルメタクリレートないしポリメチルメタクリレート系コポリマーは，歯科用レジンの粉末として広く使用されている．

2691 ホワイトシリコーン
white silicone
補綴装置内面や義歯床粘膜面の適合状態を診査する材料．**作業用模型**上での操作は難しく，主に口腔内で使用される．

2692 ホワイトニング
whitening
歯を白くする術式で，歯科医院内で行うオフィスホワイトニングと歯科医師の指導のもとに患者自身が自宅で行うホームホワイトニングがある．

2693 ボンウィル咬合器　—こうごうき
Bonwill articulator
1859年にBonwill WGAによって考案された**咬合器**．咬合器の大きさは**下顎三角**から算出されたヒトの下顎の平均的大きさと等しくつくられ，**解剖学的咬合器**の原型とされている．作業側の関節部を回転中心とした**側方運動**ができるが，**顆路傾斜角をもたない平均値咬合器**である．

2694 ボンウィル三角　—さんかく
Bonwill triangle
→下顎三角

2695 本義歯　ほんぎし
definitive dentuire
→最終義歯

2696 ポンティック
pontic
〔同義語〕架工歯，橋体，ダミー
ブリッジの構成要素の1つであり，支台装置と連結され，欠損部を補う**人工歯**のことをいう．欠損部の審美性と清掃性，咀嚼・発音などの機能の回復を目的とし，基底部形態と歯槽部との接触状態や材料の相違によりその適応を選択する必要がある．

2697 ポンティックの分類　—ぶんるい
classification of pontic
〔同義語〕架工歯の分類，橋体の分類
ポンティックの分類は一般に**自浄作用**と基底部の形を関連づけて整理する．**自浄作用**による分類には完全自浄型，半自浄

型，非自浄型がある．完全自浄型には離底型，半自浄型には偏側型，リッジラップ型，船底型，非自浄型には鞍状型，有根型（嵌入型），有床型（有歯肉型）がある．

2698 ポンティックフォーマー
pontic former

ポンティックのワックスパターンを製作する際に用いる型枠．溶融した**ワックス**を型に流し込むことで所定の歯冠形態が得られるため，短時間で**ポンティック**の**ワックスパターン**を形成することができる．

2699 ボンディングエージェント
bonding agent

→ボンディング剤

2700 ボンディング剤　―ざい
bonding agent

〔同義語〕ボンディングエージェント

コンポジットレジン修復において，歯質との接着性を向上させる目的で用いるレジン接着材．一般に低粘度で，エタノール溶液として使用するものもある．接着性を著しく向上させる**接着性モノマー**なども添加されている．

2701 ボンディングシステム
bonding system

コンポジットレジンを歯質に接着する前に，**接着強さ**の向上を目的として行う歯面処理法．トータルエッチング，ウェットボンディング，セルフエッチング，3ステップといったシステムがある．セルフエッチングシステムには2ステップと1ステップのものがある．

【ま】

2702 マージン
magin, edge

〔同義語〕辺縁

一般的には面と面が合わさった線角のことをいう．歯科では，歯冠修復物の内面と外面との境界部，補綴を行う歯の**フィニッシュライン**に一致させる部分をさす．歯冠修復物の種類によって適した形態を付与し，同部の適合性が歯冠修復物の**微小漏洩**に大きく関係する．

2703 マイオセントリックポジション
myocentric position

咀嚼筋に電気的刺激を与えて不随意的な筋収縮を起こさせ，咀嚼筋群に一過性の同時収縮を起こさせることにより得られる**下顎位**のことで，**咬頭嵌合位**より前方に位置する．

2704 マイオドンティック
myodontic

HIP平面と**咬合平面**が平行であることを根拠として，**顎関節症**や顎関節異常，顎機能異常，顎口腔に由来する不定愁訴に対してリハビリテーションを行う咬合理論をいう．**HIP平面を基準（平）面**としてマイオドンティックスプリントを製作し，減少した口腔咽頭容積を増加させて気道を確保し，ひいては全身状態の改善を目的とする．

2705 マイカ系結晶化ガラス　―けいけっしょうか―
mica system crystallized glass

→結晶化ガラス

2706 マイクロクラック
micro crack

歯冠色陶材と色調補正用の**陶材**との**熱膨**

張係数が異なっているため，通常，後者の陶材に入る細かなひび割れ．一般には，微細な亀裂をいう．

2707 マイクロCT —しーてぃー
micro computed tomography

非破壊，非接触で，高精度・高密度化された検査対象内部の正確な断面像が得られる装置．検査対象を試料テーブルの上に置き，エックス線を照射しながらテーブルを回転させ360°分の透視画像データをエックス線またはFPDを用いて収集し，そのデータから再構成計算を行い断面画像を作成する．

2708 マイクロシェア試験 —しけん
micro-shear test

せん断面積が1mm^{2}程度の微小な試験片を用いて行う**せん断試験**．材料の局所の機械的特性が評価できる．

2709 マイクロスコープ
microscope

歯科用拡大鏡の一種．歯冠修復物辺縁部の確認など，技工操作にも用いられ，歯内療法，**歯周治療**などの臨床でも広範囲に使用されている．焦点距離を変えずに倍率が変化できる．ルーペよりも**視野**が広く，焦点深度も深い．

2710 マイクロテンサイル試験 —しけん
micro-tensile test

断面積が1mm^{2}程度の微小な試験片を用いて行う**引張試験**．試料サイズが小さく，部分的な機械的特性を評価できるところから，歯質と**接着性レジンセメント**の**接着強さ**の評価などに汎用されている．

2711 マイクロ波重合 —はじゅうごう
heat curing by microwave

マイクロ波は波長が数cmから数mmの電波であり，電子レンジなどに使用されている．このマイクロ波領域の高周波を加えることによって生じる誘電損失を利用して**床用レジン**を加熱し，**重合**する．

2712 マイクロ波重合法 —はじゅうごうほう
microwave curing system

〔同義語〕高周波重合法

マイクロ波を利用して**床用レジンを重合**する方法．3分間程度で**重合**を終えることができる．急速に加熱されるため**オーバーヒート**による気泡の発生に注意を要する．重合時に金属製の**フラスコ**やプレスは使用できないので，FRP製のものが必要である．

2713 マイクロモーター
micromotor

〔同義語〕マイクロモーターハンドピース

ハンドピース内に小型の**直流モーター**を内蔵した歯科用回転切削機器．**回転速度**で分類すると，400～18,000rpmの低速用と，2,000～40,000rpmの高速用に大別される．低速側で高トルクが得られる．

2714 マイクロモーターハンドピース
micromotor handpiece

→マイクロモーター

2715 マイクロリーケージ
microleakage

→微小漏洩

2716 マイスター制度 —せいど
meister system

手工業者が同業組合を組織し，品質の維持向上と過剰生産の防止，および手工業者数の制限を目的としているドイツの職業教育制度．この制度は，徒弟→職人→親方（マイスター；Meister）の3階級

2717 マイナーコネクター
minor connector
→小連結子

2718 埋伏歯　まいふくし
impacted teeth

所定の**萌出時期**が過ぎても**歯冠**の全部または一部が萌出しないで，口腔粘膜下あるいは顎骨内に停滞している歯をいう．歯が顎骨内に完全に埋伏している場合には完全埋伏歯といい，一部埋伏しているものを不完全埋伏歯という．

2719 埋没材　まいぼつざい
investment

〔同義語〕鋳型材

鋳造，陶材焼成，**ろう〈鑞〉付け**などの加熱を伴う技工の際，型材や固定材として用いられる耐火性練成無機材料の総称．**耐火材**として**シリカ**，マグネシアなどが用いられ，それをさまざまな**結合材**により固めて使用される．**結合材**の種類により，**石膏系埋没材**，**リン酸塩系埋没材**，シリカゲル系埋没材などに分類される．

2720 埋没材模型　まいぼつざいもけい
investment cast

ろう〈鑞〉付け，鋳造に先立って製作される**埋没材**などでつくられる模型のこと．

2721 埋没法　まいぼつほう
(1) investing, (2) flasking technique

(1) **ワックスパターン**を金属に置き換えるために**ワックスパターン**を**埋没材**で埋め込む操作．(2) 義歯の**フラスコ**への埋没方法で大きく3つの方法がある．アメリカ式埋没法では，**人工歯**，**支台装置**，**連結子**すべてを**フラスコ**の上輪に固定し，フランス式埋没法では，**人工歯**，**支台装置**，**連結子**すべてを**フラスコ**の下輪に固定する．アメリカ・フランス併用式埋没法では，**人工歯**は**フラスコ**の上輪に，**支台装置**，**連結子**は**フラスコ**の下輪に固定する．

2722 埋没用石膏　まいぼつようせっこう
investing plaster

義歯の重合の際，ろう〈蠟〉義歯を埋没するのに用いられる**石膏**をいう．通常は**普通石膏**を用いる．**流込みレジン**では，専用のきめの細かい**石膏**が，射出成形レジンでは，専用の**超硬質石膏**が付属されている．

2723 埋没ろう〈鑞〉付け法　まいぼつ—づ—ほう
investment soldering

〔同義語〕固定埋没ろう〈鑞〉付け法，埋没ろう〈鑞〉着法

ろう〈鑞〉付けするものどうしを**ワックス**やレジンなどで位置関係に注意しながら仮着し，その後，**ろう〈鑞〉付け用埋没材**で固定し，間隙に**ろう〈鑞〉**を流し込む．この際，**ろう〈鑞〉**は**合金**の融点より低く，類似した組成のものを使用する．

2724 マウスガード
mouthguard, mouth guard, mouth protector, gum shield

〔同義語〕ガムシールド，マウスプロテクター

外傷から歯および**歯周組織**を保護し，口腔外傷を減じることを目的に装着される口腔内弾性装置．ストックタイプ，マウスフォームドタイプ，カスタムメイドタイプの3種類に大別される．通常，外傷発生率の高い上顎歯列弓に対して装着

されるが，**反対咬合（下顎前突）**の場合には下顎歯列弓への装用が推奨されている．

2725 マウスピース
mouthpiece

楽器の口に咥える部分，パイプの吸口，電話の送話口など，**口腔に保持される装置**をさす一般的名称．スポーツ用マウスガードや障害者用マウススティックもマウスピースの一種といえる．

2726 マウスフォームドタイプマウスガード
formed type mouth guard, "Boil and bite" mouth guard

半既製マウスガード．スポーツ用品店などで購入可能な市販マウスガードのうち，競技者自身により調整可能な**マウスガード**．温湯に浸漬した後に口腔内に挿入して調整する．歯列への適合性はあまり良好とはいえない．

2727 マウスプロテクション
mouth protection

スポーツ活動中などに発生する外傷から歯・顎・口腔領域を保護すること．頭部，顔面および口腔領域の**スポーツ外傷**の安全対策として，それぞれヘルメット，フェイスガード，**マウスガード**の装着の徹底が望まれる．

2728 マウスプロテクター
mouth protector
→マウスガード

2729 マウンティングジグ
mounting jig

全部床義歯の最終咬合調整に先立って，重合後の上顎義歯をフェイスボウトランスファーせずに再び咬合器の上弓に再装着するためのもの．テンチのコアの製作のために用いられる．

2730 マウンティングストーン
mounting stone

〔同義語〕模型装着用石膏，マウンティングプラスター，咬合器装着用石膏

上顎模型を**咬合器**に装着する際に用いられる石膏をいう．特別な組成を有した特定の石膏を意味するのではなく，用途に由来する名称．一般に，硬化膨張率の小さい**硬質石膏**，**超硬質石膏**が用いられる．

2731 マウンティングプレート
mounting plate

〔同義語〕模型取付台，模型台

咬合器に作業用模型を装着する際に用いられる着脱可能なプレート．

2732 前ろう〈鑞〉付け　まえ―づ―
soldering before baking porcelain, preliminary soldering

〔同義語〕前ろう〈鑞〉着

陶材焼付金属冠やブリッジなどの連結を行うためのろう〈鑞〉付け法で，**メタルフレーム**を歯型に正しく適合させて，陶材築盛前にろう〈鑞〉付けをすること．

2733 マグネシア系埋没材　―けいまいぼつざい
magnesia-based investment

〔同義語〕マグネシア系鋳型材

チタンおよび**チタン合金**の**埋没材**として開発されたマグネシアを基材とする**高温鋳造用埋没材**．結合材としては，アルミナセメントやエチルシリケートなどが用いられている．

2734 曲げモーメント　ま―
bending moment

棒または板を曲げたとき，その垂直断面に働く**応力**のモーメント．曲げモーメントは普通，Mで表わす．単位：Nm．曲

2735 摩擦　まさつ
friction

接触している２つの物体が相対運動しようとするとき，あるいは運動中に相互に働く運動を阻止しようとする抵抗．前者が静摩擦，後者が動摩擦．運動の形態から滑り摩擦，転がり摩擦がある．潤滑剤の有無により潤滑摩擦，乾燥摩擦に分類される．

2736 マシナブルセラミックス
machinable ceramics

〔同義語〕切削性セラミックス

一般に**セラミックス**は脆く機械加工がしにくい材料であるが，機械加工しやすい**セラミックス**のこと．旋盤やマシニングセンターなどの工作機械で**切削**が可能である．歯科では通常，ブロックとして市販されており，CAD/CAMシステムによりそのブロックを切削加工して，直接**インレー**などを形成する．

2737 マスキング
masking

オペークなどを用いて，金属や**変色歯**の色を遮蔽すること．

2738 マスキングポーセレン
masking porcelain

陶材焼付金属冠で金属冠の色を遮蔽するために**オペーク陶材**を塗布すること．ポーセレンラミネート（ベニア）テクニックでは，マスキングデンティンを使用する．

2739 マスターダイ
master die

最終印象からつくられた，**支台歯**のみを再現した歯型．歯列模型を**複印象**してつくる副歯型に対して使われる用語．

2740 マスターモデル
master model

→主模型

2741 マッフル
muffle

加熱源からの直接的な熱輻射や化学作用を避けるために用いられる遮蔽耐火物の総称．**耐火材**としては，熱伝導率が大で，耐急熱急冷性の多孔質のものがよい．**陶材焼成炉**は，マッフル壁からの輻射熱が熱源となる．

2742 曲げ強さ　まーつよー
bending strength

物体が曲げ荷重を受けたとき，耐えられる最大応力．曲げ試験は３点曲げや４点曲げにより行われ，曲げ強さは，試験時の最大荷重から算出される．

2743 窓開け　まどあー
cut back

〔同義語〕カットバック

陶材焼付金属冠や**レジン前装冠**などの**前装冠**の製作の過程において，ワックスにて歯冠形態全体を回復した後，前装部の**ワックス**を削除し，前装材を**築盛**するスペースを確保する技工操作のこと．

2744 マトリックス
matrix

（1）**ポーセレンジャケットクラウン**の製作において，**築盛**，成形，**焼成**するときにて**陶材**の粉末泥を保持するための受け皿をいい，金属箔や**耐火材**が使用されている．（2）歯科治療において，歯の窩洞開放面に人工的な壁を設けて**コンポ**

2745 摩耗　まもう
dental abrasion
咀嚼以外の機械的作用により歯の表面に生じる欠損で，萌出時の解剖学的形態を失う変化である．不適当な**ブラッシング**により歯頸部根面にできることも多いが，職業的原因や習慣的原因によるものもある．

2746 マルチブラケット装置　―そうち
multi-bracket appliance
上下顎の相当数の歯に直接または間接的に**ブラケット**を接着して矯正治療を行う装置の総称．テクニックによって**エッジワイズ法**，**ベッグ法**，ジャラバック法などがあり，また**ブラケット**の形態や接着部位の違いからストレートアーチ法やリンガル法がある．

2747 マルチブラケット法　―ほう
multi-bracket technique
多数歯にブラケットを装着し，アーチワイヤーやゴムなどの弾性力によって歯および顎の移動を行う方法の総称である．

2748 マルテンサイト
martensite
鋼の組織の一種で，オーステナイトを急冷したときに生じる微細緻密な針状組織をいう．炭素を過飽和に固溶する体心立方晶または体心立方晶のα固溶体．

2749 マルテンス引っかき硬さ　―ひ―かた―
Martens' scratch hardness
引っかき硬さの1つ．圧子で試料表面を引っかき，一定幅の傷（0.01mm）をつける**荷重**（g）を**硬さ**とするが，一定の**荷重**をかけたとき生じる幅（d）よりその逆数（1/d）をもって**硬さ**とすることもある．

2750 慢性齲蝕　まんせいうしょく
chronic caries
経過の緩慢な**齲蝕**で，加齢とともに進行度は遅くなる．**エナメル質**の齲蝕では象牙質に病変が及ぶのが遅い．**象牙質の齲蝕**では定型的な齲蝕円錐が形成され，病的刺激による**第二象牙質**の新生が髄壁に比較的限局して起こる．

2751 慢性辺縁性歯周炎　まんせいへんえんせいししゅうえん
chronic marginl periodontitis
アタッチメントロスおよび歯槽骨吸収を伴う慢性炎症性の疾患．歯周病原菌により生じる．**歯肉**の慢性炎症，付着の喪失と**歯周（真性）ポケット**の形成，排膿，歯の動揺・移動・**挺出**などが臨床症状である．エックス線写真では，**歯槽骨**の吸収が認められる．慢性に経過するが，宿主側の組織抵抗力が低下したときに急性化する．

2752 マンセル表色系　―ひょうしょくけい
Munsell color order system
〔同義語〕マンセル色票系

米国の画家 Munsell AH により1905年に体系化されたもので，物体色の標準を示す色の体系であり，**色相・明度・彩度**の記号を用いて表示する．**色相**は10種あり，10種がさらに10等分されて計100種類あり，**明度**は理想的な黒の0と白の10を除いた1～9の9段階，**彩度**は0～14の15段階ある．

2753 マンドレル
mandrel
ホイール，ディスクなどの研削工具をねじ止めし，**ハンドピース**に取り付けるために用いられる棒状工具．ハンドピース

のチャック部の違いにより，エンジン用のHP用，CA用とエアタービン用のFG用がある．

【み】

2754 味覚　みかく
taste

動物の五感の1つで，口にする物の化学的特性に応じて認識される感覚である．生理学的には，甘味・酸味・塩味・苦味・うま味の5つが基本味に位置づけられる．ヒトの基本味の受容器は主に舌にある．

2755 ミシガン型スプリント　―がた―
Michigan type splint

スタビライゼーションスプリントの一種であり，上顎に装着するタイプのスプリントで，咬合面を平坦にして習慣性閉口位を中心に0.5mm程度の自由域を設けたうえで，犬歯をガイドにして側方，前歯部をガイドにして前方滑走運動が行えるように調整するものをいう．不正常な歯牙接触による筋緊張を緩和して，下顎を正常な顎位に誘導することを目的にしている．

2756 Mischの分類　みっしゅーぶんるい
Misch's classification

骨質を判断するために骨密度をD1～D4まで分類し，それぞれ骨の説明と切削感を示したもの．

2757 密度　みつど
density

単位体積当たりの質量で表されるもの．単位：g/cm^3．理想密度，真密度，嵩密度，見かけ密度に定義される．実際の材料の密度測定では，液体の場合は比重びんを使って比重をはかり，固体の場合は空気中の質量と水中の質量差，すなわち浮力の差から比重を求め，密度とする．

2758 蜜ろう〈蠟〉　みつ―
beeswax

〔同義語〕ビーズワックス

歯科用ワックスに使われている天然原料の一種．蜜蜂の巣の主成分で，セロチン酸，パルミチン酸エステルからなる．融点は61～63℃で，熱膨張率は22～45℃で1%を示す．ユーティリティワックス，スティッキーワックス，パラフィンワックスなどに添加され，パラフィンワックスではしなやかさと表面に光沢を与える．

2759 みにくいあひるの子の時代　―こ―じだい
ugly duckling stage

〔同義語〕アグリーダックリングステージ

上顎永久前歯の萌出過程において，中切歯は扇状に萌出するため，一時期，正中離開のようにみられる時期のこと．その後，年齢とともに顎骨の発育と隣接歯の萌出により正中部のスペースは閉鎖し，正常な歯列となる．このように一見不正咬合にみられる時期を，童話にたとえてBroadbent BHが名づけた．

2760 ミニトーチ
mini torch

液化プロパンガスまたは液化ブタンガスを燃料としたボンベを内蔵した小型ガスバーナー．ワックス作業，ろう〈鑞〉付けなどに使用される．燃焼温度は1,200～1,300℃で，着火は圧電式．

2761 ミニマルインターベンション
minimal intervention

2000年にFDIが提唱した最新の予防概念で，体に対する介入を必要最小限にす

るというもの．**齲蝕**の部分のみを削り，**修復**する治療のこと．従来は「拡大予防」という考えの下に治療されていたが，歯はできるだけ削らないほうがよいということが結論づけられ，さらに接着の技術革新により最小限の**切削**で歯を**修復**することが可能になった．

2762 未燃焼帯　みねんしょうたい
air blast

〔同義語〕未燃焼炎，エアブラスト

ブローパイプやブンゼンバーナーのガス炎のなかの分類の1つで，ガス吹出し口に最も近い部分の温度の低いところをさす．

2763 ミュータンス菌　―きん
Mutans streptococci

ミュータンスレンサ球菌と総称され，**齲蝕**と非常に高い関連性をもつ *Streptococcus mutans*, *Streptococcus sobrinus* に加えて，現在までに血清学的に異なる8つの型と遺伝学的に異なる7つの菌種が報告されている．

2764 ミューチュアリープロテクティッドオクルージョン
mutually protected occlusion

中心位においては，**臼歯**が垂直力を受け止めて**前歯**を保護し，**前方運動**では，前歯が誘導して**臼歯**を離開させ，**側方運動**では，歯列中最も長大な根をもつ**犬歯**がほかの歯を離開させる**咬合様式**．天然歯の**有歯顎**の理想咬合である．米国歯科補綴学用語集第5版では「ミューチュアリープロテクティッドアーティキュレーション」が採用されている．

2765 味蕾　みらい
taste bud

〔同義語〕味覚器

食物の**味覚**の受容器をいう．主として**有郭乳頭**，**茸状乳頭**に存在し，特殊な紡錘状の細胞が蕾のように配列している．上端は上皮表面に開孔し，そこに味孔を形成している．味物質はこの孔から入り味蕾細胞を刺激する．

2766 ミリングカッター
milling cutter

金属などの加工対象物を可動式のテーブル上に固定し，平面や溝などの切削加工を行うための工作機械（フライス盤）において，その回転軸の先端に取り付けるカッターの1つ．

2767 ミリングセンター
milling center

CAD/CAMシステムにおいて，CAM装置の回転軸にドリルを取り付けて回転させ，加工対象であるジルコニアやチタン材料などに送りを与えて**切削**することをミリングという．送信されたデータに基づいて集約的にミリング加工するところをミリングセンターという．

2768 ミリングテクニック
milling technic

テレスコープクラウンなどの**自家製アタッチメント**を主体とした可撤性補綴装置の製作法．固定部と可撤部が義歯の**着脱方向**とすべて平行な面で緊密に接触することが要求されるため，ミリングマシーンなど高精度の平行形成器を用いて，**作業用模型**上の**ワックスパターン**あるいは鋳造体を**切削**することにより平行面の形成を行う．

2769 ミリングバー
milling bar

ドルダーバーアタッチメントなどの既製のバーアタッチメントに対し，ミリングマシーンとよばれる平行形成器を使って鋳造体の側面を平行に形成してつくる自

家製のバーアタッチメント，テレスコープクラウンなどと併用して用いられる．

2770 ミリングマシーン
milling machine
〔同義語〕パラレロメーター
主軸に取り付けた工具のフライスを回転させ，工作物に送りを与えて切削加工を行う工作機械．

【む】

2771 無圧ワックス形成器　むあつ―けいせいき
nonpressure waxing instrument
毛細管現象を利用して無圧下で**ワックス**を溶融・吸引し，ワックス形成を行う器具．

2772 無機材料　むきざいりょう
inorganic material
金属，非貴金属元素およびその化合物などの無機物から構成される材料．無機材料の主なものは，ガラス，陶磁器，セメント，耐火物，磁性材料などである．

2773 無機質フィラー　むきしつ―
inorganic filler
主として無機酸化物で，**コンポジットレジン**に添加される強化材．ほとんどの場合，粒径数十〜0.1 μm の**シリカ**で，単一あるいは複数の粒度分布をもつ．添加量は**コンポジットレジン**の重量の約60〜85％である．

2774 無口蓋義歯　むこうがいぎし
roofless denture
〔同義語〕ノンルーフデンチャー
嘔吐反射や違和感を軽減するために上顎義歯の口蓋部分をなくした義歯．

2775 無咬頭臼歯　むこうとうきゅうし
cuspless tooth
〔同義語〕0°臼歯
咬頭傾斜角が0°の**非解剖学的人工歯**．

2776 無彩色　むさいしょく
achromatic color
色相をもたない色．たとえば，白，灰色，黒．

2777 無歯症　むししょう
anodontia
歯胚の形成が行われないために，全部または広範囲に歯が欠如した状態をいう．外胚葉異形成症などの全身的症状の一症状としてみられる．すべての歯がないものを完全無歯症，部分的にないものを部分無歯症という．**小児義歯**を応用するが，成長発育に伴って適宜つくり替える必要がある．

2778 無自浄型ポンティック　むじじょうがた―
insanitary pontic
→非自浄型ポンティック

2779 無髄歯　むずいし
pulpless tooth
〔同義語〕失活歯
齲蝕などが原因で**歯髄**を失った歯や疾患のための治療が行われて**歯髄**がなくなった歯．

2780 無水石膏　むすいせっこう
calcium sulfate anhydrate
硫酸カルシウム（$CaSO_4$）の無水物の慣用名．天然品と人工品があり，人工品にはⅢ型，Ⅱ型，Ⅰ型の3種がある．**半水石膏**を加熱していくと，Ⅲ型→Ⅱ型→Ⅰ型のように転移する．Ⅲ型は**半水石膏**と同じ構造で水和性があるが，Ⅱ型は天然品と同じでほとんど水和性はない．

2781 MUDLの法則　むどる―ほうそく
law of MUDL
Lauritzen AGによって提唱された後退

位における**咬頭干渉**を取り除くための**咬合調整**の法則．MU (mesial upper) は上顎臼歯の近心斜面を，DL (distal lower) は下顎臼歯の遠心斜面を意味する．これらの斜面を選択的に**削合**することによって下顎を**中心位**まで後退させることができる．

【め】

2782 明暗順応　めいあんじゅんのう
dark light adaptation

明順応と暗順応を合せた呼称．明順応は，暗所から急に明所に出たとき，最初はまぶしさを感じるが，時間とともに馴れて正常にみえる現象．暗順応は，明所から急に暗所に入るとき，最初はみえなかったものが時間の経過とともにみえるようになる現象．普通は明順応のほうが暗順応に比べて速い．

2783 名称独占　めいしょうどくせん
医師でなければ医師またはこれに紛らわしい名称を用いてはならない（医師法18条）などのように，名称の不正使用を禁止すること．「名称の使用制限」ともいう．名称独占は，多くの医療関係者法に定められているが，助産師・看護師・准看護師・歯科技工士などにはこの制限がない．

2784 明度　めいど
value

色の三属性（**色相，彩度，明度**）の1つで，その色の明暗の度合のこと．明度を数値で表すとすれば，その数値が高いほど色は明るみを増すことになる．明度が100％であれば白色，0％であれば黒色となる．

2785 明度対比　めいどたいひ
brightness contrast

同じ色であっても背景の**明度**の違いによって対比現象が起こり，その色の**明度**が違ってみえることをいう．**明度**の低い背景にある色のほうが，**明度**の高い背景にある同じ色より**明度**が高くみえる．

2786 メインテナンス
maintenance

本来は，治療完了後も口腔内状態を健康に維持することをいうが，歯周治療体系のなかでは，**歯周初期治療**，歯周外科処置，歯周補綴といった**歯周治療**後，再発防止とともに臨床的に健康な状態を積極的に維持管理することをいう．

2787 メール［アタッチメントの］
male (for attachment)

〔同義語〕雄部

アタッチメント雌雄の雄部分．着脱を果たす部分が陥凹状の雌部に嵌合するような突起形態を有する．**歯冠内アタッチメント**では可撤部，**歯冠外アタッチメント**，歯根外アタッチメントでは固定部が相当する．パトリックスとほぼ同義．

2788 メジャーコネクター
major connector

→大連結子

2789 メジャーリングデバイス
measuring device

鋳造冠などの厚みを計測する簡易測定器具．測定部の先端が鋭縁な金属用のものと，先端がやや太く鈍円になったワックス用のものがある．それぞれ0.1〜10mmまで計測することができる．

2790 メタメリズム
metamerism

〔同義語〕条件等色

分光分布の異なる2つの色刺激が，観

察者や視覚，照明光などの観察条件により等しい色にみえること．

2791 メタルカラー
metal collar

〔同義語〕メタルマージン

焼成による変形のため，**陶材焼付金属冠**の唇（頬）側部の**マージン**の適合が悪くなることを改善するために，**歯肉縁下**の唇（頬）側部の**マージン**の立ち上がり部分を**陶材**ではなく金属で製作するものをいう．

2792 メタルコーピング
metal coping

→メタルフレーム

2793 メタルコンディショナー
metal conditioner

金属の陶材焼付面を**表面処理**する被覆材で，金粉末や白金粉末，**陶材**の粉末などをグリセリンと混和したもの．**陶材**と金属の**化学的結合**の増強や，**熱膨張率の差**による金属と**陶材**の間の**応力**の緩和および**色調**の改善などが目的である．

2794 メタルチャック
metal chuck

エアータービンハンドピースの頭部の切削工具を保持するチャック部の機構の１つ．**フリクショングリップ**の一形態．金属の板ばねで工具軸を押さえつけ摩擦抵抗で保持する．着脱は容易だが，摩滅に注意を要する．

2795 メタルプライマー
metal primer

→金属接着性プライマー

2796 メタルフリー
metal free

メタルとは金属のことで，金属を使用しない修復法のことをいう．主に**セラミックス**や**レジン**といった歯冠色材料による**修復**が多い．この修復法は，**金属アレルギー**や異種金属間に発生する**ガルバニー電流**などの問題もなく，また審美的にも非常に優れている．

2797 メタルフレーム
metal frame

陶材などの裏打ちに用いられる金属構造体．**陶材**は優れた材料であるが，これを単独で用いると非常に脆弱な点があり，**陶材**を金属に焼き付けることによって，強度を増すことができる．有床義歯の金属構造体（**フレームワーク**）の意味で用いられることもある．

2798 メチシリン耐性黄色ブドウ球菌 ―たいせいおうしょく―きゅうきん
methicillin-resistant staphylococcus aureus

抗菌薬の多用の結果，多剤耐性を獲得した黄色ブドウ球菌．メチシリンのみならず通常の多くの抗菌薬に非感受性（耐性）で，**院内感染**の原因細菌として問題となっている．

2799 メチルメタクリレート
methyl methacrylate

〔同義語〕メタクリル酸メチル

代表的な歯科用レジンモノマーの１つ．分子量100，**融点** $-48°C$，沸点約 $100°C$ で，芳香臭のある無色，透明の液体．分子構造として不飽和炭化水素の二重結合をもっており，光，熱，放射線，**重合開始剤**の作用によって**付加重合**する．床用レジン，補修用レジン，**トレー用レジン**など幅広く使用されている．

2800 滅菌 めっきん
sterilization

病原性の有無にかかわらず，すべての微生物を完全に死滅させ，無菌状態にすること．

2801 メッシュフレーム［金属床の］
net liner

上顎の**全部床義歯**の口蓋部（金属床）に利用する金属メッシュフレームをいう．特殊なメッシュ構造を介して口蓋粘膜へ味刺激や温度刺激が伝達されるため，通常の口蓋床部によって生じる違和感が減少し，食生活の向上においても期待できる．

2802 メラニン
melanin

動物の組織・細胞に存在する，黒褐色ないし黒色の色素の総称．毛髪，昆虫の外骨格クチクラなどに広く分布し，過剰な光線の吸収に役立つ．

2803 メラミン樹脂 ―じゅし
malamine resin

メラミンは尿素とアンモニアを加熱して得られる環状尿素誘導体で，白色の無色柱状結晶性粉末であるが，これとホルムアルデヒドを縮合させて得られる透明な**熱硬化性樹脂**である．強度，剛性が高く，**耐熱性・耐薬品性・耐摩耗性**に優れている．顎模型用の**人工歯**にも用いられる．

2804 メリーランドブリッジ
Maryland bridge

→接着ブリッジ

2805 面心立方格子 めんしんりっぽうこうし
face centered cubic lattice

〔同義語〕最密立方構造

金属結晶に多くみられる**結晶格子**の1つ．立方体の8つの隅と6つの面の中心に1個の原子が存在するもの．金，銀，銅，ニッケル，白金，パラジウムなどがこの結晶型である．

2806 面接触 めんせっしょく
surface to surface contact

咬頭嵌合位において，上下の歯の間にみられる面と面との**咬合**のこと．**点接触**に対する用語．咀嚼や生理的動揺，**咬耗**などにより増齢的に生じるもので，天然歯によくみられる．接触面積が多いため，**咀嚼能率**は低く，各歯に与える咬合圧負担は増加するため，咬合ストレスを生じやすい．

【も】

2807 盲孔［側切歯の］ もうこう
foramen cecum (of lateral incisor)

主に上顎側切歯の**基底結節**の近・遠心辺縁隆線が合流するところにみられる，狭くて深い**エナメル質**の陥凹をいう．**齲蝕**の好発部位でもある．

2808 モース硬さ ―かた―
Mohs' scale of hardness

引っかき硬さの1つ．1から10の標準物質が設定されていて，10はダイヤモンドで最も硬い．硬さが未知の物質を標準物質で引っかき，傷の有無を調べ，傷がつけば標準物質より軟らかく，つかなければ硬いと判定し，硬さ値を求める．標準物質を15にした新モース硬さもある．

2809 モールド
mold

〔同義語〕型

(1) **人工歯**の大きさ，形態のこと．形態は特徴によってオーボイド（卵円形），スクエア（方形），テーパー（尖形）などに分類される．義歯製作時の人工歯選択では，患者の顎堤，顔貌を参考にして**モールドガイド**によりモールドの決定を

行う．(2) 鋳造時に使用される**鋳型**のこと．

2810 モールドガイド
mold guide

〔同義語〕型見本

既製人工歯の形態を選択するときに用いる見本．前歯部の形態は顔の輪郭に相似する．大別すると方形，尖形，卵円形となり，それぞれの中間形，混合形がある．

2811 木彫義歯　もくちょうぎし
wooden plate denture

〔同義語〕木床義歯，木製義歯，木床入歯，皇国義歯

わが国固有のもので，1887〜1897年ごろまで用いられていた．日本に現存する木彫義歯の数は150前後と推定され，そのうち使用者の判明している最古のものは，願成寺の仏姫・中岡テイのものである．

2812 模型基底部　もけいきていぶ
model fundus

口腔模型の台座に相当する部分で，上顎では**口蓋**から**基底面**，下顎では口腔底から**基底面**までの部分をいう．有床義歯においては**基底面**までの厚さが10mm程度必要である．**基底面**は**咬合平面**と平行に，また模型基底部側面は**基底面**と直角になるように調整する．

2813 模型材　もけいざい
model and die

口腔模型の製作に用いられる材料の総称．主として**石膏**が用いられるが，鋳造補綴装置を製作する際は，模型ごと埋没して**鋳型**をつくるため鋳造用埋没材が，圧印床では**易融合金**が用いられる．1歯を対象とした模型を歯型というが，歯型用にはケイリン酸塩セメントや各種レジン材料も用いられることがある．

2814 模型分割　もけいぶんかつ
model separation

ワックス形成を容易にかつ正確に行うために，歯列模型から歯型を着脱できるよう**石膏鋸**を用いて近遠心面を分割する作業をいう．**オルタードキャスト法**を用いて**機能印象**の作業用模型を製作する場合，解剖学的印象の**口腔模型**の欠損部を**石膏鋸**で分割，撤去する作業もさす．薄型のダイヤモンド刃を備えた電動式の分割鋸は正確で迅速な作業を行うことができる．

2815 餅状　もちじょう
dough stage

粉液型のメチルメタクリレート系レジンで，**ポリマー**の粉末と**モノマー**を混合したときにみられる物理的状態の1つ．**糸引き状**の後の状態．**ポリマー**が**モノマー**を吸収し**膨潤**するため，混合物の凝集力が大きくなると同時に可塑性が生じる．

2816 モックアップ
mock up, mock-up

→診断用ワックスアップ

2817 モディファイアー陶材　ーとうざい
modifier porcelain

色調補正用の**陶材**．陶材築盛時に歯質の特定部分を強調するために**色調**に合わせて**陶材**に埋めたり，混ぜ合わせて表現することを目的とした**陶材**．

2818 モデリングコンパウンド
modeling compound

熱可塑性の非弾性**印象材**．天然樹脂，**合成樹脂**，フィラーなどの混合物で，混合割合で軟化点や流動性が調整されている．無歯顎用加圧印象材で，個人トレー製作の**概形印象**，インレーやクラウンの

カッパーバンド印象にも使用される．**熱伝導が悪く**，**熱膨張係数が高い**．

2819 モデルサージェリー
model operation

手術にあたって，歯列（顎）模型を用いてシミュレーションを行い，手術計画をたてること．

2820 モデルスプレー
model spray

口腔模型の**表面に塗布**することにより，表面を硬化させ破損を防止するとともに，表面を滑沢にする．

2821 モデルトリマー
model trimmer

→トリマー

2822 モデルフォーマー
model former

〔同義語〕キャストフォーマー

研究用模型，**作業用模型**などは，**基底面**を**咬合平面**などの**基準（平）面**とほぼ平行につくらなければならない．その基底部を簡便に仕上げるのにつくられたゴム製の枠をいう．

2823 モデルプレート
model plate

〔同義語〕メタルマウンティングジスク，キャストプレート

マグネットを利用した**スプリットキャスト法**で咬合器装着を行うとき，マグネットの吸引力を得るために模型基底面のスプリット部に取り込ませる金属板．皿型，ディスク型，プレート型などがある．キャストプレート，模型固定板，スチール板などメーカーにより名称が異なる．

2824 モノプレーンオクルージョン
monoplane occlusion

側方咬合力を排除する目的で，**無咬頭臼歯（0°臼歯）**を**調節彎曲**を付与せずに平面に**排列**したものである．

2825 モノマー
monomer

〔同義語〕単量体

ポリマー（多量体）の分子中の繰り返し単位あるいはその一部となる低分子量化合物であり，**ポリマー**の最小構成単位が**モノマー（単量体）**である．低分子のモノマーが**付加重合**のほか**重付加**や**重縮合**などによって**重合**することで高分子のポリマーを生成する．

2826 盛り上げ法［陶材の］　もーあーほう
building up (of porcelain)

→築盛法［陶材の］

2827 盛り上げ法［ワックスアップの］
もーあーほう

add on technipue (of wax)

〔同義語〕溶ろう〈蠟〉盛り上げ法

ワックス形成法の１つ．溶融した**ワックス**を**ワックススパチュラ**などで少量ずつ歯型に盛り上げ，彫刻して**ワックスパターン**を完成させる方法．ワックスの溶融温度に注意しながら少量ずつ盛り上げることにより，硬化収縮を最小限に抑える．

2828 モンソンカーブ
Monson curve

〔同義語〕モンソン球面

モンソン球面説から導かれた**咬合彎曲**で，半径4inch（約10cm）の下方に凸の球面をなす．この彎曲を参考にして，**全部床義歯**の臼歯部排列において**調節彎曲**を付与すると**両側性平衡咬合**が得られやすく，義歯の安定，機能向上に役立つ．また，**オーラルリハビリテーション**の際の**切縁**，咬頭の位置づけに使用されることがある．

2829 モンソン咬合器　—こうごうき
Monson's articulator

1920年にMonson GSがその球面説に基づいて考案した**機能的咬合器**の一種．現在は用いられていない．

2830 モンソン球面説　—きゅうめんせつ
Monson's spherical theory

〔同義語〕4インチ球面学説

Monson GSが1920年に発表した仮説的な下顎運動理論．発育良好な**下顎骨**では，**下顎頭**，**前歯**の**切縁**および**臼歯**の頬側咬頭は1つの凸な球面に接するように配置され，**下顎運動**はこの球面に沿う**滑走運動**として営まれるという理論．各歯の長軸は，この球の中心に向かっていて，中心は正中線で篩骨鶏冠にあり，半径は平均4inch（約10cm）といわれる．

【や】

2831 焼入れ　やきい—
quenching

鋼のように硬化または強さを増すために**変態点**以上の温度から適当な溶媒中へ入れて急冷すること．急冷しても硬化しないときは，焼入れとはいわず単に急冷という．

2832 焼付き　やきつ—
sand buring

鋳肌あれの一種で，鋳造体と**埋没材**が反応して強固に付着することをいう．**鋳型**および溶湯が高温である場合，または**埋没材**と金属が反応する場合などに発生しやすい．

2833 焼なまし　やき—
annealing

〔同義語〕一次再結晶

金属の加工材における**ひずみ**の除去を目的とした熱処理であり，加熱によって**再結晶**と**結晶粒**の粗大化が起こり材料は軟化する．

2834 焼戻し　やきもど—
tempering

焼入れにより硬化した**鋼**は脆いので，**靱性**を高めるため**変態点**以下の温度で加熱して冷却させる操作をさす．一般には**硬さ**は減ずるが**靱性**は高まり，扱いやすくなる．

2835 ヤングのプライヤー
Young pliers

矯正用線屈曲用プライヤーの1つ．比較的太い**矯正用線**の**屈曲**に適する．先端の屈曲部は段階的な円筒状を呈し，**矯正用線の太さ**，**屈曲**の度合に応じて，種々の太さの部位の円筒形の先端を利用する．また，屈曲部の対面は，維持のために溝が掘られており，把持を容易にしている．

2836 ヤング率　—りつ
Young's modulus

〔同義語〕縦弾性係数

弾性係数の1つで，物体の**比例限**以内での垂直応力（σ）の垂直ひずみ（ε）に対する比（$E = \sigma / \varepsilon$）．圧縮，引張，曲げ試験によって測定される．

【ゆ】

2837 融解温度　ゆうかいおんど
melting temperature

固相状態にある物質が加熱により液相になる温度．あるいはガラスのように加熱により流動性を示すようになる温度．一般に融解温度が高いほど**熱膨張係数**は小さい．

2838 融解熱　ゆうかいねつ
heat of fusion

固体を液体に変えるのに要する熱量．1gの固体を液体に変える熱量で表す．融解熱は融解，凝固と密接な関係があり，凝固に際しては液体中に蓄えられていた熱は放出される．鋳造では**比熱**，融解熱の大きい金属の使用は著しい不利を招く．単位：J/gまたはcal/g．

2839 有郭乳頭　ゆうかくにゅうとう
vallate papillae

舌背の後部において，舌分界溝の前方に1列に7～12個並ぶ大きな乳頭である．上面は円丘状をなし，周囲には深い溝をもつ．この溝底に漿液性の**エブネル腺**が導管をもって開口する．溝に面した乳頭側縁の上皮内には多数の**味蕾**が散在する．

2840 有機材料　ゆうきざいりょう
organic material

生物に由来する炭素原子を含む物質の総称．炭素原子が**共有結合**によって相互に結合し，アルコール，糖などの低分子量のものからセルロール，デンプンなど高分子量のものなど大小さまざまな分子量の物質がある．生物に関係する物質としては炭水化物，脂肪，タンパク質などがある．

2841 有機質フィラー　ゆうきしつ—
organic filler

シリカなどの超微粒子をあらかじめレジンで固めたものを粉砕し，**フィラー**としたもの．**研磨**が容易で，審美性には富むが，**無機質フィラー**の含有量は限られるため，機械的強度が小さい，**熱膨張係数**が大きいという欠点がある．

2842 有隙（型）歯列弓　ゆうげき（がた）しれつきゅう
spaced type dental arch

乳歯列弓では，**生理的空隙**である**発育空隙**や霊長空隙またはその両方を有することが大半である．このように空隙のある乳歯列弓をいう．

2843 有限要素法　ゆうげんようそほう
finite element method

複雑な形状・性質をもつ物体を単純な小部分に分割することで近似し，全体の挙動を予測しようとする数値解析法．構造力学や流体力学などのさまざまな分野で使用されている．

2844 有根型ポンティック　ゆうこんがた—
root extension type pontic

〔同義語〕嵌入型ポンティック

ポンティックの分類で基底部に歯根形態を有するもの．抜歯直後に抜歯窩に**歯根**の約1/4の長さの歯根形態を挿入する．

2845 有細胞セメント質　ゆうさいぼう—しつ
cellular cementum

→第二セメント質

2846 UCLAアバットメント　ゆーしーえるえ——
UCLA abutment

粘膜貫通部分の**アバットメント**がなく，**フィクスチャー**から直接インプラント上部構造が立ち上がるタイプのアバットメントで，歯肉の厚みが薄い，高さが少ない，審美性が要求される，アクセスが困難，**顎間空隙**が少ない場合に適用される．偶発的な咬合力を受けた場合，**フィクスチャー**に直接，大きな**応力**が生じる．

2847 有歯顎　ゆうしがく
dentulous jaw
上下顎どちらか一方の顎堤上に1歯以上の歯が植立している状態．

2848 有歯肉型ポンティック　ゆうしにくがた—
gum attached pontic
ポンティックの分類のうち，**歯肉**の退縮がある場合などに審美性を考慮して唇（頬）側のみに歯肉をつけた**ポンティック**をいう．**歯肉**が床型ではないため，**有床型ポンティック**とは区別される．

2849 有床型ポンティック　ゆうしょうがた—
plate type pontic
ポンティックの分類のうち，床を有する**ポンティック**．歯の欠損部の歯槽部の退縮が著しい場合に用いられ，基底部に唇側から舌側に床をつけた**ポンティック**をいう．**非自浄型ポンティック**に分類される．

2850 有髄歯　ゆうずいし
vital tooth
〔同義語〕生活歯
神経支配と血液循環が行われている**歯髄**（有髄歯髄）を有する歯．

2851 UDMA　ゆーでぃーえむえー
urethane dimethacrylate
主鎖骨格にウレタン結合をもつジメタクリレートの略称．ジ(メタクリロキシエチル)トリメチルヘキサメチレンジウレタンなどが**コンポジットレジン**のベースモノマーとして使用されている．

2852 ユーティリティワックス
utility wax
室温で可塑性を示す粘着性の歯科用ワックス．成分はほとんどが**蜜ろう**〈蠟〉で，ワセリンなどが添加されている．作業用模型の咬合器への仮着やボクシングの際の仮着などに使用される．

2853 融点　ゆうてん
melting point
ある温度で固相から液相へ相変態する温度をいう．**純金属**の場合，この温度は金属によって一定であるので，逆に熱電対温度の較正に用いられる．

2854 誘導線　ゆうどうせん
guide wire
アクチバトールに使用される矯正用線のことで，0.9mm径前後のものを使用する．

2855 誘導(平)面　ゆうどう(へい)めん
guide plane
→ガイドプレーン

2856 有病率　ゆうびょうりつ
prevalence rate
最初に罹患した時期とは無関係に，ある時点（検査時）における集団の疾病に罹患している人の割合のこと．調査によって把握される有病者の数をその母集団人口数で除して得られる．

2857 釉薬　ゆうやく
glazing agent
「うわぐすり」ともいい，陶磁器の表面に塗布して焼き付けるガラス質の微粉末．釉薬をかけて焼くことによって陶磁器の審美性，不浸透性および**耐食性**を向上させる．歯科用陶材は性質の優れたガラス相が主体であるから，うわぐすりを用いなくとも，**つや出し焼成**により平滑な面をつくることができる．

2858 遊離エナメル質　ゆうり—しつ
free enamel
象牙質で支持されていないエナメル質をいう．脆くて破折しやすいので，形成時

2859 遊離端義歯　ゆうりたんぎし
free end saddle removable partial denture
〔同義語〕延長義歯
遊離端欠損の症例に用いられる可撤性の**部分床義歯**．遊離端義歯は床の遠心端が浮上したり沈下したりして**支台歯**に回転力をかけることがあるので，**支台装置**や人工歯排列，**床外形線**などに注意が必要である．

2860 遊離端欠損　ゆうりたんけっそん
edenturous areas located posterior to remaining teeth
歯の部分的な欠損のうち，欠損部の遠心に残存歯がないものをいい，片側性遊離端欠損と両側性遊離端欠損とがある．ケネディーの分類では両側性のものはⅠ級，片側性のものはⅡ級となる．

2861 遊離端ブリッジ　ゆうりたん—
free-end bridge
→延長ブリッジ

2862 癒合歯　ゆごうし
fused teeth
〔同義語〕融合歯
2つの歯が**歯胚**の状態のうちに合体したもので，ふつう歯髄腔の一部が共通している．**歯冠**の一部は分かれたまま根の一部だけが癒合したものから，2つの歯全体が完全に癒合したものまである．下顎前歯部で多く認められる．

2863 湯境い　ゆざか—
cold shut
融解金属が**鋳型**内で合流したとき，融解金属の温度が低いときには完全に一体とならず，合流部の組織が周囲と異なって極端な場合には境界として観察できる．亀裂発生の原因となることもある．

2864 湯溜り　ゆだま—
reservoir
ワックスパターンに近接して**スプルー**に取り付ける球形の鋳型空洞．鋳造体の最終凝固をこの部位とすることで，**鋳巣**，**収縮孔**が鋳造体に生じないようにする．溶湯が最後に凝固するように，放熱の小さい球形とし，鋳造体と同等以上の体積にする．

2865 癒着歯　ゆちゃくし
concrescent teeth
2つの歯がそれぞれ**象牙質**形成後にセメント質によって結びつけられたもの．**歯髄**は完全に分かれている．

2866 湯流れ　ゆなが—
flow of molten metal
鋳造の鋳込み時に，溶湯が**鋳型**内を流れる現象をいう．溶湯の状態は凝固**結晶**を含まない流れと**結晶**を含む場合がある．また，流れの途中で状態の変化を伴う．すなわち，溶湯は，流れながら，その周壁から凝固が生じる．なお，有害な乱流や湯口，**押し湯**が適切でないために鋳物全体に溶湯がいきわたらなくなる現象を湯流れ不良とよぶ．

2867 ユニバーサルプレコーション
universal precautions
医療施設の消毒基準を表す言葉．血液・体液には血液媒介病原菌基準に定義されている病気があるものとして，事前対策として感染コントロールを行おうというもの．具体的には，医療従事者は，血液への接触や，潜在的に伝染性のある物質への接触を避ける．

2868 湯まわり　ゆ—
running of molten metal
融解金属の鋳型への流入を表す用語．**鋳型**のすみずみまで凝固しないで到達すれ

ば，湯まわりがよいという．湯まわりをよくするには融解金属の温度を高くして流動性を大きくする，または，融解金属の流路を短くするなどがある．

2869 湯道　ゆみち
sprue
→スプルー

【よ】

2870 溶解性　ようかいせい
solubility, dissolution
溶媒に対して溶質が溶ける性質．溶解性は極性が関係しており，極性物質は極性溶媒に溶けやすく，無極性物質は無極性溶媒に溶けやすい．たとえば，極性の大きい食塩や糖類などは水に溶けやすく，極性が小さい油やろう〈蠟〉などはヘキサンのような低極性溶媒に溶けやすい．歯科用セメントでは酸溶解性を定めている．

2871 溶解度　ようかいど
solubility
物質（溶質）がほかの物質（溶媒）に溶解できる限度．固体の液体に対する溶解度は溶媒100gに対する溶質の量（g）で表す．気体の液体に対する溶解度は溶解度係数で表す．

2872 陽極　ようきょく
anode, positive electrode
〔同義語〕正極
2つの電極の間に電流が流れている場合に電位の高いほうの電極．外部回路から電流が流れ込む電極であり，外部回路へ電子が流れ出す電極ともいえる．電気分解や電池においては，アノードは電気化学的酸化が起こる電極である．

2873 陽極酸化処理　ようきょくさんかしょり
anodizing
陽極の金属に通電すると，金属が酸化されて陽イオンとなって溶液中に溶解するが，電解質および金属の種類によっては陽極表面の酸化された金属が水の酸素と結合して酸化物として表面に残り，酸化物の層を形成する場合がある．酸化物として酸化膜を形成する場合を陽極酸化処理とよぶ．

2874 幼若永久歯　ようじゃくえいきゅうし
immatured permanent tooth
萌出後に歳月を経ておらず，歯質や形態が未成熟な永久歯．永久歯の萌出直後では，歯根は形成途上にあり，歯髄腔が大きく，エナメル質の成熟も不十分であるため，齲蝕罹患傾向が高い．

2875 葉状乳頭　ようじょうにゅうとう
foliate papillae
舌の舌側縁後方に存在する堤状の舌乳頭．ヒダ状をなし，乳頭側面の上皮内には多くの味蕾が存在する．

2876 溶接　ようせつ
welding
加熱，圧力などによって金属自身が接合されることであり，歯科では電気抵抗溶接やレーザー溶接が用いられている．電気抵抗溶接は点溶接ともよばれ，銅電極間に溶接部を置き，電極を加圧して電流を流すとジュール熱により母材の一部が溶融して接合する．

2877 溶体化処理　ようたいかしょり
solution treatment
低温の平衡状態では溶解度が減少し2相に分離する合金を，高い温度に加熱し，溶質原子を均一に分布させて一様な固溶体にしておく処理．溶体化処理後，

室温まで急冷すると，高温では平衡であるが室温では非平衡な過飽和固溶体が得られる．

2878 翼状突起　よくじょうとっき
pterygoid process
蝶形骨の体と大翼の間の下面からまっすぐ下行しているU字形の板状突起．前面の上半部は翼口蓋窩の後壁をなし，下半部は口蓋骨錐体突起と接している．突起は内側板および外側板からなり前部は癒合し，後方に向かって開く翼突窩を形成する（**内側翼突筋**がつく）．その基底部を翼突管が前後に貫通している．この窩の上方には，舟状窩という浅いくぼみが存在する．

2879 翼状捻転　よくじょうねんてん
winging
上顎中切歯に対称的に現れた**捻転**で，近心に**捻転**し，翼状の形状を示したもの．

2880 翼突下顎ヒダ　よくとつかがく—
pterygomandibular fold
開口時にみられ，伸張した**翼突下顎縫線**を覆い，上顎から下顎にかけて縦に走る堤状の粘膜ヒダをいう．上顎結節と下顎臼後隆起の後方で，頬と**口蓋舌弓**の間の口腔粘膜上に位置する．このヒダの上を床後縁が覆うと義歯は不安定になる．

2881 翼突下顎縫線　よくとつかがくほうせん
pterygomandibular raphe
蝶形骨翼状突起の内側板先端の翼突鉤と**下顎骨**の内側面との間に張る腱．この部位より後方に上咽頭収縮筋，後方に頬筋の線維が起こる．

2882 翼突筋窩　よくとつきんか
pterygoid fovea
下顎骨関節突起の**下顎頸**前内側にあるくぼみで，**外側翼突筋**が停止する．

2883 翼突筋粗面　よくとつきんそめん
pterygoid tuberosity
下顎枝内面の**下顎角**付近にみられる粗雑な面で，**内側翼突筋**が停止する．外面の**咬筋粗面**と対している．

2884 翼突上顎切痕　よくとつじょうがくせっこん
pterygomaxillary notch
蝶形骨翼状突起と上顎結節後面によって形成される切痕．上顎義歯床の後縁の位置がこの部位により決まる．

2885 予後　よご
prognosis
疾病がいかなる経過をたどり，いかなる転帰に至るかを経験から推測し予知する医学上の見通し．また，病気や創傷の回復の見込み，補綴装置装着後の機能や審美性の回復の見込みなどをいう．

2886 予測模型　よそくもけい
diagnostic setup
〔同義語〕セットアップモデル
歯および顎の移動後の咬合状態を予測して，模型上に表したもの．術前の模型から歯あるいは顎を切り出し，予測される適切な位置に移動の後，ワックスにて固定する．患者への説明や抜歯部位の選定，あるいは矯正治療上の力系の立案など診断の一助として製作される．また，**ダイナミックポジショナー**，**スプリングリテーナー**などの矯正装置製作時にも用いられる．

2887 予備加熱　よびかねつ
preliminary heating
水を含む圧粉体を高温まで急加熱すると水蒸気で圧粉体が崩れるので，脱水を目的に100〜200℃に加熱すること．硬化後の**埋没材**の脱水，乾燥を目的とした加熱，コンデンスした**陶材**の脱水を目的

2888 予防拡大　よぼうかくだい
extension for prevention

歯冠修復のために窩洞形成を行うとき，齲蝕の再発を防止する目的で，周囲の健康な歯質にまで**窩洞**を拡大形成すること．その範囲は歯の**自浄作用**や**不潔域**を考慮して決定される．しかし，最近は接着修復の材料・技術の進歩とミニマルインターベンションの観点から推奨されない．

2889 3/4 クラウン　よんぶんのさん─
three quarter crown

〔同義語〕3/4冠，スリークォータークラウン

部分被覆冠の1つ．被覆する歯面の数による呼称で，前歯部歯冠の舌側および両隣接面を被覆し，両隣接面溝や切縁溝により**維持**される．**単冠，ブリッジの支台装置**，あるいは歯周疾患の固定装置などに用いられる．

2890 4-META　よんめた
4-methacryloxyethyl trimellitate anhydride

4-メタクリロキシエチルトリメリット酸無水物の略称．歯科用接着性モノマーの代表的化合物で，歯質や歯科用金属に対して強い接着性を示す．分子内の無水物が解離して**被着体**とイオンまたは**水素結合**して接着力を発現し，メタクリロキシ基が**レジン**と**重合**する．

【ら】

2891 蕾状期　らいじょうき
bud stage

歯胚の発育段階の名称で，歯堤がしだいに肥厚し，その肥厚した歯堤の先が結節状に膨らみ，あたかも蕾の形に似た**歯胚**に発育した状態．この時期の**歯胚**を蕾状期歯胚とよぶ．

2892 ライトシャンファー
light chamfer

シャンファーの緩いものをいう．前装法の**陶歯**の**削合**で**切縁**部および両隣接部は緩い**シャンファー**に形成する．

2893 ラインアングル
line angle

歯冠外形の2面によって構成される線状の**隅角**をいう．前歯部では，近心面と唇側面，唇側面と**切縁**，遠心面と舌側面などで，臼歯部では，近心面と咬合面，近心面と舌側面などのそれぞれ2面で構成される．**窩洞**の部位名である線角（line angle）とは異なる．

2894 ラインレーザー
line laser

CADのレーザースキャナーに使われているレーザー光の照射パターンの1つで，シリンドリカルレンズ，ラスターレンズ，またはパウエルレンズを介して線状のレーザー光を照射する．レーザーパターンの種類はほかに，複数のポイント（点），ポイントのマトリックス，グリッド線，円，多重同心円などがある．

2895 ラウンドバー
round bur

〔同義語〕円形バー，球状バー

バーの一種で先端が球状をなしているもの．**軟化象牙質**の削除，齲窩の穿孔・開孔，充塡物の保持形成，補綴装置の粗研磨，窩型辺縁部の**トリミング**，**鋳造冠**や**人工歯**の溝の修正，レジン冠の**形態修正**などに用いられる．

2896 ラクトバチラス
Lactobacillus

齲蝕の発生進行に関与する菌で，食物に含まれる糖や炭水化物を分解して強い酸を出す．糖濃度の高い食物の飲食回数が多く，口腔内が不潔な場合，増殖する．ラクトバチラスは**唾液**の量が多いと数が少なくなる傾向にあり，食生活によっても増減する．

2897 ラジカル
radical

〔同義語〕遊離基

不対電子をもつ原子や分子．光や熱の存在下で結合が開裂して生じる中間体で，一般に反応性に富みラジカル反応を起こす．**アクリルレジンやコンポジットレジンの重合**はラジカル反応である．

2898 ラジカル重合　—じゅうごう
radical polymerization

〔同義語〕遊離基重合

フリーラジカルが反応種となっている重合反応．反応中，モノマーラジカル，ポリマーラジカルが生成される．連鎖的に反応するため，重合速度が大きい．歯科用レジンでは，すべてラジカル重合を利用しているといってよい．

2899 ラチェットレンチ
ratchet wrench

スクリューまたはボルトを留め金により一方向にのみ締めたり緩めたりできる器具．

2900 ラップアラウンドリテーナー
wrap around retainer

〔同義語〕ベッグタイプリテーナー，サーカムフェレンシャルタイプリテーナー

保定装置の一種．**動的治療**の終了後，保定を行う際，歯の頬側に比較的太い**矯正用線**（0.8〜0.9mm径）を接触させ，舌側にはレジン床を用いる**保定装置**．

2901 ラバーボウル
rubber mixing bowl

石膏，埋没材，アルジネート印象材などの練和に用いられる小型のゴム製の椀．材質が軟らかいので手に馴染み，ボール内面にこすりつけるように練和でき，使用後も清掃しやすい．軟質プラスチック製のものもある．

2902 ラビアルバー
labial bar

→唇側バー

2903 ラピッドプロトタイピング
rapid prototyping

製品開発に用いられる手法で，CADで設計されたデータから3Dプリンタを用いて**合成樹脂**によるシミュレーションモデルを積層造形法によって製作するもの．**光造形法**，粉末焼結法などがある．近年では，アディティブマニュファクチャリング（AM）といわれることが多い．

2904 ラミネート（ベニア）
laminate veneer

歯冠修復物の1つ．**有髄歯**で**変色歯**，形態異常歯，唇側面齲蝕歯などの場合，唇側面の**エナメル質**を一層（0.5〜0.8mm）削除する形成を行い，この**支台歯**に装着するように**陶材**，**キャスタブルセラミックス**，**レジン**などによって製作した薄層のシェル状修復物のこと．

2905 ラムダ縫合　—ほうごう
lambdoidal suture

〔同義語〕人字縫合

後頭骨と頭頂骨との間にある人字形の縫合．その頂点で**矢状縫合**と交わる．

2906 ランナーバー
runner bar

スプルーイングにおいて，**スプルー**から

ワックスパターンに直接植立するゲートまでの湯道をいう．溶湯の流れを調整し，湯だまり効果をもつ．

【り】

2907 リアクションクラスプ
reaction clasp

面と点，面と面とのつり合いを考えてつくられるループ状の**線鉤**．この**クラスプ**は隣接面で1回転のループをつくるので，**鉤腕**を長くすることが可能で弾力性に優れている．動揺歯，**着脱方向**の異なる歯にも使用でき，審美性にも優れ前歯部にも用いられる．

2908 リーウェイスペース
leeway space

乳歯側方歯群の**歯冠幅径**の総和と，**後継永久歯**の歯冠幅径の総和の差．3＋4＋5＜C＋D＋Eである．上顎で1mm，下顎で3mmである．

2909 リーゲルアタッチメント
slot attachment

〔同義語〕閂アタッチメント

閂(かんぬき)の原理を主維持機構とする自家製の**歯冠内アタッチメント**の一般名で，発祥のドイツ語に由来する．閂の嵌入回転運動により水平リーゲルアタッチメントと垂直リーゲルアタッチメントに分かれる．閂維持により義歯着脱時に**支台歯**への負担がかからない．

2910 リーマー
reamer

加工した穴の内面の真円度，真直度を改善するための工具をいう．歯科では**根管**を拡大，形成するための**鋼**でできた切削工具．リーマーと併用しながら根管拡大，形成するための器具に**ファイル**がある．

2911 離液　りえき
syneresis

〔同義語〕シネリシス，離漿(しょう)

ハイドロコロイドゲルの現象の1つ．**ゲル**を放置しておくと時間経過に伴い**コロイド**の液成分が徐々に滲出してくる現象．この現象により**ゲルは収縮**する．アルジネート印象は固定液に浸漬することによって，この現象が抑制される．

2912 リカバリー
recovery

インプラント治療において，術前のカウンセリングから術直後までに生じたトラブルに対する対処をいう．

2913 リコールシステム
recall system

治療が完了した後に患者に定期的に来院してもらい，治療後の状態を長期に維持するために再診査を行うこと．**口腔**の管理は患者自身が行うが，**プラークコントロール**が確実に行われるとは限らない．そこで病気が再発しないように一定期間ごとに診査し，必要があれば再治療する．ハガキや電話で来院日時を通知するなどの方法をとる．

2914 裏層〈装〉　りそう
lining

薄膜の層で裏張りを行うことを意味し，次のような場合がある．(1) **歯髄保護**や**窩洞**の補強，**形態修正**のためにセメントなどを窩底に塗布，填塞する場合（裏層）．(2) 床と粘膜の適合性をより正確にするために，義歯床粘膜面に新しい床材料を裏づけして，再適合をはかる場合（裏装）．(3) **鋳造（用）リング**の内側に張り，**埋没材**の膨張を緩衝させる場合（裏装）．

2915 理想咬合　りそうこうごう
ideal occlusion
〔同義語〕アイデアルオクルージョン
顎口腔系にとって快適で咀嚼能率に優れ，生理的，形態的に異常がなく，審美的にも良好な咬合様式．すべての人に共通な理想的な咬合様式はありえないが，今日，認められる理想咬合としてグループファンクション，フルバランスドオクルージョン，ミューチュアリープロテクティッドオクルージョンなどがある．

2916 裏層材　りそうざい
cavity liner
充填物からの刺激を遮断し歯髄を保護することや，窩洞の補強，形態修正の目的で窩底に塗布，填塞し，薄膜の層をつくるための材料．セメント，硬化型水酸化カルシウム，天然樹脂，接着性高分子裏層材などが用いられる．

2917 裏装用ジグ　りそうよう—
relining jig
常温重合レジンや軟質義歯裏装材を用いたノンフラスキング法のための間接リライニング（間接裏装法）用ジグ（治具）．咬合高径を変化させることなくリライニングすることができる．

2918 リッジラップ型ポンティック　—がた—
ridge lap pontic
ポンティックの分類のうち基底部の形態による名称の1つ．唇（頬）側歯頸部から歯槽頂まで全面的または部分的に接し，徐々に歯槽部から離れていく形態．自浄性による分類では半自浄型に属する．

2919 リップサポート
lip support
前歯部によって口腔側から上唇を支えることで，口唇を形成する筋の緊張と活動を円滑に行わせるために重要である．したがって，前歯部補綴では，口唇の形態を支持しながら，機能時の口唇の動きと調和するように前歯部を位置づけることが求められる．

2920 リップバンパー
lip bumper
大臼歯の近心移動の防止や遠心移動を行うための装置．筋の機能圧を利用した装置である．口唇を閉じているときの下唇の力をバンパー（受圧板）で受け止め，その力を第一大臼歯に伝えて遠心への移動力とする．下顎前歯とバンパーが接触しないように数 mm の間隙をもたせて製作する．

2921 離底型ポンティック　りていがた—
flat back pontic
ポンティックの分類のうち基底部の形態による名称の1つ．基底部を歯槽部から十分離し，食片が停滞しないような完全自浄の形態で，審美性を考慮し，臼歯部に用いられる．

2922 リテーナー
retainer
→保定装置

2923 リテンションアーム
retention arm
→維持腕

2924 リテンションビーズ
retentive beads, retention beads
レジン前装冠，継続歯，ポンティックなどの鋳造体とレジンの維持装置に用いられるパターン用のビーズをいう．また，金属床とレジン床の連結部に結合力を増すために用いられることがある．

2925 リトリーバブルシステム
retrievable system

インプラント治療において口腔内および口腔外のパーツを規格化したスクリューにより連結固定するシステムで，**インプラント上部構造**を外して清掃することができ，**アバットメントスクリュー**の緩みなどを確認できる利点がある．

2926 リバースバックアクションクラスプ
reverse back action clasp

支台歯の頬側面に**鉤体**部があり，**鉤腕**が頬側から舌側に回って，舌側近心の**アンダーカット**を利用する**クラスプ**．**鉤脚**は頬側歯槽面上を通って床に連結される．舌側傾斜の強い下顎小臼歯を**支台歯**とする両側性遊離端義歯に使用される．

2927 リペアポーセレン
repair porcelain
→アドオンポーセレン

2928 リベース
rebasing
〔同義語〕改床法

粘膜への適合が悪くなった義歯について，**人工歯**のみを残し床全体を換えて再び適合をよくする方法．咬合関係が狂っているものには適さない．

2929 リポジショニングスプリント
repositioning splint
〔同義語〕アンテリアリポジショニングスプリント

顎関節内障を起こしている顎関節においては，**下顎頭**に対して関節円板が偏位した状態となっている．そこで両者の位置関係を正常に保持することを目的とした**オクルーザルスプリント**の一種をいう．下顎に前方位を取らせ，**下顎頭**と関節円板との関係を正常な状態に復位し，その位置に固定することにより顎関節内障の治療の機会をつくる目的がある．

2930 リマージン
remargin

長期にわたる**プロビジョナルレストレーション**後の**マジーン**の精度を改善するために最終形成を行い，形成後に得られる**マージン**をいう．また，その**マージン**を得る作業のことをいう．

2931 リマウントトレー
remount tray

補綴装置を口腔内に**試適**し，これと全く同じ位置関係をリマウント模型上に再現するための**トレー**．**常温重合レジン**を用いてトレーをつくり，**酸化亜鉛ユージノール印象材**で印象し，次に全体を印象採得する．

2932 リムーバルノブ
removal knob
〔同義語〕ハンドリングノブ，撤去用ノブ，撤去用突起

クラウンの試適時に取り外しやすいようにつけられた突起をいう．**試適**後に**クラウン**を取り外し，合着する前に削除する．

2933 リモデリング
remodeling
〔同義語〕骨改変

骨組織では常に骨吸収と骨形成がバランスを保ちながら繰り返されている．**破骨細胞**による骨吸収と骨芽細胞による骨添加・骨形成によって行われる一連の骨代謝サイクルを骨のリモデリング（改造現象）という．リモデリングは種々のホルモンや局所因子により制御を受けている．

2934 粒界腐食　りゅうかいふしょく
inter granular corrosion

局部腐食の一種．金属の**結晶粒界**が選択的に侵される**腐食**．熱処理が不適当であ

ったときによく生じる．

2935 リューサイト結晶 —けっしょう
leucite crystal

長石系陶材に含まれる $KAlSi_2O_6$ からなる結晶．**熱膨張係数が大きいので金属焼付用陶材**に用いられる．また，マトリックス中に分散させることによって熱圧入セラミックスや CAD/CAM 用セラミックスの強化に利用されている．

2936 粒子成長　りゅうしせいちょう
grain growth
→結晶粒成長

2937 隆線　りゅうせん
ridge, crest

前歯の唇側面や舌側面，**臼歯**の咬合面などにみられる線状の隆起のこと．**前歯**では唇側面に存在する唇側面隆線，舌側面に存在する舌側面隆線，舌側面歯頸隆線，**辺縁隆線**がある．臼歯部では**辺縁隆線と中心咬合面隆線**が存在する．

2938 流動食　りゅうどうしょく
fluid foods

咀嚼しないで摂取できる流動状の食事．口の中で容易に流動状になる固形物も含む．消化器疾患や**嚥下障害**などの場合に供する治療食の一種で，牛乳や果汁，重湯，葛湯，卵，スープなどを使ったものが一般的だが，市販の製品もある．流動食だけの食事では栄養不足を生じることもあるため，高エネルギーの濃厚流動食や軟菜食などとの併用が望まれる．

2939 両顎前突　りょうがくぜんとつ
bimaxillary protrusion
→上下顎前突

2940 両極性　りょうきょくせい
bipolarity

相反する2つの極性を有すること．たとえば，**親水性**と**疎水性**（親油性）を併せ有すること．両極性の化合物の代表的なものは**界面活性剤**であり，親水基と疎水基を有し，**疎水基**で油を包み，親水基で水中に分散させる．ワックスパターンに**界面活性剤**を塗布することで埋没材とのなじみをよくすることも両極性の利用である．

2941 両側性咬合平衡　りょうそくせいこうごうへいこう
bilaterall occlusal balance

全部床義歯の側方咬合位において，**作業側の人工歯**に加わる咬合力や側方力に伴う義歯の離脱や回転，動揺の発現を，**平衡側の人工歯の咬合接触**により防止することを意図した咬合状態をいう．

2942 両側性平衡咬合　りょうそくせいへいこうこうごう
bilaterally balanced occlusion,
bilateral balanced articulation

全部床義歯に適するとされる**咬合様式**の1つ．側方滑走運動時の平衡側臼歯に咬合接触を付与することで義歯の安定をはかる**咬合様式**．

2943 両翼鉤　りょうよくこう
double arm clasp
→二腕鉤

2944 両翼レスト付き二腕鉤　りょうよく—つ—にわんこう
double arm clasp with rest seat
→レスト付き二腕鉤

2945 リライン
reline

〔同義語〕裏装法，リライニング
粘膜への適合が悪くなった義歯について，義歯床粘膜面の1層を新しい材料で置き換えて，再び適合をよくする方法．

2946 リラクゼーションスプリント
relaxation splint

オクルーザルスプリントの一種で，**ブラキシズム**の治療あるいは顎関節や筋肉の緊張をとる装置．下顎前歯切縁が**スプリント**の平らな面に接触し，臼歯部は離開する．前方運動・側方運動時にはスムーズに移動できるようになっている．

2947 リリーフ
relief chamber

〔同義語〕緩衝腔

咬合圧は顎堤粘膜に伝達されるが，その負担の軽減または排除を目的として，粘膜硬固部に相当する床粘膜部に設定する空隙をいう．**作業用模型**上で目的の部位に絆創膏またはスズ箔を厚さ 0.3〜1.0mm で圧接するなどして義歯を製作することにより，空隙をつくることができる．

2948 臨界応力　りんかいおうりょく
critical stress

材料に外部から力を加えたとき，材料が破壊や変形に耐えうる**機械的性質**の代表値のことで，臨界値を越えると破壊や変形が生じる．

2949 臨界応力拡大係数　りんかいおうりょくかくだいけいすう
critical stress intensity factor

亀裂をもつ材料に外部から力が加わったとき，亀裂の先端付近の応力状態をより正確に予想するために使われる係数を応力拡大係数といい，亀裂先端近くにおける**応力**や**ひずみ**の大きさの尺度となる．その臨界値が臨界応力拡大係数で，材料の亀裂進展開始に対する抵抗値を示す．

2950 臨界角［光の］　りんかいかく
critical angle

光が密な媒質から疎な媒質へと進む場合，疎な媒質との境界面に達したとき，その**入射角**がある一定の角度より大きくなると，疎な媒質へ入らないで密な媒質内へ全反射する．この現象が起こる最小の**入射角**をいう．

2951 リンガライズドオクルージョン
lingualized occlusion

〔同義語〕舌側化咬合

1970 年に Pound E により発表された**全部床義歯の咬合様式**で，上顎臼歯の舌側咬頭だけが下顎臼歯の**中心窩**と接触するような**咬合**をいう．バランスドオクルージョンに属するが，側方咬合時に義歯に加わる側方力を避け，咬合力を顎堤の中央に集中できる．

2952 リンガルアーチ
lingual arch

→舌側弧線装置

2953 リンガルストラップ
lingual strap

部分床義歯の**大連結子**の一種で，下顎前歯舌側歯槽面に設定され，**リンガルバー**よりも幅の広いもの．**リンガルプレート**，リンガルエプロンと同義に用いられる場合と，**リンガルバー**より幅が広いが，残存歯に接触していないものをさす場合がある．

2954 リンガルバー
lingual bar

〔同義語〕舌側バー

下顎の舌側歯槽面を左右に弓状に走り，左右側の床と床あるいは**支台装置**を連結する金属製の**バー**．形態は使用する場合によって異なるが，通常，幅 4〜6mm，厚さ 2〜2.5mm で断面が楕円形または半洋梨形が最も適当とされる．

2955 リンガルブレーディドティース
lingual bladed teeth

1977年Levin Bによって考案された**人工歯**．1961年に**コバルトクロム合金**でつくられたSosin MBのクロスブレーディドティースをより小さいものに改良し，上顎大臼歯の**近心舌側咬頭**と第二小臼歯の舌側咬頭に据えたもので，審美的にも改善された機械的人工歯である．

2956 リンガルプレート
lingual plate
〔同義語〕舌側床，リンガルエプロン
部分床義歯の大連結子の一種で，下顎前歯舌側面にプレート状に接触しているものをいう．下顎残存歯の舌側歯槽面を覆うように広く薄くつくられる．リンガルプレートには，床の上縁が残存歯の舌側面まで覆うものと，床の上縁を**サベイライン**に一致させ残存歯の歯頸部から離したものがある．

2957 リングクラスプ
ring clasp
近心の**鉤体**部からでた**鉤腕**が歯を一周し，**鉤尖**が近心隣接面の**アンダーカット**に入る形態の**クラスプ**．**鉤腕**が長く，強い維持力が期待できる反面，変形しやすいので床と連結する補強腕をもつ．頰側や舌側傾斜の強い後方孤立大臼歯に使用される．

2958 リングファーネス
furnace for casting ring
〔同義語〕リング電気炉
一般に，ニクロム線やカンタル線を発熱体とした電気炉で，**鋳造（用）リング**を加熱して**ワックス**を焼却するときや，金属の熱処理をするときなどに用いられる．最高1,000℃前後まで加熱できる．温度上昇制御装置，昇温速度制御装置のついたものもある．

2959 リングライナー
ring liner, liner for casting ring
〔同義語〕キャスティングライナー，セラミックライナー
埋没材と**鋳造（用）リング**の加熱時の膨張差を緩衝する目的で，**鋳造（用）リング**に内張りする耐火性のセラミックリボン．以前は**アスベスト**が使用されたが，**アスベスト**の人体への害が問題となり，現在はガラスウール，アルミナシリカ繊維の不織布やセラミックファイバーライニング材が使用されている．

2960 リングレス鋳造　―ちゅうぞう
ringless casting
鋳造（用）リングを使用しない**鋳造法**で，精密な大型の鋳造体を製作する場合などに利用される．**鋳造（用）リング**による膨張抑制がないため，**埋没材**の均一な加熱膨張が得られ，精度のよい鋳造体を製作できる．

2961 リングレス埋没法　―まいぼつほう
ringless investment method
鋳造（用）リングを用いない**埋没法**．厚紙やゴム製の枠型に**リン酸塩系埋没材**などの強度の高い**埋没材**を使用して**ワックスパターン**を埋没する．**埋没材**の**硬化膨張**，加熱膨張が抑制されないので**埋没材**の均一な膨張が得られる．

2962 リン酸亜鉛セメント　―さんあえん―
zinc phosphate cement
〔同義語〕リン酸セメント
古くから用いられている歯科用セメントの一種で，液の主成分が正リン酸，粉末の主成分が**酸化亜鉛**である．練和するとリン酸亜鉛を生成して硬化するので，その名がついた．**クラウンやインレー**の合着や裏層材として用いられる．

2963 リン酸エステル —さん—
phosphoric ester

有機リン化合物のうちリン酸とアルコールが脱水縮合したエステルをさす．リン酸 (O=P(OH)$_3$) がもつ 3 個の水素のすべてまたは一部が有機基で置き換わった構造をもつ．**接着性レジン**に Phenyl-P や MDP などの**リン酸エステルモノマー**が利用されている．

2964 リン酸エステルモノマー —さん—
phosphate monomer

リン酸エステルを骨格とした**モノマー**で，分子内に**レジン**と結合するメタクリロイル基と非貴金属表面の**酸化物**や**象牙質**との接着に有効なリン酸基が存在する．Phenyl-P や MDP などがあり，**接着性レジンセメント**やボンディング剤に**接着性モノマー**として含有されている．

2965 リン酸塩系埋没材 —さんえんけいまいぼつざい—
phosphate bonded investment

〔同義語〕リン酸塩系鋳型材
リン酸塩を**結合材**とする**高温鋳造用埋没材**．**耐火材**として**シリカ**が 80～90％，結合材として第一リン酸アンモニウムと**酸化マグネシウム**が 10～20％含まれている．石膏系埋没材に比較して，強度は高いが，**通気性**に劣る．練和液として**コロイダルシリカ**の懸濁液が付属するものは，単に水で練和したものに比較して，**硬化膨張**や加熱膨張が大きくなる．

2966 リン酸カルシウム —さん—
calcium phosphate

〔同義語〕第三リン酸カルシウム
リン酸とカルシウムの化合物の総称で，リン酸三カルシウム (Ca$_3$(PO$_4$)$_2$)，ヒドロキシアパタイト (Ca$_{10}$(PO$_4$)$_6$(OH)$_2$) などがある．リン酸三カルシウムは α 型（単斜晶系）と β 型（三方晶系）があり，粉や顆粒の形状で**骨補塡材**として利用されている．**溶解度**は α 型が大きい．ヒドロキシアパタイトは骨や歯の主成分．

2967 臨床的歯冠 りんしょうてきしかん
clinical crown

生体において口腔内に露出している歯の部分をいう．臨床的歯冠は**歯肉**の退縮などで一定ではないために，**解剖歯冠**とは一致しないことが多い．

2968 臨床的歯根 りんしょうてきしこん
clinical root

生体において**歯周組織**に埋まっていて，外からはみえない歯の部分をいう．臨床的歯根は**解剖歯根**とは一致しないことが多い．

2969 鱗状縫合 りんじょうほうごう
squamous suture

側頭骨の鱗部と頭頂骨との間の縫合．

2970 隣接面齲蝕 りんせつめんうしょく
proximal caries

〔同義語〕隣接面カリエス
歯の隣接面部の平滑面齲蝕で，**接触点**から歯頸部側で発生しやすい．**接触点**部の不良，不潔などが原因．

2971 隣接面鉤 りんせつめんこう
mesiodistal grip clasp

〔同義語〕近遠心鉤
隣接面の**アンダーカット**部あるいは平行形成部を**維持**に利用する**鋳造鉤**の 1 つ．**鉤腕**が**前歯**の近心面，舌側面，遠心面を帯状に走って**把持**する．外観に触れる金属が少なく審美的に良好である．**支持**と**把持**が特に大きいため**支台歯**の負担は大きい．

2972 隣接面接触点〈面〉 りんせつめんせっしょくてん〈めん〉
contact point, contact surface

→接触点

2973 隣接面板　りんせつめんばん
proximal plate
〔同義語〕プロキシマルプレート
RPI（バー）クラスプの支台歯の隣接面に接する金属板で，クラスプの一部を構成する．近心の小連結子と協力して支台歯の舌側転位を防ぐために舌側方向に十分広げて設定する．誘導面の下縁部において1mm程度重ねて接触させる．

【る】

2974 ルージュ
rouge
酸化第二鉄（Fe_2O_3）の砥粒を油脂で固めて棒状にした赤色の油脂研磨材．一般には赤棒とよばれ，金合金など軟質合金のバフ研磨に用いられる．これに対して，酸化クロム，シリカを砥粒としたものを，それぞれ青棒，白棒とよぶ．

2975 ルートプレーニング
root planing
〔同義語〕根面平滑化，根面滑沢化
歯根表面のデンタルプラークや歯石により汚染され軟化したセメント質や象牙質を除去し，歯根面を硬い滑沢な面にするとともに，生物学的に為害性のない歯根面にすること．通常，鋭利なキュレット型スケーラーを用いる．

2976 るつぼ
crucible
融解や焼成などの高温に加熱するために使用する容器．使用目的によってさまざまな材質がある．鋳造の際に金属を融解するためにアルミナ製のるつぼがよく使用される．

2977 Le Fort型骨折　るふぉるとがたこっせつ
Le Fort fracture
上顎骨を含む顔面骨骨折の分類．骨折線が梨状口の下部から上顎洞の前壁を通り，翼口蓋窩から蝶形骨翼状突起の下部に達し，上顎骨が横断的に骨折したものをLe Fort I型骨折，上顎骨が鼻骨部を含めてピラミッド型（錐体型）に骨折したものをLe Fort II型骨折，さらに頰骨をも含め顔面中央部が頭蓋骨と離断された骨折をLe Fort III型骨折という．

2978 流ろう〈蠟〉　る—
removing of wax, wax elimination
〔同義語〕脱ろう〈蠟〉
義歯床製作の際にろう〈蠟〉義歯を石膏でフラスコ埋没し，石膏が硬化した後にフラスコを約60℃に加熱し，ワックスを軟化除去する操作．

【れ】

2979 冷間加工　れいかんかこう
cold working
金属材料の再結晶温度未満の温度で加工すること．通常の金属材料は室温より再結晶温度が高いので，室温付近の温度での加工はすべて冷間加工である．冷間加工すると機械的性質は上昇するが，展延性は減少する．

2980 霊長空隙　れいちょうくうげき
primate space
〔同義語〕原始空隙
霊長類の歯列弓の上顎乳犬歯近心，下顎乳犬歯遠心にみられる空隙で，ヒトの乳歯列弓にも認められることが多い．霊長類では，周囲の歯より大きな下顎犬歯または上顎犬歯を受け入れるためのスペー

2981 レイヤリングテクニック
layering technique
〔同義語〕積層法［陶材の］，レイヤリングポーセレン

陶材築盛法の1つ．光の透過率の異なる数種の材料を幾層にも積み重ねて**築盛**し，各層でのさまざまな光の散乱によって天然歯に近い**色調**の再現を行う方法．歯冠色の深みを再現することが可能となり，高度な審美性を得ることができる．

2982 レイヤリングポーセレン
layering porcelain
→レイヤリングテクニック

2983 レーザー
laser

励起状態の原子に誘導放出を起こさせ，光共振器を利用して増幅された単色性の強い光がレーザー光である．レーザー光は自然光と異なり，波長幅が狭く単色に近い光である，同位相性（可干渉性）により光の強弱をコントロールできる，平行度の高い指向性に優れている（平行光線）という特徴がある．

2984 レーザー計測 —けいそく
laser scan

CADによる計測技術の1方法で，レーザー光とCCDカメラを用いた読み取り機（非接触型レーザースキャナー）により**支台歯**，歯列模型などの三次元データを計測すること．

2985 レーザー溶接 —ようせつ
laser welding

レーザー光を熱源として，金属を局部的に融解・凝固させることによって接合する方法．**ろう**〈鑞〉を使わずに被着金属の一部を直接融解し接合できる．異種金属でも接合でき，**コバルトクロム合金**と**金合金やチタンを接合している．磁性アタッチメント**の磁石を覆っている**ステンレス鋼**もレーザー溶接されている．

2986 レーザー溶接機 —ようせつき
laser welding machine

レーザー発振器，光路，集光光学系，駆動系，シールドガス系で構成されている**レーザー溶接**のための装置．一般に，CO_2レーザーとNd:YAGレーザーが用いられることが多い．

2987 レーズ
lathe

電動式の回転切削・研磨器具で，回転軸に取り付けたブラシ，**ホイール，フェルトコーン**などで補綴装置の**研磨**を行うとともに，**ディスク**を取り付けて切断などにも用いる．

2988 レーズ研磨 —けんま
lathe polishing

電動式の回転切削・研磨器具である**レーズ**にブラシや**ホイール**を用いて補綴装置の**研磨**を行うこと．

2989 暦年齢 れきねんれい
chronological age
〔同義語〕暦齢

出生した時点を原点として，そこから経過した時間で表される個人の年齢．

2990 暦齢正常咬合 れきれいせいじょうこうごう
chronological normal occlusion

暦年齢に応じた**正常咬合**．乳歯列期・混合歯列期における正常像．

2991 レクロン刀 —とう
Le Cron carver

彫刻刀の1つで，一端はなぎなた状の刃をもち，他端は円形の耳かき状で，柄は横に数条の溝が刻まれている．柄部に

2992 レシプロカルアーム
reciprocal arm
→拮抗腕

2993 レジリエンス
resilience
〔同義語〕弾性エネルギー
物体がその弾性限以下の外力を受けたとき，変形した弾性体の有するエネルギーのこと．一般に単位体積当たりのエネルギー（cm・kg/cm^3）で表示される．外力を除去すると物体はこのエネルギーを放出し原形に復する．歯科の矯正領域では矯正線に蓄えられたレジリエンスの放出によって歯を移動させている．

2994 レジン
resin
〔同義語〕樹脂
一般に樹脂とよばれる高分子化合物全般を意味し，合成樹脂とダンマーやコーパルなど天然の樹脂類も含まれる．しかし，歯科では治療用材料として使用される合成樹脂に限ってレジンとよぶのが一般的．

2995 レジン維持装置　—いじそうち
retentive beads for indirect composite
レジン前装冠の製作で，金属とレジンの機械的結合をはかるための維持形態．リテンションビーズ，アンダーカット，小突起，ループ，網状，おろしがね状などの形態を単独または組み合わせてワックス形成する．結合力や操作性などの理由でリテンションビーズがよく用いられる．

2996 レジンコーピング
resin coping
常温重合レジンで製作したコーピングクラウン．用途としてはシリコーンガム模型の製作時の支台歯型トランスファー用，テレスコープ義歯の製作用模型の製作時の内冠トランスファー用，コーヌステレスコープクラウンの外冠の製作用，全顎における陶材焼付金属冠の製作用などが多い．

2997 レジン歯　—し
acryliclresin tooth
ポリメチルメタクリレートを主成分としたアクリルレジンでつくられた人工歯をいう．レジン床と化学的に結合しやすく，天然歯によく調和し，軽量であり，形態修正や修理が容易にできるという利点がある反面，変形，摩耗，咬耗，吸湿変色しやすいなどの欠点がある．

2998 レジンジャケットクラウン
hard resin jacket crown
歯冠全体を歯冠用硬質レジンで被覆したもの．審美性に優れ前歯に多用する．

2999 レジン床義歯　—しょうぎし
resin base denture
床用レジンによって義歯床を製作した有床義歯．通常はアクリルレジンが用いられる．

3000 レジンセメント
resin cement
→接着性レジンセメント

3001 レジン前装冠　—ぜんそうかん
resin facing crown
〔同義語〕レジン前装金属冠，レジンフェイシングクラウン
金属冠の唇（頬）側面を審美的な理由から歯冠色レジンで前装したもの．前装用レジンとしては一般的に歯冠用硬質レジ

3002 レジン前装冠用合金 —ぜんそうかんようごうきん
alloys for a veneering resin

レジン前装冠用の**合金**．現在では**レジン**と金属との接着には機械的維持装置である**リテンションビーズ**などの工夫が必要で，このための専用合金は存在しない．通常，**金銀パラジウム合金**が多く使用されている．

3003 レジン填入 —てんにゅう
filling the dough stage resin

ろう〈蠟〉**義歯**の床の部分を**フラスコ埋没**後に，**レジン**に置き換える操作．流ろう〈蠟〉後，餅状のレジン粉液混和物を**フラスコ**内に入れ，**ワックス**および**基礎床**と置換する．

3004 レジン分離材 —ぶんりざい
resin separating medium

重合後の**レジン**の表面に石膏型材が付着しないようにするため使用される材料．**モノマー**の吸収防止，防水の目的もある．アルジネート分離材が最も一般的に使用されるが，スズ箔，セロハンなども使用されることがある．

3005 レスト
rest

〔同義語〕停止突起，クラスプレスト
鉤体または**義歯床**，バーから出て，歯冠表面の一部（**レストシート**）に置かれる金属の小さな突起．義歯に加えられた咬合圧を**支台歯**に伝達し，義歯床下粘膜の負担を軽減し，義歯の沈下，横揺れ，転覆を防止する．咬合面レスト，舌面レスト，切縁レストの3種に大別される．

3006 レストシート
rest seat

〔同義語〕レスト窩，レスト座
クラスプに**レスト**を付与するために**支台歯**に形成されるくぼみ．**エナメル質**内に形成される必要がある．

3007 レスト付き二腕鉤 —つ—にわんこう
two-arm clasp with occlusal rest

〔同義語〕両翼レスト付き二腕鉤
咬合面レストを有する二腕鉤の形をとる**環状鉤**で，**線鉤**，**鋳造鉤**ともに応用できる形態である．レストを1腕と数え，三腕鉤に分類される．後者の代表的なものが**エーカースクラスプ**である．**鉤体**，咬合面レスト，脚部，肩部および2本の**鉤腕**に区別できる．

3008 裂溝 れっこう
fissure in enamel

エナメル質中にみられる深い切れ込みをいう．裂溝には食物残渣，細菌などが貯留しているとされ，**齲蝕**の好発部位となる．浅い凹みである溝と区別して用いられる．

3009 レッジ
ledge

ピンレッジの構成要素の1つ．歯冠軸にほぼ垂直に形成される棚状の階段部分をさす．

3010 レディキャスティングワックス
ready casting wax

円形あるいは半円形などの断面をもつ線状にあらかじめ加工された鋳造用ワックス．義歯床の**クラスプ**や**バー**，レジン保持部分の**フレーム**などの**ワックスパターン**や，ベントや**スプルー**としても利用される．

3011 レドックス重合　―じゅうごう
redox polymerization

ラジカル重合の開始剤となるフリーラジカルを発生させるための方法の1つで，一電子移動型の酸化還元反応（レドックス反応）を用いる方法．この方法では多くの場合，レドックス開始剤として金属イオンを用いる．

3012 レトロモラーパッド
retromolar pad

下顎骨の最後方大臼歯のすぐ後方に位置した**臼後三角**の上で，顎堤の後縁に存在する，粘液腺を含んだ軟組織．洋梨状の形態をとる．

3013 レファレンスインジケーター
reference indicator

→オルビタールインジケーター

3014 レファレンスポインター
reference pointer

→オルビタールポインター

3015 レプリカ
replica

一般に模造品や複製品のこと．歯科では，**インプラント上部構造製作のための印象採得**を行った際に印象内面にある印象用コーピングに接続する**アバットメント**（作業用模型における**アバットメント**）をさすこともある．

3016 連結子　れんけつし
connector

（同義語）連結装置

義歯の各構成要素を連結する部分．左右側にわたる欠損部と欠損部，また欠損部と**間接支台装置**を結びつけるプレート，**ストラップ**あるいはバーの**大連結子**と，レストや支台装置を大連結子に結び付ける部分の**小連結子**に分類される．

3017 連結装置　れんけつそうち
connector

→連結子

3018 連結バー　れんけつ―
connecting bar

→大連結子

3019 連結部　れんけつぶ
connector

支台装置とポンティックを結合する部分．ブリッジの構成要素の1つ．連結の位置により，**支台装置**とポンティックが相接している直接連結と離れている間接連結に分けられる．連結方式により，**固定性連結**，**半固定性連結**，可撤性連結に分けられる．

3020 連鎖反応　れんさはんのう
chain reaction

活性の高い原子，分子により進行する一連の反応．1つのことが原因となって次から次へと反応が進行する現象．レジンの重合反応，過冷却結晶核からの結晶成長など．

3021 連続鉤　れんぞくこう
continuous clasp

〔同義語〕連続クラスプ，連続鉤支台歯装置，連続バー支台歯装置，連続バー連結子

前歯舌側面の**基底結節**上に波状に連続して適合したものであり，機能的にみると**把持力**，支持力のみで維持力はほとんどなく，**クラスプ**よりバーの要素を多く含んでいる．上下顎に用いられるが，**リンガルバー**と併用する場合が多い．**前歯**，**臼歯**を問わず，通常，3歯以上にわたり連続してつくられたものをいう．

3022 連続弾線　れんぞくだんせん
looped spring

補助弾線の一種．線の両端を舌側弧線装

置の主線に**ろう〈鑞〉付け**して，ループ状とした弾線．歯の唇（頬）側移動に用いられる．通常，0.5mm径の**矯正用線**が用いられる．

3023 練板　れんばん
mixing slab

歯科用粉末材料を練和する際に用いられる板状のもの．セメントには厚手のガラス練板や剥ぎ取り式の練和紙が，**印象材**，レジン充塡材などには練和紙が用いられる．**陶材，歯冠用硬質レジン**では皿状のくぼみを有する陶板などが用いられる．

【ろ】

3024 ろう〈鑞〉
solder

〔同義語〕ソルダー

母材どうしを接合するときに，母材より低い温度で溶ける合金を使って母材の間隙に溶かし込ませ，凝固させて接合させるもの．**融点**により2つに大別され，450℃以上で溶けるものを硬ろう〈鑞〉，450℃以下で溶けるものを軟ろう〈鑞〉という．ろう〈鑞〉の選択にあたり，母材より融点が100℃以上低く，組成が近似しているものが望ましい．

3025 老化　ろうか
ageing, senescence

出生に始まり，人生のすべての段階を通じて続く，連続的で徐々に進む自然な変化の過程．原因は不明であるが，細胞のプログラム説，エラー(突然変異)説，活性酸素説が唱えられている．

3026 ろう〈蠟〉義歯　―ぎし
wax denture

〔同義語〕仮床義歯

有床義歯製作の一過程で，**咬合採得後，基礎床上の咬合堤に人工歯を排列し，歯肉形成を行って最終義歯**の外形をろう〈蠟〉で整えたもの．前歯部では審美性に，臼歯部では機能性に重点をおき，人工歯排列を行う必要がある．

3027 老人様顔貌　ろうじんようがんぼう
senile face

→義歯性顔貌

3028 弄舌癖　ろうぜつへき
tongue habit

上下顎前歯の間に舌尖を挿入したままで嚥下をしたりするなど，舌を不必要にもてあそぶ癖．常習的に歯列弓の一部に舌圧を加える習慣をいう．これによりさまざまな**不正咬合**が起こることがある．

3029 ろう〈鑞〉付け　―づ―
soldering

〔同義語〕ろう〈鑞〉着

金属と**合金**の接合部分に**ろう〈鑞〉**を融解して接合する操作をいう．被ろう〈鑞〉付け物を**埋没材**で固定してろう〈鑞〉付けする**埋没ろう〈鑞〉付け法（前ろう〈鑞〉付け，後ろう〈鑞〉付け）**と，矯正装置を製作する際，**矯正用線**が焼なまされるのを防ぐために両手の手指で保持し短時間でろう〈鑞〉付けする**自在ろう〈鑞〉付け**がある．

3030 ろう〈鑞〉付け間隙　―づ―かんげき
gap distance of soldering

〔同義語〕ろう〈鑞〉着間隙

接合母材間の間隙をいうが，この間隙に加熱融解した**ろう〈鑞〉**を，**ぬれ**および毛細管現象で進入させ，これを冷却凝固して接合する．この間隙は，母材が密着していると加熱に際して膨張し，ひずみ応力を生じさせる．また，広すぎるとろ

う〈鑞〉の凝固時に「引け」を生じるので，0.05〜0.20mmが適当とされている．

3031 ろう〈鑞〉付け用合金　―づ―ようごうきん
soldering alloy

〔同義語〕ろう〈鑞〉材，ろう〈鑞〉着用合金

金属どうしを接合するために用いる**合金**で，接合される**合金**と類似した性質をもち，被ろう〈鑞〉付け合金より低い温度で溶ける必要がある．**金ろう〈鑞〉**は金銀銅合金を主体とし，これに低融点成分としてスズ，亜鉛などが加えられる．**銀ろう〈鑞〉**はAg-Cuの共晶点を利用して**融点**を低下させる．金銀パラジウムろう〈鑞〉は**合金**と類似の組成である．

3032 ろう〈鑞〉付け用ブロック　―づ―よう―
soldering block

〔同義語〕ろう〈鑞〉着用ブロック

セラミック繊維などを圧縮成形して固めた耐火ブロック．**ろう〈鑞〉付け**する際に技工台を熱から守るために用いる．高さ約6cm，直径約11cm程度で，片面が平らな皿状，もう一面がボール皿状に凹んだ形状の製品がある．

3033 ろう〈鑞〉付け用埋没材　―づ―ようまいぼつざい
brazing investment

〔同義語〕ろう〈鑞〉着用埋没材

ろう〈鑞〉付けする**被着体**を固定するための**埋没材**．石膏系埋没材が利用され，鋳造用クリストバライト埋没材と比較して，**硬化時間**が短く，硬化・加熱膨張が小さく，**圧縮強さ**が高い．

3034 労働関係法規　ろうどうかんけいほうき
labor respect law

労働基準法・労働安全衛生法・最低賃金法・職業安定法などがある．**歯科技工**を業として行う場合には，**歯科技工**に直接関係する歯科技工士法だけでなく，労働関係法規などについても理解しておく必要がある．

3035 ローチクラスプ
Roach clasp

Roach FEが考案した**バークラスプ**の一種．**鋳造**によってつくられ，**レスト**と頬・舌側2つの**鉤腕**が別々になっている．**鉤腕**は歯肉側から**支台歯のアンダーカット**に入り，その形態がアルファベットの文字に類似していることからC，E，I，L，R，S，T，Uなどの名がつけられている．代表的なものにTクラスプがある．

3036 ロジン
rosin

〔同義語〕コロホニー

植物性天然樹脂の一種．歯科材料としては，**酸化亜鉛ユージノールセメント**，根管充填材などに配合されている．

3037 ロストワックス法　―ほう
lost wax process

原型を**ワックス**で製作し，これを**埋没材**で包埋し，**埋没材**が硬化した後に**ワックス**を焼却などで除去してから，できた空洞に融解した金属を流し込む**鋳造法**．歯科ではこの方法で**インレー**，**クラウン**，**ブリッジ**，**クラスプ**などを製作する．**埋没材**の膨張により金属の**収縮**を補償し，精度の高い鋳造体が製作できる．

3038 ロッキングツィーザー
locking tweezers

〔同義語〕ポーセレン金属フレーム維持鉗子

技工操作を行う際に，技工物に直接手で触れず確実に把持するために使用する器具．主に陶材築盛を行う際の把持に用いられる．形態は直型ピンセットの基部にロック機構を付与したピンセットタイプのものや，鉗子タイプのものなどさまざまである．

3039 ロックウェル硬さ ―かた―
Rockwell hardness

押し込み硬さの1つ．圧子には先端の丸いダイヤモンドと直径の異なる鋼球があり，圧子と試験荷重の組み合わせから15種類のスケールがある．一般にBやCスケールが使われ，硬さはそれぞれH_RB，H_RCで表し，基準荷重10kgf時を基準とした球状圧痕の深さから求める．

3040 ロックピン
lock pin

ベッグ法において，アーチワイヤーをブラケット内に止めるために用いる可撤式のピン．

3041 六方格子　ろっぽうこうし
hexagonal lattice

金属結晶の積層構造の一種．2個の原子を含む単純格子が基本であり，3つの単位胞によりできる六角柱の内部にある3個の原子は1つおきの三角形の重心に位置している．

3042 炉内ろう〈鑞〉付け法　ろない―づ―ほう
soldering technique in furnace

〔同義語〕炉内ろう〈鑞〉着法

陶材焼付金属冠の後ろう〈鑞〉付けを陶材焼成炉内で行う方法をいう．被ろう〈鑞〉付け体が焼付用貴金属合金どうしの場合は加熱による酸化が少なくろう〈鑞〉の流れはよいが，焼付用貴金属合金と鋳造用金合金の場合は金合金の酸化が著しいので，炉内を還元性雰囲気にする工夫が必要である．

3043 ロビンソンブラシ
Robinson brush

円盤状と杯状の形態がある小型のブラシで，ハンドピースに装着して用いられる研磨工具．白色の軟毛と黒色の硬毛があり，研磨材をつけて補綴装置やスケーリング後の歯面の研磨，清掃に用いられる．

3044 ロングコンタクト
long contact

〔同義語〕ハーフポンティックテクニック

標準よりも長い面で隣接歯と接触させる様式．歯周疾患などで歯肉が退縮すると，歯間部の間隙が黒くみえるブラックトライアングルを生じる．このような場合に，接触点の下点から歯槽頂の距離を3〜5mmに設定したロングコンタクトにすることで改善される．

3045 ロングセントリックオクルージョン
long centric occlusion

咬頭嵌合位と下顎後退位との間に，咬合高径を変化させることなく，かつ咬頭傾斜の影響を受けない0.5mm程度の前後的な自由域を設けた咬合をいう．1967年にSchuyler CHによって有歯顎に導入され，グループファンクションの1要件とされている．

【わ】

3046 ワークステーション
workstation

3047 矮小歯　わいしょうし
microdont

大きさが正常のものと比べて著しく小さい歯をいう．**正中歯，臼傍歯**，後臼歯，ハッチンソンの切歯などの異状歯のほか，上顎側切歯にもみられることがある．一般に円錐状，栓状あるいは蕾状の形態をとることが多い．

3048 Y-TZP　わいてぃーぜっとぴー
yttria-tetragonal zirconia polycrystalline

→イットリア部分安定化ジルコニア

3049 ワイドセントリックオクルージョン
wide centric occulusion

咬頭嵌合位が一点に収束せず，かつ**咬合高径**を変化させることなく0.5mm程度の左右的にわずかな自由域を設けた**咬合**をいう．1963年にSchuyler CH, 1966年にGuichet NFによって**有歯顎**に導入された．

3050 ワイブル分布　—ぶんぷ
Weibull distribution

材料の強度を統計的に記述するための確率分布．鎖を引っ張る場合において最も弱い輪が破壊することにより鎖全体が破壊するように，一部の最弱箇所の破壊が全体的機能の破壊に結びつく場合をうまく説明できる．時間に対する劣化現象や寿命を統計的に記述するためにも利用される．

3051 ワイヤークラスプ
wire clasp

→線鉤

3052 ワイヤー結紮　—けっさつ
wire ligation

〔同義語〕金属線結紮

暫間固定法の1つで，金属線を用いて歯を連続結紮して固定する方法．経済的で固定力が強く耐久性もあるが，審美性が悪く，操作に熟練を要するなどの欠点がある．

3053 ワイヤーニッパー
wire nipper

矯正用線切断用の**鉗子**．矯正領域の線材ならほとんどすべてが切断可能である．

3054 ワイヤーフレーム
wire frame

CAD/CAMでの三次元CGにおけるレンダリング手法（コンピュータプログラムを用いて画像や映像を生成する手法）の1つで，三次元座標をもつ複数の点を一定の順序で結び，竹ひご細工のような線形状のみで立体物を描画するもの．

3055 ワックス
wax

〔同義語〕ろう〈蠟〉

飽和ないし不飽和脂肪酸と高級1価あるいは2価アルコール類のエステルを主成分とする物質の総称．植物性ワックスにはカルナウバやカンデリラ，動物性ワックスには**蜜ろう〈蠟〉**，鉱物性ワックスにはパラフィン，セレシンなどがある．

3056 ワックスアップ
wax up

〔同義語〕ろう〈蠟〉型形成

インレー，クラウン，ブリッジ，金属床，レジン床などの製作過程で，歯型に

ワックスを付着し，**ワックス形成器**など
を用いて希望する形態に整え，最終的に
ワックスパターンをつくり上げる技工操
作の総称．

3057 ワックス形成器 —けいせいき
waxing instrument

ワックスパターンや義歯床のろう〈蠟〉
堤製作などワックス操作に際して使用す
る器具．用途によってさまざまな形状が
あり，主として彫刻に用いるものを**ワッ
クスカーバー**，**ワックス**を溶かして成形
したり，運ぶためのヘラ型の器具を**ワッ
クススパチュラ**という．

3058 ワックスコーンテクニック
wax cone technique

→ドロップオンテクニック

3059 ワックスシェーバー
wax shaver

ミリングテクニックに用いるワックス平
行形成用のバーインスツルメント．すべ
ての軸壁が平行になっており，電動で**切
削**するためのワックス形成用バーと手用
のインスツルメントがある．

3060 ワックススパチュラ
wax spatula

重合用あるいは鋳造用の**ワックスパター
ン**を製作するために使用される形成用器
具の一種．**ワックス**を溶融して，パター
ンに盛り足したりするのに便利なように
末端がヘラ状やスプーン状になってい
る．

3061 ワックストリマー
wax trimmer

義歯を製作する際，不必要な**アンダーカ
ット**に塡入したアンダーカットワックス
あるいは石膏を削るために用いられる**サ
ベイヤー**の付属器具．

3062 ワックスバス
wax bath

(1) **作業用模型**の表面を**ワックス**で薄
くコーティングして**ワックスパターン**を
容易に保持させるために行う操作．模型
の表面が滑沢になるが，多少寸法変化を
生じることになる．同様な目的で**コーテ
ィング材**も使われる．(2) ワックスコ
ーティングやワックス浸漬法に使用する
ワックスを溶かす槽（容器）のこと．

3063 ワックスバス法 —ほう
wax bath technique

耐火模型の表面処理法の1つで，**ワッ
クス**の中に**耐火模型**を浸漬する方法．

3064 ワックスパターン
wax pattern

〔同義語〕ろう〈蠟〉型

ワックスでつくられた，鋳造物の原型の
こと．患者の口腔内で原型を採得する**直
接法**と，**作業用模型**上で原型を採得する
間接法がある．鋳造物のワックス形成は
圧接法，**盛り上げ法**，浸漬法に大別され
る．**直接法**では圧接法が用いられ，間接
法では操作のしやすい**盛り上げ法**が臨床
的に多用されている．

3065 ワックスパターン清掃剤 —せいそうざい
wax pattern cleaner

原型採得時にはワックス分離材などの付
着物があるので，これを溶かして蒸発さ
せるもの．**ワックスパターン**そのものは
溶かさない．一種の**界面活性剤**で水と親
和性がある．

3066 ワックスミリング
wax milling

部分床義歯の支台装置のなかで，**コーヌ
ステレスコープクラウン**や**パラレルテレ
スコープ**，または**支台歯**となる**鋳造冠**に

付与する軸面や**ガイドプレーン**などを，**ワックスパターン**の段階でサベイヤーやミリングマシーンを用いて形成すること．ミリング部位の**鋳造冠**の厚みが確認でき，さらにメタルミリングを容易にするメリットがある．

3067 ワックスロッド
　　wax rod

盛り上げ法におけるコーン植立の一方法で，咬合基準としてコーンの芯に植立する細い棒状のレディキャスティングワックスをいう．

3068 ワックスワイヤ
　　wax wire

線状に製造されている**ワックス**．**鋳造冠**のワックス形成時の**豊隆**などのガイド，金属床のスケルトン，フィニッシュライン，**スプルー**，ベントなど用途は多い．直径は 0.5〜6.0mm，幅径は 1.4〜4.0mm，高さは 1.0〜1.4mm で，形状は円形，半円形，楕円形，三角形など多種多様である．

3069 ワルクホッフ口蓋球　—こうがいきゅう
　　Walkhoff palatal ball

全部床義歯の患者の水平的顎間関係の記録法の 1 つとして，上顎の**咬合床**の口蓋正中後縁に大豆大の**ワックス**の小球を付着させ，舌尖でこの小球をさわらせながら**閉口運動**を行わせることにより，下顎の前方偏位を抑制する．この小球のこと．

3070 **彎曲徴**　わんきょくちょう
　　curve symbol

歯の三大徴候の 1 つ．歯を**切縁**および咬合面からみると，唇側面および頬側面の近心半部の唇側および頬側への膨らみが，遠心半部のそれより強い現象をいう．

3071 ワンピースインプラント
　　one-piece implant

フィクスチャーとアバットメントが 1 つのコンポーネントとして製造されたもの．

3072 ワンピースキャストデンチャー
　　one-piece cast denture

金属構成部分（**連結子**や**クラスプ**）を一塊として一度に**鋳造**して製作した義歯．**耐火模型**上でワックス形成を行った後，埋没，**鋳造**，研磨して完成する．

3073 ワンピースキャスト法　—ほう
　　one-piece cast method (technique)

〔同義語〕一塊鋳造法

ブリッジなどの連結法の 1 つで，**ワックスパターン**を一塊として埋没，**鋳造**する方法をいう．強度や**耐食性**は良好であるが，**ワックス**の変形，金属の**鋳造収縮**などにより，**適合精度**に不安があるため，多数歯にわたる製作には向かない．

同義語一覧

用語番号	選定用語	同義語
2	アーライン	口蓋振動線
5	ISO 規格	国際標準規格, 国際規格
12	アクチバトール	FKO
13	アクリルレジン	アクリル樹脂, アクリルポリマー
15	アズキャスト	鋳放し
16	アスベスト	石綿
31	アドオンポーセレン	修正用陶材, リペアポーセレン
33	後ろう〈鑞〉付け	後ろう〈鑞〉着
36	アナライジングロッド	測定杆
42	アバットメントスクリュー	内部スクリュー
43	アペックス	アローポイント, エイペックス
48	アルジネート印象材	アルギン酸塩印象材
51	アルミナ	酸化アルミニウム
54	アルミナ陶材	アルミナスポーセレン, アルミナス陶材
56	アングルのプライヤー	アングルの鉗子, バードビークプライヤー
59	安静空隙	フリーウェイスペース
60	アンダーカット	添窩（部）
67	アンテリアガイダンス	前方指導, 前方誘導, インサイザルガイダンス, 切歯指導, 切歯誘導, 前歯指導, 前歯誘導
69	アンレー	オンレー
71	イオン化傾向	イオン化列
78	鋳込時間	鋳込完了時間
80	イコライザー	平衡点, バランサー
81	維持	保持
83	維持バンド	維持帯環
84	維持腕	リテンションアーム
92	一回焼成法［陶材の］	ワンベイク法

用語番号	選定用語	同義語
93	一回法インプラント埋入	一回ステップ法
94	溢出路［レジンの］	溢出孔［レジンの］，遁路［レジンの］
99	糸引き状	曳糸状
103	イミディエートサイドシフト	アーリーサイドシフト
105	易融合金	易溶合金
111	色温度	色度温度
114	陰極	負極
115	インゴット	鋳塊
117	インサイザルコア	インサイザルインデックス，インサイザルキー
129	インプラントアナログ	インプラントレプリカ
146	ウィルソンの彎曲	側方咬合彎曲
150	齲蝕	デンタルカリエス，むし歯
154	エアガン	気銃，エアシリンジ
156	エアベント	空気抜き孔
157	永久固定	最終固定
161	永久ひずみ	塑性ひずみ
163	エイジング	加齢
171	エクスプローラー	探針
173	液相点	液相温度
176	S字状隆起	S隆起
179	エステティックライン	Eライン
185	エッチング	酸エッチング
186	エッチング剤	酸処理剤
188	エナメルエッチング	エナメル質酸処理，エナメル酸蝕
199	エナメル葉	エナメル質層板，葉板
204	FGPテクニック	機能的運動路法
208	エブネル腺	味腺
209	エブネル線	エブネルの象牙層板
213	MAD	PMA，MAS

用語番号	選定用語	同義語
215	エメリー	金剛砂
217	エリアオブセントリック	フリーダムインセントリック，自由域
230	遠心咬頭	第五咬頭
234	円錐歯	錐状歯，栓状歯
235	円錐台	クルーシブルフォーマー
237	延長ブリッジ	延長橋義歯，延長架工義歯，遊離端ブリッジ
245	嘔吐反射	咽頭反射，絞扼反射
250	応力-ひずみ曲線	応力-ひずみ図，応力-ひずみ線図
252	オートマチックマレット	自動槌
253	オーバーカントゥア	過豊隆
255	オーバージェット	ホリゾンタルオーバーラップ，水平被蓋
256	オーバーデンチャー	オーバーレイデンチャー，残根上義歯
257	オーバーバイト	バーティカルオーバーラップ，垂直被蓋
259	オーバーヒート	過熱
260	オーバーマージン	ロングマージン
261	OPアンカーアタッチメント	O'リングアタッチメント
263	オーラルディスキネジア	口腔悪習癖
264	オーラルリハビリテーション	咬合再構成，オクルーザルリコンストラクション，フルマウスリハビリテーション，フルマウスリコンストラクション
267	オクルーザルスプリント	スプリント［咬合の］，バイトスプリント
268	オクルーザルランプ	パラタルランプ
272	オッセオインテグレーション	ティッシュインテグレーション，骨結合
274	オトガイ棘	下顎棘
283	オベイト型ポンティック	卵円形ポンティック
288	オルタードキャスト法	模型修正法，模型改造法，アルタードキャスト法
289	オルビタールインジケーター	眼窩下点指示板，レファレンスインジケーター
290	オルビタールポインター	眼窩下点指示棒，レファレンスポインター

用語番号	選定用語	同義語
297	加圧鋳造	圧力鋳造
300	加圧注入成形法	加圧填入形成法
305	カーボランダム	シリコーンカーバイド，炭火ケイ素
310	カーボンマーカー	炭素棒
312	外縁上皮	歯肉口腔上皮
315	概形印象	予備印象，一次印象
316	開咬	オープンバイト
317	介在結節	辺縁結節
328	回転速度	周速度
332	ガイドプレーン	誘導（平）面
335	外鼻エピテーゼ	義鼻
339	解剖学的咬合器	顆路型咬合器
344	界面活性剤	表面活性剤
345	海綿骨	海綿質
346	界面破壊	接着破壊，界面剝離
350	火炎ろう〈鑞〉付け法	火炎ろう〈鑞〉着法，ガスろう〈鑞〉付け法，ブロートーチろう〈鑞〉付け法
351	カオリン	陶土，磁土
354	下顎位	顎位
362	下顎限界運動	下顎境界運動
368	下顎三角	ボンウィル三角
370	下顎枝矢状分割術〈法〉	矢状分割下顎骨切り術，下顎矢状分割術
375	下顎切歯点	切歯点
380	下顎頭	顆頭
382	化学療法	薬物療法
392	顎関節症	顎関節機能障害
395	顎義歯	顎補綴装置
398	顎欠損	顎骨欠損
403	拡大ネジ	エクスパンションスクリュー，拡大スクリュー
405	角度付アバットメント	アングルドアバットメント

用語番号	選定用語	同義語
410	加工硬化	ひずみ硬化
420	荷重 - 伸び曲線	荷重 - 変形図
422	過剰歯	過多歯
431	カスプトゥフォッサ	1歯対1歯咬合，咬頭対窩，咬頭小窩関係
432	カスプトゥリッジ	1歯対2歯咬合，咬頭対辺縁隆線，咬頭鼓形空隙
434	仮性ポケット	歯肉ポケット
439	硬さ	硬度
453	可撤性ブリッジ	可撤性架工義歯，可撤性橋義歯
459	顆頭間軸	顆頭蝶番軸
461	顆頭指示棒	コンダイラーロッド，顆頭杆
475	加熱炉	ファーネス，燃焼炉
477	仮封	テンポラリーシーリング
480	カラーリング	ステイニング
481	カラーレス	ポーセレンマージン
483	ガラス転移点	ガラス転移温度
486	カラベリー結節	第五咬頭
488	カリオロジー	齲蝕学
490	カルシア	酸化カルシウム，生石灰
492	ガルバニー電池	異種電極電池
495	加齢現象	老化現象
498	顆路傾斜角	顆路角，顆路傾斜度
503	緩圧型支台装置	緩圧型維持装置
505	緩圧装置	圧力平衡装置
507	眼窩下点	眼窩点，眼下点，オルビタールポイント，眼点
508	還元帯	還元炎
509	感光色素	視色素
511	鉗子	プライヤー
514	環状鉤	サーカムフェレンシャルクラスプ
518	間接支台装置	間接維持装置
526	寒天コンディショナー	寒天溶解器

用語番号	選定用語	同義語
529	乾熱重合法	乾式重合法, ヒートプレス法
531	カンペル平面	鼻聴道平面, 鼻耳道線, 鼻聴道線
535	顔面筋	顔面表情筋, 表情筋, 浅頭筋
539	キーアンドキーウェイアタッチメント	スライドアタッチメント
548	機械的性質	力学的性質
553	貴金属合金	プレシャス合金
555	技工用エアタービン	技工用タービン
557	技工用双眼実体顕微鏡	技工用マイクロスコープ
560	義歯刻印法	デンチャーマーキング
565	義歯性顔貌	老人性顔貌, 老人様顔貌
574	基礎床	ベースプレート, 仮床
575	拮抗作用	対向作用
576	拮抗腕	レシプロカルアーム, 把持腕
577	基底結節	舌側面歯頸隆線, 基底隆線
585	機能咬頭	粉砕咬頭, 支持咬頭, セントリックカスプ
591	機能的人工歯	準解剖学的人工歯
597	キャストサポート	模型支持杆
603	吸引加圧鋳造機	差圧鋳造機, 加圧・吸引鋳造機, 真空加圧鋳造機
605	吸引鋳造機	真空鋳造機
609	球間象牙質	球間区
610	救急蘇生法	心肺蘇生法
611	臼後三角	後臼歯三角
612	臼後歯	第四大臼歯
614	吸指癖	指しゃぶり, 弄指癖,
615	吸指癖除去装置	指しゃぶり除去装置
616	臼歯離開咬合	ディスクルージョン
618	吸水膨張	加水膨張
633	凝固点	凝固温度
641	矯正用線	矯正用ワイヤー

用語番号	選定用語	同義語
643	頰側バー	バッカルバー
645	頰棚	バッカルシェルフ
647	共有結合	電子対結合，等極結合
652	筋圧形成	筋形成，辺縁形成
653	筋圧中立帯	ニュートラルゾーン
660	均質化処理	均質化焼なまし，拡散焼なまし
669	金属歯	メタルティース
672	金属接着性プライマー	メタルプライマー
680	金属ポンティック	金属架工歯，メタルポンティック
683	筋肉位	マスキュラーポジション
688	区域切除［下顎の］	下顎骨区域切除（術）
701	クラウン	冠
704	クラウンフォーム	コーナーマトリックス
706	クラウンリムーバー	冠撤去鉗子
709	グラスアイオノマーセメント	グラスポリアルケノエートセメント
710	クラスプ	鉤
716	クラスプ用金属線	クラスプ線
720	グラファイトるつぼ	黒鉛るつぼ
723	クリープ	クリープ特性
729	クリストバライト埋没材	クリストバライト鋳型材
730	グルービング	溝付け
733	クレンチング	くいしばり，かみしめ
734	クロージャーストッパー	閉止点
746	継続歯	歯冠継続歯，ポストクラウン，ダウエルクラウン
755	結晶化ガラス	マイカ系結晶化ガラス
759	結晶粒	グレイン
760	結晶粒界	結晶境界
762	結晶粒成長	結晶成長，粒子成長，二次再結晶
765	ケネディーバー	ダブルリンガルバー

用語番号	選定用語	同義語
771	研究用模型	スタディモデル，スタディキャスト，考究用模型，診断用模型
782	犬歯誘導咬合	カスピッドプロテクティッドオクルージョン
783	原生象牙質	第一象牙質
784	懸濁重合	パール重合
795	鋼	鋼鉄，はがね，スチール
796	高圧蒸気滅菌器	オートクレーブ
800	構音障害	発語障害
807	鉤外形線	クラスプライン
808	口蓋後縁封鎖	後縁閉鎖［義歯床の］
812	口蓋皺襞	横口蓋ヒダ
823	光学印象	デジタルインプレッション
825	口角挙筋	犬歯筋
826	口角筋軸	モダイオラス，口角モダイオラス，口角結節
827	口角線	犬歯線
828	硬化時間	凝結時間
832	硬化熱処理	時効硬化処理
833	硬化膨張	凝結膨張
845	口腔習癖除去装置	習癖除去装置
847	口腔前庭拡張術	口腔前庭形成術
859	咬合器装着	マウント
860	咬合挙上装置	リポジショニングスプリント，下顎位矯正復位装置
869	咬合小面	ファセット
871	咬合接触	オクルーザルコンタクト
874	咬合堤	ろう〈蠟〉堤，バイトリム
877	咬合平面	オクルーザルプレーン
881	咬合様式	咬合パターン
882	咬合彎曲	歯牙彎曲
887	硬質石膏	硬石膏

用語番号	選定用語	同義語
890	格子定数	格子常数
895	孔食	点食
902	剛性率	せん断弾性係数，横弾性係数
911	後堤法	ポストダム
914	咬頭嵌合位	セントリックオクルージョン
922	降伏点	降伏強さ
924	後方運動	後退運動
925	後方基準点	顆頭基準点，ポステリアレファレンスポイント
926	後方限界運動	後方境界運動
933	高融陶材	高溶陶材，高温焼成陶材
937	鉤腕	クラスプアーム
945	コーヌステレスコープクラウン	ケルバーコーヌス，クローネンテレスコープ，コーヌスクローネ
955	鼓形空隙	エンブレジャー，歯間鼓形空隙
958	ゴシックアーチ描記法	ゴシックアーチトレーシング
960	個人トレー	カスタムトレー
963	固相点	固相温度
981	骨補塡材	骨欠損補塡材
987	固定源	固定［矯正の］，抵抗源
993	固定性ブリッジ	固定性架工義歯，固定性橋義歯
1002	4/5クラウン	フォーフィフスクラウン，5分の4冠
1003	ゴム質印象材	合成ゴム質印象材，ラバーベース印象材，エラストマー印象材
1010	コランダム	鋼玉
1012	コル	鞍部
1013	コルベン状	棍棒状
1016	混液比	L/P比
1018	根間中隔	槽内中隔
1019	根間突起	エナメル突起，歯頸部エナメル突起
1021	混水比	W/P比

用語番号	選定用語	同義語
1025	コンダイラー型咬合器	非アルコン型咬合器
1026	コンダイラーロッド	顆頭指示棒，顆頭杆
1038	コンポジットレジン	複合レジン
1042	根面齲蝕	根面カリエス
1043	根面板	根面キャップ
1045	サージカルガイドプレート	外科用ガイドプレート，サージカルステント
1047	サービカル色陶材	歯頸部（色）陶材
1048	サービカル色レジン	歯頸部（色）レジン
1050	鰓弓	咽頭弓
1054	最終義歯	本義歯，完成義歯
1066	サイドシフト	ベネットシフト
1067	サイナスリフト	サイナスエレベーション，上顎洞底挙上術
1069	最密六方格子	稠密六方格子，最密六方構造
1073	作業側	動側
1080	ザクロ石	ガーネット
1084	サベイライン	鉤指導線
1088	サルカス	歯肉溝
1090	酸洗い	酸浴，酸洗浄法
1092	酸化亜鉛	亜鉛華
1093	酸化亜鉛ユージノール印象材	インプレッションペースト，亜鉛華ユージノール印象材
1094	酸化亜鉛ユージノールセメント	亜鉛華ユージノールセメント
1105	酸化膜	酸化被膜
1106	酸化マグネシウム	マグネシア
1107	暫間義歯	仮義歯，テンタティブデンチャー
1109	暫間修復	テンポラリーレストレーション，プロビジョナルレストレーション，暫間被覆
1110	暫間被覆冠	テンポラリークラウン，仮封冠
1113	三叉鉗子	三嘴鉗子，スリージョープライヤー，三叉プライヤー

用語番号	選定用語	同義語
1116	酸蝕症	侵蝕症
1141	シーラント	予防塡塞材, 小窩裂溝塡塞材
1143	シェードガイド	色見本
1147	耳介エピテーゼ	耳介補綴装置, 義耳
1174	視覚細胞	視細胞
1179	耳下腺乳頭	頬唾液乳頭
1188	歯間乳頭	歯間部歯肉, 乳頭部歯肉
1193	歯間ブラシ	インターデンタルブラシ, 歯間清掃用ブラシ
1195	歯間離開	歯間分離
1199	色調	シェード
1201	色調選択	シェードセレクション, シェードテイキング, シェードマッチング, 色合わせ
1204	歯型可撤式模型	可撤歯型式模型
1205	歯型固着式模型	固着式模型, 単一式模型
1209	歯頸部齲蝕	歯頸部カリエス
1213	自己免疫疾患	自己アレルギー疾患
1218	歯根膜	歯周靱帯
1219	歯根膜負担	歯根膜支持, 歯牙支持, 歯牙負担
1220	自在ろう〈鑞〉付け	自在ろう〈鑞〉着
1225	歯周炎	歯槽膿漏症, 辺縁性歯周炎
1227	歯周初期治療	歯周基本治療, イニシャルプレパレーション, 原因除去療法
1234	矢状顆路傾斜角	矢状顆路角, 矢状顆路傾斜度
1238	矢状切歯路	前方切歯路
1239	矢状切歯路傾斜角	矢状切歯路角, 矢状切歯路傾斜度, 矢状前方切歯路角, 矢状前方切歯路傾斜角, 矢状前方切歯路傾斜度
1251	磁性アタッチメント	プレシジョンアタッチメント
1255	歯槽基底弓長径	ベーザルアーチレングス
1256	歯槽基底弓幅径	ベーザルアーチウィドゥス
1262	歯槽頂線	顎堤頂線

用語番号	選定用語	同義語
1267	支台歯	維持歯, 鉤歯
1268	支台歯間線	鉤間線
1270	支台装置	維持装置
1279	湿熱重合法	湿式重合法, 温浴重合法
1286	歯肉圧排	歯肉排除
1307	射出成形法	インジェクション成形法, 射出塡入法
1309	斜切痕	舌側面歯頸裂溝
1310	斜走隆線	対角隆線
1318	重合禁止剤	重合防止剤
1329	重縮合	縮合重合
1330	集塵装置	ダストコレクター, 粉塵吸引装置
1336	修復象牙質	第三象牙質, 骨様象牙質
1337	終末蝶番運動	ターミナルヒンジムーブメント
1338	終末蝶番軸	ターミナルヒンジアキシス
1343	縮合型シリコーンゴム印象材	縮合型シリコーンラバー印象材
1348	樹脂含浸層	ハイブリッド層
1349	樹枝状結晶	デンドライト
1353	主模型	マスターモデル, 親模型, 母模型, 原模型
1356	シュワルツのクラスプ	シュワルツのアローヘッドクラスプ, アローヘッドクラスプ
1362	床縁	義歯床縁
1363	常温重合	即時重合
1364	常温重合レジン	即時重合レジン
1367	上下顎前突	両顎前突
1371	上顎前方牽引装置	プロトラクター
1372	上顎洞	ハイモア洞
1378	焼結	シンタリング
1382	晶出	晶析
1389	焼成スケジュール	焼成サイクル

用語番号	選定用語	同義語
1391	笑線	スマイルライン
1394	小唾液腺	小口腔腺
1396	小柱間質	小柱間エナメル質
1400	小児義歯	床型保隙装置
1405	小連結子	小連結装置，マイナーコネクター
1412	触媒	キャタリスト
1418	シリカ	二酸化ケイ素
1419	シリカガラス	石英ガラス，溶融石英
1421	シリコーンガム模型	人工歯肉付模型，ソフトガム模型
1424	シリコーンゴム印象材	シリコーンラバー印象材
1427	ジルコニア	二酸化ジルコニウム
1436	真空焼成	減圧焼成
1440	真空埋没機	吸引埋没機，減圧埋没機，真空攪拌埋没機
1441	真空埋没法	減圧埋没法
1442	真空練和機	吸引攪拌機，減圧攪拌機，真空攪拌機
1453	唇側線	接歯唇側線
1454	唇側バー	ラビアルバー
1458	診断用ワックスアップ	診断用ワクシングアップ
1466	随意性最大咬合力	意識的最大咬合力
1471	垂直交換	エレベーター式交換
1477	水平交換	エスカレーター式交換
1481	水平面	水平基準面
1487	スカモンの発育曲線	臓器発育曲線
1497	スケーリング	歯石除去
1508	スティップルパターン	スティップルワックス
1509	ステイニング	ステイン付け
1512	ステンレス鋼	ステンレススチール
1513	ストックタイプマウスガード	市販マウスガード，ストックマウスガード
1516	ストレインゲージ	歪ゲージ

337

用語番号	選定用語	同義語
1522	スピーチセラピー	言語療法，言語訓練，言語リハビリテーション
1523	スピーの彎曲	前後的咬合彎曲
1524	スピルウェイ［食物の］	遁路［食物の］
1526	スプリットキャスト法	分割模型法
1527	スプリットバー	分割バー
1531	スプルー	湯道
1533	スペースリゲーナー	萌出余地回復装置
1543	スリープレーンコンセプト	歯冠三面構成技法
1544	スリーレイヤーテクニック	三層築盛法
1552	生検	バイオプシー，生体組織診断
1561	生体適合性	生物学的適合性，バイオコンパティビリティ，生物適合性
1562	生体用材料	バイオマテリアル
1563	生体力学	バイオメカニクス
1575	精密印象	最終印象
1580	石英	クオーツ
1581	石英埋没材	石英鋳型材
1584	赤外線ろう〈鑞〉付け機	赤外線ろう〈鑞〉着機
1585	赤外線ろう〈鑞〉付け法	赤外線ろう〈鑞〉着法
1588	赤唇縁	赤色唇縁，唇紅
1591	切縁	切端
1592	切縁結節	マメロン
1599	石膏系埋没材	石膏系鋳型材
1606	石膏表面硬化処理材	石膏模型硬化処理材，ダイハードナー，表面滑沢硬化材
1607	石膏分割鉗子	石膏鉗子
1614	切歯骨	前顎骨，顎間骨
1616	切歯指導釘	インサイザル（ガイド）ピン，切歯嚮導杆
1617	切歯指導板	アンテリアガイドテーブル，インサイザルガイドテーブル
1618	切歯指導標	インサイザルインディケーター

用語番号	選定用語	同義語
1623	切除義顎	即時義顎
1626	接触角	ぬれ角
1629	接触点	コンタクトエリア，コンタクトポイント，隣接面コンタクト，接触域，隣接面接触点（面）
1630	切歯路	切歯指導路，切歯嚮導路
1631	切歯路傾斜角	切歯路角，切歯路傾斜度
1634	舌側弧線装置	リンガルアーチ
1641	接着性レジンセメント	接着性セメント，歯質接着性セメント
1645	接着ブリッジ	アドヒージョンブリッジ，メリーランドブリッジ，接着架工義歯
1651	セパレーティングディスク	カッティングディスク，スプルーカッター
1655	セメント‐エナメル境	エナメル‐セメント境
1664	セラミング	クリスタリゼーション，結晶化処理
1666	セルフグレージング	ナチュラルグレーズ
1668	全運動軸	キネマティックアキシス
1669	線屈曲	ワイヤーベンディング
1671	線鉤	ワイヤークラスプ
1675	前後的調節彎曲	矢状調節彎曲
1678	前装	フェイシング
1680	前装陶歯	ポーセレンフェイシング
1682	栓塞子	オブチュレーター，栓子
1694	前頭面	前額面，冠状面
1701	全部床義歯	総義歯，フルデンチャー，コンプリートデンチャー
1704	前方運動	前突運動
1705	前方基準点	アンテリアレファレンスポイント
1706	前方限界運動	前方境界運動
1709	前方指導要素	前方決定要素
1716	象牙芽細胞	造歯細胞
1717	象牙細管	歯細管

用語番号	選定用語	同義語
1721	双子鉤	ダブルエーカースクラスプ
1723	叢生	乱杭歯
1727	即時荷重	イミディエイトローディング
1731	側切歯	第二切歯
1736	側方顆路傾斜角	側方顆路角，側方顆路傾斜度，ベネット角
1748	咀嚼筋	深頭筋
1750	咀嚼能率	咀嚼効率
1751	咀嚼パターン	咀嚼様式
1754	疎水性	撥水性，親油性
1762	ターミナルケア	終末期医療，終末期看護
1766	ダイアメトラル引張試験	間接引張試験，ダイアメトラルテスト法
1769	第一セメント質	無細胞セメント質
1772	耐火模型	耐熱模型
1775	帯環金属冠	バンドクラウン，縫成金属冠
1776	帯環効果	フェルール効果
1791	ダイナミック印象	動的印象
1795	第二セメント質	有細胞セメント質
1796	第二象牙質	二次象牙質
1800	体膨張係数	体積膨張係数，体積膨張率
1814	大連結子	大連結装置，メジャーコネクター，連結バー
1815	第六咬頭	舌側遠心副結節
1817	ダウエルピン	歯型用合釘
1818	ダウエルピン植立機	ダウエルピンセッター
1820	唾液腺	口腔腺
1833	ダブルインレー	二重インレー
1838	ダブルTクラスプ	T型分割腕鉤
1842	単一印象	単純印象，単一印象法
1845	単冠	シングルクラウン
1846	タングクリブ	パラタルクリブ
1851	単純鉤	一腕鉤

用語番号	選定用語	同義語
1855	弾性係数	弾性率
1856	弾性限	弾性限度
1857	弾性歯肉鉤	歯肉鉤
1865	ダンマー	ダンマル
1866	タンマンの作用限	タンマンの耐酸限
1876	築造体	ポストコア，ダウエルコア
1877	チクソトロピー	チキソトロピー，シキソトロピー，揺変性
1878	智歯	親知らず，第三大臼歯
1886	緻密骨	緻密質
1897	中空ポンティック	ハローポンティック
1898	中心位	セントリックリレーション
1899	中心窩	中央窩
1900	中心結節	中央結節
1901	中心溝	中央溝，主溝
1903	中心咬合位	習慣性咬合位
1906	中切歯	第一切歯
1912	鋳造鉤	キャストクラスプ
1924	超音波加工機	超音波研磨機
1932	超硬質石膏	超硬石膏
1934	彫刻法	カービング法
1937	調節彎曲	代償彎曲
1943	稠度	粘稠度
1944	蝶番運動	ヒンジムーブメント
1945	蝶番咬合器	簡易型咬合器，平線咬合器
1946	蝶番軸	ヒンジアキシス
1947	蝶番（軸）点	ヒンジアキシスポイント，ヒンジポイント
1950	直接支台装置	直接維持装置
1955	チルメタル	冷やし金
1956	チンキャップ	オトガイ帽装置
1958	追加築盛	アドオン

用語番号	選定用語	同義語
1962	つや出し焼成	グレージング，つや焼き，グレーズ焼成，仕上げ焼成
1973	ディギャッシング	ガス抜き
1981	ディッチング	溝切り
1982	ディッピング法	浸漬法，ろう〈蠟〉浴法
1984	低融陶材	低溶陶材，低温焼成陶材
1985	テーパー	軸面傾斜角
1988	適合検査材	適合診査材
1990	デザインナイフ	デザインカッター，アートナイフ
1996	テトラサイクリン変色歯	テトラサイクリン着色歯
2000	テレスコープクラウン	ダブルクラウン
2002	展延性	展伸性
2004	電解研磨	電気化学的研磨
2007	点角	尖角
2013	電気ろう〈鑞〉付け機	電気ろう〈鑞〉着
2018	デンタルプラーク	歯垢
2021	テンチのコア	テンチの歯型
2022	デンチャーカラーリング	デンチャーステイン
2023	デンチャースペース	義歯空隙
2026	電鋳法	エレクトロフォーミング
2037	点溶接	スポット溶接
2042	等高点	トライポッド
2044	陶材混和液	陶材練和液
2049	陶材焼成台	陶材焼成スタンド
2053	陶材焼成炉	ポーセレンファーネス
2056	陶材つや出し研磨用バー	ポーセレンつや出し研磨用バー
2057	陶材分離材〈剤〉	ポーセレン分離材
2059	陶材焼付金属冠	メタルボンドクラウン，金属焼付陶材冠，金属焼付ポーセレンクラウン，陶材溶着金属冠
2063	陶材用パレット	陶材用練和皿

用語番号	選定用語	同義語
2064	陶材用筆	陶材ブラシ
2067	陶歯冠応用ポンティック	陶歯冠応用架工歯，陶歯冠応用橋体
2072	頭部エックス線規格写真	セファログラム，エックス線セファログラム
2073	透明（色）陶材	トランスルーセント陶材
2079	トームスの線維	象牙線維
2085	トライアルクラウン	試適（用）クラウン
2089	トランスファーコーピング	移送冠
2097	トリマー	モデルトリマー，石膏トリマー
2101	トルク	回転モーメント
2105	トレー用レジン	トレー用常温重合レジン
2107	ドロップオンテクニック	ワックスコーンテクニック
2110	トンネリング	トンネル形成
2113	内縁上皮	歯 - 歯肉境
2115	内斜面	咬合斜面
2125	内部ステインテクニック	インターナルカラリングテクニック
2127	流込みレジン	流し込み床用レジン
2128	ナスミスの膜	歯小皮，エナメル小皮，エナメル表皮
2133	軟化温度	軟化点
2134	軟化象牙質	齲蝕象牙質
2137	軟口蓋挙上装置	パラタルリフト
2138	軟質義歯裏装材	軟質ライニング材
2139	ナンスのホールディングアーチ	ナンスのアプライアンス，ホールディングアーチ
2142	ニアゾーン	近接域
2150	二重同時印象	ダブルミックス印象，積層一回印象
2151	二重埋没法	二回埋没法，2段階埋没法
2152	二水石膏	結晶石膏
2164	乳歯	第一生歯
2169	乳歯用既製金属冠	乳歯用既製冠
2176	二腕鉤	両翼鉤

用語番号	選定用語	同義語
2185	熱可塑性樹脂	熱可塑性レジン，熱可塑性ポリマー
2190	熱サイクル試験	熱負荷試験，熱疲労試験
2199	燃焼帯	燃焼炎
2204	粘膜下組織	粘膜下層
2205	粘膜貫通部	インプラント粘膜貫通部，歯肉貫通部
2210	粘膜内インプラント	ボタンインプラント
2211	粘膜負担	粘膜支持
2212	粘膜負担義歯	粘膜支持義歯
2224	バー屈曲鉗子	バーベンダー
2239	背圧	バックプレッシャー
2250	ハイドロコロイド印象材	水成コロイド印象材
2251	バイトワックス	咬合採得用ワックス
2259	パウンドライン	犬歯臼後隆起線
2283	バッカルチューブ	頰面管
2290	パッサバン隆起	パサバント隆起
2294	馬蹄形バー	ホースシューバー
2296	バニッシャー	プレスバニッシャー
2298	ハノー咬合五原則	ハノー咬合五辺形，アーティキュレーションクイント
2303	ハミュラーノッチ	鉤状切痕，鉤切痕，翼突上顎切痕
2306	パラタルプレート	口蓋床
2310	パラトグラム	口蓋図，パレート図
2313	パラレルテレスコープクラウン	シリンダーテレスコープクラウン
2320	バレル研磨	バレル仕上げ
2324	半固定性ブリッジ	半固定性架工義歯，半固定性橋義歯，可動性固定性ブリッジ，可動性ブリッジ
2330	半水石膏	焼石膏，バリ石膏
2331	半側切除［下顎の］	下顎骨半側切除（術）
2339	非アンダーカット	非添窩（部）

用語番号	選定用語	同義語
2350	ヒーリングアバットメント	ヒーリングキャップ
2353	鼻咽腔閉鎖不全	鼻咽腔閉鎖機能不全
2355	ピエゾ	ピエゾ素子，ピエゾ電気，圧電素子
2358	非解剖学的咬合器	非顆路型咬合器
2364	光照射器	可視光線重合器
2369	非緩圧型アタッチメント	リジッドアタッチメント
2370	非貴金属合金	卑金属合金
2372	非機能咬頭	せん断咬頭
2379	非晶質	アモルファス，ガラス質
2381	微小漏洩	マイクロリーケージ，辺縁漏洩
2385	ヒステリシス	履歴現象
2389	非石膏系埋没材	非石膏系鋳型材
2398	ピックアップ印象	取り込み印象
2406	標示線	標準線
2414	表面性状	界面性状
2419	比例限	比例限度
2423	ヒンジアキシスロケーター	ヒンジロケーター
2428	ファーゾーン	遠隔域
2436	フィニッシュライン	フィニッシングライン，付線
2437	フィメール［アタッチメントの］	雌部
2440	フェイスボウ	顔弓
2442	フェイスボウレコード	顔弓記録
2446	付加型シリコーンゴム印象材	ビニルシリコーンゴム印象材，重付加型シリコーンゴム印象材
2453	複合材料	コンポジット
2458	覆髄法	歯髄覆罩法
2463	不潔域	齲蝕好発部位
2467	不正咬合	咬合異常，歯列不正
2469	付着歯肉	辺縁歯肉

用語番号	選定用語	同義語
2470	付着上皮	接合上皮
2474	フッ化物	フッ素化合物
2476	フックの法則	弾性の法則
2482	不動態膜	不動態被膜
2485	部分床義歯	局部床義歯, パーシャルデンチャー
2486	部分被覆冠	一部被覆冠
2495	フラスコエジェクター	エジェクター
2498	フラスコ埋没	フラスキング
2500	プラスチックチャック	ビニルチャック
2503	フラックス	溶剤, 融剤
2504	ブラックトライアングル	ダークトライアングル
2508	フラップオペレーション	歯肉剥離搔爬手術
2509	フラビーガム	こんにゃく状歯肉, フラビーティッシュ
2510	フランクフルト平面	眼耳平面
2511	プランジャーカスプ	楔状咬頭
2516	ブリッジ	架工義歯, 橋義歯, 架橋義歯
2521	フルバランスドオクルージョン	平衡咬合, 均衡咬合
2526	ブレードインプラント	ブレードベントインプラント, 有窓刃型インプラント, 開窓型ブレードインプラント
2535	フレンケルの装置	ファンクションレギュレーター
2536	フレンジテクニック	床翼形成法
2537	フロー	流れ, 加圧短縮率
2539	プロービング	歯周ポケット探査
2544	ブロックアウト	塡塞, 添窩修正
2549	プロフェッショナルケア	専門的口腔ケア
2550	プロポーション	比率
2555	分割コア	分割支台築造
2557	分割復位式模型	分割可撤式模型, 分割式模型, 分割歯型式模型
2561	分極	誘電分極, 電気分極

用語番号	選定用語	同義語
2567	粉塵	ダスト
2569	ヘアピンクラスプ	リバースループクラスプ
2578	平衡側	非作業側，均衡側
2579	平衡側接触	均衡側接触
2590	ベッグ法	ベッグライトワイヤーテクニック
2595	ヘビーシャンファー	ディープシャンファー
2600	ヘミセクション	歯根分割抜去
2601	ヘミデスモゾーム結合	半接着斑
2604	ヘルマンの歯齢	ヘルマンの咬合発育段階
2607	辺縁形態	マージン形態
2609	辺縁歯肉	遊離歯肉
2610	辺縁切除［下顎の］	下顎骨辺縁切除（術）
2612	辺縁封鎖［義歯床の］	周縁封鎖
2614	辺縁隆線	マージナルリッジ
2619	偏心咬合（位）	エキセントリックオクルージョン
2623	片側性平衡咬合	片側性均衡咬合
2624	変態点	変態温度
2634	帽状期	杯状期
2638	豊隆	カントゥア
2641	ポーセレンジャケットクラウン	陶材ジャケット冠，陶材ジャケットクラウン
2651	ボーンアンカードブリッジ	オッセオインテグレーティッドブリッジ
2654	ボクシング	箱枠形成
2656	保隙	スペースメインテナンス
2657	保隙装置	スペースメインテナー
2658	母合金	中間合金
2660	補助アタッチメント	付属アタッチメント
2663	補助支台装置	補助維持装置
2667	ポステリアガイダンス	後方指導
2668	ポスト	合釘

用語番号	選定用語	同義語
2673	ポッセルトの図形	ポッセルトのバナナ，スウェディッシュバナナ，ポッセルトフィギュア
2679	保定装置	リテーナー
2682	ポリエーテルゴム印象材	ポリエーテルラバー印象材
2685	ポリカルボキシレートセメント	ポリカルボン酸塩セメント，カルボキシレートセメント
2687	ポリサルファイドゴム印象材	ポリサルファイドラバー印象材
2688	ポリスルフォン樹脂	スルホン樹脂
2689	ポリマー	重合体，高分子
2690	ポリメチルメタクリレート	ポリメタクリル酸メチル
2696	ポンティック	架工歯，橋体，ダミー
2697	ポンティックの分類	架工歯の分類，橋体の分類
2700	ボンディング剤	ボンディングエージェント
2702	マージン	辺縁
2712	マイクロ波重合法	高周波重合法
2713	マイクロモーター	マイクロモーターハンドピース
2719	埋没材	鋳型材
2723	埋没ろう〈鑞〉付け法	固定埋没ろう〈鑞〉付け法，埋没ろう〈鑞〉着法
2724	マウスガード	ガムシールド，マウスプロテクター
2730	マウンティングストーン	模型装着用石膏，マウンティングプラスター，咬合器装着用石膏
2731	マウンティングプレート	模型取付台，模型台
2732	前ろう〈鑞〉付け	前ろう〈鑞〉着
2733	マグネシア系埋没材	マグネシア系鋳型材
2736	マシナブルセラミックス	切削性セラミックス
2743	窓開け	カットバック
2752	マンセル表色系	マンセル色票系
2758	蜜ろう〈蠟〉	ビーズワックス
2759	みにくいあひるの子の時代	アグリーダックリングステージ
2762	未燃焼帯	未燃焼炎，エアブラスト

用語番号	選定用語	同義語
2765	味蕾	味覚器
2770	ミリングマシーン	パラレロメーター
2774	無口蓋義歯	ノンルーフデンチャー
2775	無咬頭臼歯	0°臼歯
2779	無髄歯	失活歯
2787	メール［アタッチメントの］	雄部
2790	メタメリズム	条件等色
2791	メタルカラー	メタルマージン
2799	メチルメタクリレート	メタクリル酸メチル
2805	面心立方格子	最密立方構造
2809	モールド	型
2810	モールドガイド	型見本
2811	木彫義歯	木床義歯，木製義歯，木床入歯，皇国義歯
2822	モデルフォーマー	キャストフォーマー
2823	モデルプレート	メタルマウンティングジスク，キャストプレート
2825	モノマー	単量体
2827	盛り上げ法［ワックスアップの］	溶ろう〈蠟〉盛り上げ法
2828	モンソンカーブ	モンソン球面
2830	モンソン球面説	4インチ球面学説
2833	焼なまし	一次再結晶
2836	ヤング率	縦弾性係数
2844	有根型ポンティック	嵌入型ポンティック
2850	有髄歯	生活歯
2859	遊離端義歯	延長義歯
2862	癒合歯	融合歯
2872	陽極	正極
2886	予測模型	セットアップモデル
2889	3/4クラウン	3/4冠，スリークォータークラウン

用語番号	選定用語	同義語
2895	ラウンドバー	円形バー，球状バー
2897	ラジカル	遊離基
2898	ラジカル重合	遊離基重合
2900	ラップアラウンドリテーナー	ベッグタイプリテーナー，サーカムフェレンシャルタイプリテーナー
2905	ラムダ縫合	人字縫合
2909	リーゲルアタッチメント	閂アタッチメント
2911	離液	シネリシス，離漿
2915	理想咬合	アイデアルオクルージョン
2928	リベース	改床法
2929	リポジショニングスプリント	アンテリアリポジショニングスプリント
2932	リムーバルノブ	ハンドリングノブ，撤去用ノブ，撤去用突起
2933	リモデリング	骨改変
2945	リライン	裏装法，リライニング
2947	リリーフ	緩衝腔
2951	リンガライズドオクルージョン	舌側化咬合
2954	リンガルバー	舌側バー
2956	リンガルプレート	舌側床，リンガルエプロン
2958	リングファーネス	リング電気炉
2959	リングライナー	キャスティングライナー，セラミックライナー
2962	リン酸亜鉛セメント	リン酸セメント
2965	リン酸塩系埋没材	リン酸塩系鋳型材
2966	リン酸カルシウム	第三リン酸カルシウム
2970	隣接面齲蝕	隣接面カリエス
2971	隣接面鉤	近遠心鉤
2973	隣接面板	プロキシマルプレート
2975	ルートプレーニング	根面平滑化，根面滑沢化
2978	流ろう〈蠟〉	脱ろう〈蠟〉

用語番号	選定用語	同義語
2980	霊長空隙	原始空隙
2981	レイヤリングテクニック	積層法［陶材の］，レイヤリングポーセレン
2989	暦年齢	暦齢
2993	レジリエンス	弾性エネルギー
2994	レジン	樹脂
3001	レジン前装冠	レジン前装金属冠，レジンフェイシングクラウン
3005	レスト	停止突起，クラスプレスト
3006	レストシート	レスト窩，レスト座
3007	レスト付き二腕鉤	両翼レスト付き二腕鉤
3016	連結子	連結装置
3021	連続鉤	連続クラスプ，連続鉤支台歯装置，連続バー支台歯装置，連続バー連結子
3024	ろう〈鑞〉	ソルダー
3026	ろう〈蠟〉義歯	仮床義歯
3029	ろう〈鑞〉付け	ろう〈鑞〉着
3030	ろう〈鑞〉付け間隙	ろう〈鑞〉着間隙
3031	ろう〈鑞〉付け用合金	ろう〈鑞〉材，ろう〈鑞〉着用合金
3032	ろう〈鑞〉付け用ブロック	ろう〈鑞〉着用ブロック
3033	ろう〈鑞〉付け用埋没材	ろう〈鑞〉着用埋没材
3036	ロジン	コロホニー
3038	ロッキングツィーザー	ポーセレン金属フレーム維持鉗子
3042	炉内ろう〈鑞〉付け法	炉内ろう〈鑞〉着法
3044	ロングコンタクト	ハーフポンティックテクニック
3052	ワイヤー結紮	金属線結紮
3055	ワックス	ろう〈蠟〉
3056	ワックスアップ	ろう〈蠟〉型形成
3064	ワックスパターン	ろう〈蠟〉型
3073	ワンピースキャスト法	一塊鋳造法

351

略語一覧

略 語	正式名称
3D・CT	三次元コンピューター断層撮影法（three dimensional-computed tomography）
4-META	4-メタクリロキシエチルトリメリット酸無水物（4-methacryloxyethyl trimellitate anhydride）
ADA	米国歯科医師会（American Dental Association）
ADL	日常生活動作，日常生活活動（activities of daily living）
AED	自動体外式除細動器（automated external defibrillator）
AHI	無呼吸低呼吸指数（apnea hypopnea index）
AIDS	後天性免疫不全症候群（acquired immunodeficiency syndrome）
AM	アディティブマニュファクチャリング（additive manufacturing），付加製造
ANS	前鼻棘（anterior nasal spine）
ANOVA	分散分析（analysis of variance）
Bis-GMA	ビスフェノールA・グリシジルメタクリル酸（bisphenol-A-glycidydal methacrylate）
BS	科学(学)士（Bachelor of Science）※BScもあり
CAD/CAM	キャド・カム（computer aided design/computer aided manufacturer）
CDT	認定歯科技工士（certified dental technician）
CR	中心位（centric relation）
CT	コンピュータ断層撮影法（computerized tomography）
DBS	ダイレクトボンディングシステム（direct bonding system）
DDS	歯科外科医師（Doctor of Dental Surgery），歯科医学医師（Doctor of Dental Sience）
DDS	薬物送達システム（drug delivery system）
DM	糖尿病（Diabetes mellitus）※ラテン語
DMD	歯科医学医師（ハーバード歯科医学校などで授与）（Doctor of Dental Medicine）

略　語	正式名称
DMF	(永久歯の)齲蝕経験指数 (Decayed,Missing and Filled Teeth Index)
DOS	知識伝授型システム (diagnosis oriented system) 医師中心型システム (doctor oriented system)
DP	ダイナミックポジショナー (dynamic positioner)
DP皮弁	前胸三角筋皮弁 (deltopectral flap)
EBM	(科学的)根拠に基づいた医療 (evidence baced medicine)
ENAP	新付着術 (excisional new attachment procedure)
EOA	上顎顎外固定装置 (extra oral anchorage)
EPMA	エックス線マイクロアナライザー (electron probe micro analyser)
EWS	エンジニアリングワークステーション (engineering workstation)
FKO	アクチバトール (Funktions Kieferorthopadischer Apparat) ※ドイツ語
GBR	歯槽骨再生誘導法 (guided bone regeneration)
GTR	歯周組織再生誘導法 (guided tissue regeneration)
HEMA	ヒドロキシエチルメタクリレート (hydroxyethylmethacrylate)
HIV	ヒト免疫不全ウイルス (human immunodeficiency virus)
ICD	顆頭間距離 (intercondylar distance)
ICD	疾病及び関連保健問題の国際統計分類 (国際疾病分類) (International Statistical Classification of Diseases and Related Health Problems)
ICD	感染制御ドクター (Infection Control Doctor)
ICF	国際生活機能分類 (international classification of functioning,disability and health)
ICP	咬頭嵌合位 (intercuspal position)
ISO	国際標準化機構 (International Organization for Standardization)
IVRO	下顎枝垂直骨切り術 (intraoral vertical ramus osteotomy)
JIS	日本工業規格 (Japanese Industrial Standards)
L/P比	混液比 (liquid-powder ratio)
MAD	睡眠時無呼吸症候群用口腔内装置 (mandibular advancement device)
MAS	睡眠時無呼吸症候群用口腔内装置 (mandibular advancement splint)
MFT	口腔筋機能療法 (myofunctional therapy)
MI	ミニマルインターベンション (minimal intervention)
MMA	メチルメタクリレート (methyl methacrylate)

略　語	正式名称
MRI	磁気共鳴画像装置（magnetic resonance imaging）
MRSA	メチシリン耐性黄色ブドウ球菌（methicillin resistant Staphylococcus aureus）
MS	科学修士（Master of Science）　※MSc もあり
MTM	部分矯正，限局矯正（minor tooth movment）
NAM	鼻歯槽矯正（naso alveolar molding）
NC 加工	数値制御機械加工（Numerical Control machining）
OA	睡眠時無呼吸症候群用口腔内装置（oral appliance）
OSAS	閉塞型睡眠時無呼吸症候群（obstractive sleep apnea syndrome）
PAP	舌接触補助床（palatal augmentation prosthesis）
PDI	歯周疾患指数（periodontal disease index）
PhD	（哲学）博士（Doctor of Philosophy）
PLP	パラタルリフト（palatal lift prosthesis）
PL 法	製造物責任法（Product Liability Law）
PMA	睡眠時無呼吸症候群用口腔内装置（prosthetic mandibular advancement）
PMMA	ポリメチルメタクリレート（polymethyl methacrylate）
PMTC	専門家による機械的歯面清掃（professional mechanical tooth cleaning）
POS	問題志向型システム（problem oriented system） 患者中心型システム（patient oriented system）
PTC	専門的口腔清掃（professional tooth cleaning）
QOL	クオリティオブライフ，人生の内容の質，社会的な生活の質（quality of life）
RALS	後充填遠隔照射法（放射線の）（remote contorolled　after loading system）
RDT	登録歯科技工士（Registered Dental Technologist）
SAS	睡眠時無呼吸症候群（sleep apnea syndrome）
SBP	バルブ型鼻咽腔補綴装置（speech bulb prosthesis）
SEM	走査型電子顕微鏡（scanning electron microscope）
SRP	スケーリング・ルートプレーニング（scaling and root planing）
SSRO	下顎枝矢状分割術（法）（sagittal splitting ramus osteotomy）

略　語	正式名称
ST	言語聴覚士（speech-language-hearing therapists）
TCP	リン酸三カルシウム（tricalcium phosphate）
THP	トータルヘルスプロモーションプラン，働く人の健康づくり(政策)（total health promotion plan）
TMD	顎関節症（temporomandibular disorders）
TP	トゥースポジショナー（tooth positioner）
TZP	部分安定化ジルコニア（Tetragonal zirconia polycrystalline）
UDMA	ウレタンジメタクリレート（urethane dimethacrylate）
VRE	バンコマイシン耐性腸球菌（Vancomycin-Resistant Enterococcus）
WHO	世界保健機関（World Health Organization）
W/P比	混水比（water-powder ratio）
WS	ワークステーション（workstation）
Y-TZP	イットリア部分安定型ジルコニア（Yttria-Tetragonal zirconia polycrystalline）
ZTM	歯科技工マイスター（Zahnteknikermeister）※ドイツ語

索 引

1. ページに代えて用語番号で表示した．
2. 定義・解説付の用語番号はゴシック（赤字）とし，他の用語の定義・解説文中に使用されている場合はその用語番号をイタリック（黒字）で表示した．用語番号の後ろの回はその用語が同義語であることを意味している．

あ

アーク放電 1
アーティキュレーションクイント 2298 回
アートナイフ 1990 回
アーライン 2, *911*, *920*
アーリーサイドシフト 103 回
アイデアルオクルージョン 2915 回
アイヒナーの分類 7
アウトソーシング 8
亜鉛華 1092 回
亜鉛華ユージノール印象材 9, *1093*
亜鉛華ユージノールセメント 1094 回
アキシスオルビタールプレーン 10
アクセスホール 11, *336*
アクチバトール 12, *899*, *900*, *2243*, *2854*
アグリーダックリングステージ 2759 回
アクリル樹脂 13 回
アクリルポリマー 13 回
アクリルレジン 13, *551*, *889*, *901*, *1143*, *1294*, *1307*, *1404*, *2120*, *2302*, *2480*, *2897*, *2997*, *2999*

アシンメトリー 14
アズキャスト 15
アスベスト 16, *16*, *28*, *501*, *2959*
アセスメント 17
アタッチメント 18, *256*, *452*, *502*, *539*, *570*, *713*, *802*, *988*, *991*, *1041*, *1182*, *1187*, *1270*, *1485*, *1532*, *1572*, *1950*, *2037*, *2220*, *2222*, *2369*, *2660*
アタッチメントスクリュー 19
アタッチメントロス 20, *434*, *1135*, *1231*, *1446*, *2751*
アダムスのクラスプ 21
アダムスのスプリング 22
圧印床義歯 23
圧延 24, *1755*, *1862*
圧縮応力 25, *27*, *2058*
圧縮試験 26
圧縮強さ 27, *25*, *26*, *887*, *3033*
圧電素子 2355 回
圧迫蓋 28
圧迫鋳造 29
アップライト（部） 30, *167*
圧力鋳造 297 回
圧力平衡装置 505 回
アドオン 1958 回

アドオンポーセレン 31, *92*, *1184*
アドヒージョンブリッジ 1645 回
後戻り 32, *2590*
後ろう〈鑞〉着 33 回
後ろう〈鑞〉付け 33, *3029*, *3042*
アナトミカルコーピング 34
アナトミカルシェーディングテクニック 35, *1875*
アナライジングロッド 36, *310*, *2042*, *2180*
アノード 37, *1*, *114*, *648*, *2213*, *2872*
アパタイト 38, *1348*, *2501*
アバットメント 39, *11*, *19*, *40*, *41*, *42*, *93*, *129*, *225*, *331*, *336*, *405*, *428*, *951*, *1494*, *1495*, *1656*, *1986*, *2034*, *2143*, *2146*, *2205*, *2350*, *2526*, *2646*, *2846*, *3015*, *3071*
アバットメントアナログ 40, *735*
アバットメント印象 41
アバットメントスクリュー 42, *2925*
アペックス 43
アマルガム充填 44, *2296*

アマルガム用合金 45, 659, 667
アモルファス 2379㊇
アルギン酸塩印象材 48㊇
アルゴンアーク鋳造機 46
アルコン型咬合器 47, 339, 2334
アルジネート印象材 48, 315, 524, 525, 532, 617, 829, 830, 986, 1021, 2447, 2448, 2633, 2901
アルタードキャスト法 288㊇
α半水石膏 49, 887, 1932, 2586
アルミキャップ 50
アルミナ 51, 54, 309, 677, 778, 1122, 1123, 1130, 1661, 1663, 1881, 2087, 2099, 2242, 2302, 2431
アルミナスコア 52
アルミナス陶材 54㊇
アルミナスポーセレン 54㊇
アルミナスポーセレンジャケットクラウン 53
アルミナ陶材 54, 53
アローヘッドクラスプ 1356㊇
アローポイント 43㊇
アングルドアバットメント 405㊇
アングルの鉗子 56㊇
アングルの不正咬合の分類 55
アングルのプライヤー 56
鞍状型ポンティック 57

鞍状歯列弓 58
安静空隙 59, 353
アンダーカット 60, 6, 21, 36, 61, 84, 261, 325, 500, 575, 643, 904, 1084, 1454, 1485, 1851, 1853, 1857, 1860, 1917, 1968, 2066, 2183, 2289, 2339, 2390, 2544, 2554, 2569, 2926, 2957, 2971, 2995, 3035, 3061
アンダーカットゲージ 61, 807
アンダーカントゥア 62, 2638
アンチウィルソンカーブ 63
アンチフラックス 64
アンチモンソンカーブ 65
アンテの法則 66
アンテリアガイダンス 67, 427, 1618
アンテリアガイドテーブル 68, 1617㊇
アンテリアリポジショニングスプリント 2929㊇
アンテリアレファレンスポイント 1705㊇
鞍部 1012㊇
アンレー 69, 266, 1812, 2486

い

イオン化傾向 71, 492, 493
イオン化列 71㊇
イオン結合 72, 86, 709, 2058
鋳型 73, 28, 74, 78, 79, 102, 156, 235, 297, 475, 603, 605, 606, 622, 671, 802, 1177, 1280, 1531, 1545, 1881, 1908, 1909, 1910, 1918, 1959, 1970, 2178, 2239, 2240, 2316, 2540, 2684, 2809, 2813, 2832, 2863, 2866, 2868
鋳型温度 74, 100, 630
鋳型材 75, 2719㊇
移行義歯 76
鋳込温度 77, 100
鋳込完了時間 78㊇
鋳込時間 78
鋳込率 79
イコライザー 80
維持 81, 21, 167, 256, 332, 343, 381, 502, 518, 537, 544, 579, 623, 653, 701, 710, 808, 911, 1013, 1267, 1373, 1525, 1572, 1685, 1950, 2023, 2040, 2138, 2210, 2218, 2483, 2485, 2669, 2889, 2971
意識的最大咬合力 1466㊇
維持歯 1267㊇
維持装置 82, 83, 178, 451, 867, 1270㊇, 1539, 1633, 1634, 2924
維持帯環 83㊇
維持バンド 83, 178, 402, 615, 621, 737, 988, 990, 997, 1633, 1634, 1848, 2139, 2254, 2337
異種電極電池 492㊇
石綿 16㊇
維持腕 84, 575, 576, 2267
鋳巣 85, 79, 1897, 1911, 2374, 2864

357

移送冠　　*2089* 同
一次印象　　*315* 同
一次結合　　86, *72, 546, 647, 766*
一次再結晶　　*2833* 同
一次視覚野　　87
一次焼成　　88, *92*
一次石膏　　89
一次埋没　　90, *89, 1115, 2149*
一部被覆冠　　*2486* 同
一腕鉤　　91, *1851* 同, *2176*
一回焼成法　　92
一回ステップ法　　*93* 同
一塊鋳造法　　*3073* 同
一回法インプラント埋入　　93
溢出孔　　*94* 同
溢出路　　94
一生歯性　　95
イットリア部分安定化ジルコニア　　97, *1427*
移転　　98
糸引き状　　99, *1275, 2815*
イニシャルプレパレーション　　*1227* 同
鋳肌あれ　　100, *74, 259, 2832*
鋳放し　　101, *15* 同
鋳バリ　　102, *2316*
イミディエイトローディング　　*1727* 同
イミディエートサイドシフト　　103, *1066, 2543*
イヤピース　　104
易融合金　　105, *638, 2813*
易溶合金　　*105* 同
イリュージョン　　106
医療機器　　107, *1284, 1511*
医療廃棄物　　108

医療法　　109, *1061, 1180*
医療保険制度　　110
色合わせ　　*1201* 同
色温度　　111
色空間　　112
色見本　　113, *1143* 同
陰極　　114, *437, 2004, 2012, 2025, 2026*
インゴット　　115, *485, 595, 2533, 2534*
インサイザルインディケーター　　*1618*
インサイザルインデックス　　*117* 同
インサイザルガイダンス　　116, *67* 同
インサイザルガイドテーブル　　*1617*
インサイザル（ガイド）ピン　　*1616* 同
インサイザルキー　　*117* 同
インサイザルコア　　117
インジェクション成形法　　*1307* 同
インジェクションタイプ　　118, *2295*
印象材　　119, *154, 248, 262, 384, 583, 823, 828, 829, 830, 959, 986, 1003, 1016, 1211, 1423, 1514, 1532, 1549, 1602, 1806, 1842, 1853, 2012, 2104, 2150, 2250, 2390, 2438, 2448, 2462, 2687, 3023*
印象用フラスコ　　120
印象用ワックス　　121, *288, 2390*
インターデンタルブラシ　　*1193* 同
インターナルカラリングテクニック　　*2125* 同

インターナルジョイント　　122
インダイレクトボンディング法　　123
咽頭　　124, *222, 245, 805, 840, 912, 938, 1624, 2279, 2373*
咽頭弓　　*1050* 同
咽頭反射　　*245* 同
院内感染　　125, *2798*
インバーテッドコーンバー　　126, *2221*
インフォームドコンセント　　127, *1762*
インプラント　　128, *11, 93, 130, 131, 133, 134, 136, 137, 139, 225, 262, 280, 476, 533, 735, 743, 941, 968, 977, 978, 979, 982, 994, 1045, 1067, 1270, 1295, 1410, 1511, 1715, 1722, 1727, 1871, 2100, 2108, 2205, 2222, 2371, 2433, 2519, 2651*
インプラントアナログ　　129, *735*
インプラント界面　　130
インプラント－骨界面　　131
インプラント材料　　132
インプラント支持　　133, *137*
インプラント周囲炎　　134
インプラント上部構造　　135, *11, 19, 133, 138, 139, 280, 281, 336, 405, 949, 950, 951, 968, 978, 982, 1494, 1495, 1656, 1715, 1727, 2108, 2291, 2507, 2846, 2925, 3015*
インプラント－組織界面

136
インプラントデンチャー 137
インプラント粘膜貫通部 *2205*㊒
インプラントリテイニングシステム 138
インプラントレプリカ *129*㊒
インプラント連結バー 139
インプレッションコンパウンド 140, *2390*
インプレッションペースト *1093*㊒
インレー 141, *266, 510, 519, 624, 932, 992, 997, 1028, 1757, 1781, 1812, 1818, 1833, 1951, 1984, 2141, 2216, 2296, 2426, 2736, 2818, 2962, 3037, 3056*
インレー用合金 142
インレーワックス 143, *491, 520, 886, 1458, 1865, 1952, 2274, 2499*

う

ウィリアムスの三基本形 144
ウイルス性肝炎 145, *125*
ウィルソンの彎曲 146, *63, 1937*
ウィング 147
ウォーキングブリーチ 148
ウォッシュベーク 149
齲蝕 150, *398, 455, 488, 619, 644, 843, 849, 1042, 1116, 1141, 1186, 1209, 1249, 1289, 1297, 1332, 1350, 1408, 1517, 1749, 1796, 1823, 1965, 2018, 2134, 2145, 2169, 2299, 2318, 2479, 2487, 2506, 2571, 2613, 2616, 2750, 2761, 2763, 2779, 2807, 2888, 2896, 3008*
齲蝕学 *488*㊒
齲蝕好発部位 151, *2463*㊒
齲蝕象牙質 *2134*㊒
内開き形 152, *2265, 2659*

え

エアカッター 153
エアガン 154
エアシリンジ *154*㊒
エアタービン 155, *327, 555, 787, 1032, 2336*
エアブラスト *2762*㊒
エアベント 156, *2240, 2491*
永久変形 162
永久固定 157, *996, 2218*
永久歯 158, *422, 613, 852, 1020, 1400, 1471, 1477, 1851, 1965, 2153, 2163, 2164, 2171, 2485, 2631, 2632, 2874*
永久歯の萌出順序 159
永久歯列期 160, *1979, 2307*
永久ひずみ 161, *162, 1756, 1806, 1809*
永久変形 *161, 904, 1126, 1853, 2390*
曳糸状 *99*㊒
エイジング 163

衛生行政 164
エイペックス *43*㊒
エーカースクラスプ 167, *500, 514, 1128, 1407, 1721, 2181, 3007*
エキスプローラー 171, *1408*
エキセントリックオクルージョン *2619*㊒
液相温度 *173*㊒
液相線 172, *2191*
液相点 173, *77, 654*
エクスターナルジョイント 174
エクスパンションスクリュー *403*㊒
エジェクター 175, *2495*
エスカレーター式交換 *1477*㊒
エステティックライン 179
エチルシリケート埋没材 181
エチレン酢酸ビニル共重合体 182
エックス線セファログラム *2072*㊒
エックス線マイクロアナライザー 183
エッジワイズ法 184, *2746*
エッチング 185, *188, 544, 1813, 2381, 2433, 2644*
エッチング剤 186
エナメルエッチング 188
エナメル芽細胞 189, *196, 2112*
エナメル酸蝕 *188*㊒
エナメル質 190, *150,*

359

185, 188, 189, 191, 192, 193, 195, 196, 197, 199, 209, 218, 334, 341, 544, 931, 1019, 1088, 1116, 1181, 1183, 1189, 1207, 1293, 1302, 1401, 1408, 1504, 1655, 1718, 1823, 2112, 2128, 2164, 2263, 2264, 2329, 2332, 2391, 2470, 2571, 2601, 2750, 2807, 2858, 2874, 2904, 3006, 3008

エナメル質形成不全症 191
エナメル質酸処理 188 ㊞
エナメル質層板 199 ㊞
エナメル小柱 192, 190, 191, 1396, 1397, 2332
エナメル小皮 2128 ㊞
エナメル色陶材 193, 53, 88, 1184, 1544, 2028, 2125
エナメル色レジン 194
エナメル－セメント境 1655 ㊞
エナメル叢 195
エナメル－象牙境 196, 195, 199, 783, 1717
エナメルタンパク 197, 195, 1397
エナメル突起 198, 1019 ㊞
エナメル表皮 2128 ㊞
エナメル葉 199
エバンス彫刻刀 201
エピテーゼ 202, 533, 551, 2040
エブネル腺 208, 2839
エブネル線 209
エブネルの象牙層板 209 ㊞
エプロン部 210

エマージェンスプロファイル 211, 225, 1082
エメリー 215, 778
エラスティック 216
エラストマー印象材 1003
エリアオブセントリック 217
エレクトロサージェリー 219
エレクトロフォーミング 220, 2026 ㊞
エレベーター式交換 1471
遠隔域 2428 ㊞
嚥下位 221, 927
円形バー 2895 ㊞
嚥下運動 222
嚥下障害 223, 224, 2137, 2353, 2938
嚥下補助装置 224
エンコードインプレッションシステム 225
炎症 226, 134, 145, 202, 394, 395, 398, 443, 444, 536, 620, 843, 918, 968, 1186, 1188, 1213, 1225, 1227, 1250, 1287, 1507, 1749
演色性 227, 1190
遠心頰側咬頭 228, 230, 661, 1310
遠心頰側根 229
遠心咬頭 230, 228, 661, 1815, 2077
遠心根 231, 663, 1019, 2038
遠心舌側咬頭 232, 1790, 1815
遠心鋳造機 233, 298, 328

円錐歯 234, 1878
円錐台 235
延性 236, 1360, 1798, 2002, 2217
延長架工義歯 237 ㊞
延長義歯 2859 ㊞
延長橋義歯 237 ㊞
延長ブリッジ 237, 523
延長腕鉤 238
エンブレジャー 955 ㊞
エンブレジャークラスプ 239

お

オウエンの外形線 240
横口蓋ヒダ 812 ㊞
横口蓋縫合 241, 1780
黄金比 242
王水 243
横舌筋 244, 2116
横弾性係数 902 ㊞
嘔吐反射 245, 2774
黄変 246
応力 247, 25, 26, 161, 162, 249, 250, 251, 548, 678, 725, 922, 1126, 1450, 1516, 1643, 1756, 1809, 1852, 1855, 1856, 1858, 1859, 2122, 2200, 2385, 2399, 2400, 2419, 2465, 2476, 2734, 2793, 2846, 2949
応力緩和 248, 2201
応力集中 249, 2429
応力－ひずみ曲線 250
応力－ひずみ図 250 ㊞
応力－ひずみ線図 250 ㊞
応力腐食 251
オートクレーブ 796 ㊞
オートマチックマレット

360

252
オーバーカントゥア 253, 2638
オーバークロージャー 254
オーバージェット 255, 1636, 2357
オーバーデンチャー 256, 2646
オーバーバイト 257, 352, 1636, 2258, 2357
オーバーハング 258
オーバーヒート 259, 1091, 2712
オーバーマージン 260
オーバーレイデンチャー 256㊌
オープントレー 262
オープンバイト 316㊌
オーラルディスキネジア 263
オーラルリハビリテーション 264, 287, 590, 1668, 2129, 2828
オールセラミックレストレーション 266
オクルーザルコンタクト 871㊌
オクルーザルスプリント 267, 264, 1500, 2929, 2946
オクルーザルプレーン 877㊌
オクルーザルランプ 268
オクルーザルリコンストラクション 264㊌
オクルーザルレスト 269
押し込み硬さ 270, 439, 2177, 2396, 2518, 3039
押し湯 271, 2866
雄部 2787㊌

オッセオインテグレーション 272, 2433, 2651
オッセオインテグレーティッドブリッジ 2651㊌
オトガイ 273, 275, 377, 1371, 1956
オトガイ棘 274, 276, 277, 377, 2158
オトガイ三角 275, 279
オトガイ舌筋 276, 274, 277, 321, 419, 1610
オトガイ舌骨筋 277, 274
オトガイ帽装置 278, 1956
オトガイ隆起 279, 275, 377
オフセット配置 280
オフセットローディング 281
オブチュレーター 282, 1682㊌
オベイト型ポンティック 283
オペーク陶材 284, 88, 92, 1184, 1387, 1544, 2738
オペークモディファイアー 285
オペークレジン 286
親知らず 1878㊌
親模型 1353㊌
オルガニックオクルージョン 287
オルタードキャスト法 288, 2814
オルビタールインジケーター 289
オルビタールポインター 290, 289
オルビタールポイント 291, 507㊌, 2440
音声言語障害 292

温浴重合法 1279㊌
オンレー 69㊌

か

加圧・吸引鋳造機 293, 603
加圧重合型レジン 294
加圧重合器 295, 791
加圧焼成 296
加圧短縮率 2537㊌
加圧鋳造 297, 298, 691
加圧鋳造機 298
加圧注入型レジン 299
加圧注入成形法 300
加圧填入形成法 300㊌
加圧埋没 301
加圧埋没器 302
ガーネット 1080㊌
カーバイドバー 303
カービング法 304, 1934㊌
カーボランダム 305, 306, 307, 308, 309, 1130, 1844
カーボランダムグリセリン泥 306, 1077, 1283
カーボランダムディスク 307
カーボランダムホイール 308, 2625
カーボランダムポイント 309, 1803
カーボンマーカー 310, 2652
外エナメル上皮 311, 2112, 2603, 2634
外縁上皮 312
外冠 313, 252, 943, 945, 2000, 2114, 2996
開環重合 314, 1316,

361

2682
概形印象　　315, 48, 1839, 2596, 2818
開咬　　316, 370, 614, 883, 1846, 2243
介在結節　　317
外斜面　　318, 170, 917, 2077
外傷性咬合　　319, 721, 873
外傷の分類　　320
改床法　2928⑩
外舌筋　276, 321, 1610
開窓型ブレードインプラント　2526⑩
外側靱帯　　322
外側性窩洞　　323
外側性修復物　　324
外側バー　　325, 643, 1454, 2221
外側翼突筋　　326, 361, 1748, 2882
回転切削器具　　327
回転速度　　328, 907, 2101, 2321, 2343, 2713
回転防止溝　　329
回転モーメント　2101⑩
ガイドグルーブ　　330
ガイドスクリュー　　331
ガイドプレーン　　332, 3066
ガイドワイヤー　　333
外胚葉　　334, 1050
外鼻エピテーゼ　　335
外部スクリュー　　336
外部ステインテクニック　　337
開閉運動　　338, 459, 593, 925, 1314, 1944, 1945, 2423
解剖学的咬合器　　339, 47,
1548, 1668, 1736, 2672, 2693
解剖学的人工歯　　340, 541
解剖歯冠　　341, 342, 2967
解剖歯根　　342, 2968
解剖的維持　　343
界面活性剤　　344, 2940, 3065
海綿骨　　345, 1886
海綿質　345⑩
界面性状　2414⑩
界面破壊　　346, 1644
界面剝離　346⑩
潰瘍　　347, 1411, 1749
改良リッジラップ型ポンティック　　348
カウンターシンク　　349
火炎ろう〈鑞〉着法　350⑩
火炎ろう〈鑞〉付け法　　350
カオリン　　351, 933, 2043, 2517
過蓋咬合　　352, 861
下顎安静位　　353, 59, 354, 683, 1474, 2109, 2673
下顎位　　354, 221, 353, 457, 616, 899, 914, 1058, 1898, 1902, 2278, 2617, 2703
下顎位矯正復位装置　860⑩
下顎運動　　355, 67, 264, 339, 362, 375, 392, 445, 540, 589, 590, 591, 616, 858, 915, 919, 957, 1238, 1313, 1474, 1479, 1688, 1691, 1748, 1870, 1892, 1930, 1936, 2667, 2673, 2830
下顎遠心咬合　　356, 390,
867
下顎窩　　357, 47, 322, 339, 365, 445, 456, 457, 914, 924, 1337, 1369, 1548, 1704, 1734, 1735, 1898, 1944, 1947, 2593, 2667, 2672
下顎角　　358, 367, 369, 378, 838, 1178, 2119, 2883
下顎管　　359, 364, 373
下顎境界運動　362⑩
下顎棘　274⑩
下顎近心咬合　　360, 390
下顎頸　　361, 322, 367, 2882
下顎限界運動　　362
化学研磨　　363
下顎孔　　364, 359, 369
下顎後退位　　365, 43, 217, 593, 2673, 3045
下顎骨　　366, 276, 326, 356, 359, 360, 369, 377, 399, 441, 611, 688, 836, 838, 934, 1257, 1264, 1367, 1370, 1535, 1732, 1956, 2119, 2158, 2331, 2610, 2830, 2881, 3012
下顎骨区域切除（術）　688⑩
下顎骨骨折　　367
下顎骨半側切除（術）　2331⑩
下顎骨辺縁切除（術）　2610⑩
下顎三角　　368, 2693, 2694⑩
下顎枝　　369, 358, 361, 364, 366, 370, 371, 373, 374, 632, 682, 1748, 2119, 2883
下顎枝矢状分割術〈法〉

370
下顎矢状分割術 370 ㊐
下顎枝垂直骨切り術 371
化学重合型コンポジットレジン 372
下顎神経 373, 1114, 2119
下顎切痕 374, 361, 369, 371, 682
下顎切歯点 375, 362, 368, 877, 926, 956, 1238, 1239, 1630, 1747, 2317, 2673
下顎前突 376, 407, 899, 1539, 2243, 2724
下顎体 377, 273, 274, 275, 279, 358, 366, 370, 378, 1595
下顎底 378, 377, 2158
化学の結合 379, 2058, 2793
下顎頭 380, 47, 103, 322, 326, 339, 357, 365, 369, 445, 456, 457, 460, 468, 496, 593, 914, 924, 926, 1026, 1066, 1074, 1233, 1236, 1243, 1337, 1338, 1523, 1668, 1704, 1706, 1734, 1735, 1736, 1898, 1903, 1944, 1946, 1947, 2404, 2452, 2543, 2573, 2578, 2593, 2667, 2830, 2929
下顎法 381, 2256
化学療法 382, 841
可逆性 383, 525
可逆性印象材 384
架橋義歯 385, 2516 ㊐
加強固定 386, 987
顎位 354 ㊐
下顎外固定 387, 987

顎間距離 388, 863, 1954
顎間空隙 389, 2846
顎間骨 1614 ㊐
顎間固定 390, 987
顎間ゴム 391
顎関節機能障害 392 ㊐
顎関節症 392, 267, 721, 1500, 1511, 1966, 2455, 2704
顎顔面外傷 393
顎顔面補綴 394, 867
顎義歯 395, 224, 1326, 1682, 1683, 1684, 1685, 1686, 1726, 1895, 2003, 2553
顎機能障害 396
顎矯正手術 397
顎欠損 1326, 1682, 1895, 2003
顎口腔系 399, 76, 264, 782, 873, 1752, 1902, 2035, 2129, 2915
拡散 400, 1928
拡散焼なまし 660 ㊐
顎舌骨筋線部 401
顎欠損 398
拡大スクリュー 403 ㊐
拡大装置 402, 516
拡大ネジ 403, 402, 621, 1533
顎態模型 404, 640, 851, 2581
顎堤頂線 1262 ㊐
角度付アバットメント 405
顎内固定 406, 987
顎変形症 407
顎補綴 408, 444
顎補綴装置 395 ㊐
架工義歯 409, 2516 ㊐
加工硬化 410, 2187

架工歯 411, 2696 ㊐
架工歯の分類 2697 ㊐
加工用合金 412
仮骨延長 413
過酸化ベンゾイル 414, 372, 473, 474, 1317, 1321, 1364
可視光線 415, 2361, 2364
可視光線重合器 416, 2364 ㊐
可視光線重合レジン 417, 2363
荷重 418, 27, 133, 250, 420, 710, 744, 1766, 2338, 2396, 2420, 2439, 2537, 2602, 2749
下縦舌筋 419, 2116
荷重－伸び曲線 420
荷重－変形図 420 ㊐
仮床 574 ㊐
仮床義歯 3026 ㊐
過剰根 421
過剰歯 422, 234, 612, 625, 626, 1565
下唇小帯 423
下唇線 424, 1451, 2406
ガス圧鋳造 425
加水分解 426, 181
カスタマイズドインサイザルガイドテーブル 427
カスタムアバットメント 428, 8
カスタムトレー 960 ㊐
カスタムメイドマウスガード 429
カスティロモラレス口蓋床 430
ガス抜き 1973 ㊐
カスピッドプロテクティッドオクルージョン 782 ㊐

363

カスプトゥフォッサ
431, *80, 734, 2077*
カスプトゥリッジ *432*
ガスろう〈鑞〉付け法
*350*㊀
加生歯 *433*, *158, 852, 1779, 1788, 2153*
仮性ポケット *434*, *1287, 1288, 1296*
仮想咬合平面 *435*, *381, 541, 885*
仮想正常咬合 *436*
カソード *437*, *37, 114, 1120*
型 *2809*㊀
型ごと埋没法 *438*
硬さ *439*, *270, 410, 548, 998, 1052, 1361, 2397, 2414, 2749, 2808, 2834, 3039*
過多歯 *422*㊀
型見本 *2810*㊀
仮着材 *440*, *50*
顎下三角 *441*, *442*
顎下腺 *442*, *441, 1789, 1820*
顎骨欠損 *398*㊀
顎骨再建術 *443*
顎骨切除術 *444*
滑走運動 *445*, *427, 869, 915, 1630, 1704, 1713, 2358, 2830*
カッティングディスク
*1651*㊀
カットバック *446*, *2743*㊀
カッパートレー *447*, *448*
カッパーバンド印象法 *448*
可撤式拡大装置 *449*
可撤式矯正装置 *450*, *1792*
可撤式舌癖除去装置 *451*
可撤歯型式模型 *1204*㊀
可撤性架工義歯 *453*㊀
可撤性義歯 *452*, *18, 569, 1486*
可撤性橋義歯 *453*㊀
可撤性ブリッジ *453*, *57, 945, 1251, 2376*
可撤保隙装置 *454*, *2170, 2657*
顆頭 *380*㊀
窩洞 *455*, *44, 45, 126, 141, 143, 152, 260, 323, 477, 624, 684, 1039, 1209, 1589, 1757, 1833, 1850, 1951, 1952, 1974, 1989, 2007, 2117, 2132, 2145, 2265, 2454, 2505, 2541, 2615, 2659, 2665, 2888, 2893, 2914, 2916*
顆頭安定位 *456*, *1903*
顆頭位 *457*
顆頭杆 *461*㊀, *1026*㊀
顆頭基準点 *925*㊀
顆頭間距離可変（型）咬合器 *458*
顆頭間軸 *459*, *461, 1246*
顆頭指示棒 *1026*㊀
顆頭球 *460*, *47, 339, 457, 499, 1025, 1548, 2257, 2672*
顆頭指示棒 *461*
可動性可撤性ブリッジ *462*
可動性固定性ブリッジ *2324*㊀
可動性サベイヤー *463*
可動性ブリッジ *464*, *2324*㊀
可動性連結 *465*, *2325*
可動性連結装置 *466*, *2324, 2325*
顆頭蝶番軸 *467*, *459*㊀
顆頭点 *468*, *2573*
可動粘膜 *469*, *652, 1572, 2483, 2583, 2612*
可動ブリッジ型固定式保隙装置 *470*
過熱 *259*㊀
加熱加圧成形 *471*
加熱吸引成型器 *472*, *1137*
加熱重合法 *473*, *529, 1279*
加熱重合レジン *474*, *295, 529, 1279, 1971, 2348, 2684*
加熱炉 *475*
カバースクリュー *476*, *2588*
仮封 *477*, *1249*
仮封冠 *1110*㊀
カプランマイヤー推定法 *478*
加法混色 *479*
過豊隆 *253*㊀
かみしめ *733*㊀
加水膨張 *618*㊀
ガムシールド *2724*㊀
カラーリング *480*
カラーレス *481*, *210*
ガラス質 *2379*㊀
ガラス浸透 *482*
ガラス転移温度 *483*㊀
ガラス転移点 *483*
カラット *484*, *485*
カラットメタル *485*
カラベリー結節 *486*, *2546*
ガリオ咬合器 *487*
カリオロジー *488*

364

仮義歯　　489, *1107*㊅
カルシア　　490, *1881*
カルナウバワックス
　　491, *2311*
ガルバニー電池　　492
ガルバニー電流　　493, *2796*
カルボキシレートセメント
　　494, *2685*㊅
加齢　　*163*㊅
加齢現象　　495
顆路　　496, *498*, *1074*, *1233*, *1618*, *1672*, *1691*, *2298*, *2334*, *2335*, *2358*
顆路角　　*498*㊅
顆路型咬合器　　497, *339*㊅
顆路傾斜角　　*498*, *726*, *1675*, *1741*, *1870*, *2619*, *2693*
顆路傾斜度　　*498*㊅
顆路調節機構　　499
下腕　　500, *937*
冠　　*701*㊅
乾アスベスト法　　501
緩圧型アタッチメント
　　502, *505*
緩圧型維持装置　　*503*㊅
緩圧型支台装置　　503
緩圧効果　　504
緩圧装置　　505
簡易型咬合器　　506, *1945*㊅
眼窩下点　　507, *10*, *290*, *1705*, *2510*
眼窩下点指示板　　*289*㊅
眼窩下点指示棒　　*290*㊅
眼窩点　　*507*㊅
眼下点　　*507*㊅
顔弓　　*2440*
顔弓記録　　*2442*㊅

還元炎　　508㊅
還元帯　　508, *1091*, *2538*
感光色素　　509
嵌合力　　510, *2071*
鉗子　　511, *56*, *706*, *714*, *943*, *1113*, *1607*, *2224*, *2233*, *3053*
乾式重合法　　512, *529*㊅
含歯性嚢胞　　513
眼耳平面　　*2510*㊅
緩衝腔　　*2947*㊅
環状鉤　　514, *167*, *1128*, *2289*, *3007*
冠状縫合　　515, *1694*
冠状面　　*1694*㊅
緩徐拡大装置　　516
完成義歯　　*1054*㊅
間接維持装置　　*518*㊅
間接作業　　517
間接支台装置　　518, *1697*, *1721*, *1742*, *1922*, *3016*
間接修復法　　519
間接引張試験　　*1766*㊅
間接法用インレーワックス
　　520
完全自浄型ポンティック
　　521
感染予防　　522, *1399*
カンチレバー　　523
冠撤去鉗子　　*706*㊅
眼点　　*507*㊅
寒天アルジネート連合印象
　　524
寒天印象材　　525, *118*, *120*, *383*, *384*, *526*, *617*, *986*, *2633*
寒天コンディショナー
　　526
寒天溶解器　　*526*㊅
カントゥア　　527, *2638*㊅
カントゥアガイドライン

　　528
嵌入型ポンティック　　*2844*
閂アタッチメント　　*2909*㊅
乾熱重合法　　529, *473*
カンファーキノン　　530, *417*, *1321*, *2361*, *2363*
カンペル平面　　531, *435*, *568*, *877*, *2416*
顔面印象　　532
顔面インプラント　　533, *2040*
顔面規格写真　　534
顔面筋　　535, *824*, *825*, *934*, *1384*
顔面表情筋　　*535*㊅
顔面補綴　　536
顔面補綴用接着剤　　537
関連痛　　538

き

キーアンドキーウェイアタッチメント　　539, *1923*
ギージー軸学説　　540
ギージー法　　541, *885*, *2256*
キーゾーン法　　542
キーパー　　543, *1251*
機械的維持　　544, *2473*, *3001*
機械的維持装置　　*2066*
器械的矯正装置　　545
機械的結合　　546, *2058*, *2995*
機械的研磨　　547
機械的性質　　548, *73*, *77*, *410*, *617*, *639*, *641*, *681*, *759*, *762*, *763*, *837*, *999*, *1007*, *1127*, *1212*, *1325*,

365

1364, 1643, 1798, 1972, 2123, 2192, 2348, 2624, 2948, 2979

幾何学的錯視 549, *106*
義顎 550, *408, 1623*
義眼 551
貴金属 552, *243, 553, 659, 687, 1654, 1785, 1972, 2370*
貴金属合金 553, *672, 1499*
技工机 554, *1330*
技工用エアタービン 555
技工用エンジン 556, *554, 787*
技工用双眼実体顕微鏡 557
技工用タービン *555㊄*
技工用ハンドピース 558
技工用ピンセット 559
技工用マイクロスコープ *557㊄*
義耳 *1147㊄*
義歯空隙 *2023㊄*
義歯刻印法 560
義歯修理 561, *2013*
義歯床縁 *1362㊄*
義歯床研磨面 562, *2583*
義歯床用合金 563
義歯床用材料 564, *1004, 2681*
義歯性顔貌 565
気銃 *154㊄*
基準線 566, *868*
基準点 567, *10, 375, 468, 822, 1668, 1705*
基準（平）面 568, *289, 498, 1481, 2401, 2510, 2667, 2704, 2822*
義歯用ブラシ 569
既製アタッチメント 570

既製樹脂冠 571
既製ポスト 572, *790*
規則格子 573, *2450*
基礎床 574, *868, 874, 1145, 2105, 2311, 3003, 3026*
拮抗作用 575
拮抗腕 576, *84, 575*
基底結節 577, *578, 765, 1309, 1311, 2425, 2807, 3021*
基底結節レスト 578
基底面 579, *329, 2812, 2822*
基底隆線 *577㊄*
輝度 580
気道確保 581, *610*
キネマティックアキシス *1668㊄*
機能印象 582, *288, 1839, 2814*
機能印象材 583
機能運動 584, *355, 1474, 1479, 1746, 1747, 2618, 2649*
機能咬頭 585, *63, 65, 431, 432, 1121, 2077, 2372*
機能正常咬合 586, *2467*
機能の運動路法 *204㊄*
機能的矯正装置 587, *12, 2243, 2535*
機能的咬合印象 588
機能的咬合器 589, *2829*
機能的咬合面形成法 590
機能的人工歯 591, *340*
機能的対合模型 592, *204*
義鼻 *335㊄*
基本運動 593, *338, 355, 540, 1734, 2574*
逆屋根型 594
キャスタブルセラミックス

595, *755, 2904*
キャスティングライナー 596, *2959㊄*
キャストクラスプ *1912㊄*
キャストサポート 597
キャストフォーマー *2822㊄*
キャストプレート *2823㊄*
キャタリスト *1412㊄*
キャタリストペースト 598
キャップクラスプ 599
キャビテーション効果 601, *1929*
キャラクタライズ 602, *2534*
吸引加圧鋳造機 603
吸引撹拌機 604, *1442㊄*
吸引鋳造機 605
吸引鋳造（法） 606
吸引埋没機 607, *1440㊄*
球間区 *609㊄*
球間象牙質 609
救急蘇生法 610
臼後三角 611, *3012*
臼後歯 612
臼歯 613, *876, 1002, 1018, 1037, 1185, 1533, 1904, 2163, 2324, 2325, 2623, 2627, 2764, 2830, 2937, 3021*
臼歯部離開咬合 *287, 431*
吸指癖 614, *845*
吸指癖除去装置 615
球状バー *2895㊄*
臼歯離開咬合 616
吸水性 617, *16, 930*
吸水膨張 618, *501, 1280*
急性齲蝕 619

急性炎症　620
急速拡大装置　621, 516
急速加熱型埋没材　622
吸着　623, 543
鳩尾形　624, 835, 2265, 2541, 2665
臼傍結節　625, 2546
臼傍歯　626, 625, 3047
キュラーアンカー　627
橋義歯　628, 2516
凝結時間　828 囲
凝結膨張　833 囲
凝固温度　633 囲
凝固温度範囲　629
凝固時間　630
凝固収縮　631, 271, 1327, 1916, 2374, 2675
頬骨弓　632, 357, 836
凝固点　633, 1973, 2191
狭窄歯列弓　634, 58, 621, 2434
共重合体　635, 182, 1558
凝集破壊　636, 1644
共晶　637, 1393
共晶合金　638
共晶組織　639, 638
矯正用口腔模型　640
矯正用線　641, 21, 56, 333, 412, 545, 667, 708, 737, 781, 1220, 1528, 1669, 1942, 2011, 2155, 2156, 2254, 2602, 2664, 2835, 2854, 2900, 2993, 3022, 3029
矯正用ワイヤー　641 囲
矯正力　642, 12, 390, 403, 545, 587, 770, 988, 1064, 1395, 1533, 1942, 1956, 1976, 2069, 2456, 2602
頬側バー　643

頬側面小窩　644
橋体　2696 囲
橋体の分類　2697 囲
頬唾液乳頭　1179 囲
頬棚　645
業務独占　646, 1159, 1160
頬面管　2283 囲
共有結合　647, 86, 1089, 2058, 2241, 2840
局部床義歯　2485 囲
局部電池　648, 2010
局部腐食　649, 895, 2934
鋸歯状マージン　650
ギルモア針　651, 1409, 1460
筋圧形成　652, 1366
筋圧中立帯　653
銀インジウム合金　654, 659
近遠心鉤　2971 囲
金冠バサミ　655
金銀パラジウム合金　656, 142, 563, 573, 657, 659, 832, 1972, 3002
金銀パラジウムろう〈鑞〉　657, 687
筋形成　652 囲
金合金　658, 142, 400, 484, 485, 553, 564, 573, 729, 763, 832, 950, 1090, 1339, 1586, 1599, 1785, 1905, 1914, 1915, 1919, 2192, 2285, 2450, 2503, 2974, 2985, 3042
銀合金　659, 553, 654, 656, 687, 1090, 1919
均衡咬合　2521 囲
均衡側　2578 囲
均衡側接触　2579 囲
均質化処理　660

均質化焼なまし　660 囲
近心頬側咬頭　661, 228, 2275
近心頬側根　662
近心根　663, 231, 1019, 2038
近心舌側咬頭　664, 232, 486, 1310, 1790, 2093, 2955
近接域　665, 2142 囲
金属アレルギー　666, 2640, 2796
金属架工歯　680
金属間化合物　667, 1393, 2156
金属結合　668, 86
金属歯　669, 1444
金属床義歯　670, 120, 1498
金属スプルー　671
金属接着性プライマー　672
金属線結紮　3052 囲
金属箔圧接法　673
金属箔コーピング　674, 2025
金属箔マトリックス　675, 676
金属箔焼付ポーセレンクラウン　676, 673
金属被着面処理　677
金属疲労　678
金属フューム　679
金属ポンティック　680
金属焼付陶材冠　2059 囲
金属焼付ポーセレンクラウン　2059 囲
金属焼付用陶材　681, 2060, 2935
筋突起　682, 369, 374, 1732

367

- **筋肉位** 683
- **金箔充塡** 684
- **金メッキ** 685
- **金ろう〈鑞〉** 686, 3031
- **銀ろう〈鑞〉** 687, 3031

く

- **区域切除** 688
- くいしばり 733 ㊐
- **隅角** 689, 358, 690, 2893
- **隅角徴** 690
- **空気圧鋳造** 691
- 空気抜き孔 156 ㊐
- **空隙歯列弓** 692
- **腔内照射用アプリケーター** 693
- クオーツ 1580 ㊐
- **クオリティーオブライフ** 694
- **くさび状欠損** 695
- 楔状咬頭 2511 ㊐
- **屈曲** 696, 56, 96, 511, 708, 714, 716, 781, 1113, 1356, 1395, 1453, 1669, 1671, 2154, 2224, 2233, 2456, 2650, 2835
- **屈曲バー** 697
- **屈折** 698, 192, 699, 2078
- **屈折率** 699, 483
- **グラインディング** 700, 2262
- **クラウン** 701, 81, 266, 412, 427, 510, 519, 676, 703, 705, 706, 708, 722, 730, 802, 886, 932, 947, 992, 997, 1028, 1110, 1267, 1269, 1306, 1529, 1542, 1781, 1818, 1845, 1909, 1979, 1984, 2025, 2049, 2107, 2141, 2216, 2229, 2235, 2398, 2425, 2499, 2514, 2595, 2659, 2818, 2932, 2962, 3037, 3056
- **クラウンカントゥア** 702
- **クラウンキャリアー** 703
- **クラウンフォーム** 704
- **クラウンマージン** 705
- **クラウンリムーバー** 706
- **クラウンループ** 707
- **クラウンループ保隙装置** 708, 997, 1979
- **グラスアイオノマーセメント** 709, 1141, 1658, 2479, 2680, 2686
- **クラスプ** 710, 21, 30, 61, 82, 238, 412, 452, 510, 511, 514, 569, 624, 713, 715, 807, 835, 904, 937, 1034, 1085, 1128, 1270, 1356, 1400, 1405, 1485, 1671, 1838, 1851, 1857, 1912, 1917, 1940, 1950, 2154, 2155, 2176, 2181, 2220, 2227, 2530, 2559, 2569, 2571, 2647, 2907, 2926, 2957, 2973, 3006, 3010, 3021, 3037, 3072
- **クラスプアーム** 711, 937 ㊐
- **グラスファイバー** 712
- **クラスプ義歯** 713
- **クラスプ屈曲鉗子** 714, 696
- クラスプ線 716 ㊐
- **クラスプパターン** 715
- **クラスプ用金属線** 716, 696, 714, 1671
- クラスプライン 807 ㊐
- クラスプレスト 3005 ㊐
- **グラスポリアルケノエートセメント** 709 ㊐
- **クラック** 717, 54, 249, 1973, 1981
- **グラデーション** 718
- **グラデーションブロック** 719
- **グラファイトるつぼ** 720
- **クランピング** 721
- **クリアランス** 722
- **クリープ** 723, 548, 2201
- クリープ特性 723 ㊐
- **グリーンステージ** 724
- **繰り返し荷重** 725
- クリスタリゼーション 1664 ㊐
- **クリステンセン現象** 726, 727, 1233, 1870, 1937, 2315
- **クリステンセン法** 727
- **クリストバライト** 728, 622, 729, 1099, 1418
- クリストバライト鋳型材 729 ㊐
- **クリストバライト埋没材** 729, 1581, 1599
- クルーシブルフォーマー 235 ㊐
- **グルービング** 730
- **グループファンクション** 731, 881, 2915, 3045
- グレイン 759 ㊐
- グレージング 1962 ㊐
- **グレージングパウダー** 732, 1666, 1962
- グレーズ焼成 1962 ㊐
- **クレンチング** 733, 2262
- **クロージャーストッパー** 734, 80
- **クローズトレー** 735
- クローネンテレスコープ

945 ㊐
クロスハッチング 736
クワドヘリックス装置
737

け

経過観察 738, 640
蛍光色 739
ケイ砂 740, 305, 1419
傾斜 741, 643, 742, 1011, 1085, 1454, 1475, 1480, 2324, 2434
傾斜移動 742, 1395, 2456, 2590
形状記憶インプラント 743
形状記憶合金 744, 743
ケイソウ土 745, 48, 1961, 2096, 2438
継続歯 746, 701, 992, 1043, 2668, 2924
形態修正 747, 31, 1538, 1666, 1805, 1962, 2056, 2383, 2895, 2914, 2916, 2997
珪肺症 748
外科的療法 749
外科用ガイドプレート 750, 1045 ㊐
欠格事由 751, 1166
結合エネルギー 752
結合材 753, 308, 729, 803, 1106, 1386, 1436, 1581, 1599, 1847, 1881, 1978, 2099, 2625, 2626, 2719, 2733, 2965
結晶 754, 49, 215, 305, 618, 755, 758, 952, 1349, 1382, 1414, 1534, 1586, 1710, 1786, 1800, 1849, 1873, 2431, 2472, 2866, 2935
結晶化ガラス 755
結晶化処理 756, 1664 ㊐
結晶境界 760 ㊐
結晶格子 757, 251, 759, 832, 890, 1459, 2624, 2805
結晶構造 758, 97, 952, 2379, 2380
結晶成長 762 ㊐
結晶石膏 2152 ㊐
結晶粒 759, 760, 763, 1822, 1938, 1939, 2833
結晶粒界 760, 1822, 2934
結晶粒界腐食 761
結晶粒成長 762
結晶粒微細化 763
ケネディーの分類 764, 1894, 2860
ケネディーバー 765
ゲル 766, 383, 2250, 2447, 2911
ゲル化 767, 181
ケルバーコーヌス 945 ㊐
ケルビン温度 768
減圧攪拌機 1442 ㊐
減圧焼成 1436 ㊐
減圧鋳造 769
減圧埋没機 1440 ㊐
減圧埋没法 1441 ㊐
牽引 770, 1371, 2404
原因除去療法 1227 ㊐
研究用模型 771, 315, 851, 960, 1458, 2822
健康増進法 772
健康保険 773, 110, 656
言語訓練 1522 ㊐
言語障害 774, 1522
言語聴覚士 775
言語聴覚療法 776
言語リハビリテーション 1522 ㊐
言語療法 1522 ㊐
研削 777, 215, 307, 308, 309, 327, 555, 778, 786, 787, 1122, 2567
研削材 778, 305, 547, 788, 1010, 1771, 2431
犬歯 779, 158, 566, 577, 613, 616, 781, 782, 812, 822, 827, 1059, 1262, 1453, 1528, 1591, 1676, 1692, 1709, 1740, 1788, 2163, 2299, 2650, 2755, 2764
犬歯窩 780, 825
犬歯間固定式保定装置 781, 2679
犬歯臼後隆起線 2259 ㊐
犬歯筋 825 ㊐
原始空隙 2980 ㊐
犬歯線 827 ㊐
犬歯誘導咬合 782, 881, 2577
原生象牙質 783, 1336, 1796
懸濁重合 784, 2690
減法混色 785
研磨 786, 307, 308, 309, 327, 547, 555, 562, 787, 788, 932, 946, 998, 1098, 1122, 1123, 1124, 1129, 1425, 1503, 1925, 1960, 1973, 2004, 2005, 2141, 2320, 2321, 2343, 2380, 2567, 2571, 2587, 2841, 2987, 2988, 3043, 3072
研磨機 787, 1122
研磨材 788, 51, 215, 305, 547, 740, 745, 778, 786, 932, 1080, 1092,

369

1129, 1130, 1580, 1771, 1804, 1844, 1960, 2096, 2099, 2141, 2301, 2302, 2320, 2321, 2445, 2468, 3043

研磨しろ 789
原模型 1353㊐

こ

コア 790, 117, 123, 2555
コアシステム重合法 791
コアセラミックス 792
コア陶材 793, 53, 1387
誤飲 794
鋼 795, 1586, 2192, 2624, 2748, 2831, 2834, 2910
鉤 710㊐
高圧蒸気滅菌器 796
高位 797
後縁閉鎖 798, 808㊐
構音床 799
構音障害 800, 774, 799, 1521, 2137
高温焼成陶材 933㊐
高温素焼 801
高温鋳接法 802
高温鋳造用埋没材 803, 181, 2389, 2733, 2965
口蓋 804, 399, 812, 815, 820, 856, 920, 1005, 1432, 1453, 1567, 1632, 1697, 1742, 2118, 2136, 2209, 2243, 2279, 2305, 2306, 2310, 2812
口蓋咽頭弓 805, 806, 819
口蓋咽頭筋 806, 805, 2136, 2290
鉤外形線 807, 715, 1084

口蓋後縁封鎖 808, 2
口蓋骨 809, 241, 804, 2401
口蓋床 2306㊐
口蓋振動線 2㊐
口蓋図 2310㊐
口蓋垂 810, 811, 813
口蓋垂筋 811, 810, 2136
口蓋皺襞 812, 1292, 1415
口蓋舌弓 813, 814, 819, 2880
口蓋舌筋 814, 813, 2136
口蓋腺 815
口蓋帆挙筋 816, 2136
口蓋帆張筋 817, 816, 2136
口外描記法 818, 958
口蓋扁桃 819
口蓋補綴 820
口蓋裂用スピーチエイド 821
口角 822, 565, 779, 824, 825, 826, 827, 896, 2281, 2382
光学印象 823
口角下制筋 824, 825
口角挙筋 825, 780, 824
口角筋軸 826
口角結節 826㊐
口角線 827, 1391, 1451, 2406
口角モダイオラス 826㊐
硬化時間 828, 48, 2356, 3033
硬化促進剤 829
硬化遅延剤 830
口渇 831
硬化熱処理 832, 656, 998, 2192
硬化膨張 833, 618, 622,

1014, 1913, 1916, 1932, 2961, 2965
高カラット金合金 834, 1079
鉤間線 1268㊐
鉤脚 835, 30, 96, 167, 908, 2234, 2559, 2926
後白歯三角 611㊐
考究用模型 771㊐
鋼玉 1010㊐
咬筋 836, 369, 632, 838, 1748, 1752, 2119, 2574
合金 837, 1, 28, 29, 45, 46, 73, 77, 100, 105, 142, 156, 172, 185, 259, 412, 485, 508, 553, 605, 637, 638, 656, 657, 658, 659, 660, 671, 717, 729, 744, 795, 832, 834, 893, 894, 921, 962, 998, 1090, 1091, 1105, 1212, 1359, 1382, 1387, 1435, 1437, 1587, 1662, 1712, 1778, 1785, 1863, 1880, 1905, 1908, 1910, 1915, 1916, 1919, 1939, 1941, 1972, 1973, 2060, 2135, 2155, 2156, 2216, 2370, 2450, 2472, 2538, 2540, 2620, 2658, 2723, 2877, 3002, 3029, 3031
咬筋粗面 838, 369, 632, 836, 2883
抗菌耐性 839
口腔 840, 124, 222, 263, 334, 495, 582, 583, 693, 841, 844, 848, 850, 883, 896, 960, 1005, 1153, 1237, 1335, 1564, 1624, 1682, 1819, 1845, 2137, 2209, 2549, 2674, 2725,

2913
口腔悪習癖 *263* 同
口腔癌 **841**, *1290, 1596*
口腔カンジダ症 **842**, *831*
口腔乾燥症 **843**
口腔周囲筋 **844**, *430, 587, 642, 721*
口腔習癖除去装置 **845**
口腔腺 *1820* 同
口腔前庭 **846**, *312, 847, 897, 1005*
口腔前庭拡張術 **847**
口腔前庭形成術 *847* 同
口腔内写真 **848**
口腔バイオフィルム **849**
口腔ヘルスケア **850**
口腔模型 **851**, *119, 123, 315, 1192, 1502, 1603, 2544, 2580, 2655, 2812, 2813, 2814, 2820*
後継永久歯 **852**, *708, 1471, 1714, 1740, 1979, 2657, 2908*
抗原 **853**, *1213*
咬交 **854**
咬合 **855**, *50, 55, 157, 217, 267, 316, 352, 367, 390, 586, 599, 616, 669, 859, 861, 865, 866, 873, 876, 880, 881, 914, 1108, 1111, 1121, 1181, 1214, 1261, 1373, 1578, 1688, 1826, 2035, 2119, 2167, 2246, 2299, 2467, 2509, 2511, 2604, 2622, 2806, 2951, 3045, 3049*
咬合異常 *2467* 同
硬口蓋 **856**, *2, 166, 408, 804, 812, 815, 820, 920, 1525, 1684, 1685, 1686, 2109, 2204*

咬合滑面板 **857**
咬合器 **858**, *289, 339, 427, 457, 458, 459, 461, 487, 499, 567, 589, 590, 859, 878, 900, 925, 1025, 1076, 1077, 1206, 1313, 1458, 1526, 1616, 1617, 1618, 1668, 1691, 1705, 1781, 1936, 1944, 1945, 2021, 2080, 2129, 2257, 2334, 2358, 2440, 2441, 2442, 2498, 2510, 2572, 2619, 2649, 2667, 2693, 2729, 2730, 2731, 2852*
咬合器装着 **859**
咬合器装着用石膏 *2730* 同
咬合挙上装置 **860**
咬合挙上板 **861**
咬合検査 **862**
咬合高径 **863**, *43, 59, 94, 217, 254, 300, 388, 428, 864, 868, 1025, 1547, 1616, 1668, 1728, 1966, 2219, 2280, 2360, 2627, 2917, 3045, 3049*
咬合再構成 *264* 同
咬合採得 **864**, *574, 827, 863, 878, 1451, 2027, 2251, 2350, 3026*
咬合採得用ワックス *2251* 同
咬合紙 **865**, *862, 866, 872, 1688, 2371*
咬合紙検査法 **866**
咬合斜面 *2115* 同
咬合斜面板 **867**
咬合床 **868**, *424, 566, 574, 726, 827, 874, 1236, 1385, 1391, 1451, 1566, 1737, 2653, 3069*

咬合小面 **869**, *916, 928, 1708, 2576*
咬合性外傷 **870**, *319, 1037, 1826*
咬合接触 **871**, *616, 862, 866, 872, 931, 1500, 2577, 2941*
咬合接触診査装置 **872**
咬合調整 **873**, *264, 392, 730, 871, 1283, 2056, 2520, 2781*
咬合堤 **874**, *818, 868, 1236, 2311, 3026*
咬合パターン **875**, *881* 同
咬合平衡 **876**, *2298*
咬合平面 **877**, *65, 375, 381, 531, 645, 797, 868, 1239, 1255, 1963, 2033, 2298, 2317, 2401, 2416, 2648, 2704, 2812, 2822*
咬合平面板 **878**, *1206, 1618*
咬合面フォーマー **879**
咬合誘導 **880**
咬合様式 **881**, *431, 432, 616, 731, 782, 2521, 2623, 2764, 2915, 2942, 2951*
咬合彎曲 **882**, *2828*
口呼吸 **883**, *634, 831*
皇国義歯 *2811* 同
交叉咬合 **884**
交叉咬合排列 **885**
鉤歯 *1267* 同
格子常数 *890* 同
硬質インレーワックス **886**
硬質石膏 **887**, *49, 1115, 1932, 2151, 2471, 2684, 2730*
硬質レジン **888**

371

硬質レジン歯 889
格子定数 890, 1574
鉤指導線 1084 ㊅
口臭 891, 1350
公衆衛生 892, 164, 903, 1148
高周波重合法 2712 ㊅
高周波鋳造機 893
高周波誘導加熱 894, 893
鉤状切痕 2303 ㊅
孔食 895, 649, 1120
口唇 896, 389, 399, 565, 652, 653, 827, 846, 898, 918, 934, 1198, 1392, 1432, 1588, 2023, 2204, 2279, 2535, 2536, 2919, 2920
口唇腺 897
咬唇癖 898, 845
構成咬合 899, 900, 2243
構成咬合器 900
合成ゴム質印象材 1003 ㊅
合成樹脂 901, 1606, 1956, 2365, 2818, 2903, 2994
剛性率 902, 548, 1855
厚生労働省 903, 164
硬石膏 887 ㊅
鉤切痕 2303 ㊅
鉤尖 904, 61, 84, 807, 1086, 2957
構造設備基準 905
咬爪癖 906
高速レーズ 907
鉤体 908, 30, 84, 167, 937, 1721, 2289, 2569, 2926, 2957, 3005, 3007
後退運動 924 ㊅
合着用セメント 909
合釘 2668 ㊅

工程管理記録 910
後堤法 911, 808
鋼鉄 795 ㊅
硬度 439 ㊅
喉頭 912, 124, 2279
咬頭 913, 915, 2298
咬頭嵌合位 914, 12, 43, 103, 170, 217, 221, 255, 257, 268, 287, 354, 456, 487, 585, 593, 683, 782, 857, 862, 866, 867, 871, 924, 927, 1238, 1239, 1314, 1315, 1474, 1553, 1636, 1713, 1738, 1827, 1902, 1903, 1945, 1966, 2357, 2358, 2372, 2574, 2617, 2618, 2619, 2627, 2673, 2703, 2806, 3045, 3049
咬頭干渉 915, 204, 862, 873, 1713, 2077, 2781
咬頭傾斜 916, 340, 591, 1283, 3045
咬頭鼓形空隙 432 ㊅
咬頭斜面 917
咬頭小窩関係 431 ㊅
咬頭対窩 431 ㊅
咬頭対辺縁隆線 432 ㊅
口内炎 918, 1749
口内描記法 919, 958
硬軟口蓋境界部 920
後パラタルバー 921, 1567, 1697
降伏強さ 922 ㊅
降伏点 922, 1809
高分子 2689 ㊅
高分子材料 923, 1404, 1754, 1860, 2140
後方運動 924, 593
後方基準点 925, 461, 567, 1026, 1947, 2442, 2573
後方境界運動 926 ㊅
後方限界運動 926, 1706, 1944
後方咬合位 927
後方咬合小面 928
後方歯牙接触 929, 927
後方指導 2667 ㊅
高密度フィラー充填型コンポジット 930
咬耗 931, 495, 782, 906, 1578, 1592, 1801, 1966, 2015, 2806, 2997
硬毛ブラシ 932
絞扼反射 245 ㊅
高融陶材 933, 2043
高溶陶材 933 ㊅
口輪筋 934, 535, 826, 897
高齢者 935, 169, 842, 936, 1717, 2223
高齢社会 936, 163
鉤腕 937, 6, 84, 238, 500, 575, 576, 710, 765, 802, 908, 1034, 1128, 1407, 1838, 1851, 1968, 2176, 2225, 2267, 2559, 2569, 2907, 2926, 2957, 2971, 3007, 3035
誤嚥 938, 939, 1625
誤嚥性肺炎 939
コーティング 940
コーティング材 941, 3062
コーナーマトリックス 704 ㊅
コーヌス角 942, 945, 946, 2183
コーヌス鉗子 943
コーヌスクローネ 944, 945 ㊅

コーヌステレスコープクラウン　945, 252, 313, 942, 943, 946, 2499, 2996, 3066
コーヌス内冠研磨機　946
コーピング　947, 8, 34, 41, 52, 262, 676, 792, 823, 948, 1428, 1661, 2229, 2274, 2499, 2534
コーピング印象　948
ゴールドコーピング　949
ゴールドシリンダー　950
ゴールドスクリュー　951
黒鉛　952, 64, 720
黒鉛るつぼ　720㊄
国際規格　5㊄
国際疾病分類　953
国際生活機能分類　954
国際標準規格　5㊄
鼓形空隙　955, 1235, 2504
ゴシックアーチ　956, 43, 458
ゴシックアーチトレーシング　958㊄
ゴシックアーチ描記装置　957
ゴシックアーチ描記法　958, 919, 1892
個歯トレー　959, 447, 948, 1205
個人トレー　960, 1205, 1514, 1532, 2104, 2105, 2439, 2451, 2596
個性正常咬合　961, 1553, 2467
固相温度　963㊄
固相線　962, 2191
固相点　963, 2060, 2135
固体　964, 629, 631, 637, 754, 965, 1099, 1278, 1328, 1365, 1594, 1626, 1643, 1807, 2178, 2179, 2378, 2405, 2757, 2838, 2871
固体レーザー　965, 218, 1443
固着式模型　1205㊄
固着歯型法　966
骨移植　967
骨改変　2933㊄
骨吸収　968
骨形成因子　969
骨結合　970, 272㊄, 1882, 2402
骨欠損補填材　981㊄
骨再生誘導法　971
骨充塡材　972
骨髄炎　973, 550
骨穿孔　974
骨造成　975
骨伝導　976
骨ドリル　977
骨内インプラント　978, 1493
骨内骨膜下インプラント　979
骨年齢　980, 1346
骨補塡材　981, 1067, 2966
骨膜下インプラント　982, 979, 2526
骨密度　983, 2756
骨様象牙質　1336㊄
骨量　984
骨量　972, 975
固定　985, 987㊄, 1108
固定液　986
固定源　987, 386, 387, 406, 985, 1371, 1956, 2139, 2188, 2307, 2443, 2591, 2592
固定式拡大装置　988
固定式矯正装置　989
固定式舌癖除去装置　990
固定性アタッチメント　991
固定性架工義歯　993㊄
固定性橋義歯　993㊄
固定性支台装置　992
固定性ブリッジ　993, 66, 992
固定性補綴装置　994
固定性連結　995, 2325, 3019
固定法　996
固定保隙装置　997, 2657
固定埋没ろう〈鑞〉付け法　2723㊄
コバルトクロム合金　998, 1, 563, 564, 641, 803, 999, 1493, 1785, 1914, 1919, 2005, 2155, 2370, 2482, 2527, 2955, 2985
コバルトクロム鋳造床　999
コバルトサマリウム磁石　1000
コヒーレンス　1001
ゴム質印象材　1003, 118, 598, 830, 1343, 1424, 1549, 1853, 2446, 2448, 2596, 2682
ゴム床義歯　1004
固有口腔　1005, 799, 804, 846
固有歯槽骨　1006
固溶体　1007, 573, 1459, 1866, 1873, 2877
雇用保険　1008
コラーゲン　1009, 1716
コランダム　1010, 51, 215

孤立歯　　1011, *1356, 2234*
コル　1012
コルベン状　　1013
コロイダルシリカ　　1014, *1418, 2965*
コロイド　　1015, *2911*
コロホニー　*3036* 圖
混液比　1016
根管　　1017, *627, 701, 1022, 1023, 1024, 1468, 2038, 2430, 2555, 2558, 2560, 2910*
根間中隔　1018
根間突起　1019
金剛砂　*215* 圖
混合歯列期　　1020, *160, 1979, 2307, 2990*
混水比　　1021, *49, 501, 887, 1016, 1932, 2330, 2471, 2586*
根尖　　1022, *742, 1023, 1024, 1214, 1216, 1309, 1336, 1372, 2078, 2603*
根尖孔　　1023, *783, 1017, 1022, 1214, 2560*
根尖切除術　1024
コンダイラー型咬合器　*339, 1025, 2334*
コンダイラーロッド　1026, *461* 圖, *2440*
コンタクトエリア　　1027, *1629* 圖
コンタクトゲージ　1028
コンタクトスポーツ　1029
コンタクトポイント　1030, *1629* 圖
コンデンス　　1031, *88, 2057, 2887, 2991*
コントラアングル　1032
コントラスト　1033

こんにゃく状歯肉　*2509* 圖
コンビネーションクラスプ　1034
コンピュータ断層撮影法　1035
コンプリートデンチャー　*1701* 圖
コンプレッサー　1036
根分岐部病変　1037
棍棒状　*1013* 圖
コンポジット　*2453* 圖
コンポジットレジン　1038, *51, 372, 519, 572, 598, 889, 1039, 1040, 1417, 1418, 1419, 1580, 1589, 1640, 1681, 1811, 2252, 2302, 2362, 2381, 2391, 2438, 2701, 2744, 2773, 2851, 2897*
コンポジットレジン充填　1039, *1589*
コンポジットレジン築造　1040
根面アタッチメント　1041
根面齲蝕　　1042, *1209, 1289*
根面滑沢化　*2975* 圖
根面カリエス　*1042* 圖
根面キャップ　*1043* 圖
根面板　1043
根面平滑化　*2975* 圖

さ

サーカムフェレンシャルクラスプ　*514* 圖
サーカムフェレンシャルタイプリテーナー　1044, *2900* 圖

サージカルガイドプレート　1045, *11, 1137, 1511*
サージカルステント　1046, *1045* 圖
差圧鋳造機　*603* 圖
サービカル色陶材　1047, *1544*
サービカル色レジン　1048
サービカルフェンス　1049
鰓弓　1050
細菌叢　1051
再結晶　　1052, *762, 1053, 2187, 2833*
再結晶温度　　1053, *24, 1052, 2187, 2979*
最終印象　*1575* 圖
最終義歯　　1054, *76, 1107, 1456, 1954, 3026*
最終固定　*157* 圖
再植　　1055, *1829*
再生医療　1056
最前方（咬合）位　1057, *1707*
最大開口位　　1058, *593, 926, 1474, 1706, 2673*
最大咬合力　　1059, *1466*
最大豊隆部　　1060, *36, 60*
在宅医療　1061
在宅介護　1062
在宅歯科訪問診療　1063
最適矯正力　1064
彩度　　1065, *718, 1065, 1119, 1197, 1199, 2752, 2784*
サイドシフト　1066
サイナスエレベーション　*1067* 圖
サイナスリフト　1067
細胞毒性　1068

374

最密立方構造　　　*2805* 同
最密六方格子　　1069, *758*
最密六方構造　　　*1069* 同
作業環境　　1070, *1071*
作業管理　　1071
作業姿勢　　1072, *1071*
作業側　　1073, *616, 731, 1074, 1691, 1734, 2077, 2521, 2543, 2578, 2593, 2622, 2623, 2693, 2941*
作業側顆路　　1074
作業動作　　1075
作業用模型　　1076, *40, 41, 45, 89, 120, 153, 154, 288, 427, 438, 517, 519, 520, 566, 571, 579, 588, 823, 851, 859, 866, 878, 941, 947, 948, 999, 1045, 1204, 1205, 1366, 1514, 1526, 1575, 1606, 1623, 1728, 1781, 1818, 1837, 1891, 1951, 1989, 2026, 2042, 2057, 2085, 2089, 2095, 2132, 2224, 2229, 2398, 2451, 2457, 2461, 2462, 2498, 2557, 2691, 2731, 2768, 2814, 2822, 2852, 2947, 3015, 3062, 3064*
削合　　1077, *869, 873, 1077, 1283, 1688, 1805, 2286, 2520, 2781, 2892*
錯視効果　　1078
サグレジスタンス　　1079
ザクロ石　　1080
サニタリーポンティック　　1081
サブジンジバルカントゥア　　1082, *428*
サベイヤー　　1083, *36, 61, 310, 463, 1060, 1084, 1086, 1890, 1987, 2180, 2580, 2652, 3061, 3066*
サベイライン　　1084, *310, 500, 807, 904, 937, 1085, 1086, 1407, 2267, 2652, 2956*
サベイラインの分類　　1085
サベイング　　1086, *807, 2042*
サポーティングエリア　　1087
サルカス　　1088, *2609*
酸　　1089, *51, 185, 1117, 1250, 1348, 1724, 1785, 1866, 2128, 2293, 2482, 2686*
酸洗い　　1090, *363, 2477*
酸エッチング　　*185* 同
酸化　　1091, *77, 259, 508, 552, 605, 802, 1100, 1103, 1437, 1799, 1825, 1905, 1915, 2481, 2482, 2503, 2873, 3042*
酸化亜鉛　　1092, *788, 1093, 1094, 1961, 2302, 2445, 2685, 2962*
酸化亜鉛ユージノール印象材　　1093, *829, 830, 2390, 2448, 2931*
酸化亜鉛ユージノールセメント　　1094, *3036*
酸化アルミニウム　　1095, *51* 同
酸化炎　　1096
酸化カルシウム　　1097, *490* 同
酸化クロム　　1098, *788, 1130, 1960, 1961, 2302, 2974*
酸化ケイ素　　1099, *1130*
酸化剤　　1100
酸化ジルコニウム　　1101
酸化チタン　　1102, *1881*
酸化鉄　　1103, *788, 1960, 1961, 2302*
酸化被膜　　*1105* 同
酸化物　　1104, *1090, 1091, 1092, 1098, 1100, 1825, 1881, 2293, 2482, 2503, 2873, 2964*
酸化膜　　1105, *1090, 1117, 1973, 2058, 2482, 2873*
酸化マグネシウム　　1106, *2965*
暫間義歯　　1107, *1456, 2211*
暫間固定　　1108, *996*
暫間修復　　1109, *1250, 2548*
暫間被覆　　*1109* 同
暫間被覆冠　　1110, *427*
暫間補綴　　1111
三原色　　1112
残根上義歯　　*256* 同
三叉鉗子　　1113
三叉神経　　1114, *373, 1748*
三叉プライヤー　　*1113* 同
三嘴鉗子　　*1113* 同
三次埋没　　1115, *90, 2151*
酸蝕症　　1116
酸処理　　1117
酸処理剤　　*186* 同
酸洗浄法　　*1090* 同
酸素・アセチレン　　1118
三層築盛法　　*1544* 同
三属性　　1119, *1065, 1197, 2784*
酸素濃淡電池　　1120, *2010*

サンドブラスター　　　1122, *547, 787, 1123, 1330*
サンドブラスト　　　1123, *2099, 2433*
サンドペーパー　　　1124
酸浴　*1090*㋻
サンライズテクニック　1125
残留応力　　　1126
残留モノマー　　　1127, *1364*
三腕鉤　　　1128, *3007*

し

仕上げ研磨　　　1129, *789, 1124, 1151, 1426, 1802, 1961, 2096, 2141, 2301, 2302, 2320, 2585*
仕上げ研磨材　　　1130
仕上げ焼成　*1962*㋻
試圧　　　1131
シート材料　　　1137, *429, 472*
シートワックス　　　1138
シーネ　　　1139
シーラント　　　1141
シェーグレン症候群　1142
シェード　*1199*㋻
シェードガイド　　　1143, *719, 1144, 1190, 1201*
シェードセレクション　*1201*㋻
シェードタブ　　　1144
シェードテイキング　*1201*㋻
シェードマッチング　*1201*㋻
シェラック板　　　1145, *868, 923, 2184*

歯音　　　1146, *2278*
耳介エピテーゼ　　　1147
歯科医師法　　　1148, *1175, 1180*
耳介補綴装置　*1147*㋻
歯科医療関係職種　　1149
歯科衛生士法　　　1150, *1175, 1180*
鹿革ホイール　　　1151
歯科技工　　　1152, *8, 517, 554, 555, 646, 748, 1153, 1159, 1161, 1163, 1167, 1330, 1603, 1877, 1916, 1925, 2082, 2159, 2232, 2451, 3034*
歯科技工学　　　1153
歯科技工士学校養成所　1154, *1157*
歯科技工士学校養成所教授要綱　1155
歯科技工士学校養成所指定規則　1156, *1154, 1155*
歯科技工士学校養成所指導要領　1157
歯科技工士業務従事者届　1158
歯科技工士業務補助　1159
歯科技工士国家試験　1160, *3, 1166*
歯科技工指示書　　　1161, *1173*
歯科技工室　　　1162, *1167, 1169*
歯科技工士法　　　1163, *1164, 1165, 1175, 1180*
歯科技工士法施行規則　1164
歯科技工士法施行令　1165, *1164*
歯科技工士免許　　　1166

歯科技工所　　　1167, *123, 905, 910, 1136, 1163, 1168, 1169, 1170, 1171, 1172, 1173, 1176, 1687, 2082, 2161*
歯科技工所開設届　　1168
歯科技工所改善命令　1169
歯科技工所管理者　　1170
歯科技工所休廃止・再開届　1171
歯科技工所使用禁止　1172
歯科技工録　　　1173
視覚細胞　　　1174
歯科三法　　　1175
歯牙支持　*1219*㋻
自家製アタッチメント　1176, *2768*
歯科精密鋳造　　　1177
耳下腺　　　1178, *1179, 1789, 1820*
耳下腺乳頭　　　1179
歯牙負担　*1219*㋻
歯科四法　　　1180
歯牙彎曲　*882*㋻
歯冠　　　1181, *141, 190, 256, 341, 513, 514, 599, 609, 701, 702, 1040, 1060, 1078, 1183, 1184, 1189, 1192, 1207, 1217, 1223, 1267, 1269, 1271, 1413, 1468, 1543, 1692, 1700, 1703, 1775, 1845, 1876, 1923, 1981, 2028, 2073, 2078, 2086, 2169, 2221, 2228, 2235, 2454, 2486, 2499, 2522, 2600, 2640, 2668, 2718, 2862*
歯冠外アタッチメント　1182, *2437, 2787*

歯冠継続歯　　*746* 同
歯間鼓形空隙　　*955* 同
歯冠三面構成技法　　*1543* 同
歯冠歯根比　　**1183**
歯冠色陶材　　**1184**, *31, 35, 92, 1387, 2529, 2706*
歯間清掃用ブラシ　　*1193* 同
歯冠長　　**1185**, *424, 1186, 2163*
歯冠長延長術　　**1186**
歯冠内アタッチメント　　**1187**, *1923, 2437, 2787, 2909*
歯冠乳頭　　**1188**, *1012, 1285, 2031, 2236, 2504*
歯冠破折　　**1189**, *320*
視感比色法　　**1190**
歯冠部歯肉　　*1188* 同
歯間フック　　**1191**
歯冠幅径　　**1192**, *1740, 2908*
歯間ブラシ　　**1193**
歯間分離　　*1195* 同
歯冠用硬質レジン　　**1194**, *194, 337, 417, 923, 930, 1679, 1681, 1804, 2363, 2391, 2468, 2529, 2677, 2998, 3001, 3023*
歯間離開　　**1195**, *432, 1191, 2475, 2511*
色環　　**1196**
色相　　**1197**, *718, 1065, 1119, 1196, 1197, 1199, 2752, 2776, 2784*
色素性母斑　　**1198**
シキソトロピー　　*1877* 同
色調　　**1199**, *35, 193, 194, 285, 337, 480, 930, 1047, 1048, 1141, 1143, 1184, 1201, 1389, 1444, 1509, 1510, 1681, 1700, 1875, 1888, 1958, 2022, 2028, 2057, 2059, 2074, 2085, 2125, 2170, 2288, 2409, 2640, 2793, 2817, 2981*
色調再現性　　**1200**
色調選択　　**1201**
色度温度　　*111* 同
軸面傾斜角　　**1202**, *1985*
ジグモンディシステム　　**1203**
歯型可撤式模型　　**1204**, *1076, 2425*
歯型固着式模型　　**1205**, *1076*
歯型採得　　**1206**
歯頸線　　**1207**, *577, 1019, 1042, 1655*
歯型彫刻　　**1208**
歯頸部（色）陶材　　*1047*
歯頸部（色）レジン　　*1048*
歯頸部齲蝕　　**1209**, *1289*
歯頸部エナメル突起　　*1019*
歯頸部カリエス　　*1209* 同
歯型分割　　**1210**
歯型用合釘　　*1817* 同
歯型用レジン　　**1211**
自己アレルギー疾患　　*1213* 同
歯垢　　*2018* 同
時効硬化　　**1212**
時効硬化処理　　*832* 同
自己免疫疾患　　**1213**, *1142*
歯根　　**1214**, *229, 231, 234, 256, 341, 377, 421, 609, 662, 663, 742, 994, 1017, 1018, 1022, 1024, 1037, 1135, 1183, 1207, 1215, 1218, 1223, 1251, 1264, 1266, 1267, 1769, 1795, 1796, 1817, 1878, 2038, 2078, 2163, 2371, 2600, 2603, 2668, 2669, 2844, 2874, 2975*
歯根徴　　**1215**
歯根嚢胞　　**1216**
歯根破折　　**1217**, *320, 1776, 2429, 2669*
歯根分割抜去　　*2600* 同
歯根膜　　**1218**, *135, 136, 742, 1059, 1214, 1228, 1242, 1266, 1287, 1304, 1657, 1977, 2075, 2369, 2516*
歯根膜支持　　*1219* 同
歯根膜負担　　**1219**, *167, 2212*
歯細管　　*1717* 同
視細胞　　*1174* 同
自在ろう〈鑞〉着　　*1220*
自在ろう〈鑞〉付け　　**1220**, *3029*
示差熱分析　　**1221**, *2195*
支持　　**1222**, *167, 502, 599, 1267, 2220, 2305, 2516, 2858, 2971*
視色素　　*509* 同
歯軸　　**1223**, *741, 873, 1416, 1471, 1543, 2183*
支持咬頭　　**1224**, *585* 同
歯質接着性セメント　　*1641* 同
歯周炎　　**1225**, *20, 191, 434, 705, 981, 996, 1012,*

377

1226, 1231, 1297, 1446, 1472, 1478, 1719, 1749
歯周基本治療 1227㊃
歯周疾患指数 1226
歯周初期治療 1227, 1230, 2786
歯周靱帯 1218㊃
歯周組織 1228, 20, 319, 341, 342, 399, 466, 721, 782, 840, 870, 1055, 1064, 1121, 1135, 1214, 1225, 1227, 1254, 1282, 1657, 1752, 1954, 2015, 2075, 2300, 2548, 2579, 2724, 2968
歯周組織再生誘導法 1229
歯周治療 1230, 157, 1108, 2709, 2786
歯周ポケット 1231, 187, 1037, 1225, 1288, 1289, 2539, 2751
歯周ポケット探査 2539㊃
自浄型ポンティック 1232
矢状顆路 1233, 445, 496, 498, 499, 1234, 1243, 1691, 2334
矢状顆路角 1234㊃
矢状顆路傾斜角 1234, 498, 726, 1025, 1936, 2572, 2667
矢状顆路傾斜度 1234㊃
自浄空隙 1235, 348
矢状クリステンセン現象 1236, 726, 1675
自浄作用 1237, 1235, 2326, 2463, 2571, 2621, 2638, 2697, 2888
矢状切歯路 1238, 1631

矢状切歯路角 1239㊃
矢状切歯路傾斜角 1239, 1631, 1936
矢状切歯路傾斜度 1239㊃
矢状前方切歯路角 1239㊃
矢状前方切歯路傾斜角 1239㊃
矢状前方切歯路傾斜度 1239㊃
矢状調節彎曲 1675㊃
糸状乳頭 1240
茸状乳頭 1241, 2765
歯小嚢 1242, 1300, 2603
歯小皮 2128㊃
矢状分割下顎骨切り術 370㊃
矢状平衡側顆路 1243, 1244
矢状平衡側顆路傾斜角 1244
矢状縫合 1245, 1246, 1564, 2905
矢状面 1246, 370, 496, 568, 926, 927, 1233, 1238, 1244, 1481, 1523, 1631, 1694, 1736, 2335
歯髄 1248, 477, 1109, 1217, 1249, 1250, 1716, 1717, 2458, 2779, 2850, 2865, 2916
歯髄刺激（性） 1249
歯髄覆罩法 2458㊃
歯髄保護 1250, 1702, 2914
磁性アタッチメント 1251, 543, 2985
歯石除去 1497㊃
自然感 1252, 180, 1875, 2030

自然治癒（能）力 1253
自然保定 1254, 2676
歯槽基底弓長径 1255
歯槽基底弓幅径 1256
歯槽骨 1257, 187, 218, 219, 349, 404, 495, 550, 642, 967, 1067, 1186, 1218, 1225, 1228, 1242, 1258, 1259, 1285, 1287, 1657, 1824, 2075, 2359, 2469, 2751
歯槽骨延長 1258
歯槽骨骨折 1259
歯槽頂間線 1260, 541, 885, 1261
歯槽頂間線法則 1261
歯槽頂線 1262, 566, 874, 1261
歯槽突起 1263, 516, 1257, 1264, 1368, 1380, 1432, 2277
歯槽膿漏症 1225㊃
歯槽隆起 1264
歯帯 1265
歯体移動 1266
支台歯 1267, 4, 6, 50, 66, 81, 84, 96, 237, 238, 260, 269, 313, 332, 448, 466, 470, 503, 504, 505, 514, 575, 576, 599, 673, 696, 705, 708, 710, 715, 722, 730, 807, 908, 937, 948, 959, 991, 992, 993, 997, 1011, 1085, 1110, 1202, 1219, 1222, 1269, 1270, 1302, 1312, 1416, 1490, 1527, 1546, 1628, 1653, 1660, 1671, 1678, 1687, 1721, 1876, 1912, 1950, 1968, 1988, 1989, 2000, 2089, 2114, 2121,

2132, 2142, 2183, 2218, 2225, 2227, 2229, 2234, 2269, 2289, 2312, 2324, 2325, 2337, 2368, 2369, 2425, 2428, 2444, 2514, 2516, 2531, 2548, 2571, 2595, 2597, 2598, 2606, 2659, 2665, 2669, 2739, 2859, 2904, 2909, 2926, 2971, 2973, 2984, 3005, 3006, 3035, 3066

支台歯間線 1268
支台歯形成 1269, *330, 571, 771, 993, 1109, 1186, 1286, 1543, 1611, 1805, 2425, 2436*
支台装置 1270, *4, 18, 269, 452, 453, 462, 466, 502, 503, 504, 505, 523, 561, 570, 599, 710, 713, 746, 921, 945, 992, 993, 995, 1176, 1251, 1405, 1515, 1525, 1600, 1700, 1814, 1833, 1845, 1914, 1999, 2000, 2013, 2114, 2218, 2220, 2221, 2227, 2235, 2305, 2324, 2368, 2426, 2427, 2475, 2485, 2516, 2530, 2531, 2541, 2637, 2660, 2696, 2721, 2859, 2889, 2954, 3016, 3019, 3066*
支台築造 1271, *627, 1496, 2426*
肢体不自由 1272
失活歯 1273, *2779*㊥
失語症 1274, *774*
湿砂状 1275, *99*
湿式重合法 1276, *1279*㊥
湿食 1277, *2464*

湿熱式 1278
湿熱重合法 1279, *473*
湿ライナー法 1280
質量 1281, *651, 1340, 2174, 2356, 2378, 2403, 2757*
試適 1282, *1538, 2027, 2085, 2383, 2494, 2498, 2931, 2932*
試適（用）クラウン *2085*㊥
磁土 *351*㊥
自動削合 1283, *306, 747, 1077*
自動体外式除細動器 1284, *610*
自動槌 *252*㊥
歯肉 1285, *4, 187, 253, 312, 434, 481, 528, 650, 702, 1088, 1143, 1186, 1188, 1198, 1201, 1228, 1286, 1287, 1290, 1292, 1296, 1391, 1392, 1421, 1489, 1507, 1622, 1657, 2022, 2075, 2209, 2272, 2414, 2469, 2506, 2507, 2508, 2609, 2638, 2751, 2846, 2848, 2967, 3044*
歯肉圧排 1286
歯肉炎 1287, *434, 1225, 1723, 1749*
歯肉縁下 1288, *959, 1186, 1286, 1289, 2143, 2236, 2791*
歯肉縁下齲蝕 1289
歯肉癌 1290
歯肉貫通部 *2205*㊥
歯肉頬移行部 1291, *1013, 1411, 2650*
歯肉形成 1292, *176, 1507, 1508, 3026*

歯肉溝 *1088*㊥
歯肉鉤 *1857*㊥
歯肉口腔上皮 *312*㊥
歯肉溝上皮 1293, *1088, 2113*
歯肉色レジン 1294
歯肉ステント 1295
歯肉切除術 1296
歯肉退縮 1297, *187, 495, 1082*
歯肉排除 *1286*㊥
歯肉剥離掻爬手術 *2508*㊥
歯肉ポケット 1298, *434*㊥
歯乳頭 1299, *196, 1242, 1248, 1300, 1718, 2112*
シネリシス *2911*㊥
歯胚 1300, *189, 311, 513, 626, 1242, 1299, 1383, 2164, 2634, 2777, 2862, 2891*
市販マウスガード *1513*㊥
自閉症 1301
歯面処理 1302
視野 1303, *2709*
シャーピー線維 1304, *1006, 1218*
シャイニングスポット 1305
ジャケットクラウン 1306, *337, 933, 1194, 1416, 1496, 1703, 1772*
射出成形法 1307, *266*
射出填入法 1308, *1307*㊥
斜切痕 1309, *577*
斜走隆線 1310
シャベル型切歯 1311
シャンファー 1312,

1546, 2595, 2607, 2892
自由域　*217*㊅
自由運動咬合器　1313, *2358*
周縁封鎖　*2612*㊅
習慣性開閉運動　1314
習慣性咬合（位）　1315
習慣性咬合位　*1903*㊅
重合　1316, *294, 295, 417, 429, 471, 473, 474, 529, 635, 784, 791, 940, 1127, 1194, 1278, 1279, 1317, 1319, 1320, 1323, 1358, 1363, 1364, 1412, 1589, 1607, 1609, 1637, 1684, 1792, 1821, 1909, 1971, 2031, 2095, 2316, 2348, 2361, 2362, 2363, 2364, 2446, 2449, 2496, 2497, 2680, 2711, 2712, 2722, 2729, 2825, 2890, 2897, 3004*
重合開始剤　1317, *372, 473, 474, 1321, 1363, 1364, 2680, 2799*
重合禁止剤　1318, *1323, 2248*
重合収縮　1319, *1327, 1343, 1589, 2123*
重合収縮率　1320
重合促進剤　1321, *1783, 2348*
重合体　1322, *2689*㊅
重合遅延剤　1323
重合防止剤　*1318*㊅
重合用フラスコ　1324, *89, 203, 471, 529, 2253, 2495, 2568*
重合率　1325
充実型栓塞子　1326, *1895, 2003*

収縮　1327, *149, 801, 833, 1031, 1319, 1320, 1329, 1386, 1388, 1913, 1981, 1982, 2480, 2911, 3037*
収縮孔　1328, *2864*
重縮合　1329, *1316, 1334, 2681, 2683, 2825*
集塵装置　1330, *554, 2567*
修正用陶材　1331, *31*㊅
周速度　*328*㊅
縦弾性係数　*2836*㊅
充填　1332, *45, 455, 909, 930, 1039, 1049, 1589, 2190, 2381*
自由電子　1333, *668*
重付加　1334, *1316, 2825*
重付加型シリコーンゴム印象材　*2446*㊅
修復　1335, *44, 69, 443, 519, 684, 701, 1042, 1209, 1660, 2040, 2117, 2640, 2761, 2796*
修復象牙質　1336
習癖除去装置　*845*㊅
終末期医療　*1762*㊅
終末期看護　*1762*㊅
終末蝶番運動　1337, *365, 1338, 1944, 2673*
終末蝶番軸　1338, *468, 926, 1691*
重力　1340, *725, 1281*
ジュール　1341
ジュール熱　1342, *2876*
縮合型シリコーンゴム印象材　1343, *1003, 1329*
縮合型シリコーンラバー印象材　*1343*㊅
縮合重合　1344, *1329*㊅
主溝　1345, *1901*㊅

手根骨　1346, *980*
樹脂　1347, *2994*㊅
樹脂含浸層　1348
樹枝状結晶　1349, *2620*
主訴　1350, *396*
出力パワー　1351
守秘義務　1352
主模型　1353, *2461, 2462*
腫瘍　1354, *202, 394, 395, 398, 408, 443, 444, 536, 550, 693, 831, 841, 843, 1682, 1743, 1744, 1745, 1759, 2386*
シュレーゲル条　1355
シュワルツのアローヘッドクラスプ　*1356*㊅
シュワルツのクラスプ　1356
準解剖学的人工歯　1357, *591*㊅
瞬間接着剤　1358
純金属　1359, *173, 629, 837, 963, 1007, 2853*
純チタン　1360
ショア硬さ　1361
床縁　1362, *343, 562, 582, 652, 808, 1013, 1291, 1292, 1366, 1411, 1857, 2023, 2483, 2612*
常温重合　1363, *294, 1127, 1316, 2189*
常温重合レジン　1364, *300, 427, 571, 574, 960, 1110, 1617, 1783, 1828, 1892, 2089, 2105, 2126, 2127, 2219, 2274, 2480, 2917, 2931, 2996*
昇華　1365
床外形線　1366, *2859*
上下顎前突　1367
上顎骨　1368, *241, 356,*

360, 399, 444, 809, 934, 1257, 1264, 1367, 1370, 1371, 1432, 1614, 1699, 2443, 2460, 2977
上顎三角 1369, *2442*
上顎前突 1370, *352, 356, 370, 883, 899*
上顎前方牽引装置 1371, *770, 2443, 2592*
上顎洞 1372, *1368, 1682, 1683, 2373, 2977*
上顎洞底挙上術 *1067* 同
上顎法 1373, *2256*
床型保隙装置 *1400* 同
小窩裂溝填塞材 *1141* 同
小臼歯 1374, *58, 82, 359, 613, 812, 913, 1523, 1678, 2153*
衝撃吸収能 1375
衝撃試験 1376, *249*
衝撃強さ 1377, *1554*
焼結 1378, *309, 1388, 1429, 1583, 1777, 1847*
条件等色 *2790* 同
床研磨面 1379
小口蓋孔 1380, *1780*
小口腔腺 *1394* 同
上縦舌筋 1381, *419, 2116*
晶出 1382
鐘状期 1383, *1300, 2112*
上唇挙筋 1384
上唇線 1385, *1451, 2406*
焼成 1386, *31, 35, 52, 53, 88, 92, 149, 246, 482, 681, 747, 1387, 1389, 1428, 1436, 1538, 1772, 1774, 1812, 1893, 1958, 1962, 1984, 2043, 2047, 2049, 2050, 2051, 2053, 2058, 2060, 2125, 2147,*
2152, 2232, 2744, 2791
焼成温度 1387, *31, 193, 933, 1510, 1973, 1984, 2043, 2060*
焼成サイクル *1389* 同
焼成収縮 1388, *1327, 1430, 1893, 2147*
焼成スケジュール 1389, *1587, 2053*
晶析 *1382* 同
焼石膏 1390, *2330* 同, *2471*
笑線 1391
小帯 1392, *423, 1572*
状態図 1393, *172, 962*
小唾液腺 1394, *208, 815, 897, 1820*
指様弾線 1395, *2664*
小柱間エナメル質 *1396* 同
小柱間質 1396, *190*
小柱鞘 1397, *190*
照度 1398
消毒 1399, *125*
小児義歯 1400, *2170, 2777*
上皮付着 1401, *189, 1231, 2601, 2609*
上部構造（体） 1402
床用材料 1403
床用レジン 1404, *473, 784, 889, 923, 1131, 1278, 1279, 2363, 2498, 2683, 2688, 2690, 2711, 2712, 2799, 2999*
床翼形成法 *2536* 同
小連結子 1405, *1518, 1838, 2973, 3016*
床連結子 1406
小連結装置 *1405* 同
上腕 1407, *937*

初期齲蝕 1408
初期硬化時間 1409
初期固定 1410
褥瘡性潰瘍 1411
触媒 1412, *598, 1343, 1424, 1579*
食片圧入 1413, *432, 1028, 1472, 2511*
初晶 1414
食塊形成 1415, *223*
ショルダー 1416, *481, 2292, 2297, 2569, 2598, 2607*
シランカップリング剤 1417
シリカ 1418, *181, 309, 728, 1038, 1099, 1417, 1580, 1771, 2094, 2099, 2438, 2719, 2773, 2841, 2965, 2974*
シリカガラス 1419, *2094*
シリコーンカーバイド 1420, *305* 同
シリコーンガム模型 1421, *2996*
シリコーンコア 1422, *117*
シリコーンゴム印象 1423
シリコーンゴム印象材 1424, *1449, 2150*
シリコーンポイント 1425, *1129, 1803, 2626*
シリコーンラバー印象材 *1424* 同
シリコーン（ラバー）ホイール 1426, *2625*
シリンダーテレスコープクラウン *2313* 同
ジルコニア 1427, *8, 97,*

381

284, 1428, 1881, 2226, 2242, 2431, 2529, 2767
ジルコニアコア 1428
ジルコニア焼結タイプ 1429
ジルコニア半焼結タイプ 1430
歯列弓拡大装置　402 同
歯列弓周長 1431
歯列不正　2467 同
唇顎口蓋裂 1432
真空 1433, 53
真空加圧鋳造機 1434, 603 同
真空加圧鋳造法 1435
真空攪拌機　1442 同
真空攪拌埋没機　1440 同
真空焼成 1436, 1437
真空焼成炉 1437, 2053
真空鋳造機 1438, 605 同
真空ポンプ 1439, 603, 1437, 1440, 1442
真空埋没機 1440, 1441, 2253
真空埋没法 1441
真空練和機 1442
シングルクラウン　1845 同
唇紅　1588 同
人工光 1443
人工歯 1444, 76, 306, 340, 381, 395, 541, 550, 561, 562, 591, 653, 669, 747, 869, 874, 889, 1143, 1146, 1194, 1199, 1206, 1261, 1292, 1373, 1391, 1498, 1600, 1623, 1662, 1701, 1752, 2066, 2151, 2170, 2256, 2286, 2310, 2359, 2485, 2520, 2527, 2529, 2696, 2721, 2803,

2809, 2895, 2928, 2941, 2955, 2997, 3026
人工歯肉付模型　1421 同
人工唾液 1445
浸漬法　1982 同
人字縫合　2905 同
侵襲性歯周炎 1446, 1472
侵蝕症　1116 同
親水基 1447, 344, 1483, 1641, 2940
親水性 1448, 1449, 1754, 2599, 2682, 2940
親水性シリコーンゴム印象材 1449
靱性 1450, 1138, 1847, 2834
唇線 1451
唇側弧線 1452
唇側線 1453, 2650
唇側バー 1454
シンタリング　1378 同
診断用ガイドプレート 1455
診断用義歯 1456, 2459
診断用模型 1457, 771 同
診断用ワクシングアップ 1458 同
診断用ワックスアップ 1458
深頭筋　1748 同
侵入型固溶体 1459, 1007
針入度試験 1460, 651, 2356
塵肺 1461
心肺蘇生法　610 同
審美 1462, 470, 1444, 2275
審美的障害 1463
シンメトリー 1464

親油性　1754 同
診療所 1465, 109

す

随意性最大咬合力 1466
水銀 1467, 45
髄室 1468
錐状歯　234 同
水成コロイド印象材 2250 同
水素結合 1469, 1447, 2890
錐体 1470, 509, 1174
垂直交換 1471
垂直性骨欠損 1472
垂直舌筋 1473, 2116
垂直的下顎位 1474
垂直的保隙 1475, 1702
垂直被蓋　257 同
水平基準面 1476, 1481 同
水平交換 1477
水平性骨欠損 1478
水平的下顎位 1479
水平的保隙 1480
水平被蓋　255 同
水平面 1481, 10, 496, 498, 568, 956, 1234, 1239, 1244, 1246, 1337, 1631, 1694, 1736, 2335, 2510, 2543
睡眠時無呼吸症候群 1482, 213
水溶性モノマー 1483
水和膨張 1484
スイングロックアタッチメント 1485, 1486
スイングロックデンチャー 1486
スウェディッシュバナナ

2673 同
スカモンの発育曲線 **1487**
スキャナー **1488**, *1490, 2226*
スキャロップ **1489**
スキャン **1490**, *1628, 2229*
すくい角 **1491**, *1492*
すくい面 **1492**
スクリューインプラント **1493**
スクリュー固定式 **1494**, *138, 951, 2291*
スクリューホール **1495**, *349*
スクリューポスト **1496**
スケーリング **1497**, *1227, 3043*
スケルトン **1498**, *2530, 3068*
スズ電析 **1499**, *2413*
スタディキャスト　*771* 同
スタディモデル　*771* 同
スタビライゼーションスプリント **1500**, *2755*
スタンダードプリコーション **1501**
スタンプバー **1502**
スチームクリーナー **1503**
スチール　*795* 同
スチールバー **1504**, *1611, 1847, 1863, 2221*
スチューデント検定 **1505**
スティッキーワックス **1506**, *2758*
スティップリング **1507**, *1508*
スティップルパターン

1508
スティップルワックス *1508* 同
ステイニング **1509**, *480* 同
ステイン **1510**, *337, 480, 1184, 1509, 2125, 2534, 2570*
ステイン付け　*1509* 同
ステント **1511**
ステンレス鋼 **1512**, *543, 564, 572, 1098, 1342, 1921, 2296, 2482, 2985*
ステンレススチール　*1512* 同
ストックタイプマウスガード **1513**
ストックマウスガード *1513* 同
ストッパー **1514**
ストラップ **1515**, *1406, 3016*
ストレインゲージ **1516**
ストレプトコッカスミュータンス **1517**
スパー **1518**, *615, 1405, 2663*
スパチュラ **1519**, *1658*
スパッタリング法 **1520**
スピーチエイド **1521**, *224, 408*
スピーチセラピー **1522**, *775*
スピーの彎曲 **1523**, *146, 1937*
スピルウェイ **1524**, *730, 747*
スプーンデンチャー **1525**
スプリットキャスト法 **1526**, *2823*

スプリットバー **1527**
スプリングリテーナー **1528**, *2886*
スプリンティング **1529**
スプリント **1530**, *267* 同, *472, 1137, 1500, 2404, 2455, 2755, 2946*
スプルー **1531**, *235, 307, 1651, 1896, 1920, 2216, 2374, 2675, 2864, 2906, 3010, 3068*
スプルーカッター **1651** 同
スペーサー **1532**, *1514*
スペースメインテナー *2657* 同
スペースメインテナンス *2656* 同
スペースリゲーナー **1533**, *22*
すべり面 **1534**
スポーツ外傷 **1535**, *1029, 1536, 2727*
スポーツデンティスト **1536**
スポット溶接 **1537**, *2037*
スマイルライン　*1391* 同
素焼 **1538**, *88, 482, 1389, 2383*
スライディングプレート **1539**
スライドアタッチメント *539* 同
スラリー状 **1540**
スリークォータークラウン *2889* 同
スリージョープライヤー *1113* 同
スリープレーンコンセプト **1543**

383

スリーレイヤーテクニック 1544, *1875*
スリップキャスト 1545
スリップジョイント 1546
スルホン樹脂 *2688* ㊙
すれ違い咬合 1547, *599*
スロット型咬合器 1548
寸法安定性 1549, *1003, 1343, 1424, 2250, 2446, 2682*
寸法精度 1550, *482, 525, 998, 1093, 1177, 1319, 1327, 1364, 1778, 2026*

せ

生活歯 1551, *2850* ㊙
正極 *2872* ㊙
生検 1552
正常咬合 1553, *961, 1902, 1903, 2014, 2467, 2990*
脆性 1554
脆性破壊 1555
生石灰 *490* ㊙
生存率 1556
生体活性ガラス 1557, *2242*
生体吸収性ポリマー 1558
生体工学 1559
生体親和性 1560, *266, 978, 1102, 1562, 1879, 2640*
生体組織診断 *1552* ㊙
生体適合性 1561, *1882*
生体用材料 1562
生体力学 1563, *1559*
正中口蓋縫合 1564, *241, 621, 1613*
正中歯 1565, *3047*
正中線 1566, *827, 1451, 2406*
正中パラタルバー 1567
正中離開 1568, *422, 1565, 2759*
静的治療 1569
整復固定術 1570
生物学的安全性 1571
生物学的維持 1572
生物学的適合性 *1561* ㊙
生物学的評価 1573
生物適合性 *1561* ㊙
正方晶系 1574
精密印象 1575, *2596*
整容性 1576
生理的空隙 1577, *2277, 2582, 2842*
生理的咬耗 1578, *63, 65*
ゼオライト 1579
石英 1580, *622, 728, 740, 933, 1098, 1099, 1418, 1419, 1581, 1984, 2043, 2094, 2429, 2517*
石英鋳型材 *1581* ㊙
石英ガラス *1419* ㊙
石英埋没材 1581, *729, 1599*
赤外線 1582, *1584, 1585*
赤外線輻射方式焼成炉 1583
赤外線ろう〈鑞〉着機 *1584* ㊙
赤外線ろう〈鑞〉着法 *1585* ㊙
赤外線ろう〈鑞〉付け機 1584
赤外線ろう〈鑞〉付け法 1585
析出 1586, *573, 685, 755, 832, 1587, 2012, 2025*
析出硬化型合金 1587
赤色唇縁 *1588* ㊙
赤唇縁 1588
積層一回印象 *2150* ㊙
積層充填 1589
積層法 1590, *2981*
切縁 1591, *234, 255, 257, 285, 577, 690, 779, 906, 1185, 1539, 1578, 1592, 1629, 1636, 1692, 2073, 2120, 2163, 2228, 2258, 2278, 2297, 2605, 2828, 2830, 2892, 2893, 3070*
切縁結節 1592
絶縁体 1593
石灰 1594
舌下腺 1595, *1789, 1820*
舌癌 1596, *1290*
石膏 1597, *26, 89, 119, 201, 300, 532, 592, 597, 618, 729, 753, 829, 830, 833, 851, 887, 986, 1016, 1021, 1076, 1206, 1211, 1409, 1439, 1442, 1460, 1540, 1581, 1599, 1600, 1602, 1607, 1608, 1609, 1662, 1806, 1849, 2021, 2026, 2098, 2126, 2148, 2356, 2451, 2498, 2544, 2654, 2722, 2730, 2813, 2901, 2978, 3061*
石膏鉗子 1598, *1607* ㊙
石膏系鋳型材 *1599* ㊙
石膏系埋没材 1599, *729, 1581, 1959, 2389, 2719, 2965, 3033*
石膏コア 1600, *790*
接合上皮 1601, *2470* ㊙
石膏スパチュラ 1602,

384

1519
石膏トラップ　　1603
石膏トリマー　　1604, *2097* 同
石膏鋸　　1605, *1210, 2814*
石膏表面硬化処理材　1606
石膏分割鉗子　　1607
石膏分離材〈剤〉　1608
石膏模型硬化処理材　*1606* 同
石膏溶解液　　1609
舌骨舌筋　1610, *321, 419*
切削　　1611, *327, 777, 786, 1269, 1271, 1351, 1491, 1492, 1502, 1504, 1664, 1885, 2430, 2435, 2567, 2736, 2761, 2767, 2768, 3059*
切削性セラミックス　*2736*
切歯　　1612, *577, 1020, 1311, 1618, 2163*
切歯窩　1613, *1621*
切歯嚮導杆　*1616* 同
切歯嚮導路　*1630* 同
切歯骨　1614
切歯指導　1615, *67* 同
切歯指導釘　1616, *427, 1618*
切歯指導板　1617, *427, 1616*
切歯指導標　1618, *878*
切歯指導路　*1630* 同
接歯唇側線　1619, *1453* 同
切歯点　1620, *353, 375* 同
切歯乳頭　1621, *1846, 2401*
切歯誘導　*67* 同

舌小帯　　1622, *1392*
切除義顎　　1623
接触域　*1629* 同
摂食・嚥下（機能）障害　1624, *1625*
摂食・嚥下リハビリテーション　1625
接触角　　1626, *1449, 2178, 2179*
接触型ポンティック　1627
接触式プローブ　　1628, *1490*
接触点　　1629, *170, 955, 1188, 1431, 1453, 2019, 2406, 2970, 3044*
切歯路　　1630, *1616, 1617, 1618, 1672, 2298*
切歯路角　*1631* 同
切歯路傾斜角　1631
切歯路傾斜度　*1631* 同
舌接触補助床　1632, *224*
舌側遠心副結節　*1815* 同
舌側化咬合　*2951* 同
舌側弧線型保隙装置 1633, *997*
舌側弧線装置　1634, *178, 386, 1395, 1846, 1848, 2456, 2664, 3022*
舌側床　*2956* 同
舌側バー　*2954* 同
舌側面歯頸隆線　*577* 同
舌側面歯頸裂溝　1635, *1309* 同
切端　*1591* 同
切端咬合　1636, *1239*
接着架工義歯　*1645* 同
接着材〈剤〉　1637, *346, 379, 537, 636, 1358, 1643, 1644, 1813, 2071, 2393, 2488*

接着試験法　　1638
接着性セメント　*1641* 同
接着性モノマー　　1639, *672, 1348, 1640, 1641, 2489, 2700, 2964*
接着性レジン　　1640, *23, 188, 266, 677, 1042, 1302, 1645, 2644, 2963*
接着性レジンセメント　1641, *909, 1499, 2710, 2964*
接着耐久性　1642
接着強さ　　1643, *346, 636, 1499, 1638, 1689, 1690, 2392, 2701, 2710*
接着破壊　*346* 同
接着評価法　1644
接着ブリッジ　1645
セットアップモデル　1646, *2886* 同
舌癖除去装置　1647
説明義務　1648
説明責任　1649
舌盲孔　1650, *2551*
セパレーティングディスク　1651, *1802*
セファログラム　1652, *2072* 同
セミプレシジョンレスト　1653
セミプレシャス合金　1654
セメント-エナメル境　1655, *1478, 2113*
セメント固定式　1656, *138*
セメント質　1657, *150, 342, 1183, 1207, 1214, 1217, 1218, 1228, 1242, 1304, 1655, 1718, 1769, 1795, 2078, 2469, 2603,*

セメントスパチュラ 1658, *1519*
セメントスペーサー 1659, *1532*
セメントライン 1660, *2121*
セラミックコア 1661
セラミックス 1662, *26, 132, 186, 266, 482, 595, 753, 790, 792, 941, 947, 978, 1306, 1545, 1555, 1661, 1822, 1918, 1925, 1938, 1961, 2045, 2210, 2242, 2260, 2391, 2431, 2489, 2533, 2626, 2736, 2796*
セラミックライナー *2959*㊀
セラミックるつぼ 1663
セラミング 1664, *595, 755*
セラメタルクラウン 1665
セルフグレージング 1666, *1962*
セルフケア 1667
全運動軸 1668, *459, 468*
尖角 *2007*㊀
前額面 *1694*㊀
前顎骨 *1614*㊀
線屈曲 1669
線源保持装置 1670, *2630*
線鉤 1671, *710, 1034, 1912, 2154, 2907, 3007*
前後運動 1672, *876, 916, 1706*
全国歯科技工士教育協議会 1673, *2159*
前後的咬合彎曲 1674, *1523*㊀
前後的調節彎曲 1675, *1937*
栓子 *1682*㊀
前歯 1676, *376, 577, 822, 876, 906, 1039, 1185, 1391, 1454, 1468, 1591, 1675, 1678, 1741, 1850, 2153, 2258, 2278, 2324, 2325, 2425, 2434, 2605, 2764, 2830, 2937, 2971, 2998, 3021*
前歯指導 *67*㊀
前歯誘導 *67*㊀
栓状歯 *234*㊀
先進医療 1677
前装 1678, *947, 3001*
前装冠 1679, *81, 147, 330, 337, 481, 544, 790, 1194, 1680, 1703, 1909, 2059, 2530, 2595, 2743*
前装陶歯 1680
前装用コンポジットレジン 1681, *1679*
栓塞子 1682, *408, 1326, 1895, 2003*
栓塞部 1683, *1682, 1684, 1685, 1686*
栓塞部充実型顎義歯 1684
栓塞部中空型顎義歯 1685
栓塞部天蓋開放型顎義歯 1686
センター加工方式 1687
選択削合 1688, *1077, 1283, 2520*
せん断咬頭 *2372*㊀
せん断試験 1689, *902, 1638, 2708*
せん断接着強さ 1690
せん断弾性係数 *902*㊀
全調節性咬合器 1691, *499*
尖頭 1692, *827, 1185, 1523, 1591, 2163, 2417*
浅頭筋 1693, *535*㊀
前頭面 1694, *170, 568, 1246, 1481*
前突運動 *1704*㊀
セントリックオクルージョン 1695, *914*㊀
セントリックカスプ *585*㊀
セントリックリレーション 1696, *1898*㊀
前パラタルバー 1697
線引き加工 1698
前鼻棘 1699
全部金属冠 1700, *1312, 1703, 1909*
全部床義歯 1701, *2, 65, 504, 582, 623, 822, 827, 854, 876, 881, 999, 1025, 1093, 1260, 1283, 1291, 1373, 1675, 1741, 1937, 2020, 2033, 2211, 2256, 2298, 2315, 2360, 2416, 2483, 2521, 2536, 2577, 2622, 2623, 2729, 2801, 2828, 2941, 2942, 2951, 3069*
全部鋳造乳歯冠 1702
全部被覆冠 1703, *53, 324, 701, 1679, 1700, 2059, 2486, 2641*
前方運動 1704, *593, 782, 1233, 1236, 1708, 1709, 2335, 2618, 2764*
前方基準点 1705, *290, 507, 567, 925, 2416*
前方境界運動 *1706*㊀

前方決定要素　　　*1709*㊄
前方限界運動　　　**1706**,
958, *1057*
前方咬合位　　　**1707**
前方咬合小面　　　**1708**,
2521
前方指導　　*67*㊄
前方指導要素　　　**1709**
前方切歯路　　　*1238*㊄
線膨張係数　　　**1710**, *1800*
前方誘導　　*67*㊄
全面腐食　　　**1711**, *649*
専門的口腔ケア　　*2549*㊄
全率固溶体合金　　　**1712**

そ

総義歯　*1701*㊄
早期接触　　　**1713**, *319*,
862, *873*, *915*, *1827*, *2520*,
2617
早期喪失　　　**1714**, *470*,
708, *1533*, *2337*, *2656*
臓器発育曲線　　　*1487*㊄
早期負荷　　　**1715**
象牙芽細胞　　　**1716**, *1336*,
1717, *1718*, *2079*, *2603*
象牙細管　　　**1717**, *209*,
240, *609*, *1336*, *1716*,
1718, *1719*, *1796*, *2078*,
2079, *2134*
象牙質　　　**1718**, *150*, *190*,
196, *209*, *218*, *240*, *477*,
609, *783*, *931*, *1181*, *1189*,
1217, *1248*, *1249*, *1250*,
1302, *1336*, *1348*, *1592*,
1657, *1716*, *1717*, *1719*,
1796, *1823*, *2028*, *2029*,
2134, *2391*, *2429*, *2458*,
2599, *2603*, *2750*, *2858*,
2865, *2964*, *2975*

象牙質知覚過敏（症）
　　　1719
象牙線維　　　*2079*㊄
走査型電子顕微鏡　　　**1720**
双子鉤　　　**1721**
造歯細胞　　　*1716*㊄
創傷治癒　　　**1722**
叢生　　　**1723**, *1528*, *2582*,
2650
槽内中隔　　　*1018*㊄
ソーダ長石　　　**1724**, *1935*
即時顎義歯　　　**1726**
即時荷重　　　**1727**
即時義顎　　　**1725**, *1623*㊄
即時義歯　　　**1728**, *1726*
即時重合　　　*1363*㊄
即時重合レジン　　　**1729**,
*1364*㊄
測色機器　　　**1730**, *1993*
側切歯　　　**1731**, *158*, *779*,
1528, *1568*, *1612*, *1676*,
1740, *1788*
測定杆　　　*36*㊄
側頭筋　　　**1732**, *369*, *682*,
1748, *1752*, *2574*
側頭骨　　　**1733**, *357*, *632*,
2175, *2969*
側方運動　　　**1734**, *593*,
782, *876*, *916*, *1073*, *1074*,
1233, *1243*, *1244*, *1709*,
1735, *1736*, *1737*, *1898*,
2335, *2618*, *2648*, *2693*,
2764
側方顆路　　　**1735**, *496*,
498, *499*, *1691*
側方顆路角　　　*1736*㊄
側方顆路傾斜角　　　**1736**,
498, *726*, *1936*, *2572*, *2667*
側方顆路傾斜度　　　*1736*㊄
側方クリステンセン現象
　　　1737, *726*, *1741*

側方咬合位　　　**1738**
側方咬合彎曲　　　**1739**, *146*
側方歯牙彎曲　　　*146*㊄
側方歯群　　　**1740**, *316*,
1020
側方歯列彎曲　　　*146*㊄
側方調節彎曲　　　**1741**,
1737, *1937*
側方パラタルバー　　　**1742**
組織遮蔽装置　　　**1743**,
2630
組織排除装置　　　**1744**,
2630
組織保隙装置　　　**1745**,
2630
咀嚼運動　　　**1746**, *914*,
916, *1748*, *1749*
咀嚼運動路　　　**1747**
咀嚼筋　　　**1748**, *326*, *355*,
373, *392*, *396*, *399*, *682*,
836, *1114*, *1732*, *1749*,
1752, *2119*, *2703*
咀嚼効率　　　*1750*㊄
咀嚼障害　　　**1749**, *1966*
咀嚼能率　　　**1750**, *590*,
591, *1524*, *1954*, *2015*,
2359, *2806*, *2915*
咀嚼パターン　　　**1751**
咀嚼様式　　　*1751*㊄
咀嚼力　　　**1752**, *504*, *1218*,
2527
疎水基　　　**1753**, *344*, *1447*,
1641, *2940*
疎水性　　　**1754**, *1448*,
1753, *2940*
塑性加工　　　**1755**, *763*,
1698, *1907*
塑性ひずみ　　　*161*㊄
塑性変形　　　**1756**, *162*,
236, *412*, *723*, *1053*, *1534*,

387

1554, 1555, 1755, 1856, 1862, 1941, 2133
外開き形 1757, 2265, 2659
ソフトガム模型 1758, 1421㊙
ソマトプロテーゼ 1759
ゾル 1760, 383, 2250, 2447
ソルダー 1761, 3024㊙

た

ダークトライアングル 2504㊙
ターミナルケア 1762, 2670
ターミナルヒンジアキシス 1763, 1338㊙
ターミナルヒンジムーブメント 1764, 1337㊙
ターミナルプレーン 1765
ダイアメトラルテスト法 1766㊙
ダイアメトラル引張試験 1766, 2399
第一次医療機関 1767
第一生歯 1768, 1794, 2164㊙
第一切歯 1906㊙
第一セメント質 1769, 1657, 1795
第一象牙質 783㊙
対角隆線 1770, 1310㊙
耐火材 1771, 728, 729, 1418, 1580, 1581, 1599, 1874, 1881, 2719, 2741, 2744, 2965
耐火模型 1772, 120, 438, 999, 1774, 1810, 1812, 1914, 3063, 3072
耐火模型材 1773
耐火模型法 1774, 1917
帯環金属冠 1775
帯環効果 1776
大気焼成 1777
ダイキャスト法 1778
大臼歯 1779, 82, 95, 613, 625, 626, 661, 737, 913, 1019, 1260, 1372, 1374, 1523, 1768, 1794, 1878, 2038, 2153, 2299, 2558
大口蓋孔 1780, 1380
対向作用 575㊙
対合模型 1781, 592
第五咬頭 230㊙, 486㊙
ダイコム 1782
第三級アミン 1783, 414, 417, 1317, 1321, 1363, 1364
第三次医療機関 1784
第三象牙質 1336㊙
第三大臼歯 1878㊙
第三リン酸カルシウム 2966㊙
代償彎曲 1937㊙
耐食性 1785, 553, 639, 656, 686, 687, 834, 998, 1007, 1102, 1427, 1712, 1798, 1879, 1972, 2060, 2088, 2431, 2481, 2482, 2857, 3073
体心立方格子 1786, 758
ダイスペーサー 1787
代生歯 1788, 158, 1768, 2153
体積膨張係数 1800㊙
体積膨張率 1800㊙
大唾液腺 1789, 442, 1178, 1595, 1820

第七咬頭 1790
ダイナミック印象 1791, 2249
ダイナミックポジショナー 1792, 2886
第二次医療機関 1793, 1784
第二生歯 1794, 1768
第二切歯 1731㊙
第二セメント質 1795, 1657, 1769
第二象牙質 1796, 619, 1336, 2750
耐熱性 1797, 16, 305, 803, 952, 1092, 1418, 2287, 2431, 2803
耐熱模型 1772㊙
ダイハードナー 1606㊙
タイプ別金合金 1798
耐変色性 1799
体膨張係数 1800, 1710
耐摩耗性 1801, 889, 998, 1038, 1847, 2026, 2059, 2066, 2412, 2684, 2803
ダイヤモンドディスク 1802
ダイヤモンドドレッサー 1803
ダイヤモンドペースト 1804, 1961
ダイヤモンドポイント 1805, 2626
ダイヤルゲージ 1806
第四大臼歯 612㊙
ダイラタンシー 1807
耐硫化性 1808, 656
耐力 1809, 250, 922, 2399
ダイレクト築盛 1810
ダイレクトベニア法

1811
ダイレクトポーセレンインレー 1812
ダイレクトボンディング法 1813
大連結子 1814, 765, 1405, 1406, 1515, 1917, 2118, 2304, 2306, 2530, 2953, 2956, 3016
大連結装置 1814 ㊈
第六咬頭 1815
ダウエルクラウン 746 ㊈
ダウエルコア 1816, 1876 ㊈
ダウエルピン 1817, 1818, 1891, 2425
ダウエルピン植立機 1818
ダウエルピンセッター 1818 ㊈
唾液 1819, 145, 843, 1237, 1326, 1445, 1746, 2006, 2202, 2381, 2464, 2896
唾液腺 1820, 334, 399, 840, 843, 1142, 1394, 1789, 1819
多官能性モノマー 1821
多結晶体 1822, 759, 760
ダスト 2567 ㊈
ダストコレクター 1330 ㊈
脱灰 1823, 150, 196, 1116, 1348, 1813, 1888, 2134, 2264
脱臼 1824, 1055, 1259
脱酸効果 1825
タッピング 1826, 2262
タッピング運動 1827
ダッペングラス 1828
脱離 1829, 320, 1055

脱ろう〈蠟〉 1830
脱ろう〈蠟〉法 1831
ダブルアームクラスプ 1832
ダブルインレー 1833, 2663
ダブルエーカースクラスプ 1835, 1721 ㊈
ダブルクラウン 1836, 2000 ㊈
ダブルスプリットキャスト法 1837
ダブルTクラスプ 1838
ダブルトレー 1839
ダブルミックス印象 1840, 2150 ㊈
ダブルリンガルバー 1841, 765 ㊈
ダミー 2696 ㊈
単一印象 1842, 525
単一印象法 1842 ㊈
単一式模型 1843, 1205
炭火ケイ素 305 ㊈
炭化物 1844, 1587
単冠 1845, 2218, 2889
タングクリブ 1846
タングステンカーバイドバー 1847, 1611
単式弾線 1848, 2664
単斜晶系 1849, 2966
単純印象 1842 ㊈
単純窩洞 1850
単純鉤 1851, 2176, 2650
探針 171 ㊈
弾性 1852, 1003, 1343, 1356, 1424, 1853, 1857, 2390, 2446, 2496, 2500, 2664, 2682
弾性印象材 1853, 48, 161, 525, 923, 1412, 2250

弾性エネルギー 1854, 2993 ㊈
弾性係数 1855, 250, 548, 902, 2399, 2429, 2476, 2836
弾性限 1856, 161, 162, 922, 1755, 1756, 1852, 1858, 1859, 2993
弾性限度 1856 ㊈
弾性歯肉鉤 1857
弾性の法則 2476 ㊈
弾性ひずみ 1858, 1806, 1859
弾性変形 1859, 945, 1555, 1856, 2201, 2388, 2419
弾性裏装材 1860
弾性率 1861, 1855 ㊈
鍛造 1862, 1755, 1907
炭素鋼 1863, 201, 2135
炭素棒 310 ㊈
単独植立 1864
ダンマー 1865, 143, 1506, 2994
ダンマル 1865 ㊈
タンマンの作用限 1866
タンマンの耐酸限 1866 ㊈
単量体 1867, 2825 ㊈

ち

チームアプローチ 1868, 444
チーム医療 1869, 1596
チェックバイト法 1870, 1735
遅延インプラント 1871
知覚過敏 1872, 619, 1297
置換型固溶体 1873,

389

1007
チキソトロピー　　*1877*⦿
築盛　　**1874**, *35, 52, 53, 88, 92, 117, 149, 284, 351, 747, 792, 1031, 1125, 1428, 1544, 1774, 1777, 1810, 1957, 2044, 2054, 2055, 2061, 2063, 2064, 2125, 2147, 2529, 2534, 2743, 2744, 2981*

築盛法　　**1875**
築造体　　**1876**, *1951, 2558, 2669*
チクソトロピー　　**1877**
智歯　　**1878**, *1779*
チタン　　**1879**, *1, 8, 128, 132, 298, 564, 572, 803, 978, 1102, 1360, 1493, 1520, 1880, 1881, 1882, 1883, 1889, 2156, 2370, 2482, 2529, 2733, 2985*

チタン合金　　**1880**, *490, 563, 572, 1883, 1919, 1939, 2370, 2733*
チタン鋳造用埋没材　　**1881**, *1106, 1427*
チタンプラズマコーティング　　**1882**, *2433*
チタン用鋳造機　　**1883**
窒化物　　**1884**
チッピング　　**1885**
緻密骨　　**1886**, *345*
緻密質　　*1886*⦿
着色　　**1887**, *337, 480, 1189, 1509, 2125, 2570*
着色歯　　**1888**, *1887*
着色用陶材　　**1889**, *595, 1184, 1510*
着脱方向　　**1890**, *36, 310, 332, 1084, 1086, 2554, 2580, 2768, 2907*

チャネルトレー　　**1891**
チューイン法　　**1892**, *919, 1735*
中央窩　　*1899*⦿
中央結節　　*1900*⦿
中央溝　　*1901*⦿
中温素焼　　**1893**, *801*
鋳塊　　*115*⦿
中間欠損　　**1894**, *237, 764*
中間合金　　*2658*⦿
中空型栓塞子　　**1895**, *1326, 2003*
中空スプルー　　**1896**
中空ポンティック　　**1897**
中心位　　**1898**, *221, 287, 338, 354, 924, 926, 1474, 2129, 2617, 2618, 2619, 2627, 2764, 2781*
中心窩　　**1899**, *2951*
中心結節　　**1900**
中心溝　　**1901**, *228, 232, 269, 1310, 1899, 1900, 2092*
中心咬合　　**1902**, *1903*
中心咬合位　　**1903**, *354, 388, 616, 782, 863, 868, 1260, 1902, 2617, 2618, 2619, 2627*
中心咬合面隆線　　**1904**, *1900, 2937*
鋳接　　**1905**, *950, 1187*
中切歯　　**1906**, *158, 1059, 1255, 1565, 1612, 1621, 1676, 1731, 1788, 2759*
鋳造　　**1907**, *15, 29, 46, 73, 77, 153, 156, 297, 412, 428, 475, 539, 559, 595, 603, 605, 606, 631, 660, 676, 802, 803, 893, 999, 1090, 1280, 1328, 1531, 1581, 1702, 1772, 1773, 1774, 1775, 1778, 1810, 1909, 1914, 1915, 1916, 1919, 1923, 1934, 1951, 2058, 2089, 2216, 2239, 2240, 2316, 2503, 2538, 2558, 2629, 2675, 2719, 2720, 2838, 2866, 2976, 3035, 3072, 3073*

鋳造圧　　**1908**, *28, 233, 425, 605, 606, 691, 1435, 2240*
鋳造冠　　**1909**, *2789, 2895, 3066, 3068*
鋳造機　　**1910**, *233, 298, 603, 605*
鋳造欠陥　　**1911**, *78, 85, 100, 102, 271, 629, 631, 1091, 1328, 1531, 1897, 2131, 2240, 2374, 2540, 2675*
鋳造鉤　　**1912**, *710, 1034, 1774, 2559, 2971, 3007*
鋳造収縮　　**1913**, *73, 74, 2191, 3073*
鋳造床　　**1914**, *23, 1138, 1879*
鋳造性　　**1915**, *656, 998, 2178*
鋳造精度　　**1916**, *1531, 1989*
鋳造バー　　**1917**, *505*
鋳造法　　**1918**, *238, 266, 425, 669, 999, 1435, 1912, 1914, 1917, 1955, 2533, 2960, 3037*
鋳造用合金　　**1919**
鋳造用スプルーコーン　　**1920**
鋳造（用）リング　　**1921**, *16, 28, 90, 301, 302, 501, 559, 603, 1280, 2149,*

2253, 2914, 2958, 2959, 2960, 2961
中パラタルバー　　1922
チューブロックアタッチメント　1923
稠密六方格子　　1069⑩
超音波加工機　　1924, 547
超音波研磨　　1925
超音波研磨機　　1926, 1924⑩
超音波スケーラー　　1927
超音波洗浄　　1928, 1090
超音波洗浄器　　1929
蝶下顎靱帯　　1930
蝶形骨　　1931, 326, 357, 2460, 2878
超硬質石膏　　1932, 49, 2471, 2722, 2730
超硬石膏　　1932⑩
彫刻刀　　1933, 1934, 2991
彫刻法　　1934, 1933
長石　　1935, 308, 933, 1984, 2043, 2517
調節性咬合器　　1936, 1837, 2107
調節彎曲　　1937, 882, 2033, 2298, 2315, 2824, 2828
超塑性　　1938
超塑性チタン合金　　1939
超弾性クラスプ　　1940
超弾性合金　　1941
超弾性ニッケルチタン合金線　　1942
稠度　　1943, 1003, 2407, 2596
蝶番運動　　1944, 338, 1947, 2358
蝶番咬合器　　1945, 487, 2358
蝶番軸　　1946, 459, 487, 1944, 2423, 2441, 2627
蝶番（軸）点　　1947, 10, 468, 925, 1026
調和　　1948, 204, 264, 562, 652, 873, 1252, 1282, 1421, 1463, 1688, 1889, 2085, 2298, 2919, 2997
直接維持装置　　1949, 1950⑩
直接支台装置　　1950
直接法　　1951, 571, 1589, 3064
直接法用インレーワックス　1952
直流モーター　　1953, 2713
治療用義歯　　1954, 2459
チルメタル　　1955
チンキャップ　　1956, 770, 1539, 2592
沈殿法　　1957

つ

追加築盛　　1958
通気性　　1959, 73, 156, 181, 2240, 2965
つや出し研磨　　1960, 1804
つや出し材　　1961
つや出し焼成　　1962, 1538, 2383, 2857
つや焼き　　1962⑩

て

低位　　1963
低位咬合　　1966
ディープシャンファー　1969, 2595⑩
低温焼成陶材　　1984⑩
低温鋳接法　　1970
低温長時間重合法　　1971
低カラット金合金　　1972
ディギャッシング　　1973, 1437, 2477
抵抗形態　　1974, 2265
抵抗源　　1975, 987⑩
停止突起　　3005⑩
挺出　　1976, 391, 797, 861, 1475, 1480, 1824, 2751
挺出歯　　1977
ディスク　　1978, 555, 777, 1651, 2099, 2753, 2987
ディスクルージョン　　616⑩
ディスタルシュー保隙装置　1979, 997
ティッシュインテグレーション　1980, 272⑩
ディッチング　　1981
ディッピング法　　1982, 1934
ティナージョイント　1983
低融陶材　　1984, 2043
低溶陶材　　1984⑩
テーパー　　1985, 942, 1987, 2665, 2809
テーパージョイント　1986
テーパートゥール　　1987
適合検査材　　1988
適合診査材　　1988⑩
適合精度　　1989, 1430, 1787, 3073
デザインカッター　　1990⑩
デザインナイフ　　1990, 2098

デジタイザー　　　1991
デジタルインプレッション
1992, 823㊞
デジタル測色　　　1993
デジタルデータ　　　1994,
1134
撤去用突起　　　1995, 2932
撤去用ノブ　　2932㊞
テトラサイクリン着色歯
1996㊞
テトラサイクリン変色歯
1996, 1463
デプスゲージ　　　1997
デュアルキュア型レジンセメント　　1998
テレスコープ義歯　　　1999,
2398, 2996
テレスコープクラウン
2000, 256, 2313, 2768, 2769
転位　　2001, 58, 422, 634, 1011, 1723, 1824
展延性　　2002, 142, 410, 1512, 1712, 2296, 2979
天蓋開放型栓塞子　　　2003, 1326, 1895
電解研磨　　　2004, 547, 2005
電解研磨機　　　2005
電解質　　2006, 2010, 2873
点角　　2007, 689
添加修正　　2544㊞
添窩（部）　　2008, 60㊞
電気エンジン　　　2009, 327, 1032, 1504, 2336, 2587
電気化学的研磨　　2004㊞
電気化学的腐食　　　2010, 2006
電気抵抗溶接　　　2011, 2876
電気分極　　2561㊞
電気メッキ　　2012, 2025
電気ろう〈鑞〉着機　　2013
電気ろう〈鑞〉付け機
2013
典型正常咬合　　　2014
電子対結合　　647㊞
点食　　895㊞
展伸性　　2002㊞
点接触　　2015, 2806
填塞　　2544㊞
テンタティブデンチャー
2016, 1107㊞
デンタルエックス線写真
2017
デンタルカリエス　　150㊞
デンタルプラーク　　　2018, 62, 134, 253, 650, 732, 849, 1012, 1227, 1231, 1287, 1289, 1408, 1446, 1497, 1927, 2024, 2244, 2318, 2343, 2487, 2506, 2975
デンタルフロス　　　2019
テンチの間隙　　　2020
テンチのコア　　　2021, 878, 2729
テンチの歯型　　2021㊞
デンチャーカラーリング
2022
デンチャーステイン　　2022㊞
デンチャースペース
2023
デンチャーマーキング
560㊞
デンチャープラーク
2024
電鋳クラウン　　　2025
電鋳法　　　2026
デンチュリスト　　　2027
デンティン色陶材　　　2028, 53, 88, 1184, 1544, 2125, 2678
デンティン色レジン
2029
デントジェニクス　　　2030
デンドライト　　1349㊞
填入　　2031, 299, 2497, 3061
天然歯列　　2032, 65, 146, 431, 432, 876, 882, 1235, 1675, 1741, 2578
テンプレート　　　2033
テンポラリーアバットメント　　2034
テンポラリークラウン
1110㊞
テンポラリークラウン・ブリッジ　　2035
テンポラリーシーリング
477㊞
テンポラリーデンチャー
2036
テンポラリーレストレーション　　1109㊞
点溶接　　2037, 1342, 2011, 2876

と

樋状根　　2038
トゥースポジショナー
2039, 2679
頭蓋インプラント　　　2040
等極結合　　647㊞
瞳孔　　2041, 507
等高点　　2042, 2580
陶材　　2043, 31, 35, 51, 54, 88, 92, 117, 141, 149,

193, 246, 284, 296, 307, 337, 351, 480, 481, 676, 681, 717, 732, 740, 747, 793, 801, 933, 947, 995, 1031, 1047, 1087, 1125, 1130, 1143, 1184, 1306, 1327, 1332, 1386, 1387, 1388, 1389, 1426, 1436, 1437, 1509, 1510, 1540, 1544, 1583, 1640, 1662, 1666, 1678, 1679, 1703, 1724, 1773, 1774, 1777, 1802, 1804, 1805, 1874, 1875, 1889, 1893, 1909, 1957, 1958, 1962, 1973, 1984, 2028, 2044, 2045, 2047, 2050, 2051, 2053, 2054, 2056, 2055, 2057, 2058, 2059, 2060, 2061, 2063, 2064, 2066, 2073, 2125, 2147, 2194, 2228, 2292, 2302, 2371, 2379, 2436, 2522, 2534, 2570, 2595, 2640, 2641, 2644, 2706, 2744, 2791, 2793, 2797, 2817, 2887, 2904, 2991, 3023

陶材混和液 2044, *246, 2063*

陶材混和用スパチュラ 2045

陶材ジャケット冠 2046, *2641㊌*

陶材ジャケットクラウン *2641㊌*

陶材焼成皿 2047, *2051, 2052*

陶材焼成スタンド 2048, *2049㊌*

陶材焼成台 2049, *2051, 2052*

陶材焼成法 2050
陶材焼成用具 2051
陶材焼成用トレー 2052
陶材焼成炉 2053, *53, 1437, 1439, 1583, 1771, 1777, 2050, 2051, 2052, 2741, 3042*
陶材スパチュラ 2054
陶材築盛用具 2055
陶材つや出し研磨用バー 2056
陶材ブラシ *2064㊌*
陶材分離材〈剤〉 2057
陶材焼付 2058
陶材焼付金属冠 2059, *33, 35, 193, 210, 284, 685, 717, 1087, 1122, 1184, 1199, 1387, 1437, 1810, 1909, 1973, 1984, 2025, 2028, 2147, 2228, 2232, 2499, 2522, 2641, 2732, 2738, 2743, 2791, 2996, 3042*
陶材焼付用合金 2060, *1118*
陶材用ガラス棒 2061, *2055*
陶材溶着金属冠 2062, *2059㊌*
陶材用パレット 2063, *2055, 2103*
陶材用筆 2064, *2055*
陶材用練和皿 2065, *2063㊌*
陶材練和液 *2044㊌*
陶歯 2066, *933, 1444, 2067, 2892*
陶歯冠応用架工歯 *2067㊌*
陶歯冠応用橋体 *2067㊌*
陶歯冠応用ポンティック *2067*

動側 *1073㊌*
動的印象 *1791㊌*
動的矯正装置 2068
動的治療 2069, *1569, 2068, 2900*
陶土 *351㊌*
糖尿病 2070, *831, 2418*
投錨効果 2071
頭部エックス線規格写真 2072, *1699, 2109*
透明（色）陶材 2073, *1184, 1544, 2125*
透明度 2074, *1436, 1681, 2073, 2090*
動揺度 2075
トータルヘルスプロモーションプラン 2076
トーマスノッチ 2077
トームスの顆粒層 2078
トームスの線維 2079, *1716*
特殊型咬合器 2080, *2358*
特例技工士 2081, *2082*
特例技工所 2082
トップダウントリートメント 2084
トライアルクラウン 2085
トライセクション 2086
トライボケミカル 2087
トライポッド *2042㊌*
ドラフトチャンバー 2088
トランスファーコーピング 2089, *947*
トランスペアレント 2090, *194, 2073, 2677*
トランスルーセント陶材 2091, *2073㊌*

393

ドリオピテクス型 2092
トリゴニード切痕 2093
取り込み印象 2398㊟
トリジマイト 2094, 728, 1099, 1418
取り外し埋没法 2095
トリポリ 2096
トリマー 2097
トリミング 2098, 1502, 1990, 2895
砥粒 2099, 307, 308, 309, 753, 777, 778, 1122, 1124, 1129, 1425, 1426, 1771, 1802, 1803, 1805, 1924, 1925, 1978, 2625, 2626, 2974
ドリリング 2100
トルク 2101, 555
ドルダーバー 2102, 2222
トレー 2103, 262, 315, 532, 588, 735, 960, 1514, 2104, 2439, 2552, 2931
トレーコンパウンド 2104
トレー用常温重合レジン 2105㊟
トレー用レジン 2105, 2799
脱ろう〈蠟〉 2978㊟
とろう〈鑞〉 3030
塗ろう〈蠟〉法 2106
ドロップオンテクニック 2107
トロント会議 2108
ドンダースの空隙 2109
トンネリング 2110
トンネル形成 2110㊟
通路 2111, 94㊟, 1524㊟

な

内エナメル上皮 2112, 311, 2603, 2634
内縁上皮 2113, 312, 1293, 2470
内冠 2114, 252, 313, 942, 943, 945, 946, 1999, 2000, 2313, 2499
内斜面 2115, 170, 917, 2520
内舌筋 2116, 244, 419, 1381, 1473
内側性窩洞 2117, 323
内側バー 2118, 2221
内側翼突筋 2119, 1748, 2574, 2878, 2883
ナイトガード 2120, 472, 1137, 2455
ナイフエッジ 2121, 1546, 2607
内部応力 2122, 248, 630
内部気泡 2123
内部スクリュー 2124, 42㊟
内部ステインテクニック 2125
流し込み床用レジン 2127㊟
流し込み法 2126
流込みレジン 2127, 1279, 1540, 2722
流れ 2537㊟
ナスミスの膜 2128
ナソロジー 2129, 287, 1121
ナチュラルグレーズ 1666
ナノジルコニア複合体 2130

なめられ 2131, 78
軟化圧接法 2132, 1934
軟化温度 2133, 143, 246, 886, 2104
軟化象牙質 2134, 619, 2895
軟化点 2133㊟
軟化熱処理 2135, 400, 716, 832, 2192, 2450
軟口蓋 2136, 2, 166, 408, 804, 805, 810, 815, 820, 920, 1684, 1685, 1686, 2109, 2137, 2204, 2290, 2353
軟口蓋挙上装置 2137, 224
軟質義歯裏装材 2138, 2917
軟質ライニング材 2138㊟
ナンスのアプライアンス 2139㊟
ナンスのホールディングアーチ 2139, 386, 2307
軟性高分子材料 2140
軟毛ブラシ 2141, 1960

に

ニアゾーン 2142
二回法インプラント埋入 2143, 476, 2352
二回埋没法 2151㊟
肉芽組織 2144, 1722
二酸化ケイ素 1418㊟
二酸化ジルコニウム 1427㊟
二次齲蝕 2145, 705, 1043, 1110, 1660, 2381, 2486, 2606
二次再結晶 762㊟

二次手術　　2146, 2352
二次焼成　　2147, 1958
二次石膏　　2148, 1210, 1818
二次象牙質　　1796 同
二次埋没　　2149
二重インレー　　1833 同
二重同時印象　　2150
二重埋没法　　2151
二水石膏　　2152, 49, 829, 833, 887, 1597, 2471, 2586
二生歯性　　2153, 1788
ニッケルクロム合金　　2155, 1915, 2169, 2370
ニッケルチタン合金　　2156, 1940
ニッチ　　2157
二腹筋窩　　2158, 377
日本歯科技工学会　　2159, 1153
日本歯科技工士会　　2160
日本歯科技工所連盟　　2161
乳臼歯　　2162, 486, 613, 708, 2169
乳犬歯　　2163, 1740, 2172
乳歯　　2164, 158, 422, 433, 852, 1020, 1471, 1533, 1577, 1714, 1768, 1788, 1794, 2153, 2165, 2167, 2169, 2171, 2172, 2173, 2277, 2631, 2632, 2656, 2657
乳児期　　2165
乳歯の萌出順序　　2166
乳歯萌出期　　2167
入射角　　2168, 699, 2327, 2950
乳歯用既製冠　　2169 同
乳歯用既製金属冠　　2169, 1702

乳歯用人工歯　　2170
乳歯列期　　2171, 160, 2990
乳側切歯　　2172
乳中切歯　　2173, 2167, 2172
乳頭部歯肉　　1188 同
ニュートラルゾーン　　653
ニュートン　　2174, 1341
乳様突起　　2175
二腕鉤　　2176, 576, 3007

ぬ

ヌープ硬さ　　2177, 270, 305
ぬれ　　2178, 344, 1626, 2179, 3030
ぬれ角　　1626 同
ぬれ性　　2179, 2599

ね

ネイサベイヤー　　2180
ネイのクラスプ　　2181
ネガティブピンケル　　2183
熱可塑性　　2184, 121, 525, 2185, 2246, 2499, 2818
熱可塑性樹脂　　2185, 1139, 1307, 2684
熱可塑性ポリマー　　2185 同
熱可塑性レジン　　2186, 2185 同
熱間加工　　2187
ネックバンド　　2188, 2591
熱硬化性樹脂　　2189, 307, 2803
熱サイクル試験　　2190
熱収縮　　2191, 1913, 1971, 2122, 2132
熱処理　　2192
熱電対　　2193
熱伝導　　2194, 670, 720, 1249, 2818
熱疲労試験　　2190 同
熱負荷試験　　2190 同
熱分析　　2195
熱膨張　　2196, 622, 728, 729, 1599, 2122, 2190, 2381, 2636
熱膨張係数　　2197, 121, 483, 717, 1913, 2060, 2122, 2636, 2706, 2818, 2837, 2841, 2935, 2198 同
熱膨張率　　2198, 1419, 1952, 2758, 2793, 2197 同
根分岐部病変　　2086, 2110
燃焼炎　　2199 同
燃焼帯　　2199, 2538
燃焼炉　　475 同
粘性　　2200, 1358, 1724, 1943, 2044, 2407, 2687
粘弾性　　2201, 2249
粘着　　2202
粘稠度　　1943 同
捻転　　2203, 1011, 1528, 2879
粘膜下層　　2204 同
粘膜下組織　　2204, 897, 2206, 2207
粘膜貫通部　　2205
粘膜筋板　　2206, 2204
粘膜固有層　　2207, 2204, 2206
粘膜支持　　2208, 2211 同
粘膜支持義歯　　2212 同
粘膜上皮　　2209, 2207

395

粘膜内インプラント 2210
粘膜負担 2211, 582, 1515
粘膜負担義歯 2212

の

濃淡電池 2213
ノーマリゼーション 2214
ノギス 2215, 1192
残り湯 2216
伸び 2217, 420, 1939, 2155, 2399, 2684
ノンパラレルピン 2218
ノンフラスキング法 2219, 2917
ノンリテーナーデンチャー 2220
ノンルーフデンチャー 2774 囘

は

バー 2221, 6, 256, 325, 412, 510, 511, 569, 624, 643, 777, 921, 1406, 1429, 1502, 1515, 1518, 1527, 1567, 1697, 1742, 1814, 1844, 1885, 1917, 1922, 1968, 2098, 2155, 2222, 2224, 2233, 2289, 2294, 2304, 2305, 2559, 2895, 2954, 3005, 3010, 3016, 3021
バーアタッチメント 2222, 2102, 2769
パーキンソン病 2223, 223, 939, 2466
バー屈曲鉗子 2224, 696, 697, 2233
バークラスプ 2225, 3035
バーコード 2226
パーシャルデンチャー 2485 囘
パーシャルパラレルミリング 2227
パーシャルベークタイプ 2228
バーチャルワックスアップ 2229
バーティカルオーバーラップ 257 囘
バードビークプライヤー 2230, 56 囘
バーナー 2231, 1096, 2232
バーニング 2232
バー捻転鉗子 2233, 696, 697, 2224
ハーフアンドハーフクラスプ 2234, 514
ハーフクラウン 2235
ハーフポンティック 2236
ハーフポンティックテクニック 3044 囘
バーベンダー 2237, 2224 囘
パール重合 2238, 784 囘
背圧 2239, 2491
背圧多孔 2240, 78, 606, 2239
配位結合 2241, 86
バイオコンパティビリティ 1561 囘
バイオセラミックス 2242
バイオネーター 2243
バイオフィルム 2244, 849
バイオプシー 1552 囘
バイオマテリアル 2245, 1562 囘
バイオメカニクス 1563 囘
杯状期 2634 囘
バイトコンパウンド 2246
バイトスプリント 267 囘
バイトフォーク 2247, 597, 2440
バイトリム 874 囘
ハイドロキノン 2248
ハイドロキャスト重合法 2249
ハイドロコロイド印象材 2250, 48, 525, 745, 1003, 1853
バイトワックス 2251
ハイブリッド型コンポジットレジン 2252
ハイブリッド層 1348 囘
バイブレーター 2253, 1440, 1877
バイヘリックス装置 2254
ハイモア洞 2255, 1372 囘
排列 2256, 180, 381, 540, 541, 542, 653, 858, 874, 885, 906, 1260, 1261, 1292, 1373, 1385, 1391, 2020, 2039, 2085, 2259, 2310, 2315, 2529, 2824, 3026
ハウジング型咬合器 2257
パウンド法 2258
パウンドライン 2259
破壊靱性 2260

破壊靱性値 2261
はがね　795㊙
歯ぎしり　2262, 2455
白帯　2263
白斑　2264, 1408, 2329
箱形　2265, 2659
破骨細胞　2266, 2268, 2386, 2933
箱枠形成　2654㊙
パサバント隆起　2290㊙
把持　2267, 167, 1776, 1857, 2971
破歯細胞　2268
歯–歯肉境　2113㊙
把持力　2269, 18, 514, 1407, 1912, 3021
把持腕　2270, 576㊙, 2267
パスカル　2271
パス法　2272
パターン　2273
パターン用レジン　2274
発育空隙　2277, 1577, 2842
発音位　2278
発音障害　2279, 2304, 2310
発音法　2280
バッカルコリダー　2281
バッカルシェルフ　2282, 645㊙
バッカルチューブ　2283, 333
バッカルバー　2284, 643㊙
白金加金　2285, 563, 564, 716, 998, 1125, 1914, 1940, 2527
バッキング　2286
白金箔　2287, 2288
白金箔マトリックス法　2288
バックアクションクラスプ　2289, 514, 2181
バックプレッシャー　2239㊙
発語障害　800㊙
パッサバン隆起　2290
パッシブフィット　2291
撥水性　1754㊙
バットジョイント　2292
発熱反応　2293
馬蹄形バー　2294
パテ状シリコーンゴム印象材　2295
バニッシャー　2296, 673
バニッシュ　2297, 2381
ハノー咬合五原則　2298
ハノー咬合五辺形　2298㊙
歯の平均寿命　2299
パノラマエックス線写真　2300
バフ　2301, 786, 787, 1129, 1130, 1804, 1961, 2096, 2302, 2468
バフ研磨　2302, 2974
ハミュラーノッチ　2303, 2401
パラタルクリブ　1846㊙
パラタルストラップ　2304, 2347
パラタルバー　2305, 1567, 1697, 2118, 2221, 2304, 2306, 2347
パラタルプレート　2306
パラタルボタン　2307, 2139
パラタルランプ　2308, 268㊙
パラタルリフト　2309, 2137㊙

パラトグラム　2310
パラフィンワックス　2311, 94, 491, 542, 868, 874, 1138, 1532, 2251, 2758
パラレリングデバイス　2312
パラレルテレスコープクラウン　2313
パラレロメーター　2314, 2580, 2770㊙
バランサー　80㊙
バランシングランプ　2315
バリ　2316, 1131
バリ石膏　2330㊙
バルクウィル角　2317, 2572
パルス光　2318
バルブ型鼻咽腔補綴装置　2319
パレート図　2310㊙
バレル研磨　2320, 2099
バレル研磨器　2321
バレル仕上げ　2320㊙
ハロー効果　2322
ハローポンティック　1897㊙
半固定性架工義歯　2323, 2324㊙
半固定性橋義歯　2324㊙
半固定性ブリッジ　2324
半固定性連結　2325, 3019
半自浄型ポンティック　2326, 2484, 2621
反射角　2327, 2168
反射率　2328, 2562
斑状歯　2329, 2263
半水石膏　2330, 833, 2152, 2780

397

半接着斑　　*2601* ㊙

半側切除　　**2331**

ハンター・シュレーゲル条
2332, *192*

反対咬合　　**2333**, *352, 360, 376, 885, 2724*

半調節性咬合器　　**2334**, *458, 499, 727, 1870*

バンドクラウン　　*1775* ㊙

パントグラフ　　**2335**, *1691*

ハンドピース　　**2336**, *153, 327, 556, 946, 1032, 1425, 2009, 2221, 2343, 2500, 2626, 2713, 2753, 3043*

ハンドリングノブ　　*2932* ㊙

バンドループ保隙装置
2337

ひ

被圧変位量　　**2338**

非アルコン型咬合器　　*1025* ㊙

非アンダーカット　　**2339**, *575, 1084, 1407*

ビーズワックス　　**2346**, *2758* ㊙

ビーディング　　**2347**

ヒートショック型加熱重合レジン　　**2348**

ヒートプレス法　　*529* ㊙

ビーム　　**2349**

ヒーリングアバットメント
2350, *225*

ヒーリングキャップ
2351, *2350* ㊙

ヒーリングスクリュー
2352

鼻咽腔閉鎖不全　　**2353**, *821, 2354*

鼻咽腔補綴装置　　**2354**

鼻咽腔閉鎖機能不全　　*2353* ㊙

ピエゾ　　**2355**

ピエゾ素子　　*2355* ㊙

ピエゾ電気　　*2355* ㊙

ビカー針　　**2356**, *1409, 1460*

被蓋　　**2357**, *376, 1539, 1675, 1741*

非解剖学的咬合器　　**2358**, *1313, 2649*

非解剖学的人工歯　　**2359**, *340, 2775*

鼻下点　　**2360**

光重合　　**2361**, *294, 1127, 1194, 1316, 1363, 1998*

光重合型コンポジットレジン　　**2362**, *1209*

光重合レジン　　**2363**, *530, 1321, 1783, 2364*

光照射器　　**2364**

光造形法　　**2365**, *2903*

光のスペクトル　　**2366**

非顆路型咬合器　　**2367**, *2358* ㊙

非緩圧型　　**2368**

非緩圧型アタッチメント
2369

非貴金属合金　　**2370**, *672, 1079, 1499, 1645*

引き抜き試験　　**2371**

非機能咬頭　　**2372**, *2077*

卑金属合金　　*2370* ㊙

鼻腔　　**2373**, *124, 809, 1372, 1613, 1682, 1683, 2137, 2353, 2460*

引け巣　　**2374**, *271, 631*

非作業側　　**2375**, *2578* ㊙

非自浄型ポンティック
2376, *2849*

鼻耳道線　　**2377**, *531* ㊙

比重　　**2378**, *233, 720, 1080, 2620, 2757*

非晶質　　**2379**, *2201, 2585*

非晶質層　　**2380**

微小漏洩　　**2381**, *2702*

鼻唇溝　　**2382**, *565*

ビスケットベーク　　**2383**, *1538*

ヒステリシス　　**2385**

ビスフォスフォネート
2386

ひずみ　　**2387**, *161, 248, 250, 251, 548, 723, 911, 1516, 1583, 1809, 1855, 1858, 2122, 2135, 2385, 2399, 2419, 2476, 2833, 2949*

ひずみエネルギー　　**2388**

ひずみ曲線　　*26, 922, 1450, 1809, 2419*

歪ゲージ　　*1516* ㊙

ひずみ硬化　　*410* ㊙

非石膏系鋳型材　　*2389* ㊙

非石膏系埋没材　　**2389**

非弾性印象材　　**2390**, *121, 140, 1093, 2246, 2818*

被着体　　**2391**, *346, 1639, 2071, 2392, 2890, 3033*

被着体破壊　　**2392**

被着面　　**2393**, *677, 1644, 2087, 2489*

被着面処理　　**2394**

非調節性咬合器　　**2395**

鼻聴道線　　*531* ㊙

鼻聴道平面　　*531* ㊙

ビッカース硬さ　　**2396**, *51, 270, 654*

引っかき硬さ　　**2397**,

398

439, 2749, 2808
ピックアップ印象 2398
引張試験 2399, *420, 2217, 2292, 2710*
引張強さ 2400, *410, 1052, 1766, 2155, 2399, 2684*
非添窩（部） *2339* 🔒
ヒドロキシアパタイトコーティング 2402, *2433*
ビニルシリコーンゴム印象材 *2446* 🔒
ビニルチャック *2500* 🔒
比熱 2403, *2838*
ピボットスプリント 2404
冷やし金 *1955* 🔒
ヒューム 2405
標示線 2406, *424, 1385, 1566*
標準線 *2406* 🔒
標準稠度 2407
表情筋 2408, *535* 🔒
漂白 2409, *2645*
表面粗さ 2410, *1550, 1911*
表面活性剤 2411, *344*
表面滑沢硬化材 *1606* 🔒
表面硬化材 2412
表面処理 2413, *1302, 1417, 2393, 2394, 2793*
表面性状 2414, *1960*
表面張力 2415, *618, 2178*
鼻翼下縁 2416, *435, 531, 877, 1705*
鼻翼幅線 2417
日和見感染 2418, *842*
比率 *2550* 🔒
比例限 2419, *250, 902, 2476, 2836*

比例限度 *2419* 🔒
疲労試験 2420, *725*
ヒンジアキシス 2421, *1946* 🔒
ヒンジアキシスポイント 2422, *1947* 🔒
ヒンジアキシスロケーター 2423, *1947*
品質管理 2424, *910*
ヒンジポイント *1947* 🔒
ヒンジムーブメント *1944* 🔒
ヒンジロケーター *2423* 🔒
ピンホール 2425, *2157, 2312, 2541, 2637, 2665*
ピンレストレーション 2426
ピンレッジ 2427, *2157, 2426, 2486, 3009*

ふ

ファーゾーン 2428
ファーネス *475* 🔒
ファイバーポスト 2429
ファイル 2430, *2910*
ファインセラミックス 2431
ファセット *869* 🔒
ファンクションレギュレーター *2535* 🔒
ファンデルワールス力 2432, *546, 2058, 2566*
フィクスチャー 2433, *39, 41, 42, 93, 122, 129, 135, 136, 174, 272, 331, 349, 405, 476, 735, 949, 974, 978, 982, 1882, 1980, 1986, 2040, 2143, 2146, 2350, 2352, 2402, 2507,*

2588, 2846, 3071
フィッシャーバー 2435, *2221*
フィニッシュライン 2436, *705, 959, 1660, 1776, 1990, 2098, 2522, 2606, 2702, 3068*
フィニッシングライン *2436* 🔒
フィメール 2437, *18, 261, 465, 466, 502, 539, 991, 1532, 1923, 2102, 2369*
フィラー 2438, *54, 140, 745, 793, 889, 1003, 1038, 1417, 1418, 1419, 1580, 2252, 2818, 2841*
フィンガーレスト 2439
フェイシング *1678* 🔒
フェイスボウ 2440, *290, 458, 597, 1026, 2247, 2441, 2442, 2591*
フェイスボウトランスファー 2441, *10, 507, 597, 925, 1705, 1947, 2247, 2729*
フェイスボウレコード 2442, *290, 2573*
フェイスマスク 2443
フェザーエッジ 2444, *2121, 2607*
フェルール効果 *1776* 🔒
フェルトコーン 2445, *1129, 1130, 2987*
フォーフィフスクラウン *1002* 🔒
付加型シリコーンゴム印象材 2446, *1003, 1334, 1343*
不可逆性 2447, *48*
不可逆性印象材 2448

付加重合　　2449, 1316, 2799, 2825
不規則格子　　2450
負極　　114㊑
複印象　　2451, 120, 999, 1353, 2461, 2462, 2739
複関節　　2452
複合材料　　2453, 132, 2122
複合レジン　　1038㊑
複雑窩洞　　2454
副子　　2455, 1139
複式弾線　　2456, 2664
副歯型式模型　　2457, 1076
覆髄法　　2458
複製義歯　　2459
副鼻腔　　2460, 1372, 1931, 2373
複模型　　2461, 1353, 2451, 2462
複模型用印象材　　2462
不潔域　　2463, 1182, 2888
腐食　　2464, 186, 251, 648, 649, 895, 1277, 1711, 1785, 1863, 1921, 2010, 2465, 2934
腐食疲労　　2465
不随意運動　　2466, 263
不正咬合　　2467, 392, 397, 407, 906, 1367, 1749, 2632, 2759, 3028
浮石末　　2468, 1961
付線　　2436㊑
付属アタッチメント　　2660㊑
付着歯肉　　2469, 1285, 1507, 1508, 2204, 2609
付着上皮　　2470, 1088, 1401, 2113, 2601
普通石膏　　2471, 89, 887, 1115, 2586, 2722
フッ化カリウム　　2472
フッ化水素酸　　2473, 185, 1724, 2477
フッ化物　　2474, 2473, 2478
フック　　2475, 1405, 1848, 2663
フックの法則　　2476, 1855
フッ酸処理　　2477
フッ素　　2478, 2329, 2479
フッ素化合物　　2474㊑
フッ素徐放　　2479
筆積み法　　2480
不動態　　2481, 1512
不動態被膜　　2482㊑
不動態膜　　2482
不動粘膜　　2483, 652, 2612
船底型ポンティック　　2484
部分床義歯　　2485, 76, 269, 288, 310, 332, 518, 582, 599, 710, 713, 764, 945, 999, 1083, 1187, 1267, 1268, 1269, 1515, 1653, 1814, 1917, 1950, 2013, 2221, 2227, 2653, 2663, 2859, 2953, 2956, 3066
部分被覆冠　　2486, 701, 1700, 2235, 2275, 2427, 2541, 2889
プラークコントロール　　2487, 2913
プライマー　　2488, 1637, 2489, 2599, 3001
プライマー処理　　2489, 2413
プライマリケア　　2490
プライヤー　　511㊑
ブラインドベント　　2491
ブラキシズム　　2492, 319, 584, 700, 873, 2120, 2946
ブラケット　　2493, 123, 2746, 2747, 3040
フラスキング　　2498㊑
フラスコ　　2494, 90, 94, 120, 300, 1115, 1131, 1608, 2149, 2219, 2451, 2459, 2496, 2497, 2498, 2712, 2721, 2978, 3003
フラスコエジェクター　　2495
フラスコクランプ　　2496
フラスコプレス　　2497
フラスコ埋没　　2498, 2978, 3003
プラスチックコーピング　　2499
プラスチックチャック　　2500, 2515
プラズマ溶射法　　2501
ブラックシリコーン　　2502
フラックス　　2503, 1893, 2472, 2629
ブラックトライアングル　　2504, 2236, 3044
ブラックの窩洞分類　　2505, 323, 619, 1209, 1850
ブラッシング　　2506, 889, 1297, 2272, 2745
プラットフォームスイッチング　　2507
フラップオペレーション　　2508
フラビーガム　　2509
フラビーティッシュ　　2509

フランクフルト平面 *2510*, *404*, *568*, *1244*, *1481*
プランジャーカスプ *2511*
フリーウェイスペース *2512*, *59* 㘳
フリーダムインセントリック *2513*, *217* 㘳
フリクショナルフィット *2514*
フリクショングリップ *2515*, *2794*
ブリッジ *2516*, *33*, *81*, *237*, *427*, *453*, *462*, *465*, *722*, *993*, *995*, *1187*, *1193*, *1267*, *1269*, *1645*, *1700*, *1833*, *1845*, *1923*, *2000*, *2052*, *2054*, *2059*, *2067*, *2218*, *2235*, *2312*, *2324*, *2325*, *2398*, *2519*, *2529*, *2651*, *2696*, *2732*, *2889*, *3019*, *3037*, *3056*, *3073*
フリット *2517*
ブリネル硬さ *2518*, *270*
フルアンカードブリッジ *2519*
フルデンチャー *1701* 㘳
フルバランスドオクルージョン *2521*, *881*, *2579*, *2915*
フルベークタイプ *2522*, *2228*
フルマウスリコンストラクション *2523*, *264* 㘳
フルマウスリハビリテーション *2524*, *264* 㘳
ブレーシングアーム *2525*
ブレードインプラント *2526*
ブレード人工歯 *2527*
ブレードベントインプラント *2528*, *2526* 㘳
フレーム *2529*, *1605*, *1897*, *2529*, *3010*
フレームワーク *2530*, *790*, *2797*
フレキシブルサポート *2531*
プレシジョンアタッチメント *2532*, *1251* 㘳
プレシャス合金 *553* 㘳
プレス成形 *2533*
プレスセラミックス *2534*
プレスバニッシャー *2296* 㘳
フレンケルの装置 *2535*
フレンジテクニック *2536*
フロー *2537*
ブロートーチろう〈鑞〉付け法 *350* 㘳
ブローパイプ *2538*, *2231*, *2762*
プロービング *2539*
ブローホール *2540*, *85*, *259*
プロキシマルハーフクラウン *2541*, *2486*
プロキシマルプレート *2542*, *2973*
プログレッシブサイドシフト *2543*, *1066*
ブロックアウト *2544*, *1086*, *2580*
プロトコール *2545*
プロトスタイリッド *2546*, *625*
プロトラクター *1371* 㘳
プロビジョナルデンチャー *2547*
プロビジョナルレストレーション *2548*, *1109* 㘳, *1205*, *1529*, *2930*
プロフェッショナルケア *2549*
プロポーション *2550*, *242*
分界溝 *2551*
分割印象 *2552*
分割顎義歯 *2553*
分割可撤式模型 *2557* 㘳
分割義歯 *2554*
分割コア *2555*
分割式模型 *2557* 㘳
分割歯型式模型 *2557* 㘳
分割支台築造 *2555* 㘳
分割バー *2556*, *1527* 㘳
分割復位式模型 *2557*, *329*, *1076*, *1210*, *1605*
分割ポスト *2558*
分割模型法 *1526* 㘳
分割腕鉤 *2559*, *2234*
分岐根管 *2560*
分極 *2561*, *2432*
分光光度計 *2562*, *1133*, *1730*
分光反射率 *2563*, *1133*, *2562*
粉砕咬頭 *585* 㘳
粉砕骨折 *2564*, *320*
分散分析 *2565*
分子間力 *2566*, *964*, *2140*
粉塵 *2567*, *748*, *1070*, *1330*, *1461*, *1603*, *2635*
粉塵吸引装置 *1330* 㘳
分離剤〈材〉 *2568*, *2149*

401

へ

ヘアピンクラスプ 2569
ヘアライン 2570
平滑面齲蝕 2571
平均値咬合器 2572, 368, 499, 878, 2317, 2693
平均的顆頭点 2573, 925, 1026
閉口運動 2574, 1315, 3069
平衡咬合 2575, 2521㊀
平衡咬合小面 2576
平衡咬合接触 2577
平衡側 2578, 103, 726, 731, 1066, 1073, 1074, 1233, 1234, 1243, 1691, 1734, 1736, 1737, 2521, 2543, 2577, 2579, 2593, 2617, 2623, 2941
平衡側接触 2579
平行測定器 2580
平衡点 80㊀
平行模型 2581, 640, 851
閉鎖(型)歯列弓 2582
閉鎖弁作用 2583, 808, 1572
閉止点 734㊀
平線咬合器 2584, 1945㊀
ベイルビー層 2585, 2380
ベーザルアーチウィドゥス 1256㊀
ベーザルアーチレングス 1255㊀
ベースプレート 574㊀
β半水石膏 2586, 49, 2471
ペーパーコーン 2587

ヘキサゴンドライバー 2588
ベッグタイプリテーナー 2589, 2900㊀
ベッグ法 2590, 2746, 3040
ベッグライトワイヤーテクニック 2590㊀
ヘッドギア 2591, 386, 2592
ヘッドキャップ 2592, 1956, 2591
ベネット運動 2593, 1074
ベネット角 2594, 1736㊀
ベネットシフト 1066㊀
ヘビーシャンファー 2595
ヘビーボディタイプ 2596
ベベル 2597, 2598, 2607
ベベルドショルダー 2598, 2607
ヘミセクション 2600
ヘミデスモゾーム結合 2601
ヘリカルループ 2602
ヘルトウィッヒ上皮鞘 2603, 311
ヘルマンの咬合発育段階 2604㊀
ヘルマンの歯齢 2604, 160, 1020
辺縁 2605, 1411, 2316, 2610, 2702㊀
辺縁形成 2606, 652
辺縁形態 2607, 1312, 1416, 2121, 2444, 2595, 2597, 2598
辺縁結節 2608, 317㊀

辺縁歯肉 2609, 1110, 2469
辺縁性歯周炎 1225㊀
辺縁切除 2610
辺縁対比 2611
辺縁封鎖 2612, 623, 808, 1013, 1362, 2347
辺縁部齲蝕 2613
辺縁隆線 2614, 317, 432, 577, 914, 916, 1309, 1311, 2937
辺縁漏洩 2381㊀
便宜形態 2615
変色歯 2616, 2737, 2904
偏心位 2617, 354, 915, 2618
偏心運動 2618, 287, 2667
偏心咬合(位) 2619
偏析 2620, 400, 629, 660, 1349, 2135
偏側型ポンティック 2621
片側性均衡咬合 2623㊀
片側性咬合平衡 2622
片側性平衡咬合 2623, 881, 2577
変態温度 2624㊀
変態点 2624, 2831, 2834

ほ

ホイール 2625, 777, 1129, 2301, 2753, 2987, 2988
ポイント 2626, 555, 777, 1538, 1688, 2099, 2383
ポイントセントリック 2627, 287
崩壊性 2628

402

ホウ砂　　　2629, *830*, *2503*
放射線治療補助装置
　2630, *693*, *1670*, *1743*,
　1744, *1745*
萌出時期　　　2631, *1878*,
　2604, *2718*
萌出順序　　　2632
萌出余地回復装置　　*1533*
　⊟
膨潤　　　2633, *2815*
帽状期　　　2634, *1299*,
　1300, *1383*
防塵用マスク　　　2635
縫成金属冠　　*1775* ⊟
膨張係数　　　2636
放電加工　　　2637
豊隆　　　2638, *62*, *253*,
　307, *577*, *702*, *868*, *2225*,
　3068
ホースシューバー　　　2639,
　2294 ⊟
ポーセレンインレー
　2640, *149*, *1812*, *2287*
ポーセレン金属フレーム維持
　鉗子　　*3038* ⊟
ポーセレンジャケットクラウ
　ン　　　2641, *54*, *193*,
　210, *673*, *675*, *793*, *1651*,
　1774, *1981*, *1983*, *1998*,
　2028, *2047*, *2049*, *2052*,
　2147, *2287*, *2288*, *2595*,
　2744
ポーセレンつや出し研磨用バ
　ー　　*2056* ⊟
ポーセレンファーネス
　2642, *2053* ⊟
ポーセレンフェイシング
　1680 ⊟
ポーセレンブロック
　2643, *719*, *1812*
ポーセレン分離材　　*2057*
　⊟
ポーセレンマージン　　*481*
　⊟
ポーセレンラミネート（ベニ
　ア）テクニック　　　2644,
　1810, *2616*, *2738*
ホームブリーチング
　2645, *2409*
ボールアンカー　　　2646
ボールクラスプ　　　2647,
　1191
ホールディングアーチ
　2139 ⊟
ホールの円錐説　　　2648,
　2649
ホールの咬合器　　　2649
ホーレータイプリテーナー
　2650, *1452*, *2679*
ボーンアンカードブリッジ
　2651
補強鞘　　　2652
補強線　　　2653
ボクシング　　　2654, *2852*
ボクシングワックス
　2655
保隙　　　2656, *454*, *1400*,
　1475, *1480*, *2307*
保隙装置　　　2657, *470*,
　708, *997*, *1979*, *2139*, *2337*
母合金　　　2658
保持　　*81* ⊟
保持形態　　　2659, *69*, *152*,
　624, *835*
補助アタッチメント
　2660, *19*
補助維持装置　　*2663* ⊟
補色　　　2661, *2662*
補色対比　　　2662
補助支台装置　　　2663,
　1191, *1518*, *1857*, *2475*
補助弾線　　　2664, *1395*,
　1634, *1848*, *2456*, *3022*
補助的保持形態　　　2665,
　2425
ポステリアガイダンス
　2667
ポステリアレファレンスポイ
　ント　　*925* ⊟
ポスト　　　2668, *1496*
ポストクラウン　　*746* ⊟
ポストコア　　*1876* ⊟
ポスト孔　　　2669
ポストダム　　*911* ⊟
ホスピス　　　2670
ボタンインプラント
　2671, *2210* ⊟
ボックス型咬合器　　　2672
ポッセルトの図形　　　2673,
　355, *362*, *1057*, *1058*
ポッセルトのバナナ　　*2673*
　⊟
ポッセルトフィギュア
　2673 ⊟
ホッツ床　　　2674, *224*
ホットスポット　　　2675
保定　　　2676, *32*, *1528*,
　1569, *2650*, *2900*
ボディ（色）レジン
　2677
ボディセラミックス
　2678
保定装置　　　2679, *2039*,
　2650, *2900*
母模型　　*1353* ⊟
ポリアクリル酸　　　2680,
　709
ポリアミド樹脂　　　2681
ポリエーテルゴム印象材
　2682, *314*, *1003*
ポリエーテルスルフォン樹
　脂　　　2683
ポリエーテルラバー印象材

2682㊂
ポリカーボネート樹脂
2684
ポリカルボキシレートセメント　2685
ポリカルボン酸　2686
ポリカルボン酸塩セメント
2685㊂
ポリサルファイドゴム印象材　2687, 829, 830, 1003
ポリサルファイドラバー印象材　2687㊂
ポリスルフォン樹脂
2688
ホリゾンタルオーバーラップ　255㊂
ポリマー　2689, 99, 923, 1275, 1316, 1319, 1325, 1828, 2248, 2815, 2825
ポリメタクリル酸メチル
2690㊂
ポリメチルメタクリレート
2690, 1294, 1320, 2185, 2997
ホワイトシリコーン
2691
ホワイトニング　2692, 148
ボンウィル咬合器　2693
ボンウィル三角　2694, 368㊂
本義歯　2695, 1054㊂
ポンティック　2696, 57, 237, 283, 453, 462, 466, 470, 521, 523, 680, 992, 993, 995, 1081, 1193, 1232, 1600, 1627, 1645, 1897, 2067, 2326, 2376, 2484, 2516, 2697, 2698, 2844, 2848, 2849, 2918,

2921, 2924, 3019
ポンティックの分類
2697
ポンティックフォーマー
2698
ボンディングエージェント
2699, 2700㊂
ボンディング剤　2700
ボンディングシステム
2701

ま

マージナルリッジ　2614㊂
マージン　2702, 258, 260, 650, 1660, 1981, 2121, 2457, 2791, 2930
マージン形態　2607㊂
マイオセントリックポジション　2703, 683
マイオドンティック
2704
マイカ系結晶化ガラス
2705, 755㊂
マイクロクラック　2706
マイクロCT　2707
マイクロシェア試験
2708
マイクロスコープ　2709
マイクロテンサイル試験
2710
マイクロ波重合　2711, 203, 1324
マイクロ波重合法　2712
マイクロモーター　2713, 327, 787, 2336
マイクロモーターハンドピース　2714, 2713㊂
マイクロリーケージ
2715, 2381㊂

マイスター制度　2716
マイナーコネクター
2717, 1405㊂
埋伏歯　2718
埋没材　2719, 15, 26, 90, 100, 153, 259, 301, 302, 344, 490, 501, 622, 651, 671, 717, 728, 729, 740, 748, 753, 803, 828, 1016, 1021, 1122, 1123, 1280, 1418, 1439, 1442, 1460, 1540, 1580, 1581, 1599, 1602, 1609, 1662, 1771, 1772, 1773, 1881, 1908, 1913, 1915, 1916, 1921, 1929, 1959, 2149, 2356, 2389, 2477, 2491, 2720, 2721, 2733, 2832, 2887, 2901, 2914, 2940, 2959, 2960, 2961, 3029, 3033, 3037
埋没材模型　2720, 2462
埋没法　2721, 2961
埋没用石膏　2722
埋没ろう〈鑞〉着法　2723㊂
埋没ろう〈鑞〉付け法
2723, 3029
マウスガード　2724, 429, 472, 1137, 1513, 2726, 2727
マウスピース　2725
マウスフォームドタイプマウスガード　2726
マウスプロテクション
2727
マウスプロテクター
2728, 2724㊂
マウンティングジグ
2729
マウンティングストーン

2730
マウンティングプラスター
2730 㖾
マウンティングプレート
2731, *597*
マウント　*859* 㖾
前ろう〈鑞〉着　*2732* 㖾
前ろう〈鑞〉付け　2732, *3029*
マグネシア　*1106* 㖾
マグネシア系鋳型材　*2733* 㖾
マグネシア系埋没材
2733
曲げ強さ　2742
曲げモーメント　2734
摩擦　2735, *1411, 1578*
マジーン　*2930*
マシナブルセラミックス
2736
マスキュラーポジション
683 㖾
マスキング　2737
マスキングポーセレン
2738
マスターダイ　2739
マスターモデル　2740, *1353* 㖾
マッフル　2741
窓開け　2743, *330, 1544, 2522*
マトリックス　2744, *210, 1772, 1874, 2287*
マメロン　*1592* 㖾
摩耗　2745, *548, 695, 931, 1796, 1801, 2128, 2997*
マルチブラケット装置
2746, *406, 770*
マルチブラケット法
2747, *56, 861, 1813, 2493*

マルテンサイト　2748
マルテンス引っかき硬さ
2749, *2397*
慢性齲蝕　2750
慢性辺縁性歯周炎　2751, *1478*
マンセル色票系　*2752* 㖾
マンセル表色系　2752
マンドレル　2753, *307, 308, 1151, 1426, 1802, 1978, 2587, 2625*

み

味覚　2754, *831, 2765*
味覚器　*2765* 㖾
ミシガン型スプリント
2755, *1500*
味腺　*208* 㖾
溝切り　*1981* 㖾
溝付け　*730* 㖾
密度　2757, *698, 998, 1319, 1320, 1583, 1879, 2378, 2414*
蜜ろう〈蠟〉　2758, *1506, 2311, 2852, 3055*
みにくいあひるの子の時代
2759
ミニトーチ　2760
ミニマルインターベンション　2761, *2888*
未燃焼炎　*2762* 㖾
未燃焼帯　2762
ミュータンス菌　2763
ミューチュアリープロテクティッドオクルージョン
2764, *2915*
味蕾　2765, *1240, 2839, 2875*
ミリングカッター　2766
ミリングセンター　2767

ミリングテクニック
2768, *1999, 3059*
ミリングバー　2769
ミリングマシーン　2770, *945, 2768, 2769, 3066*

む

無圧ワックス形成器
2771
無機材料　2772, *2194*
無機質フィラー　2773, *930, 1194, 1320, 1681, 2362, 2841*
無口蓋義歯　2774
無咬頭臼歯　2775, *2315, 2824*
無彩色　2776, *2661*
無細胞セメント質　*1769* 㖾
無歯症　2777
無自浄型ポンティック
2778
むし歯　*150* 㖾
無髄歯　2779, *148, 1216, 1876, 2409, 2669*
無水石膏　2780, *1597*

め

明暗順応　2782
名称独占　2783
明度　2784, *479, 718, 1065, 1119, 1197, 1199, 2752, 2784, 2785*
明度対比　2785
メインテナンス　2786, *1230*
メール　2787, *18, 261, 465, 466, 502, 539, 991, 1532, 1923, 2102, 2369*

メジャーコネクター 2788, *1814*㊐
メジャーリングデバイス 2789
雌部 *2437*㊐
メタクリル酸メチル 2799㊐
メタメリズム 2790
メタルカラー 2791, *685*
メタルコーピング 2792
メタルコンディショナー 2793
メタルチャック 2794, *2515*
メタルティース *669*㊐
メタルプライマー 2795, *672*㊐
メタルフリー 2796
メタルフレーム 2797, *33, 288, 588, 950, 1087, 1387, 1503, 2058, 2732*
メタルポンティック *680*㊐
メタルボンドクラウン *2059*㊐
メタルマージン *2791*㊐
メタルマウンティングジスク 2823
メチシリン耐性黄色ブドウ球菌 2798, *973*
メチルメタクリレート 2799, *426, 1320, 1483*
滅菌 2800, *125, 796, 1399*
メッシュフレーム 2801
メラニン 2802
メラミン樹脂 2803
メリーランドブリッジ 2804, *1645*㊐
面心立方格子 2805, *758*
面接触 2806, *2015*

も

盲孔 2807
モース硬さ 2808, *190, 2397, 2468*
モールド 2809
モールドガイド 2810, *2809*
木床入歯 *2811*㊐
木床義歯 *2811*㊐
木製義歯 *2811*㊐
木彫義歯 2811
模型 *1781, 1817*
模型改造法 *288*㊐
模型基底部 2812, *2655*
模型材 2813, *119, 828, 851, 1353, 1549, 1773, 2250, 2471*
模型支持杆 *597*㊐
模型修正法 *288*㊐
模型装着用石膏 *2730*㊐
模型台 *2731*㊐
模型取付台 *2731*㊐
模型分割 2814
モダイオラス *826*㊐
餅状 2815, *99, 299, 300, 471, 791, 1131, 1307, 1404, 2031, 2497, 3003*
モックアップ 2816
モディファイアー陶材 2817
モデリングコンパウンド 2818, *119, 140, 315, 384, 652, 923, 1839, 2104, 2184, 2185, 2536*
モデルサージェリー 2819
モデルスプレー 2820
モデルトリマー 2821, *2097*㊐

モデルフォーマー 2822
モデルプレート 2823
モノプレーンオクルージョン 2824, *881*
モノマー 2825, *99, 314, 473, 474, 635, 784, 1127, 1194, 1275, 1316, 1318, 1319, 1323, 1325, 1483, 1608, 1637, 1639, 1821, 1828, 2384, 2449, 2815, 2964, 3004*
盛り上げ法 2826, 2827
盛り上げ法 *1934, 3064, 3067*
モンソンカーブ 2828, *65, 1675, 1741, 1937, 2033*
モンソン球面 *2828*㊐
モンソン球面説 2830, *2828*
モンソン咬合器 2829

や

焼入れ 2831, *2192, 2834*
焼付き 2832, *100, 259, 2232*
焼なまし 2833, *762, 1220, 2288*
焼戻し 2834, *2192*
薬物療法 *382*㊐
ヤングのプライヤー 2835
ヤング率 2836, *1855*

ゆ

融解温度 2837, *686, 1079*
融解熱 2838
有郭乳頭 2839, *208, 1596, 2765*

有機材料 2840
有機質フィラー 2841, *1681*
有隙（型）歯列弓 2842
有限要素法 2843
融合歯 *2862* 圄
有根型ポンティック 2844
融剤 *2503* 圄
有細胞セメント質 2845, *1795*
有歯顎 2847, *864*, *1073*, *1234*, *1239*, *1244*, *1315*, *1508*, *1617*, *1704*, *2109*, *2623*, *2764*, *3045*, *3049*
有歯肉型ポンティック 2848
有床型ポンティック *2848*, *2849*
有髄歯 2850, *493*, *1109*, *1719*, *2409*, *2427*, *2904*
有窓刃型インプラント *2526*
ユーティリティワックス 2852, *2655*, *2758*
融点 2853, *1*, *51*, *105*, *173*, *490*, *638*, *657*, *667*, *681*, *729*, *834*, *837*, *963*, *1378*, *1387*, *1427*, *1506*, *1724*, *1865*, *1879*, *1883*, *1973*, *2133*, *2288*, *2379*, *2723*, *2758*, *2799*, *3024*, *3031*
誘電分極 *2561* 圄
誘導線 2854, *12*, *22*
誘導（平）面 2855, *332* 圄
有病率 2856
釉薬 2857
遊離エナメル質 2858
遊離基 *2897* 圄

遊離基重合 *2898* 圄
遊離歯肉 *2609* 圄
遊離端義歯 2859, *4*, *288*, *502*, *1191*, *2569*, *2859*
遊離端欠損 2860, *237*, *764*, *1527*, *2859*
遊離端ブリッジ 2861, *237* 圄
癒合歯 2862
湯境い 2863
湯溜り 2864
癒着歯 2865
湯流れ 2866
ユニバーサルプレコーション 2867
指しゃぶり *614* 圄
指しゃぶり除去装置 *615* 圄
湯まわり 2868
湯道 2869, *1531* 圄

よ

溶解性 2870
溶解度 2871, *1448*, *2877*, *2966*
陽極 2872, *2004*, *2012*, *2026*, *2873*
陽極酸化処理 2873
溶剤 *2503* 圄
幼若永久歯 2874
葉状乳頭 2875
溶接 2876, *1907*, *2011*, *2037*
溶体化処理 2877, *832*
葉板 *199* 圄
揺変性 *1877* 圄
溶融石英 *1419* 圄
溶ろう〈蠟〉盛り上げ法 *2827* 圄
翼状突起 2878, *817*, *1931*
翼状捻転 2879
翼突下顎ヒダ 2880
翼突下顎縫線 2881, *2880*
翼突筋窩 2882, *326*
翼突筋粗面 2883
翼突上顎切痕 2884, *2303* 圄
予後 2885, *1055*, *1301*, *1456*, *1648*, *2110*, *2504*
予測模型 2886, *1528*, *1792*
予備印象 *315* 圄
予備加熱 2887
予防拡大 2888
予防塡塞材 *1141* 圄

ら

蕾状期 2891, *1300*
ライトシャンファー 2892
ラインアングル 2893
ラインレーザー 2894
ラウンドバー 2895, *2221*
ラクトバチラス 2896
ラジカル 2897, *1317*, *1318*, *2361*
ラジカル重合 2898, *13*, *3011*
ラチェットレンチ 2899
ラップアラウンドリテーナー 2900, *1452*, *2679*
ラバーベース印象材 *1003* 圄
ラバーボウル 2901, *1442*
ラビアルバー 2902, *1454* 圄

407

ラピッドプロトタイピング 2903
ラミネート（ベニア） 2904, 193, 266, 330, 1773, 2486
ラムダ縫合 2905
卵円形ポンティック 283 同
乱杭歯 1723 同
ランナーバー 2906

り

リアクションクラスプ 2907
リーウェイスペース 2908, 1020, 1740
リーゲルアタッチメント 2909
リーマー 2910
離液 2911, 986, 2250
リカバリー 2912
力学的性質 548 同
リコールシステム 2913
リジッドアタッチメント 2369 同
離漿 2911 同
裏層〈装〉 2914, 504, 709, 909, 1250, 1280, 1680, 1860, 2286
理想咬合 2915, 432, 731, 2764
裏層材 2916, 2962
裏装法 2945 同
裏装用ジグ 2917
リッジラップ型ポンティック 2918, 348
リップサポート 2919
リップバンパー 2920
離底型ポンティック 2921, 1081

リテーナー 2922, 2679 同
リテンションアーム 2923, 84 同
リテンションビーズ 2924, 544, 2995, 3001, 3002
リトリーバブルシステム 2925
リバースバックアクションクラスプ 2926, 2181
リバースループクラスプ 2569 同
リペアポーセレン 2927, 31 同
リベース 2928, 670
リポジショニングスプリント 2929, 860 同
リマージン 2930
リマウントトレー 2931
リムーバルノブ 2932
リモデリング 2933
粒界腐食 2934, 649
リューサイト結晶 2935
粒子成長 2936, 762 同
隆線 2937, 80, 734, 1310, 1904, 2546, 2614
流動食 2938
両顎前突 2939, 1367 同
両極性 2940
両側性咬合平衡 2941
両側性平衡咬合 2942, 63, 65, 731, 881, 1675, 1741, 1937, 2576, 2577, 2828
両翼鉤 2943, 2176 同
両翼レスト付き二腕鉤 2944, 3007
リライニング 2945 同
リライン 2945
リラクゼーションスプリント 2946

リリーフ 2947
履歴現象 2385 同
臨界応力 2948
臨界応力拡大係数 2949
臨界角 2950
リンガライズドオクルージョン 2951, 881, 2258
リンガルアーチ 2952, 1634 同
リンガルエプロン 2956 同
リンガルストラップ 2953
リンガルバー 2954, 325, 643, 1454, 2118, 2221, 2953, 3021
リンガルブレーディドティース 2955
リンガルプレート 2956, 2953
リングクラスプ 2957, 514, 2181
リング電気炉 2958 同
リングファーネス 2958
リングライナー 2959
リングレス鋳造 2960
リングレス埋没法 2961
リン酸亜鉛セメント 2962, 1658, 2407, 2628
リン酸エステル 2963, 1639, 2964
リン酸エステルモノマー 2964, 2963
リン酸塩系鋳型材 2965 同
リン酸塩系埋没材 2965, 1014, 1106, 1773, 2389, 2719, 2961
リン酸カルシウム 2966
リン酸セメント 2962 同

408

臨床的歯冠 *2967*, *341*
臨床的歯根 *2968*, *342*
鱗状縫合 *2969*
隣接面齲蝕 *2970*
隣接面カリエス *2970*㊁
隣接面鉤 *2971*
隣接面コンタクト *1629*㊁
隣接面接触点〈面〉 *2972*, *1629*㊁
隣接面板 *2973*, *4*

る

ルージュ *2974*, *1098*, *2302*
ルートプレーニング *2975*, *1227*
るつぼ *2976*, *894*, *1663*, *1883*, *1920*
流ろう〈蠟〉 *2978*, *300*, *429*, *1131*, *1603*, *3003*

れ

冷間加工 *2979*, *410*, *1052*, *1053*, *1126*, *2122*, *2187*
霊長空隙 *2980*, *1577*, *2277*, *2842*
レイヤリングテクニック *2981*
レイヤリングポーセレン *2982*, *2981*㊁
レーザー *2983*, *218*, *965*, *1351*, *1443*
レーザー計測 *2984*
レーザー溶接 *2985*, *2876*, *2986*
レーザー溶接機 *2986*
レーズ *2987*, *787*, *2445*, *2988*
レーズ研磨 *2988*
暦年齢 *2989*, *980*, *2990*
暦齢 *2989*㊁
暦齢正常咬合 *2990*
レクロン刀 *2991*
レシプロカルアーム *2992*, *576*㊁
レジリエンス *2993*, *2602*
レジン *2994*, *13*, *94*, *117*, *141*, *186*, *203*, *294*, *299*, *417*, *474*, *480*, *564*, *672*, *717*, *791*, *868*, *947*, *959*, *1004*, *1016*, *1038*, *1048*, *1049*, *1124*, *1127*, *1130*, *1151*, *1194*, *1211*, *1271*, *1306*, *1319*, *1324*, *1332*, *1348*, *1363*, *1364*, *1417*, *1498*, *1502*, *1509*, *1510*, *1528*, *1608*, *1640*, *1641*, *1678*, *1703*, *1783*, *1799*, *1813*, *1857*, *1909*, *2022*, *2029*, *2031*, *2066*, *2096*, *2105*, *2123*, *2133*, *2141*, *2185*, *2189*, *2201*, *2248*, *2273*, *2316*, *2348*, *2363*, *2436*, *2439*, *2497*, *2570*, *2595*, *2599*, *2684*, *2723*, *2796*, *2841*, *2890*, *2904*, *2924*, *2964*, *2995*, *3001*, *3002*, *3003*, *3004*, *3020*
レジン維持装置 *2995*
レジンコーピング *2996*
レジン歯 *2997*, *669*, *889*, *1038*, *1444*, *2170*
レジンジャケットクラウン *2998*, *2029*
レジン床義歯 *2999*, *940*, *2021*, *2095*
レジンセメント *3000*
レジン前装冠 *3001*, *286*, *685*, *1199*, *1651*, *1909*, *2025*, *2029*, *2677*, *2743*, *2924*, *2995*
レジン前装冠用合金 *3002*
レジン前装金属冠 *3001*㊁
レジン填入 *3003*, *2494*
レジンフェイシングクラウン *3001*㊁
レジン分離材 *3004*, *154*, *1608*
レスト *3005*, *269*, *578*, *802*, *908*, *1128*, *1268*, *1405*, *1653*, *2176*, *2211*, *2234*, *2559*, *2569*, *3006*, *3007*, *3016*, *3035*
レスト窩 *3006*㊁
レスト座 *3006*㊁
レストシート *3006*, *1653*, *3005*
レスト付き二腕鉤 *3007*, *239*
裂溝 *3008*, *541*, *577*, *747*, *913*, *916*, *1408*, *1509*, *1850*, *2115*, *2463*
レッジ *3009*, *2427*
レディキャスティングワックス *3010*, *3067*
レドックス重合 *3011*
レトロモラーパッド *3012*, *566*, *2259*
レファレンスインジケーター *3013*, *289*㊁
レファレンスポインター *3014*, *290*㊁
レプリカ *3015*
連結子 *3016*, *1922*, *2221*, *2289*, *2485*, *2721*,

連結装置　3017, 2324, 3016⑰
連結バー　3018, 1814⑰
連結部　3019, 465, 505, 995, 2325, 2516, 2924
連鎖反応　3020
連続クラスプ　3021⑰
連続鉤　3021, 765
連続鉤支台歯装置　3021⑰
連続弾線　3022, 2664
連続バー支台歯装置　3021⑰
連続バー連結子　3021⑰
練板　3023

ろ

ろう〈鑞〉　3024, 64, 638, 657, 686, 1584, 1585, 2013, 2538, 2723, 2985, 3029, 3030, 3042
ろう〈蠟〉　3055⑰
老化　3025, 163, 358
老化現象　495⑰
ろう〈蠟〉義歯　3026, 89, 94, 176, 300, 1206, 1292, 2021, 2095, 2149, 2219, 2494, 2498, 2722, 2978, 3003
ろう〈蠟〉型　3064⑰
ろう〈蠟〉型形成　3056⑰
ろう〈鑞〉材　3031⑰
弄指癖　614⑰
老人性顔貌　565⑰
老人様顔貌　3027, 565⑰
弄舌癖　3028, 845
ろう〈鑞〉着　3029⑰
ろう〈鑞〉着間隙　3030⑰

ろう〈鑞〉着用合金　3031⑰
ろう〈鑞〉着用ブロック　3032⑰
ろう〈鑞〉着用埋没材　3033⑰
ろう〈鑞〉付け　3029, 33, 64, 83, 178, 333, 350, 539, 615, 708, 716, 737, 790, 990, 1090, 1187, 1220, 1395, 1506, 1585, 1600, 1633, 1634, 1775, 1848, 2013, 2337, 2456, 2472, 2503, 2538, 2629, 2664, 2719, 2720, 2723, 2732, 2760, 3022, 3032, 3033
ろう〈鑞〉付け間隙　3030
ろう〈鑞〉付け用合金　3031
ろう〈鑞〉付け用ブロック　3032
ろう〈鑞〉付け用埋没材　3033, 2723
ろう〈蠟〉堤　874⑰
労働関係法規　3034
ろう〈蠟〉浴法　1982⑰
ローチクラスプ　3035, 1838
ロジン　3036, 1093, 1094, 1506, 2246
ロストワックス法　3037, 595, 1177, 1918
ロッキングツィーザー　3038
ロックウェル硬さ　3039, 270
ロックピン　3040
六方格子　3041
炉内ろう〈鑞〉着法　3042

炉内ろう〈鑞〉付け法　3042
ロビンソンブラシ　3043, 932, 2141
ロングコンタクト　3044
ロングセントリックオクルージョン　3045, 217
ロングマージン　260⑰

わ

ワークステーション　3046
矮小歯　3047
ワイドセントリックオクルージョン　3049, 217
ワイブル分布　3050
ワイヤークラスプ　3051, 1671⑰
ワイヤー結紮　3052
ワイヤーニッパー　3053
ワイヤーフレーム　3054
ワイヤーベンディング　1669⑰
ワックス　3055, 73, 100, 140, 143, 201, 204, 205, 235, 248, 475, 491, 592, 715, 862, 879, 923, 1514, 1603, 1896, 1911, 1918, 1934, 1982, 2019, 2106, 2107, 2132, 2201, 2251, 2273, 2498, 2537, 2544, 2654, 2655, 2698, 2723, 2743, 2771, 2827, 2886, 2958, 2978, 3003, 3037, 3056, 3057, 3060, 3062, 3063, 3064, 3068, 3069, 3073
ワックスアップ　3056, 429, 886, 949, 1990

ワックス形成器　3057, *3056*
ワックスコーンテクニック　3058, *2107*㊀
ワックスシェーバー　3059
ワックススパチュラ　3060, *1519, 2827, 3057*
ワックストリマー　3061
ワックスバス　3062
ワックスバス法　3063
ワックスパターン　3064, *74, 90, 235, 260, 344, 438, 520, 671, 879, 1138, 1440, 1531, 1772, 1773, 1774, 1933, 1934, 1951, 1952, 1982, 2107, 2132, 2149, 2229, 2273, 2491, 2533, 2698, 2721, 2768, 2827, 2864, 2906, 2940, 2961, 3010, 3056, 3057, 3060, 3062, 3065, 3066, 3073*
ワックスパターン清掃剤　3065
ワックスミリング　3066
ワックスロッド　3067
ワックスワイヤ　3068, *1531*
ワルクホッフロ蓋球　3069
彎曲徴　3070
ワンピースインプラント　3071
ワンピースキャストデンチャー　3072
ワンピースキャスト法　3073, *995*
ワンベイク法　*92*㊀

A

ABC コンタクト　170, *1121*
ADA 規格　168
ADL　169

B

BULL の法則　2520
Bis–GMA　2384, *1821*

C

CAD/CAM　600, *8, 52, 218, 428, 1427, 2643, 3054*
CCD カメラ　1134
CCM システム　1133
CDT　1136
CIE 表色系　1132

D

DMF　1965
DOS　2083

E

EBM　70
ENAP　187
Er:YAG レーザー　218
E ライン　*179*㊀

F

FC 分類　206
FDI 歯式　207
FGP テクニック　204, *205, 592*
FGP ワックス　205
FRP フラスコ　203
FKO　*12*㊀

G

GBR 法　1140
GTR 法　1135

H

HEMA　2599, *1483*
HIP 平面　2401, *2704*
HIV　165
HS 分類　166

I

ISO 規格　5, *168, 1690*
I バークラスプ　6, *2225*

J

JIS　*1247*, *168, 200, 654, 658, 887, 1339, 1561, 1798, 1809, 1879, 1932, 1972, 2628*

L

L/P 比　*1016*㊀
Le Fort 型骨折　2977

M

MAD　213
MAS　*213*㊀
MMA　214
MRI　212, *1782*
MUDL の法則　2781
Misch の分類　2756

411

N

NC加工　200
Nd:YAGレーザー　2182, 2986

O

O'リングアタッチメント　265, 261囲
OPアンカーアタッチメント　261

P

PAP　2340
PLP　2344
PL法　2345
PMA　213囲, 2341
PMMA　2342
PMTC　2343, 2549
POS　2666, 2108

Q

QOL　608, 850, 1063, 1576

R

RDT　3
RPI（バー）クラスプ　4, 2973

S

SPA要素　180
STLファイル　177
S字状隆起　176
S隆起　176囲

S.T.ロック　178, 82, 1633, 1634

T

TMN分類　1964
TZP　1967
Tバークラスプ　1968
T型分割腕鉤　1838囲

U

UCLAアバットメント　2846
UDMA　2851

V

V字型歯列弓　2434, 58

W

W/P比　1021囲
WHO　1834, 935, 953, 954

Y

Y-TZP　3048

数字

0°臼歯　2775囲
14カラット金合金　1339, 142, 1972
1歯対1歯咬合　431囲
1歯対2歯咬合　432囲
1線法　96
2段階埋没法　2151囲
2線法　2154
3/4クラウン　2889, 69, 2235, 2486
3/4冠　2889囲
3Dプリンター　1542
3D・CT　1541
3点接触　1121, 287, 2627
4-META　2890, 1640
4/5クラウン　1002, 2275, 2486
4インチ球面学説　2830囲
5分の4冠　1002囲
7/8クラウン　2275, 2486
8020運動　2276, 2299

人名索引

【日本人名】

青嶋 仁	2125
石原寿郎	456
大石忠雄	456
桑田正博	35, 211, 528, 1082
髙橋新次郎	178
田中朝見	1125
田宮 仁	2670
松浦正朗	166, 206
吉井 修	1792

【外国人名】

Adams CP	21, 22
Akers PE	167
Andreasen	320
Andresen H	2243
Angle EH	55, 184
Ante	66
Balters W	2243
Begg PR	2590
Bennet NG	1736
Black GV	2505
Blatterfein L	1085
Bonwill WGA	368, 2693
Brånemark	272
Bravais A	758
Brill N	683
Broadbent BH	2072, 2759
Carabelli GC	486
Clarke JK	1517
Cummer WE	2176
Eichner K	7
Fränkel R	2535
Galvani L	492
Gariot JB	487
Goodyear C	1004
Gregory WH	2092
Guichet NF	3049
Gysi A	540
Hall RE	2648, 2649
Hanau RL	2298
Harris	1487
Hawley CA	2650
Hofrath H	2072
Hooke R	2476
Johnson AL	961
Joule JP	1342
Kennedy E	764, 765
Körber KH	942, 945
Lauritzen AG	2781
Levin B	2536, 2955
Lott F	2536
Mershon JV	1634
Monson GS	2829, 2830
Munsell AH	2752
Nance HN	2139
Nealon F	2480
Owen R	240
Peter FK	627
Posselt U	2673
Pound E	2258, 2278, 2951
Ramfjord SP	1226
Ricketts R	179
Roach FE	3035
Scammon	1487
Schuyler CH	731, 3045, 3049
Schwarz AM	21, 1356
Sjögren H	1142
Smith CC	2249
Sosin MB	2955
Spee FG	1523
Stein RS	211, 1082
Stoner MM	642
Tammann G	1866
Williams L	144

歯科技工学用語集　　　　　　ISBN978-4-263-43348-5

2011年10月5日　第1版第1刷発行
2025年1月20日　第1版第5刷発行

　　　　　　　編　者　日本歯科技工学会

　　　　　　　発行者　白　石　泰　夫

　　　　　　　発行所　医歯薬出版株式会社

〒113-8612　東京都文京区本駒込1-7-10
TEL.（03）5395-7638（編集）・7630（販売）
FAX.（03）5395-7639（編集）・7633（販売）
https://www.ishiyaku.co.jp/
郵便振替番号 00190-5-13816

乱丁，落丁の際はお取り替えいたします　　　印刷・TOPPAN／製本・榎本製本
Ⓒ Ishiyaku Publishers Inc., 2011. Printed in Japan

本書の複製権・翻訳権・翻案権・上映権・譲渡権・貸与権・公衆送信権（送信可能化権を含む）・口述権は，医歯薬出版(株)が保有します．
本書を無断で複製する行為（コピー，スキャン，デジタルデータ化など）は，「私的使用のための複製」などの著作権法上の限られた例外を除き禁じられています．また私的使用に該当する場合であっても，請負業者等の第三者に依頼し上記の行為を行うことは違法となります．

[JCOPY] ＜出版者著作権管理機構　委託出版物＞
本書をコピーやスキャン等により複製される場合は，そのつど事前に出版者著作権管理機構（電話03-5244-5088，FAX 03-5244-5089，e-mail:info@jcopy.or.jp）の許諾を得てください．